やさしい
自律神経
生理学

鈴木郁子【編著】
昭和大学医学部生理学講座客員教授

命を支える仕組み

Physiology of
Autonomic
Nervous
System

中外医学社

■執筆者

鈴木郁子	昭和大学医学部生理学講座 客員教授
内田さえ	東京都健康長寿医療センター研究所自律神経機能研究室
鍵谷方子	人間総合科学大学人間科学部 准教授
原田玲子	宝塚医療大学保健医療学部 教授

序

　『Clinical Neuroscience』誌に「やさしい神経生理学．自律神経系」（佐藤昭夫，著）が連載されて約20年になる．この連載は，自律神経系全般にわたる最新の知見をわかりやすい図と共に解説し，大変好評を得ていた．本書は，その内容に Up to date な情報を大幅に加え，新たに書籍として刊行したものである．

　本書は自律神経に関わり，自律神経を学ぶすべての人を対象とする．医学や看護などの医療関連分野，心理学，動物学，生物学など，少しでも身体の働きを学びたい学生にも理解ができるように，わかりやすい表現を心がけたつもりである．本書はテキストでありながら，二つのユニークな特徴を持っている．一つは新しい知識のみに偏らず，知識が導き出された歴史を少なからず取り入れている点である．自律神経生理学は，多くの人々が長い年月をかけて築きあげてきた学問である．今日に至るまでの道のりは尊いはずのものであり，若い人々にはそこから多くのことを学び取ってほしい．もう一つの特徴は，体性‐自律神経反射に関する記述を随所に織り込んでいる点である．この分野は前世紀後半より目覚ましく発展し，主要な研究に多くの日本人が貢献してきた．現在では，マッサージ・温冷湿布・鍼灸・按摩など，物理療法の重要な作用メカニズムの一つであることが証明されている．少子高齢化を迎える現代にあっては，保育や小児の発達，介護や認知症の予防といった方面においても，この反射がきわめて重要な関わりを持っていることが明らかになりつつある．体性‐自律神経反射は父・佐藤昭夫がその生涯を賭した研究分野でもあった．これらの研究は麻酔動物で得られた成果が多いために，まだまだ臨床に応用できる段階には至っていない．ただ，本書を読むことで，いささかなりとも医療あるいは社会の発展につながれば，甚だ幸いである．

　執筆にあたり，多大なご協力とご支援をいただいた昭和大学医学部生理学講座教授・久光　正氏に感謝の念を表する．本書の内容校正にご協力いただいた鈴木敦子氏（健康科学大学教授），「やさしい神経生理学」で多くの図を作成された鈴木はる江氏（人間総合科学大学教授）に謝意を表する．執筆を通じて，長年自律神経生理学の発展と共に歩んできた佐藤優子（母）にその極意を学び，共に語り合えたのは大変嬉しい一時であった．振り返れば十数年前，自律神経系の講義を任されて戸惑っていた私に，「やさしい神経生理学．自律神経系」の解説記事を1枚1枚丁寧に綴じたファイルを手渡し，読むようアドバイスをくれたのが恩師・有田秀穂氏（東邦大学医学部名誉教授）であり，それが本書の執筆につながる出発点だったように思う．本書は中外医学社の格別なるご厚意なしには出版に至らなかった．刊行に際し終始ご尽力いただき，親身な励ましと適切なアドバイス，素晴らしいデザインと惜しみないご協力を一貫していただいた中外医学社取締役の小川孝志氏，企画部の鈴木真美子氏，編集部の中畑　謙氏，『Clinical Neuroscience』誌担当の西沢千鶴氏をはじめとする中外医学社の皆様に，心より深く敬意と感謝の念を表する．

　　平成27年夏

編者　鈴木郁子

Contents

第1章 ● 自律神経系の概要

1 研究の歴史 …………………… 2
  自律神経系とは　2
  研究の歴史　3

2 自律神経系の基本的構成 ………… 10
  自律神経系と体性神経系の比較　10
  自律神経遠心路による内臓機能の支配様式　12

3 自律神経節と自律神経遠心路の詳細 14
  自律神経節の構造と働き　14
  交感神経節と交感神経の遠心路　15
  副交感神経節と副交感神経の遠心路　16
  自律神経節におけるシナプス電位　17

4 自律神経遠心路による効果器伝達
  ——運動神経との比較 …………… 18

5 自律神経遠心路のトーヌス ……… 20
  交感神経のトーヌス　20
  副交感神経のトーヌス　20
  トーヌスの記録　22

6 自律神経遠心路による拮抗支配 … 23
  効果器レベルでの拮抗支配　23
  節後ニューロンレベルでの拮抗作用　23
  節後ニューロンレベルでの拮抗作用の実例：
   心臓支配神経について　25

7 神経伝達物質の生合成と不活性化 … 26
  ノルアドレナリン　26
  アセチルコリン　27

8 ノルアドレナリンとアセチルコリンの受容体 …………………… 29
  受容体と自律神経作動薬・遮断薬　29
  アドレナリン受容体　29
  アセチルコリン受容体　31
  自律神経の作用　32

9 受容体と細胞内情報伝達系 ……… 33
  ニコチン受容体　33
  ムスカリン受容体, αおよびβアドレナリン受容体　35

10 新しいタイプの神経伝達物質 …… 36

11 プリン作動性神経伝達 …………… 38
  ATP　38
  壁内神経叢　38
  交感神経系　38
  副交感神経系　39
  自律神経系におけるその他の作用　40

12 ペプチド作動性神経伝達 ………… 41
  交感神経系　41
  副交感神経系　43

13 NO作動性神経伝達 ……………… 44
  血管の内皮細胞由来弛緩因子　44
  自律神経系伝達物質としてのNO　45

14 内臓求心性線維 …………………… 48
  自律神経系の求心路の存在　48
  内臓求心性線維の特徴　49
  脳幹に入力する内臓求心性線維　50
  脊髄に入力する内臓求心性線維　51

15 自律神経機能の中枢 ……………… 53
  脊髄　53
  脳幹　54
  視床下部　55
  大脳辺縁系　57
  大脳皮質　57
  小脳　59

16 自律神経機能の反射性調節 ……… 60

第2章 各種機能の自律神経による調節

1 眼の機能の調節 …………………… 64
  眼の平滑筋の特徴　64
  自律神経の分布と働き　64
  瞳孔の調節　65
  水晶体の調節　66
  反射性調節　66

2 涙腺の機能の調節 ………………… 69
  自律神経の分布と働き　69
  涙液分泌の調節　70

3 気道の調節 ………………………… 72
  副交感神経　72
  交感神経　73
  求心性線維　74

4 呼吸調節 …………………………… 75
  呼吸のしくみ　75
  内臓求心性線維を介する呼吸の調節：
    化学受容器　76
  内臓求心性線維を介する呼吸の調節：
    肺伸展受容器　78
  呼吸中枢　78
  呼吸による循環への影響　78
  呼吸と情動　79
  異常呼吸　79

5 循環機能の調節：心臓 ……………… 80
  心筋の特徴　80
  自律神経の分布と働き　82
  心臓の求心性線維　84

6 循環機能の調節：血管 ……………… 87
  循環調節の特徴　87
  血管と血管運動神経　87
  血管の求心性線維　90

7 循環機能の調節：中枢と反射性調節 … 91
  循環中枢　91
  圧受容器と圧受容器反射　92
  心肺部圧受容器（低圧受容器）と
    心肺部圧受容器反射　94
  バソプレシンニューロンの中枢内経路　96
  化学受容器反射　96

8 循環機能の調節：高齢者の循環調節 … 97
  安静時の循環機能　97
  変動時の循環調節　97
  血管の調節因子の加齢変化　99

9 局所循環の調節：脳循環 …………… 100
  脳血管の特徴　100
  副交感神経　101
  交感神経　102
  求心性神経　102
  頭蓋内神経　102

10 局所循環の調節：鼻粘膜 ………… 105
  副交感神経　105
  交感神経　105
  求心性神経　107

11 局所循環の調節：冠循環 ………… 108
  冠循環の特徴　108
  冠循環の調節機序　109
  虚血性心疾患　110

12 局所循環の調節：皮膚循環 ……… 111
  皮膚血管の特徴　111
  交感神経性血管収縮神経　111
  交感神経性血管拡張神経　112
  副交感神経性血管拡張神経と求心性神経　113

13 局所循環の調節：骨格筋循環 …… 114
  安静時の骨格筋循環　114
  運動時の骨格筋循環　116

14 局所循環の調節：末梢神経循環 … 119
  末梢神経血管の特徴　119
  交感神経性血管収縮神経　119
  血管拡張神経　121
  求心性神経のペプチド性血管拡張作用　121
  血管内皮細胞の神経血流調節機構　121

15 局所循環の調節：生殖器 ………… 122
  男性生殖器　122
  女性生殖器　124

16 消化機能の調節：消化管 …………… 127
消化機能の調節　127
壁内神経叢　128
自律神経　129
消化管ホルモン　133

17 消化機能の調節：唾液腺 …………… 136
唾液腺，涙腺，膵臓の特徴　136
副交感神経　137
交感神経　138
唾液分泌の中枢性調節　139
唾液分泌の反射性調節　140

18 消化機能の調節：胃 ………………… 142
胃の運動の調節　142
胃液の分泌の調節　144

19 消化機能の調節：小腸 ……………… 149
小腸の運動　149
壁内神経叢による蠕動運動の調節　150

20 消化機能の調節：膵臓 ……………… 151
副交感神経　151
交感神経　152
膵液分泌の反射性調節　152

21 消化機能の調節：肝・胆道系 ……… 154
肝臓の自律神経調節　154
胆道系の自律神経調節　155

22 消化機能の調節：大腸 ……………… 157
大腸運動　157
大腸運動の調節　157
排便反射　158

23 排尿調節 ………………………………… 159
副交感神経　159
交感神経　159
体性神経　160
求心性神経　160
排尿中枢　161
蓄尿および排尿の神経性調節と排尿反射　161
排尿の障害　163

24 汗腺の調節 ……………………………… 164
交感神経の分布　164
発汗の神経性調節　165

25 内分泌腺の調節：血糖調節 ………… 167
血糖値を調節するホルモン　167
Langerhans島と副腎髄質の自律神経調節　168
自律神経を介する血糖調節　169
その他のインスリン分泌調節　170

26 免疫機能の調節 ……………………… 171
免疫組織の自律神経支配とその作用　171
神経-内分泌-免疫系の相関　171
脾臓の自律神経調節　173

27 体性感覚刺激による自律神経機能の調節 ………………… 175
循環の調節　175
胃の運動の調節　176
排尿の調節　176
体性-自律神経反射のしくみ　176
自律神経機能検査と体性-自律神経反射　178

28 体性感覚刺激による内分泌機能の調節 ………………… 180
射乳反射　180
体性-副腎髄質反射　181

29 神経除去性過敏 ……………………… 182
神経除去性過敏の特徴　182
神経除去性過敏の機序　183

30 軸索反射 ……………………………… 185
皮膚の感覚神経の軸索反射　185
自律神経系の軸索反射　186

31 自律神経と痛み ……………………… 188
関連痛　188
交感神経系と痛み　189
筋性防御　191

32 自律神経機能の反射性調節のまとめ ……………………………… 192

第3章 ● 生きることと自律神経系

1 サーカディアンリズム …………… 196
　サーカディアンリズムとは　196
　体内時計　196
　日内リズムと自律機能　196
　生体機能のリズムの神経制御　198
　メラトニン　200

2 睡眠と覚醒 ………………………… 201
　睡眠の研究　201
　睡眠中枢と覚醒中枢　202
　睡眠・覚醒と自律神経系　204

3 摂食と摂食の抑制 ………………… 205
　摂食中枢と満腹（摂食抑制）中枢　205
　血糖調節中枢　205
　摂食の神経制御　206
　満腹（摂食抑制）の神経制御　207

4 渇きと体液の調節 ………………… 208
　バソプレシンによる水分排出の調節　208
　渇きの感覚による水分摂取の調節　209
　渇きの感覚の脳内経路　209
　塩分の調節　210

5 体温調節 …………………………… 211
　体温　211
　温度受容器　211
　体温調節中枢　213
　暑熱時の体温調節反応　213
　寒冷時の体温調節反応　214

6 ストレス …………………………… 215
　ストレスとは　215
　視床下部–下垂体–副腎皮質系　215
　交感神経–副腎髄質系　217
　交感神経–副腎皮質系　218
　ストレス耐性と母性　218

7 情動――喜怒哀楽と行動 ………… 219
　情動行動　219
　視床下部と防衛反応　220
　大脳辺縁系と情動　220
　快の情動　222
　感情　223

8 性差と性行動 ……………………… 225
　性の分化　225
　脳の性差　225
　性中枢と性行動　226

9 母性行動 …………………………… 228
　母性行動の誘因　228
　母性行動の神経回路　228
　オキシトシンの関与　229
　loving touch と子供の発達　230
　母性とは　231

文　献 ……………………………………… 233
索　引 ……………………………………… 245

第1章 ● 自律神経系の概要

本章では，自律神経系の基本，自律神経系の神経伝達物質，受容体を持つ細胞の反応様式，自律神経の中枢の特徴について理解を深める

研究の歴史

Clause 1

自律神経系とは

末梢神経系のうち，内臓機能を調節する部分は**自律神経系** autonomic nervous system とよばれる．自律神経系は平滑筋，心筋および腺を支配し，呼吸・循環・消化・代謝・分泌・体温維持・排泄・生殖など，生体にとって最も基本的な機能の調節を担う．自律神経系の特徴は随意的な制御を受けないことである．このため**植物神経系** vegetative nervous system または**不随意神経系** involuntary nervous system ともよばれ，随意的な制御を受ける体性神経系と対比して考えられる．

自律神経系が随意的な制御を受けずに機能していることは，昔から知らず知らずのうちに生活に取り入れられている．以下は時実利彦著『脳と保育』[1]に記されている内容である．歌舞伎の「壇之浦兜軍記」では，名判官畠山庄司重忠が平景清の愛人である阿古屋に景清の居場所を問いただすシーンがある．阿古屋は何も知らない．彼女は琴の名手である．そこで，畠山判官は阿古屋を拷問にかけずに琴を奏でさせる．琴の音はあまりに美しく，判官は彼女に嘘偽りのないことを知り，そのまま彼女を無罪放免したという．邪心があれば琴をいかにうまく奏でようにも音は必ず乱れる，自律神経系の調節を古の判官は知っていたのである（図1-1）．西鶴の書によると，江戸時代には犯罪者を拷問にかける代わりに，医師を法廷に呼んで脈を計らせる手段もあったという．

好いた人が現れると胸は高鳴り，隠したくても顔が赤らむ．嘘をつく時は鼓動が聞こえるようだ．医師や看護師の前に座ると緊張して血圧も上がってしまう．誰しもこんな経験をしたことがあるだろう．ベテラン看護師はこのことを心得ていて，身体に影響する患者の気持ちを考慮するよう

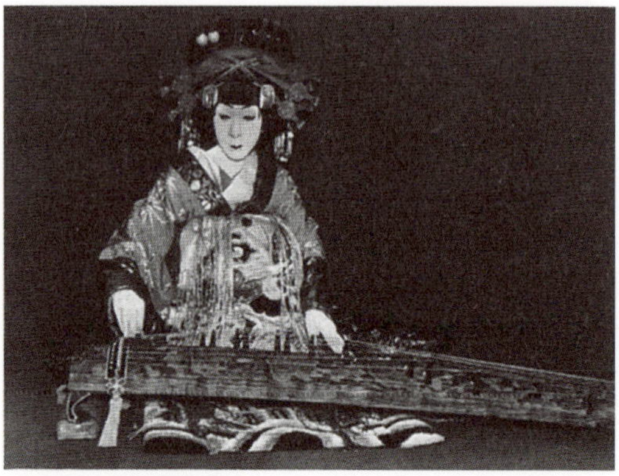

図1-1 阿古屋の琴責[2]

である．自律神経系はまさに現代でいう嘘発見器としての一面を持っている．

自律神経系は，生体の**内部環境**の**恒常性の維持**に重要な役割を果たす．内部環境の恒常性とは Claude Bernard（仏，表1-1の写真）によって1860〜70年代に打ち出された概念である．我々の体の内部にあって無数の細胞を取り囲む環境のことを，体の外部の環境に対して「内部環境」とよび，その内部の環境が「一定」に保たれていることを初めて唱えたのである．

自著『実験医学序説』[3]あるいは平野・新島著の『脳とストレス』[4]によれば，Bernardはブドウ作りの農家に生まれている．少年時代，勉強はできなかったが，多くの友人を作ったという[5]．決められた勉強よりは文学や芸術，哲学に傾倒し，ついには劇作家を志して自作の台本を評論家に見せている．ところがその評論家に医学を学ぶように勧められてしまう．体よく断られたのである．21歳で医学部に入学するが成績は相変わらずふるわず，卒業時の試験は29人中26番目だったという．臨床家になることもあきらめ25歳で研究活

動を始めるが，ここに至ってようやく非凡の才能を発揮していく．たとえば，1848年には膵液に脂肪を分解する働きがあることを見出す．同年，肝臓から糖が分泌されることを明らかにして"内分泌"という用語を初めて使っている．1851年にはウサギの耳の神経（現在の頸部交感神経）を切ると，血管が開いて耳が温かくなる現象を見つけている．こうした身体内部の働きを追い求めるにあたり，Bernardは実験を基礎とした事実を重要とした．「事実は最も美しい学説よりもなお美しい」——彼の残した言葉である．

Bernardは真実を探るに際して，無知であることの重要性をも説いている．Appleの創始者Steve Jobsは若い世代に向かって「Stay hungry, stay foolish」と激励したが，常識にとらわれず，子供のように頭が純粋であることは科学の分野においても重要である．Bernardは1865年に『実験医学序説』を出版，1876年にそれまで得られた実験結果に基づいて「内部環境の恒常性の維持こそ，生命維持の基本である」という概念を打ち出した．亡くなるわずか2年前のことであった．存命中，彼の研究に対する援助は少なく，晩年は家族の理解も得られず孤独のうちに亡くなった．求めてやまない探求心の一生であったといわれる．

Bernardの内部環境の恒常性という概念をもう少し深く掘り下げたのがWalter Bradford Cannon（米，表1-1の写真）であり，彼は1920年代に**ホメオスタシス** homeostasisという言葉を編み出した．Homeo stasisはもともとギリシア語で「似たような状態」という意味を持つが，Cannonはこれを生体の内部環境に当てはめ，次のように解釈している．

「The word does not imply something set and immobile, a stagnation. It means a condition-a condition which may vary, but which is relatively constant.」

つまり，体内の環境は「一定」というよりは「ある範囲の状態」にゆらぎを持って保たれている，と言及したのである．

たとえば，我々の体温は寒い日でも暑い日でもだいたい37℃に保たれているが，決して37.0℃というピンポイントに定まっているわけではない．1日のうちでも早朝の睡眠中には最も低く，その後少しずつ上昇して夕方にピークを示す．その差は1℃程度である．体内の水分や塩分，糖分の濃度や量，あるいは血圧もこのようなサーカディアンリズムを示しながら「ある範囲内」に保たれており，その範囲を逸脱しなければ危険な状態に陥ることはない．ホメオスタシスという働きが備わっているために，人は北極でも砂漠でも生きていける．生理学の研究の歴史を辿ると，さまざまな要因からなる内部環境が，どのように一定に保たれているのかを解明してきたといっても過言ではない．その意味でBernardとCannon両者の業績は特筆すべきものである．

Cannonは自著『からだの知恵』[6]で，末梢神経系を内作動性と外作動性の神経系に分類し，自律神経系を内作動性のものと位置づけている．それは自律神経系の働きかけが体の内側である内臓に向けられたものであり，主として内部環境の恒常性の維持，あるいはホメオスタシスの調節を担っているためである．Cannonは我々が健康に生きていられるのは理性や知性によってではなく，体が本来持っている「からだの知恵」によってもたらされるものだと記している．「からだの知恵」を理解することによって人々は病気や苦痛をも乗り越えられるだろう．「からだの知恵」——それはとりもなおさず自律神経系の働きを意味している．

研究の歴史

自律神経系の学問はほかの分野と同様，長い年月をかけた多数の研究の積み重ねにより確立されてきた．主な歴史を表1-1に列記する．自律神経系の研究が，医学上の重要な発見のきっかけとなっていることに気づく．

自律神経系を最初に解剖したのは古代ギリシアの医学者Galenosといわれる．彼は動物の解剖を忠実に行い，得られた知識を「医学要説」など多くの著書にまとめた．彼の描いた図にはすでに自律神経節などが記載されており，彼が命名した

第1章 ● 自律神経系の概要

表1-1 自律神経系に関する主な研究の歴史[A)]

Galenos	129〜199	自律神経系の最初の解剖，主な自律神経節を記載
Estienne C	1545	交感神経と迷走神経を識別
Eustachio B	1552	自律神経系の詳細な解剖図．交感神経幹を外転神経の枝とみなす
Vesalius A, Vidius V	1555，1626	交感神経幹を第VI脳神経の枝とみなす
Willis T	1664	交感神経幹を肋間神経とよぶ．毛様体神経節発見 不随意運動という概念と随意運動とを区別
du Petit F-P	1727	交感神経幹は脳神経の枝ではなく脊髄と連絡．緊張性活動を示唆
Winslow JB	1732	Willisの肋間神経を大交感神経とよぶ
Meckel JF	1749，1751	翼口蓋神経節，顎下神経節発見
Johnstone J	1764	交感神経系の途中に神経節存在，神経節性神経系とよぶ
Bichat M-F-X	1800〜1802	生体機能において内臓性機能と体性機能を区別
Reil JC	1807	植物神経系という名称を使用
Arnold F, Brachet JL	1827，1837	耳神経節発見
Ehrenberg CG, Remak R	1833，1838	顕微鏡を用いた解剖，自律神経の有髄線維と無髄線維を識別
Weber E & Weber EH	1845	迷走神経の心臓抑制作用の発見
Beck TS	1846	白交通枝と灰白交通枝を区別
Henle FG, von Kölliker A	1843，1848	動脈壁の平滑筋層発見
Johannes Müller	1848	虹彩，胃腸管，膀胱，子宮の平滑筋層の発見
Meissner G	1852	腸管の粘膜下神経叢の発見
Claude Bernard, Brown-Séquard C-E	1852	自律神経の vasomotor action の発見
Raynaud AGM	1862	Raynaud病を報告
Auerbach L	1864	腸管の筋層間神経叢の発見
Cyon E & Ludwig C	1866	減圧反射の発見
Du Bois-Reymond E, Cyon M & Cyon E	1866	心臓促進神経の発見
Horner JF	1869	Horner症候群を報告
Argyll Robertson DMCL	1869	Argyll Robertson瞳孔を報告
Schiff M	1870	交感神経中の立毛筋支配神経の発見
Goltz F ら，Luchsinger B	1875，1876	交感神経中の汗腺支配神経の発見
Ludwig C 一派	1870年代	緊張性および反射性昇圧中枢が延髄に存在することを発見
Lange C, Head H, Mackenzie J	1870〜90年代	関連痛の起こる機序の説明を提唱
Claude Bernard	1878	内部環境の恒常性の概念を提唱
Gaskell WH	1886	節前線維は有髄，節後線維は無髄を解明
Hirschsprung H	1886	Hirschsprung病を報告
Edgeworth FH, Langley JN	1892	迷走神経中の有髄求心性線維の存在を報告
Oliver G & Schäfer EA	1895	副腎髄質抽出物の交感神経刺激類似作用を解明
Langley JN	1898	自律神経系という名称を使用
高峰譲吉，Aldrich TB	1901	アドレナリンの抽出結晶化
Elliott TR	1904	交感神経末端からアドレナリン様物質放出を示唆
Langley JN	1905	自律神経を交感および副交感神経系に分類，受容体の概念導入
Sherrington CS	1906	脊髄動物における昇圧反射を証明
Dixon WE	1906〜1907	迷走神経刺激とムスカリンの効果の類似性を解明
Aschner B	1908	Aschner反射発見
Dale HH	1914	アセチルコリンと副交感神経刺激の効果の類似性を解明 ムスカリン様作用とニコチン様作用を区別

Claude Bernard
(1813〜1878，仏)

John Newport Langley
(1852〜1925，英)

（次頁へ）

表1-1 つづき

Barrington FJF	1914	排尿反射の解明
Gaskell WH	1916	不随意神経系という名称を使用
Ranson SW & Billingsley PR	1916	延髄の血圧調節部位の発見
Loewi O	1921	迷走神経からの心臓抑制物質（Vagusstoff）としてアセチルコリンを解明
Hering HE	1924	頸動脈洞神経の役割を解明
Bradbury S & Eggleston C	1925	進行性自律神経障害（PAF）を報告
Pavlov IP	1927	唾液分泌の条件反射の発見
Heymans C	1927	動脈化学受容器による呼吸促進反射の発見
Cannon WB	1929	ホメオスタシスの概念を提唱
Cannon WB & Bacq ZM	1931	交感神経刺激様物質 sympathin を提唱
Cannon WB & Rosenbluth A	1933	アドレナリン作動性受容物質（受容体）として sympathin E と I を提唱
呉 建 & 沖中重雄	1931〜1934	脊髄後根内の血管拡張性遠心性線維の存在を提唱
Adie WJ	1931	Adie 症候群を報告
Adrian ED & Bronk DW ら	1932	交感神経の緊張性電気活動を初めて記録
Reilly J	1932	Reilly 現象を報告
Dale HH	1933	コリン作動性およびアドレナリン作動性神経という名称を使用
久野 寧	1934	精神性発汗と温熱性発汗の区別
Hess WR	1936	自律神経機能を統合する視床下部の働きを発見
Papez JW	1937	情動発現における視床下部・辺縁系の重要性を解明
von Euler US	1946	アドレナリン作動性神経からのノルアドレナリン放出を解明
Alexander RS	1946	延髄の昇圧野，降圧野を解明
Ahlquist RP	1948	α 受容体と β 受容体の区別
MacLean PD	1949	大脳辺縁系を内臓脳とよぶ
黒津敏行 & 伴 忠康	1949〜1951	自律機能の調節における視床下部の重要性を指摘
高木健太郎	1950	皮膚圧反射の発見
Levi-Montalcini R	1951, 1953	マウス肉腫より交感神経節細胞の成長を促す神経成長因子の発見
小池上春芳ら	1952〜1954	自律機能の調節における大脳辺縁系の重要性を指摘
Eccles RM	1955	交感神経節細胞より細胞内電位を初めて記録
久留 勝	1956〜1962	排尿調節に関する求心路の脊髄内上行路の解明
Uvnäs B ら, Folkow B ら	1956, 1965	防衛反応の中枢内経路の解明
Axelrod J	1957	カテコールアミン合成酵素の1つ（カテコール-O-メチル基転移酵素）を発見
Schaefer H ら	1958	延髄性の体性-交感神経反射を証明
Shy GM & Drager GA	1960	Shy-Drager 症候群を報告
Falck B & Hillarp N-Å	1962	ホルムアルデヒド蛍光組織化学法を開発
Young RR ら	1969	acute pandysautonomia を報告
Burnstock G ら	1970〜1981	非コリン作動性-非アドレナリン作動性のプリン作動性神経を解明
Gershon MD	1970, 1981	非コリン作動性-非アドレナリン作動性のセロトニン作動性神経を解明
Hökfelt T ら, Sundler F ら, Furness JB & Costa M	1980	非コリン作動性-非アドレナリン作動性のペプチド作動性神経を解明
沼 正作ら	1983, 1986	アセチルコリンのニコチン様およびムスカリン様受容体の一次構造の決定

Walter Bradford Cannon
（1871〜1945，米）

注）外国の研究者名は，原則として first name をイニシャルとしたが，first name がポピュラーな場合は full name で記載した．

ganglion（神経節）といった用語は現在でも広く使用されている．一方で，現在には通用しない理論も記されている．たとえば，人体のすべての構造はある目的を持って神によって作られているという．心臓は精気を肺から吸い込んで熱を産生する場所であり，血液は心室中隔の穴を通って右心室から左心室に流れ込むとも説明している．こうしたGalenosの見解は1000年以上もの間信奉され続けたが，中世に入ると印刷術が発明され，Galenosの翻訳本が普及するようになった．そうすると，Galenosの説に異を唱える人も出てきた．そのうちの一人Leonardo da Vinci（伊，1452～1519）は非常に厳密に人間の姿を描き，Galenosの見解に改良を加えていった[7]．

Eustachio（伊，1552）は自律神経系の詳細な図版を残している．その図版は蔵に眠り，彼の死後140年して日の目を見るところとなった．そこには初めて交感神経幹が迷走神経と区別して描かれている．Vesalius（ベルギー，1555）が残した『ファブリカ』は，極めて美しい木版に富んだ美術書のような解剖学書で，人体の真の構造を明らかにしたとして名高い．Vesaliusは交感神経幹を脳神経の枝とみなし，Willis（英，1664）はそれを肋間神経とよんだ．Petit（仏，1727）はその肋間神経（交感神経幹）が脊髄とつながっていることを突きとめ，Winslow（デンマーク，1732）は肋間神経の代わりに大交感神経という言葉を用いて，この神経が種々の内臓器官に作用を及ぼすことを示唆した．副交感神経に関する研究は交感神経よりは遅れ，Weber兄弟（独）が1845年に迷走神経による心臓抑制作用を発見したのをきっかけに進められるようになった．

Bichat（仏，1800）は内臓性機能を調節する神経を臓器性神経，体性機能を調節する神経を動物神経と命名した．Bichatは膨大な病理解剖を行い，その屍に感染して31歳で亡くなった．Reil（独，1807）はBichatのいう臓器性神経を，動物神経系に対して**植物神経系**とした．おそらく内臓機能が動物的な移動や捕捉よりも，植物的な栄養などに関係しているためであろう．その後Müller（独，1848）は，内臓機能を調節する神経系を**生命神経系**，体性機能を調節する神経系を環境神経系という名でよんでいる．これは，内臓機能が個体の周囲を取り巻く環境よりも，生命の維持に関わっているという考えに基づいている．

Valensteinの記述[8]に基づけば，近代自律神経研究の幕開けは19世紀末，場所は英国のCambridge大学にある生理学研究室である．ここで神経系の構造に興味を持っていたGaskell（英，1886）は，染色を施して多くの神経線維を調べていくうちに，内臓を支配する神経が運動神経のように1本につながったものではなく，節前線維と節後線維からなることを突きとめた．さらに，節前線維が有髄線維，節後線維が無髄線維であることも示した．彼はあらゆる内臓器官が相反する働きを持つ2種類の神経系に支配されると考え，これら内臓器官を支配する神経系に**不随意神経系**という総称を与えた．体性神経系（随意神経系）が随意筋である骨格筋を支配するのに対して，内臓を支配する神経系が不随意筋である平滑筋に作用するためである．Gaskellと共に仕事をしていたLangley（英，1898，表1-1の写真）は，神経系の構造よりは機能に興味を持ち，不随意神経系に代わる名称として**自律神経系**という用語を生み出した．自律神経系が大脳の指示によらず，独立して働くとの意味合いである．Langleyは1905年，Gaskellの唱えた拮抗支配の考え方を基に自律神経系の遠心路を**交感神経系**（Winslowの命名に基づく）と**副交感神経系**に二分し，この分類が現在に通じている．

20世紀初頭，神経系の情報伝達は電気を介するものと信じられていた（図1-2A）が，Langleyに師事し，自律神経系の情報伝達機構について取り組む若者たちが現れるようになる．その一人Sherrington（英，1906）は，神経と神経の間に空隙があることを認め，この特殊な構造を「シナプス」とよんで，ここで情報の伝達が行われるのではないかと考えた．もう一人Elliott（英，1904）は「交感神経の作用は，その終末から放出されるアドレナリン様の物質によって効果器に伝えられる」という化学物質による情報伝達の考えを初め

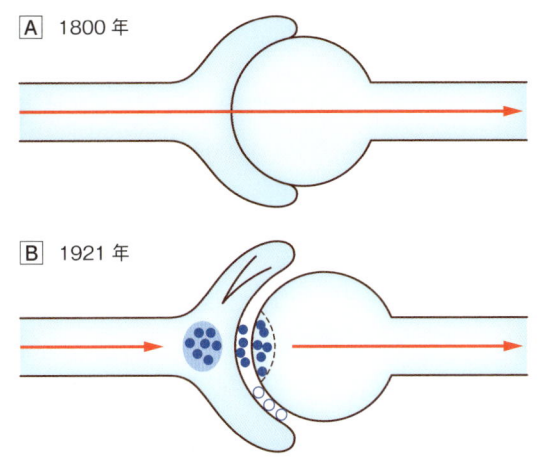

A 1800年

B 1921年

図1-2 自律神経系の情報伝達のしくみ ALoewiの実験の前までは，神経が電気で情報を伝達すると考えられていた．B1921年のLoewiの実験によって，神経の情報伝達は化学伝達物質を介することが証明された．（Comroe[9]より）

て提唱した．Cannonもそのような物質を想定して「sympathin」とよんだ．数年後，副交感神経においても化学物質による情報伝達のしくみがあるのではないかと推測されるようになり，Elliottの友人Dale（英）は，アセチルコリンに副交感神経刺激と類似の作用があることを観察した．ただこの時点では，誰も化学物質による情報伝達を証明できずにいた．

医学より絵画や歴史に関心のあったLoewi（オーストリア）だが，1902～03年に英国を訪れ，DaleやElliott，Langleyと神経の情報伝達に関する熱い議論を交わし，大きな感銘を受ける[8]．そして17年後の1921年のイースターの前夜，ある実験系がひらめくのである[9]．Loewiは起き上がってその実験系を紙に書き留め，再び眠りについたそうだ．ところが翌朝起きると書き記した内容がわからなくなっていた．その晩再び実験系を思い出したので今度は起きてすぐさま着替え，研究室に出かけて忘れないうちに実験を行った．起きた時は夜中の3時だったので，朝には実験がすべて終わっていたという．彼はこの有名な実験で，心臓の拍動が副交感神経から放出される化学物質（vagusstoff）によって抑制されることを証明し，その後，この物質は**アセチルコリン**であることが判明した（図1-2B，図1-3）．

残念ながらこの実験をしても，当時は化学物質による情報伝達という斬新な考え方はなかなか受け入れられず，Loewiはひたすら実験を積み重ねて自説を守り抜くのに苦労したという．1936年にノーベル賞を授与されるが，ほどなくしてナチスに2人の息子と共に投獄される．この時，若き日の留学時代から友情を築きあげてきたDaleやCannonは彼を釈放するよう，何度も政府に掛け合っている．Loewiはノーベル賞の大金と引き替えに解放され，行き場所を失った彼をDaleは英国の自宅に招いて，新たな職が決まるまで生活を共にしている[8]．

自律神経の情報伝達が化学物質を介して行われるということは，どのような意味を持つのだろうか．それは，未知の物質が自律神経の活動を変え得ることを意味しており，その後の受容体に絡んだ薬物治療へと展開していくのである．

副交感神経の伝達物質が見つかって25年後，

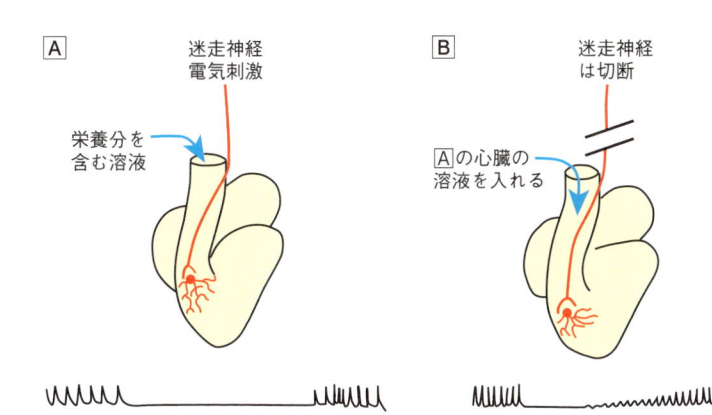

A 迷走神経電気刺激／栄養分を含む溶液

B 迷走神経は切断／Aの心臓の溶液を入れる

図1-3 Loewiの実験 カエルの心臓Aの迷走神経を電気刺激すると，心臓Aの心拍数は減る．心臓Aを灌流した液体を心臓Bに流入すると，心臓Bの心拍も徐脈になる．（Comroe[9]より）

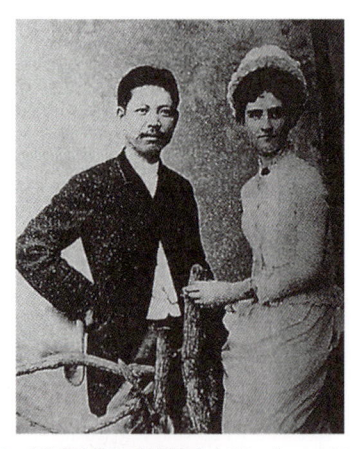

図1-4　新婚時代の高峰譲吉と妻・キャロライン[10]

今度は交感神経の伝達物質がvon Euler（スウェーデン，1946）によって**ノルアドレナリン**であることが明らかにされた．その半世紀ほど前，高峰譲吉（1901，図1-4）がノルアドレナリンの類似物質である**アドレナリン** adrenalineを結晶化している．アドレナリンはラテン語で「腎臓の傍」を意味し，高峰がウシの副腎から抽出，単離して命名したものである．高峰の発見に先立つ19世紀末，副腎から分泌される謎の物質に，血圧を上げたり出血を止める作用があることがわかっていた．薬効が期待されることからこの物質の本態が何なのか，多くの研究者が競い合って調べていた．Abel（米，1897）はヒツジの副腎からこの物質を抽出して，エピネフリン epinephrineと名づけていた．エピネフリンはギリシア語で「腎臓の上」を意味し，米国では現在でも副腎髄質ホルモンをこのようによんでいる．ドイツではFürth（1897）もブタの副腎からこの物質を抽出し，スープラレニン suprareninとよんでいた．こうした流れのもとで高峰の発見がなされた．エピネフリンとスープラレニンが不純物を含んでいたのに対して，アドレナリンは純粋に結晶化されていたので初めは大きく評価された．生体内ホルモンの結晶化は実にアドレナリンが初めてである．ところがその後になり，高峰の仕事が米国でなされ，発見に至る過程で高峰がAbelの研究室を訪れていたことから，Abelの研究手法を盗んだのではないかと批判されるようになった．そして我が国でもアドレナリンよりエピネフリンの呼称が用いられるようになっていった．

こうしたアドレナリンに関する不穏な動きは高峰の死後のことであり，高峰自身は何も知らなかった．高峰はアドレナリンのほかに，酒造りに欠かせない酵素を発見したことで特許を取って財をなし，その財をもってその人生を日米の架け橋になるべく終生尽力した．日本の国益はもとより，異郷の地に日本の文化を広め，サクラも多く植樹している．米国では高峰のことをバイオテクノロジーの父と敬うそうだ．その死に際して，小さな商店に至るまで半旗を掲げたほどである[10]．

今世紀に入り，100年以上も前に行われた高峰の実験が盗作でないことが大きく報道され，我が国でもようやくアドレナリンの名称が正式に認められるところとなった．実はアドレナリンの発見は，高峰の弟子であった上中啓三の貢献によるところが大変大きい．その上中の実験ノートが彼の死後ひっそりと発見された．小さな縦書きノートにはアドレナリンの結晶化に至るまでの半年間の徹夜に及ぶ実験の記載がなされており，その抽出方法がAbelとはまったく異なることを静かに物語っている．上中は，このノートが世に出れば，大半の実験を行っていたのは自分であることが知れ渡るためか，恩師を慕って，生涯隠し通したようである．

本書で述べる多くの事項は20世紀以降に発見されたものである．Sherrington（英，1906）による昇圧反射の研究，Selye（カナダ，1935）によるストレスの概念の提唱，Hess（スイス，1936）による視床下部の一連の研究，Papez（米，1937）による情動回路の検証，Alexander（米，1946）による昇圧野・降圧野の解明，Magoun（米，1949）による脳幹網様体賦活系の設定，Eccles（オーストラリア，1955）によるシナプスの興奮・抑制機構の発見，Schaefer（独，1958）による体性-交感神経反射の証明などはその後の多くの研究の礎となっている．高峰譲吉・上中啓三の後，我が国の研究者も多く自律神経研究の発展に寄与してきた．高橋　昭はその後の自律神経研究の歴史に大きく貢献した日本人研究者の仕事として以下の研

究を上げている[11].石森國臣による脳内睡眠物質の抽出（1908），布施現之助によるKölliker-Fuse核の記載（1913），久野 寧によるヒトの発汗生理学の研究（1934），呉 建による脊髄副交感系の提唱と『自律神経学』の刊行（1934），勝沼精蔵（1936）・勝木司馬之助（1950）による間脳の研究，沖中重雄による自律神経系の組織化学的研究と内分泌腺の神経支配の研究（1947），萬年 徹・岩田 誠・豊倉康夫によるOnuf核の病理学的研究と臨床的意義（1975年以降），佐藤昭夫による体性–自律神経反射の研究（1966年以降）などである．

Clause 2

自律神経系の基本的構成

自律神経系と体性神経系の比較

神経系は**末梢神経系** peripheral nervous system と**中枢神経系** central nervous system に2大別され，末梢神経系は**体性神経系** somatic nervous system と**自律神経系** autonomic nervous system とに分類される（図2-1）．体性神経系は感覚・運動機能に関わり，自律神経系は内臓の機能に関わるシステムである．どちらも中枢神経系である脳と脊髄から末梢効果器へ情報を伝える遠心性神経（遠心路）と，末梢受容器から中枢神経系へ情報を伝える求心性神経（求心路）を含む（図2-2）．

体性神経系の遠心路は一般に**運動神経**とよばれ，骨格筋を支配して運動機能を調節する．ボールを蹴る，歩く，人に触れるなど運動機能は意識的に調節できることから明らかなように，運動神経は**随意神経**である．自律神経系の遠心路は心筋，内臓の平滑筋や腺を支配して内臓の各機能を調節する．内臓の機能は一般に随意的な制御ができないので，自律神経系の遠心路を**不随意神経**という．自律神経系の遠心路はさらに解剖学的ならびに機能上の違いにより，**交感神経系** sympathetic nervous system と**副交感神経系** parasympathetic nervous system に分類される[*1]（図2-1）．

交感神経系は胸腰髄に起始し，副交感神経系は脳幹および仙髄に起始する（図2-2A, 図2-3）．いずれの系においても，中枢から出たニューロン

[*1] 交感神経系と副交感神経系は通常自律神経系の遠心路をさすが，一般には走行を共にする自律神経系の求心路（内臓求心性線維）を含んでいる（p.50参照）．本書では特に断らない限り，交感神経あるいは副交感神経と表記する場合は遠心路をさす．

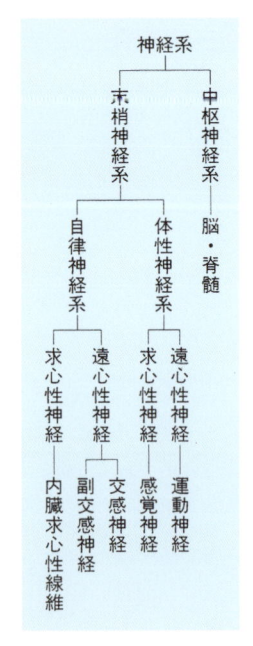

図2-1 神経系の分類[A)]

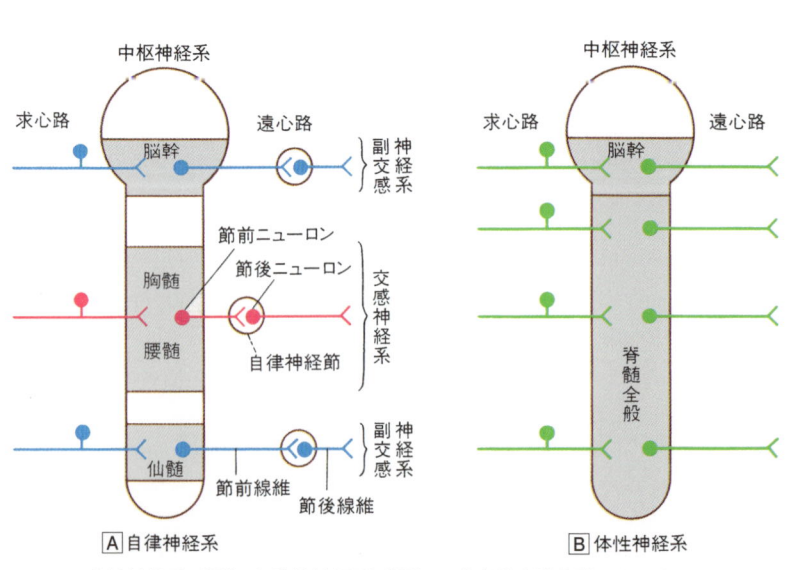

図2-2 自律神経系（A）と体性神経系（B）の求心路と遠心路 自律神経系の入出力部位は交感神経の場合，胸髄と腰髄に，副交感神経の場合，脳幹と仙髄にそれぞれ限局している．それに対して体性神経の入出力部位は脳幹から脊髄の全体に分布している[A)]．

2 自律神経系の基本的構成

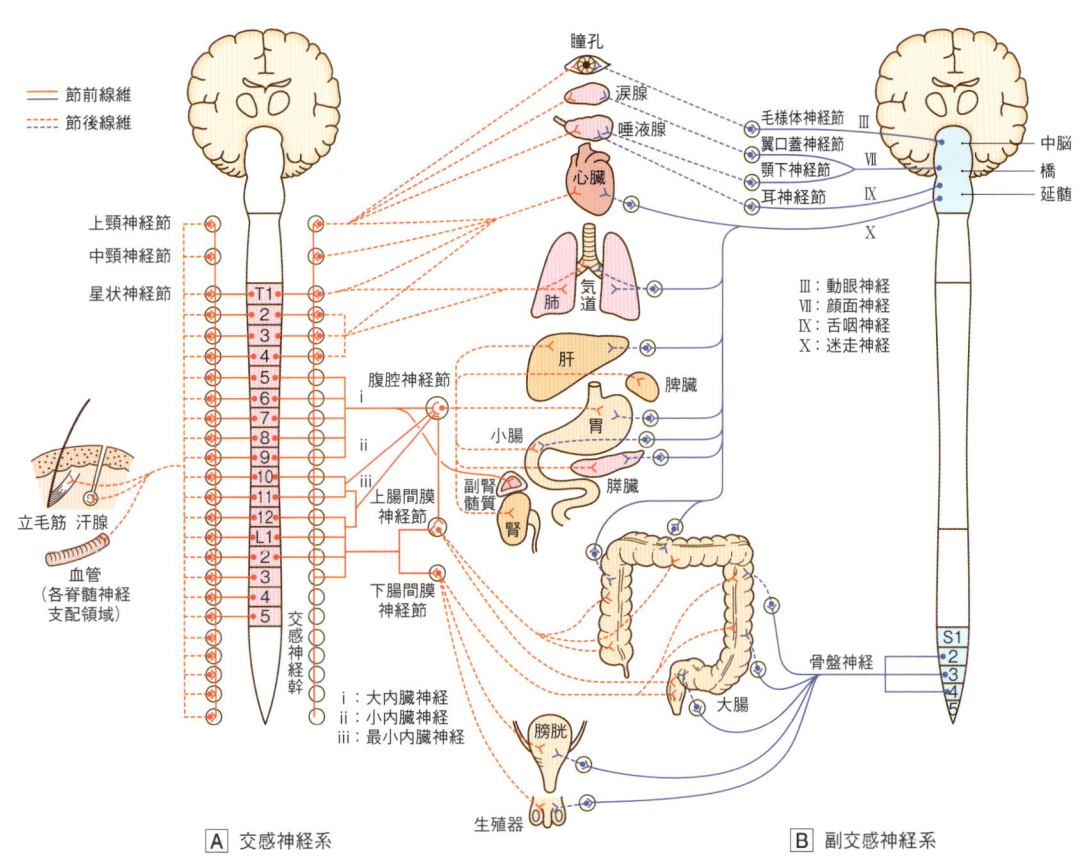

図2-3 末梢自律神経系の遠心路の模式図 交感神経は交感神経幹にある椎傍神経節あるいは腹腔や骨盤腔にある椎前神経節（腹腔神経節・上および下腸間膜神経節など）でシナプスを形成して効果器に達する（例外として副腎髄質には節前線維が直接達する）．副交感神経は効果器の近傍あるいは壁内にある神経節でシナプスを形成して効果器に達する．大腸の迷走神経支配は横行結腸の1/3より口側までであり，それより肛門側は骨盤神経支配となる．腎臓にも迷走神経があるとする報告もあるが，生理機能は明らかにされていない．（佐藤A)より改変）

は効果器に至る間にシナプスを形成しニューロンを変える．このニューロンのシナプス接合部を**自律神経節** autonomic ganglion とよび，中枢から出て自律神経節に至るニューロンを**節前ニューロン** preganglionic neuron，自律神経節から出て効果器に至るニューロンを**節後ニューロン** postganglionic neuron とよぶ．またそれぞれの軸索を**節前線維**，**節後線維**とよんでいる．途中でシナプスを介することは，効果器に中枢からの情報が達する前の中継点で情報を修飾できる利点がある（次項参照）．なお，運動神経は脳幹と脊髄全般に起始し，途中シナプスを介することなく直接効果器に至る点で構造的に自律神経と大きく異なる（図2-2B）．

自律神経遠心路として交感神経および副交感神経の2つの系に加えて，消化管内の**壁内神経叢**を

独立して分類することもある．壁内神経叢は交感および副交感神経の支配を受ける一方，これらの支配を受けなくても独立して消化管機能の調節に関与する（p.128参照）．

体性神経系の求心路は一般に**感覚神経**とよばれ，皮膚・筋・関節などの感覚を中枢に伝える．広義には視覚・聴覚・嗅覚・味覚などの特殊感覚の求心路も含まれる．黒板を見たくない時は目をつぶるなど，感覚神経からの入力は意識的に制御できる．自律神経系の求心路は内臓からの情報を中枢に伝える．内臓からの情報は随意的に調節できるものではなく，否が応でも生体の必要に応じて中枢に伝えられるものである．この情報は感覚として意識に上ることもあれば意識されないこともある．自律神経系の求心路が自律機能の調節に

重要な役割を果たしているにもかかわらず，その重要性は20世紀初頭にはまだ認識されていなかった．実際，Langleyは最初に自律神経系を末梢神経系の遠心路と定義している．このため自律神経系の求心路は定義の上で問題になることが多く，一般に**内臓求心性線維**visceral afferentsとよばれる（p.48参照）．

自律神経遠心路による内臓機能の支配様式

運動神経との比較

交感神経および副交感神経系による，内臓効果器の支配様式を模式的に図2-3に示した．いずれも唾液腺などの頭部の器官，心臓・肺などの胸腔内器官，胃腸管・膵臓・肝臓などの腹腔内器官，膀胱・生殖器などの骨盤腔内器官に広く分布している．このような交感神経と副交感神経の双方による内臓器官の支配を**二重支配**double innervationという（図2-3，図2-4A）．これに対し，瞳孔散大筋・副腎髄質・脾臓・立毛筋・汗腺・大部分の血管は交感神経のみ，瞳孔括約筋は副交感神経のみの支配を受けている．

交感および副交感神経の遠心性線維による同一効果器に対する作用は相反的であることが多く，これを**拮抗支配**antagonistic innervationとよぶ．たとえば，心拍数は交感神経の活動によって増加し，副交感神経の活動によって減少する（図2-4A，表2-1）．また，胃腸管の運動機能は交感神経活動で抑制され，副交感神経活動で促進される．これに対し，唾液腺は拮抗支配を受けておらず，交感神経も副交感神経も唾液の分泌を促進する（表2-1）．

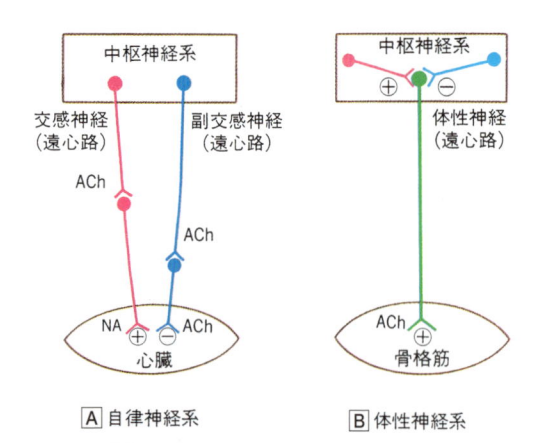

なお内臓の平滑筋と異なり，骨格筋は1種類の運動神経によって常に促進性の支配を受けている（図2-4B）．骨格筋の収縮・弛緩は運動神経の活動の有無によって決定されるわけである（p.18，1章4項参照）*2．

交感神経と副交感神経支配の概略

多くの内臓器官に対し，交感神経と副交感神経は拮抗的に作用するが，その様式は互いに協調しながら拮抗的に働いていると捉えることができる．いかなる状況においても，一般に，交感神経と副交感神経の双方が常に活動状態にある（p.20参照）．そして，状況に応じて，交感神経の活動が増えたり，副交感神経の活動が増えたりする．大まかな特徴として，交感神経系は心身の活動時，たとえば緊張時に活発に働いており，副交感神経系は心身の活動に備える状況，たとえば睡眠時に活発になる．

逃げたり闘ったりする緊急事態では，交感神経の活動が高まる．その結果，散瞳，気管支拡張，心機能増大，血糖増加，発汗，消化管機能抑制などが起こる（表2-1）．瞳孔が散大すると，闘う相手をよく見定めることができる．気管支は拡張して呼吸が容易になる．逃げるか闘うためにはそれなりのエネルギーを要するが，心臓の機能が促進されるので，多量の血液が身体に送り込まれる．膵臓ではグルカゴンが分泌され，肝臓ではグリコーゲンの分解が進んで，血糖値が上がる．逃げる時に足が滑っては大変だ．滑らないように足底

図2-4 A 自律神経系による二重支配と拮抗支配，B 体性神経系による支配A)　各々の神経伝達物質も示す．ACh：アセチルコリン，NA：ノルアドレナリン

---

*2 ただし運動神経による骨格筋の支配の場合でも，関節の動きに注目して考えてみると，各関節には屈筋と伸筋が接続し，関節を動かす時に，これらは互いに拮抗的に作用する．したがって，1つの関節に最低限，屈筋と伸筋をそれぞれ支配する運動神経による拮抗的な二重支配が存在すると考えることもできる．

の汗腺から汗が分泌される．このように交感神経の活動が高まると，緊急事態に対処しやすい生体の状況が作られる．

　交感神経活動の亢進は，副腎髄質からのカテコールアミン分泌をも促す．この**交感神経-副腎髄質系**の反応は，生体が緊急事態に遭遇した際にいち早く作動し，Cannonの**緊急反応** emergency reaction として知られている（p.217参照）．カテコールアミンとはノルアドレナリンやアドレナリンなどの総称で（p.26，脚注3を参照），ヒトの場合，副腎髄質に含まれるカテコールアミンの大半はアドレナリンである．ストレス時に分泌されたカテコールアミンは末梢のさまざまな器官に作用して，血糖値を上げたり心収縮力を増やし，交感神経機能全体を高める．分泌が過剰な場合には覚醒作用をも発揮し，緊急事態での積極的な行動を誘発するのに役立っている[*3]．

　逃げる時，消化にエネルギーを費やす余裕はない．交感神経活動が高まると，消化管の機能は抑えられる．子供は外で遊ぶのが好きだ．給食もそこそこに食べ終わるとすぐに校庭で駆け回ったりする．とても喜ばしく大事なことではあるが，運動によって交感神経活動が優位になり，せっかく摂取した食物の消化がうまく進まないといった負の側面もある．行き過ぎれば腹痛につながることもあろう．消化機能は交感神経活動ではなく，副交感神経活動が高まることで促進される（表2-1）．したがって食事中や食後はリラックスした状態であれば，食物の消化吸収は滞りなく進み，体内でエネルギーや栄養源が蓄えられる．幼児には食後にお昼寝の時間が用意されていて，その際に副交感神経活動が高まることで消化機能はスムーズに運ぶ．南欧ではシエスタといって大人にも昼寝の時間があるとか，実に生体の生理機能に即した慣習である．

　副交感神経活動が優位になると，膀胱と直腸の平滑筋も収縮し，排尿・排便に適した状況が作られる．裏を返すと，緊張が過ぎると交感神経が優

表 2-1　交感神経遠心路と副交感神経遠心路の働き
（佐藤ら[B]より改変）

効果器	交感神経活動に対する応答	副交感神経活動に対する応答
眼	散瞳・毛様体筋弛緩	縮瞳・毛様体筋収縮
涙腺	軽度分泌	分泌
唾液腺	軽度分泌	分泌
心臓	心拍数増加 心収縮力増加 （心房・心室） 伝導速度増加	心拍数減少 心収縮力減少 （心房のみ）
気道・肺	気管支筋弛緩[*1] 血管収縮	気管支筋収縮 気管支腺分泌
肝臓	グリコーゲン分解 糖新生	グリコーゲン合成
脾臓	被膜収縮	—
副腎髄質	カテコールアミン分泌	—
胃腸管	平滑筋弛緩 （運動性抑制） 括約筋収縮 分泌抑制	平滑筋収縮 （運動性促進） 括約筋弛緩 分泌促進
膵臓	膵液分泌抑制 インスリン分泌抑制 グルカゴン分泌促進	膵液分泌促進 インスリン分泌促進
腎臓	レニン分泌 Na^+再吸収促進	—
直腸	平滑筋弛緩 括約筋収縮	平滑筋収縮 括約筋弛緩
膀胱	排尿筋弛緩 三角部と括約筋収縮	排尿筋収縮 三角部と括約筋弛緩
生殖器	男性性器射精	男性性器勃起
汗腺	分泌	
血管	収縮	—[*2]
立毛筋	収縮	
骨格筋	グリコーゲン分解	—

[*1] ヒトでは直接的な作用ではない（p.73参照）．　[*2] 顔面の皮膚・粘膜，生殖器官，頭蓋（脳など）では血管拡張．

位となるために，排尿・排便はうまくいかない．たとえ膀胱に尿がたまり尿意が最高位に達していても，人前で用意した袋に排尿できるかというと子供でさえ意外と難しい．緊張と恥じらいで交感神経が興奮していて括約筋が弛緩しないためである（表2-1）．排便を急かされると焦ってよけいに時間がかかったりもする．これも交感神経が興奮して括約筋が収縮してしまうためである．排尿・排便は基本的にリラックスして行うのがよい（p.158，161参照）．

[*3] 現在では覚醒作用は主に青斑核のノルアドレナリンによると考えられている（p.218参照）．

Clause 3

自律神経節と自律神経遠心路の詳細

自律神経節の構造と働き

　自律神経節は，節前ニューロンの軸索末端部と節後ニューロンの細胞体および介在ニューロンによって構成される．一般に節前線維は細い有髄のB線維，節後線維は無髄のC線維である（無髄の節前線維も少数存在する）．

　神経節内の節後ニューロンの数は神経節に入力する節前線維の数よりも非常に多く，1本の節前線維は多数の節後ニューロンに**発散** divergence する（図3-1A）．たとえばヒトの上頸神経節では，1万本の節前線維が100万個の節後ニューロンに連絡する．このしくみは1つの情報が複数の効果器に一度に伝わるのに都合がよい．また1個の節後ニューロンには複数の節前線維が**収束** convergence する（図3-1B）．発散と収束によって，自律神経節におけるシナプス伝達は確実になる．また節前ニューロンの情報は介在ニューロンを介しても節後ニューロンに伝えられる．このように自律神経節は，節前から節後ニューロンへの情報の中継所であるばかりでなく，自律性情報の統合の場でもある．

　自律神経節の位置および連絡様式は，交感神経と副交感神経とで異なる．交感神経系の自律神経節を**交感神経節** sympathetic ganglia，副交感神経系の場合には**副交感神経節** parasympathetic ganglia とよぶ．交感神経節では発散が多くみられ，1本の節前線維が多数の節後ニューロンに連絡する[*1]．神経節を出た後の節後線維が，さらに複数の効果器に分布する場合も多く，情報を分散化していることがうかがえる．こうした連絡様式は，緊急時などに起こる交感神経系による反応が非常に広範かつ全身的であることをうまく説明できる．これに対して，副交感神経節では発散の規模が小さく，また1本の節後線維は多くの場合1つの効果器にしか行かないので，副交感神経系による反応は限局的である．Cannon の言葉を借りれば，交感神経系はすべての鍵盤の音の大きさを一度に変えるピアノのペダルに似ており，副交感神経系は個々の鍵盤に似ている．

[*1] ごく最近になり，交感神経節と副交感神経節では発散の比率はあまり変わらないという報告がなされた[j]．これに対して，以前から言われているように，交感神経節の方が副交感神経節よりも発散の比率が大きいという記載が多い[1]．

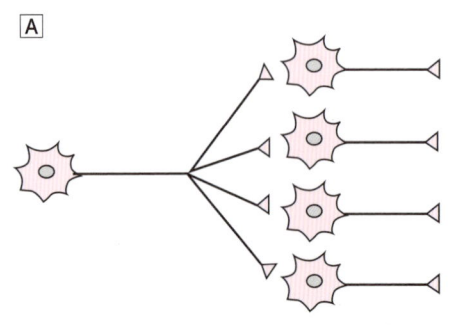

図3-1　発散（A）と収束（B）（佐藤ら[5]より）

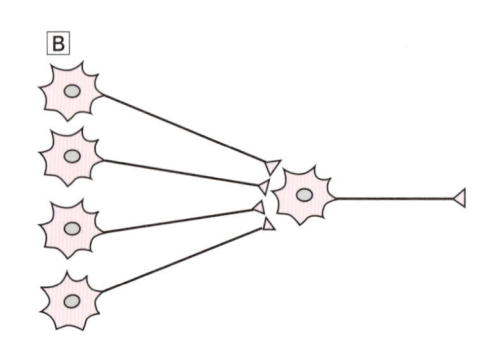

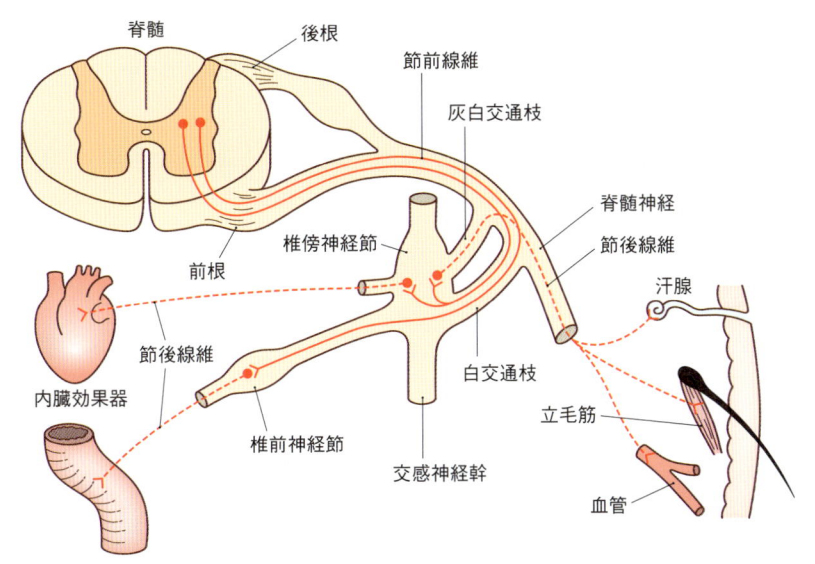

図 3-2 交感神経系遠心路[B]

交感神経節と交感神経の遠心路

　交感神経節前ニューロンは，第1胸髄から第2腰髄[*2]の脊髄側柱に起始し，脊髄前根，白交通枝を経て，脊髄の両側に配列する**交感神経幹**[*3] sympathetic trunk に達する（p.10，図2-2A；p.11，図2-3A）．頭部や胸腔の効果器に分布する交感神経は，ここでシナプスを形成する．この交感神経節を**椎傍神経節**（図3-2）とよび，この神経節が上下につながった数珠つなぎ状のものが交感神経幹である．節後ニューロンは種々の交感神経として内臓効果器を支配する．あるいは灰白交通枝を経て脊髄神経に入り，脊髄神経支配領域の血管，汗腺，立毛筋を支配する（図3-2）．椎傍神経節は一般に効果器から離れたところにあるので，交感神経節後線維は長い（図2-2A，図2-3A）．

　腹腔と骨盤腔の効果器に分布する交感神経は，交感神経幹でシナプスを形成しない．この場合，交感神経節前線維は交感神経幹を素通りし，腹腔や骨盤腔にある**椎前神経節**（腹腔神経節・上腸間膜神経節・下腸間膜神経節）に至ってから節後ニューロンにシナプスを形成して内臓効果器を支

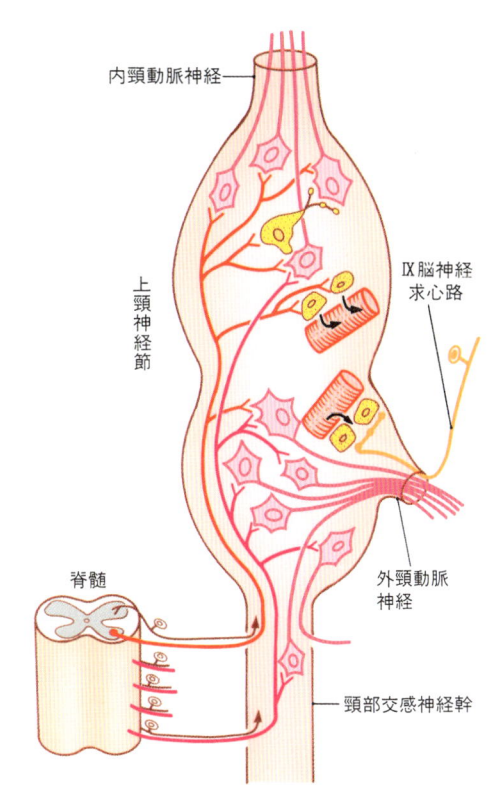

図 3-3　交感神経節（上頸神経節）の構造の模式図
頸髄上部から出た節前ニューロンの軸索は分枝して，多数の節後ニューロンに発散する．1個の節後ニューロンには複数の節前ニューロンの軸索が収束する．黄色のニューロンはSIF細胞で，介在ニューロンとしての働きのほかに，血中へのカテコールアミン分泌や求心性神経との連絡についても描いてある．（Dail & Barton[2]に基づく佐藤[A]より）

[*2] 第3～4腰髄までとする説もあるが，下部腰髄から出力するのは主に運動ニューロンであり，解剖学的には証明されていない[o]（p.178参照）．

[*3] 交感神経幹のことを交感神経節鎖ともいう．

第1章 ● 自律神経系の概要

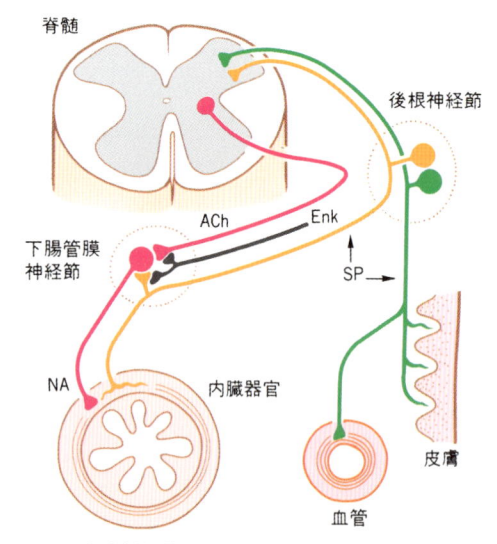

図3-4 交感神経節に侵入する内臓求心性線維のシナプス連絡の模式図　サブスタンスP（SP）を含む内臓求心性線維の軸索側枝が，下腸間膜神経節に入り，節後ニューロンにシナプス連絡して，興奮性に作用する．この経路はある種の腸内反射に関与する．図にはSPを含む皮膚からの体性求心性神経も示してある．NA：ノルアドレナリン，ACh：アセチルコリン，Enk：エンケファリン（Otsuka & Konishi[3]に基づく佐藤[A]より）

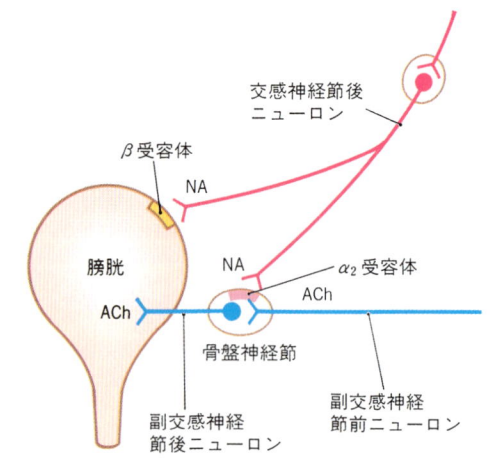

図3-5 膀胱に対する交感神経の抑制作用　交感神経節後ニューロンは，膀胱壁のβ受容体に作用して膀胱を弛緩させるばかりでなく，骨盤神経節における副交感神経の節前から節後ニューロンへのシナプス伝達をα_2受容体を介して抑制する．（DeGroat[4]に基づく佐藤[A]より）

配する*4（図2-3A，図3-2）．

　交感神経節内の血管終末部には，小型で強い蛍光を発するSIF細胞 small intensely fluorescent cell*5 とよばれる介在ニューロンがあり，節前から節後ニューロンへの情報伝達を修飾している（図3-3）．図3-4に示すように，神経節に内臓（胃腸管）求心性線維の軸索側枝が侵入して節後ニューロンに連絡し，その活動に影響を及ぼしている場合もある．

　交感神経は脊髄の胸腰髄部のみから出ているが，全身に分布している．体性神経系の求心路における皮膚分節（HEAD帯）ほど厳密ではないが，およその分節性がみられる．たとえば心臓を支配する交感神経節前ニューロンの細胞体は，胸髄T1-4（またはT5）の分節に存在する．胃腸管を支配するニューロンの細胞体は，胸髄T6-10

*4 例外として副腎髄質は節前ニューロンによって直接支配されている．
*5 カテコールアミン（主にドパミン）を含むニューロンである．

（またはT11）の分節にある．直腸，生殖器官，膀胱を支配するニューロンの細胞体は，胸髄下部から腰髄上部の分節に存在する（図2-3A）．

副交感神経節と副交感神経の遠心路

　副交感神経節前ニューロンは，脳幹および第2～4仙髄の脊髄側柱に起始し，副交感神経節でシナプスを形成した後，節後ニューロンを介して効果器を支配する（図2-2A，図2-3B）．副交感神経節は，頭部では毛様体神経節・翼口蓋神経節・顎下神経節・耳神経節に，胸腔・腹腔・骨盤腔では効果器の壁内もしくは効果器のごく近傍に存在する（図2-3B）．副交感神経節が一般に効果器に近い場所にあることから，副交感神経節後線維は短い．

　脳幹に起始する副交感神経は，脳神経を通って各効果器を支配する（図2-3B）．**動眼神経** oculomotor nerve（第Ⅲ脳神経）を通る節前線維は，毛様体神経節でシナプスを介し，毛様体筋と瞳孔括約筋を支配する．**顔面神経** facial nerve（第Ⅶ脳神経）を通る節前線維は，翼口蓋神経節と顎下神経節の節後ニューロンとシナプスを形成する．前者は涙腺，鼻腔や口蓋などの粘膜にある腺，後者は

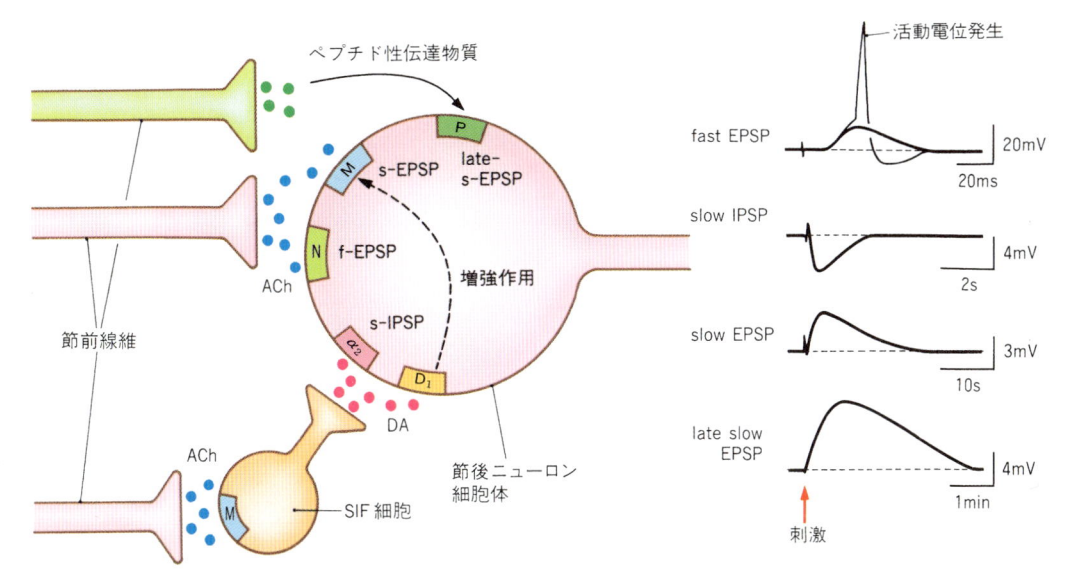

図 3-6　交感神経節におけるシナプス電位　交感神経節におけるシナプス伝達のしくみと，シナプス電位を模式的に示す．
ACh：アセチルコリン，DA：ドパミン，$α_2$：$α_2$受容体，D_1：ドパミン（D_1）受容体，M：ムスカリン受容体，N：ニコチン受容体，P：ペプチド性受容体（登坂と橋口[5]に基づく佐藤[A]より）

顎下腺と舌下腺を支配する．**舌咽神経** glossopharyngeal nerve（第Ⅸ脳神経）を通る節前線維は，耳神経節でシナプスを介し，耳下腺を支配する．
迷走神経 vagus nerve（第Ⅹ脳神経）は，脳神経の中で唯一内臓を支配している．vagus には「放浪」あるいは「迷走」という意味があり，その支配領域は咽頭・食道・心臓・肺・気管支などの胸腔内器官から胃腸管・肝臓・膵臓などの腹腔内器官までと非常に幅広い．したがって，迷走神経の生命活動維持における役割は極めて重要である．

仙髄に起始する副交感神経は，**骨盤神経** pelvic nerve を経由して，直腸・膀胱・生殖器などの骨盤腔内器官を支配する．骨盤神経節には交感神経も入力し，副交感神経節前ニューロンから節後ニューロンへのシナプス伝達を制御する（図3-5）．

自律神経節におけるシナプス電位

自律神経節におけるシナプス電位は，比較的研究のしやすい交感神経節で詳しく調べられている．節前線維を刺激すると，その軸索末端からアセチルコリン（ACh）が放出され，直接あるいは介在ニューロンを介して間接的に節後ニューロンに作用し，節後ニューロンの膜電位を変化させる．

初めに急速な脱分極 fast excitatory postsynaptic potential（fast EPSP）が起こり，それに続いて緩徐な抑制性電位 slow inhibitory postsynaptic potential（slow IPSP）と興奮性電位 slow EPSP が発生する（図 3-6）．この後にさらに遅い興奮性電位 late slow EPSP が発生する場合もある．これらの電位のうち，fast EPSP が神経節内での情報伝達の主体をなし，そのほかの緩徐なシナプス電位はその伝達を修飾する．

fast EPSP と slow EPSP は，節前ニューロンの軸索末端から放出された ACh が，それぞれ節後ニューロンのニコチン受容体とムスカリン受容体に作用して発生する．slow IPSP は ACh が SIF 細胞に作用して，ドパミンを放出することによって発生する．ACh が直接に節後ニューロンの特殊なムスカリン受容体に作用して発生するという説もある．ドパミンには，slow EPSP を増大させる作用もある．late slow EPSP は，ペプチド性伝達物質[*6]によって生じる．

[*6] カエルでは，luteinizing hormone-releasing hormone（LHRH）と報告されている．ただし，LHRH は哺乳類の交感神経節前ニューロンには存在しない．

Clause 4

自律神経遠心路による効果器伝達──運動神経との比較

　運動神経から骨格筋への情報伝達と，自律神経節後線維から内臓効果器への情報伝達では若干の違いがある．効果器，神経伝達物質と受容体の種類およびシナプスの特徴については，表4-1と図4-1に要点をまとめ，シナプスの構造とシナプス電位については図4-2にまとめた．なお自律神経の効果器伝達のうち，節前線維から副腎髄質クロマフィン細胞への伝達については省略してある．

表 4-1 自律神経遠心路と運動神経──効果器伝達の比較　（佐藤[A]より改変）

		自律神経遠心路	運動神経	参照図
効果器		平滑筋，心筋，腺細胞	骨格筋	
神経末端から効果器への主要な伝達物質		ノルアドレナリン（交感神経） アセチルコリン（副交感神経と一部の交感神経）	アセチルコリン	図 4-1
効果器細胞の受容体		α受容体，β受容体（アドレナリン受容体） ムスカリン受容体（アセチルコリン受容体）	ニコチン受容体（アセチルコリン受容体）	
シナプスの形態		節後線維はvaricosity（膨大部）を数珠状に形成しながら効果器細胞の近傍を走行し，通過シナプス（synapse en passant）を形成する	運動神経の終末は球状に膨隆しシナプス小頭（synaptic bouton）となって骨格筋細胞にシナプスを形成する（神経筋接合部）	図 4-2 A〜F
シナプス間隙の距離		約10–2,000 nm（平滑筋により多様）	約50 nm	
シナプス電位	神経刺激時	興奮性接合部電位（excitatory junction potential, EJP）： 　持続時間 0.5〜1 s 抑制性接合部電位（inhibitory junction potential, IJP）： 　持続時間 0.8〜1.3 s	終板電位（endplate potential, EPP）：持続時間約 30 ms，クラレ適用下で観察される．正常では終板電位は閾値を越え活動電位を発生	図 4-2 G, H
	神経非刺激時	微小興奮性接合部電位（miniature EJP, MEJP）：振幅のばらつき大きい	微小終板電位（miniature EPP, MEPP）：振幅のばらつき小さい	

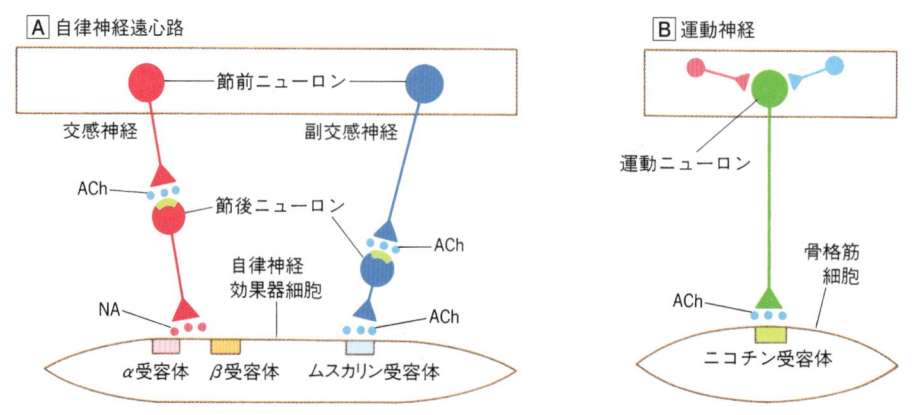

図 4-1　自律神経遠心路と運動神経の代表的な神経伝達物質と効果器の受容体[A]
ACh: アセチルコリン，NA: ノルアドレナリン

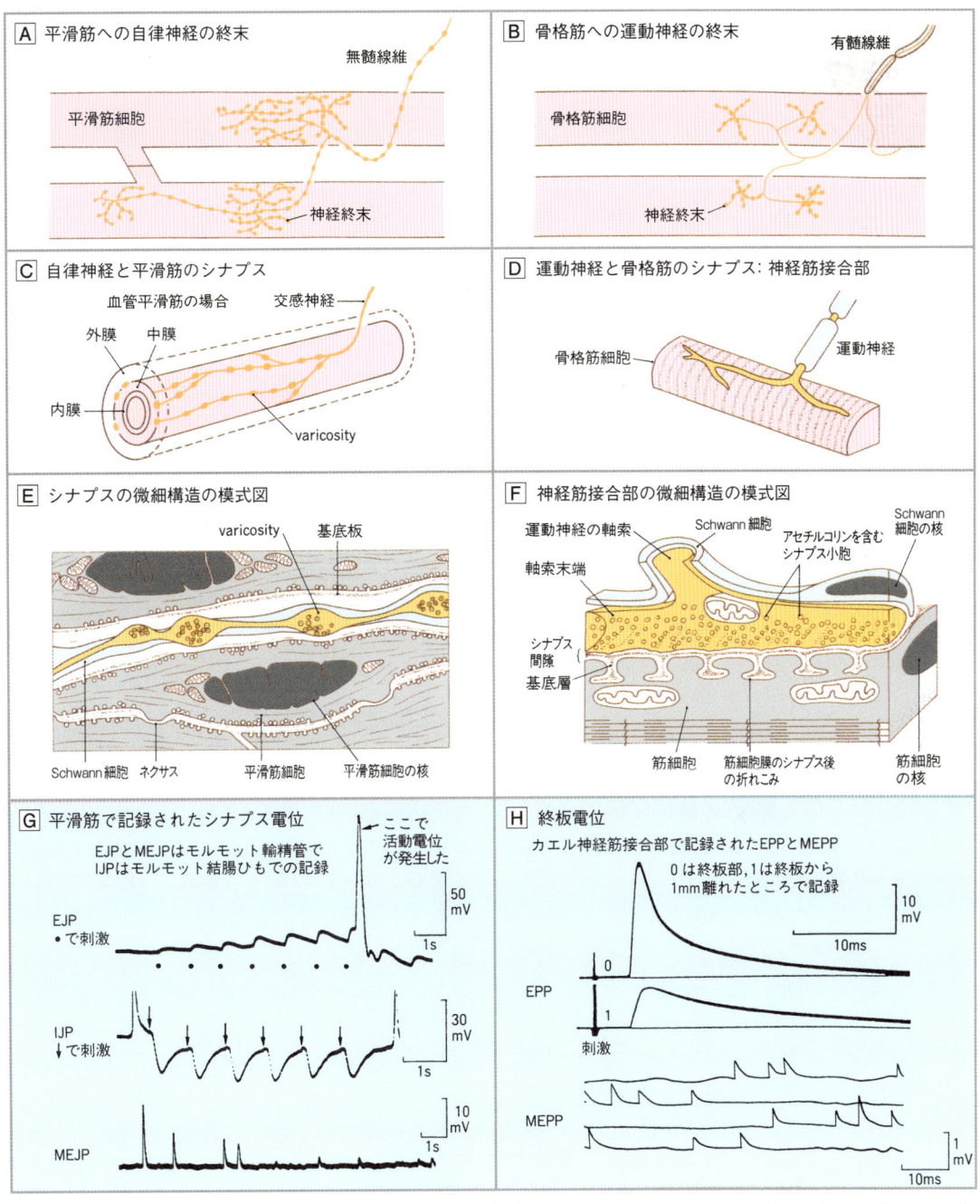

図4-2 自律神経遠心路と運動神経のシナプスの構造とシナプス電位 (A, B: Bennett[1]; E: Kahle, et al[2]; F: Alberts, et al[3]; G: Burnstock & Costa[4]; H: Fatt & Katz[5,6]に基づく佐藤[A]より)

自律神経遠心路のトーヌス

Clause 5

　運動神経が骨格筋の動きを指令する時にのみ活動する[*1]のに対し，自律神経は低頻度（毎秒1〜数回）ではあるが常時活動しており[*2]，その支配を受ける内臓平滑筋は常に緊張状態を保つ．この自律神経活動を**トーヌス** tonus という．トーヌスは緊張という意味で**緊張性活動**または**自発性活動**ともいう．トーヌスの指令は主に脳幹（一部は脊髄）から発せられる．

交感神経のトーヌス

　大多数の血管は交感神経と副交感神経の二重支配を受けることなく，交感神経のみで支配されている．この交感神経はアドレナリン作動性の血管収縮神経である（p.88参照）．交感神経の支配だけで，どのように血管の径を調節できるのだろうか．

　交感神経性血管収縮神経はトーヌスを持っており，血管は安静状態で軽度の収縮状態にある（図5-1）．トーヌスが失われると，全身の血管平滑筋は弛緩して血圧を維持できなくなる．その意味でトーヌスは生命維持の基本である．交感神経のトーヌスが増えると，血管はさらに収縮してその部分の血流は少なくなり，他方，交感神経のトーヌスが減ると，血管は受動的に弛緩してその部分の血流は増える．このように交感神経のトーヌスが変わることにより，副交感神経の支配がなくても，血管は収縮したり拡張することができる．

　二重支配を受ける効果器においても，トーヌスの増減により，効果器の機能を興奮と抑制の両方向に調節することができる．効果器に対し促進作用を示す心臓交感神経の場合，トーヌスの増加は心機能の亢進を，トーヌスの減少は心機能の低下をもたらす（図5-2A）．一方，効果器に対し抑制作用を示す胃腸管支配交感神経の場合，逆にトーヌスの増加で胃腸管機能が抑制され，トーヌスの減少で機能が亢進する．

副交感神経のトーヌス

　副交感神経もトーヌスを持つ．たとえば迷走神経を切断すると心拍数は増加し，胃腸管の筋緊張性は著しく低下する．この事実から，迷走神経が安静時にトーヌスを持ち，心臓には抑制効果を，胃腸管には促進効果を及ぼしていることがわかる．迷走神経のトーヌスが増えると，心機能は低下し，胃腸管の運動および分泌機能は亢進する．迷走神経のトーヌスが減ると，心機能は亢進し，胃腸管の運動および分泌機能は低下する（図5-2B）．

　多くの効果器は交感および副交感神経の二重支配を受けているので，交感および副交感神経の各々のトーヌスの増減の組み合わせにより，広範囲にしかも微妙な機能調節が行われる．

[*1] 一般的にα運動神経はトーヌスを持たない．ただし，抗重力筋や尿道の外括約筋，横隔膜などを支配する一部のα運動神経はトーヌスを持つ．またγ運動神経はトーヌスを持っており，筋紡錘の感受性を常時調節している．
[*2] ただし，すべての自律神経遠心性線維がトーヌスを持つわけではない．たとえば皮膚や骨格筋の血管を拡張させるコリン作動性交感神経は，安静時にトーヌスを持たないと報告されている（p.112, 115参照）．

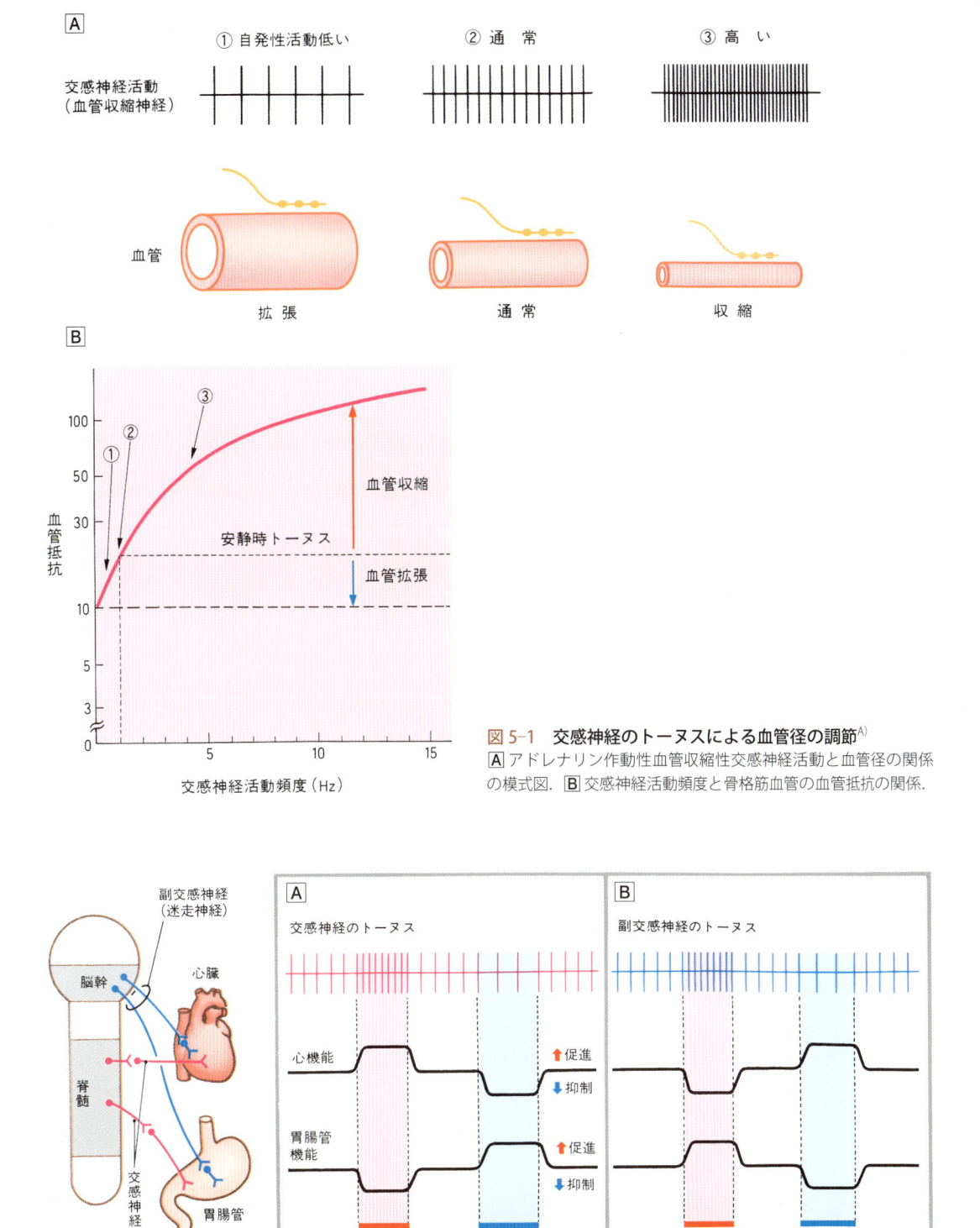

図 5-1 交感神経のトーヌスによる血管径の調節[A)]
[A] アドレナリン作動性血管収縮性交感神経活動と血管径の関係の模式図. [B] 交感神経活動頻度と骨格筋血管の血管抵抗の関係.

図 5-2 交感神経，副交感神経のトーヌス変化による心臓および胃腸管機能の調節の模式図[A)]

トーヌスの記録

　実験動物において，種々の臓器に分布する自律神経線維束からトーヌスが記録されている．多くの交感神経は心拍に同期した活動リズムを示す（図 5-3A）．心臓迷走神経でもいくらか心拍に同期した活動がみられる（図 5-3B）．神経線維束を分離して1本の単一神経線維活動を記録すると，1～数Hzで活動していることがわかる（図5-3C）．ヒトでも微小針電極を経皮的に刺入して神経活動を記録した結果，交感神経のトーヌスの存在が実証された（図 5-3D）．

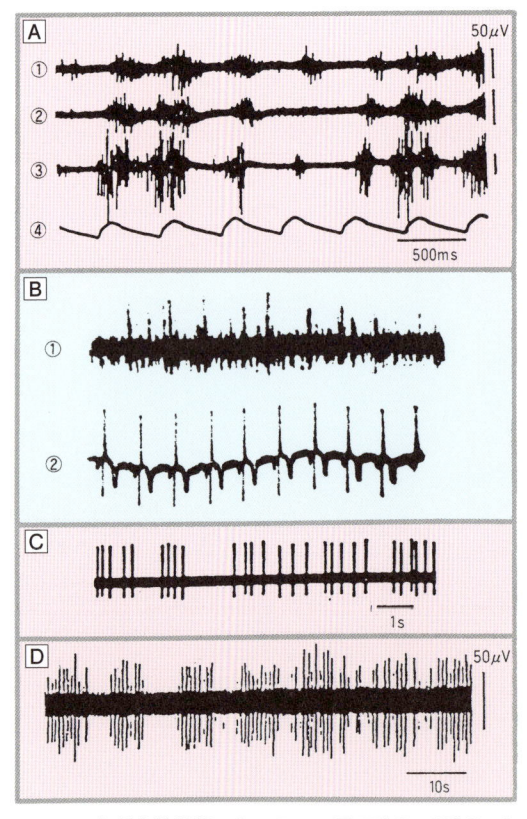

図 5-3　各種自律神経のトーヌス　A 腎臓①，脾臓②，心臓③，支配交感神経活動と血圧④（ネコ）．B 心臓支配迷走神経活動①と心電図②（イヌ）．C 筋交感神経の単一線維活動（ネコ）．D ヒトの筋交感神経活動．(A: Ninomiya, et al[1]; B: Iriuchijima & Kumada[2]; C: Koizumi & Sato[k]; D: 間野[3]に基づく佐藤[A]より）

自律神経遠心路による拮抗支配

Clause 6

効果器レベルでの拮抗支配

　交感および副交感神経が興奮すると，それぞれの節後ニューロンの軸索末端から神経伝達物質が放出され，効果器細胞の受容体に作用して，その細胞の機能を変化させる．典型例として心臓（図6-1）と胃腸管（図6-2）の例を示す．

心臓

　心臓支配の交感神経を刺激すると，軸索末端からノルアドレナリン（NA）が放出されて心臓のβ_1受容体に作用し，その結果，心拍動のリズムを決めている洞房結節のペースメーカー細胞の興奮頻度が増加し（図6-1C），心拍数が増加する．また心筋の収縮力も増大する．一方，副交感神経（迷走神経）を刺激すると，軸索末端からアセチルコリン（ACh）が放出されて心臓のムスカリン受容体に作用し，その結果，洞房結節のペースメーカー細胞の興奮頻度が低下して（図6-1B），心拍数が減少する．

胃腸管

　NAは胃腸管の平滑筋のα受容体に作用して過分極を起こし，平滑筋の収縮力を低下させる（図6-2C）．一方，AChは平滑筋のムスカリン受容体に作用して脱分極を起こし，その収縮力を増大させる（図6-2B）．

節後ニューロンレベルでの拮抗作用

　上述のような効果器レベルでの拮抗支配に加え，交感および副交感神経の節後ニューロンレベルでの拮抗作用も認められる．

　交感神経から放出されたNAは，効果器に作用するばかりでなく，副交感神経の軸索終末のシナプス前α受容体に作用して，副交感神経からの

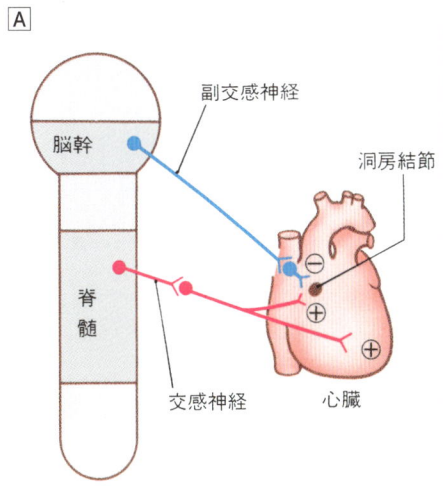

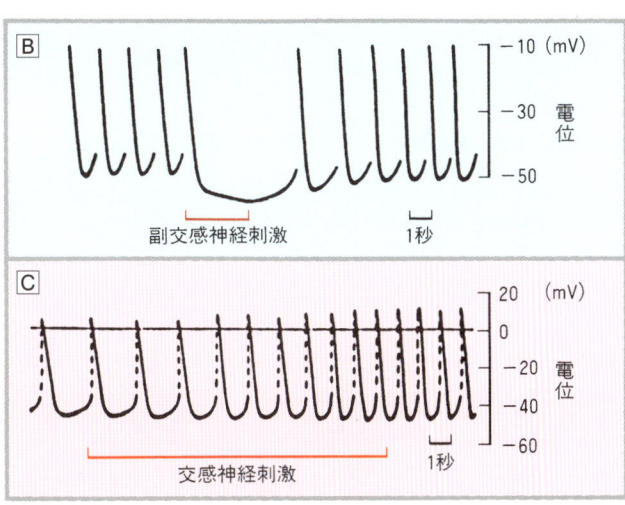

図6-1　交感および副交感神経の心臓に及ぼす効果　A 交感および副交感神経の心臓に対する拮抗支配の模式図[A]．
B & C 交感および副交感神経刺激のペースメーカー細胞の細胞内電位に及ぼす効果（カエル静脈洞において）．
（B, C：Hutter & Trautwein[1]に基づく佐藤[A]より）

第1章 ● 自律神経系の概要

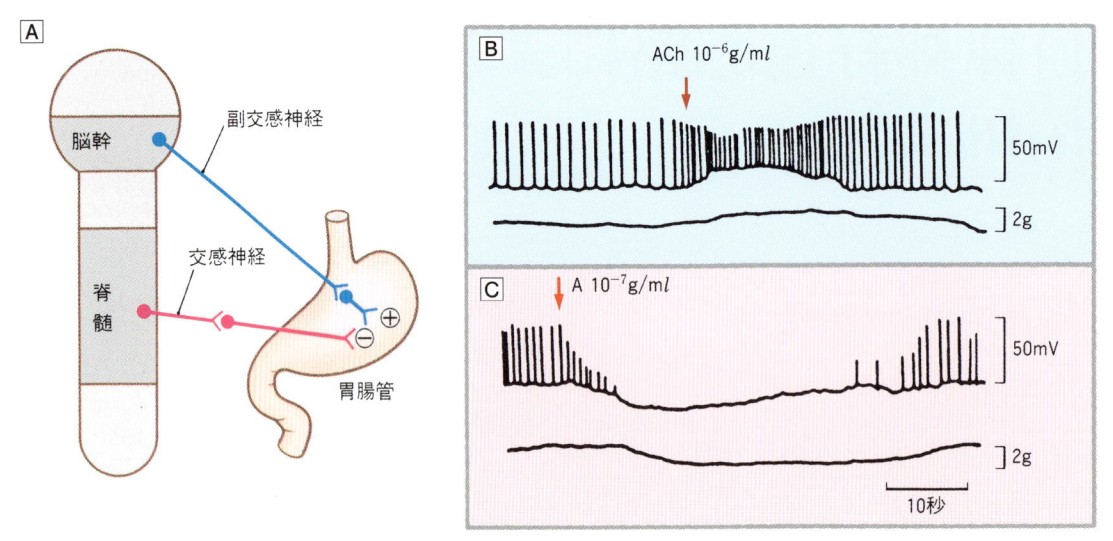

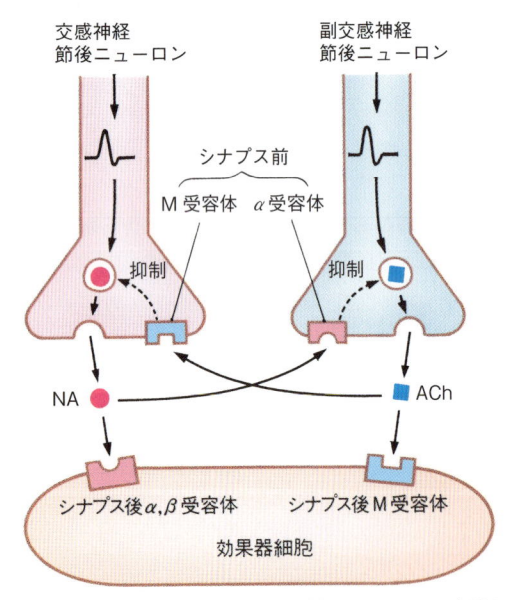

図6-2 交感および副交感神経の胃腸管に及ぼす効果　A 交感および副交感神経の胃腸管に対する拮抗支配の模式図[A)].
B & C AChとアドレナリン（A）（NAの代用として）の腸平滑筋の細胞内電位（上）と収縮力（下）に及ぼす効果（モルモット結腸紐において）．（B，C：Bülbring & Kuriyama[2)]に基づく佐藤[A)]より）

図6-3 交感神経と副交感神経の節後ニューロン末端からの神経伝達物質の放出の相互抑制[A)]　M受容体：ムスカリン受容体

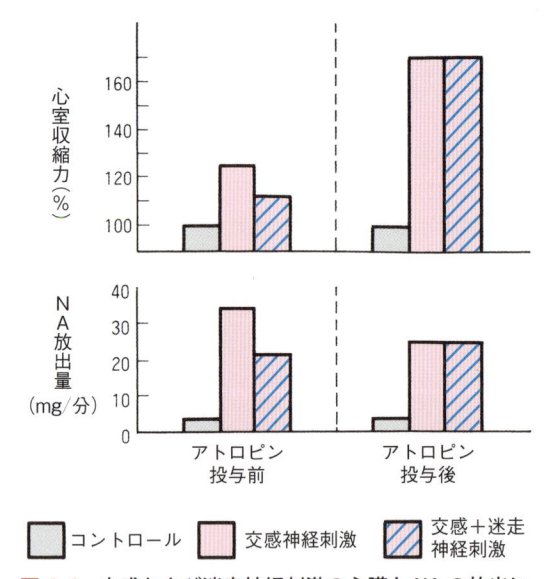

図6-4 交感および迷走神経刺激の心臓とNAの放出に及ぼす影響　イヌで交感神経刺激（星状神経節を刺激，2 Hz）と，交感神経刺激と同時に迷走神経刺激（15 Hz）を加えた時の，心室収縮力と冠静脈洞へのNA放出量の変化．アトロピン（1 mg/kg）投与前後で調べた結果．（Levy & Blattberg[3)]に基づく佐藤[A)]より）

AChの放出を抑制する（図6-3）．一方，副交感神経から放出されたAChも，効果器のみならず，交感神経の軸索終末のシナプス前ムスカリン受容体に作用して，交感神経からのNAの放出を抑制する．このように，交感神経と副交感神経の節後ニューロン末端において放出されたそれぞれの神経伝達物質が，相互に他方の伝達物質の放出を抑制することがある．

節後ニューロンレベルでの拮抗作用の実例：心臓支配神経について

　心臓支配の副交感神経（迷走神経）を刺激すると，心拍数は遅くなるが，心室の収縮力は変わらない．心臓支配の交感神経を刺激すると，冠静脈洞に流出してくるNA放出量が増加し，心拍数は速くなり，心室の収縮力も増大する．交感神経刺激の際，副交感神経を同時に刺激すると，交感神経刺激によるNA放出と心室収縮力の増加反応が減弱する（図6-4の左）．この時，ムスカリン受容体遮断薬のアトロピンを投与すると，NA放出と心室収縮力の増加反応に対する副交感神経刺激による抑制効果は消失する（図6-4の右）．このことから，交感神経終末にムスカリン受容体が存在し，そこに副交感神経から放出されたAChが作用すると，交感神経末端からのNA放出が抑制されることがわかる．

神経伝達物質の生合成と不活性化

Clause 7

　自律神経節前ニューロン末端から放出されて，節後ニューロンの細胞体に作用する**神経伝達物質** neurotransmitter は**アセチルコリン** acetylcholine（ACh）である．副交感神経節後ニューロンから放出されて，効果器に作用する伝達物質も一般に ACh である．これに対して，交感神経節後ニューロンからは一般に**ノルアドレナリン** noradrenaline（NA）が放出される．例外として，汗腺や骨格筋の一部の血管を支配する交感神経節後ニューロンでは ACh が放出される．ACh を放出する神経を**コリン作動性神経** cholinergic nerve，NA を放出する神経を**アドレナリン作動性神経** adrenergic nerve（歴史的には NA ではなくアドレナリンが交感神経節後ニューロンにおける主要な伝達物質と信じられていたため）とよぶ．NA と ACh の神経終末での生合成と放出，ならびに放出された伝達物質の不活性化は次のように行われる．

ノルアドレナリン（図 7-1A，図 7-2）

生合成と放出

　NA は交感神経節後ニューロンの細胞内で合成される．NA の前駆物質であるチロシンは，血中から細胞内に能動的に取り込まれ，チロシン水酸化酵素によりドーパに，ついでドーパ脱炭酸酵素[*1]によりドパミンに変換される．ドパミンは小胞モノアミントランスポーターによって軸索末端部のシナプス小胞内に取り込まれ，ドパミン-β-水酸化酵素により NA となって小胞内に貯蔵される[*2,3]．神経の活動電位が軸索末端に伝わると，細胞外から軸索内に Ca^{2+} が流入し，NA は軸索末端から**開口放出** exocytosis によってシナプス間隙に放出される．

不活性化

　シナプス間隙に放出された NA は，シナプス後膜の受容体に作用した後，交感神経節後ニューロン終末部の細胞膜に存在する NA トランスポーター（NAT）によって，シナプス前終末に再び取り込まれる．取り込まれた NA は小胞モノアミントランスポーター（VMAT）によって終末内の小胞に運ばれ，伝達物質として再利用される[*4]．再利用されない NA は，神経終末のミトコンドリア内に存在するモノアミン酸化酵素によって酸化されて，生理的に不活性な物質に変換される．あるいは，平滑筋などの神経以外の組織に取り込まれ，カテコール-*O*-メチル基転移酵素によってメチル化されて不活性化される．一部は循環血液中に入り，肝臓において代謝される．NA の代謝産物は循環血液中に入り，最終的には尿中に排泄される．

[*1] L-芳香族アミノ酸脱炭酸酵素ともよばれる．

[*2] 軸索末端のシナプス小胞と生合成酵素はニューロンの細胞体で作られ，軸索流によって軸索末端部に輸送されたものである．

[*3] 副腎髄質から分泌されるアドレナリンは，NA がフェニルエタノールアミン-*N*-メチル基転移酵素によってさらに変換されたものである．フェニルエタノールアミン-*N*-メチル基転移酵素は副腎髄質と脳に存在する．カテコール核を持つ生体アミンのドパミン・NA・アドレナリンを総称してカテコールアミンとよんでいる．

[*4] 近年，心臓交感神経の障害の判定に MIBG 心筋シンチグラフィが用いられる．MIBG（[^{123}I] meta-iodobenzylguanidine）は交感神経終末で NA と同様に NAT から取り込まれ，シナプス小胞内に VMAT2 を介して取り込まれる[2)]．

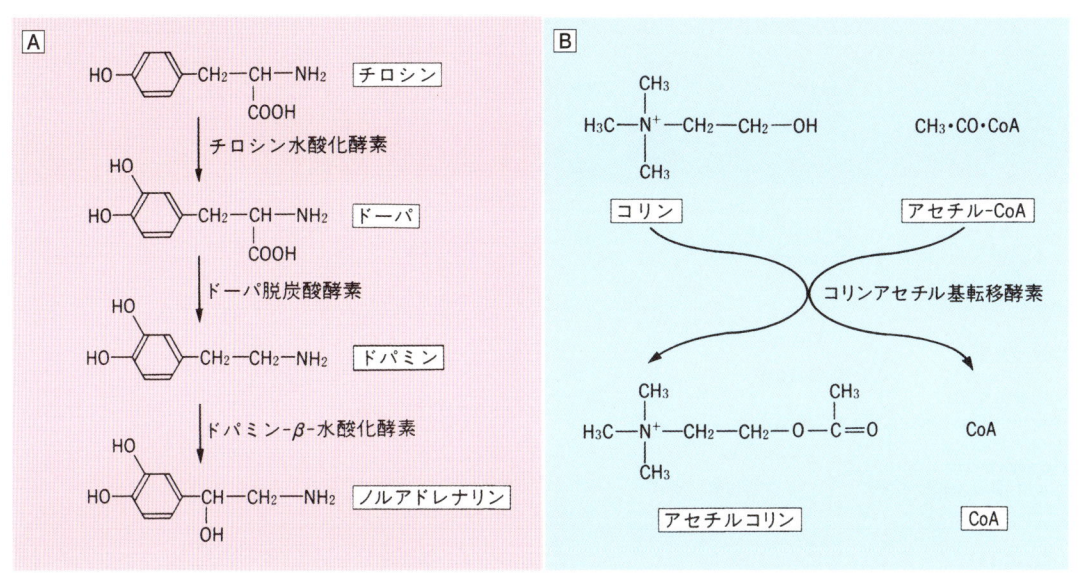

図7-1 NA（A）とACh（B）の生合成過程[A)]

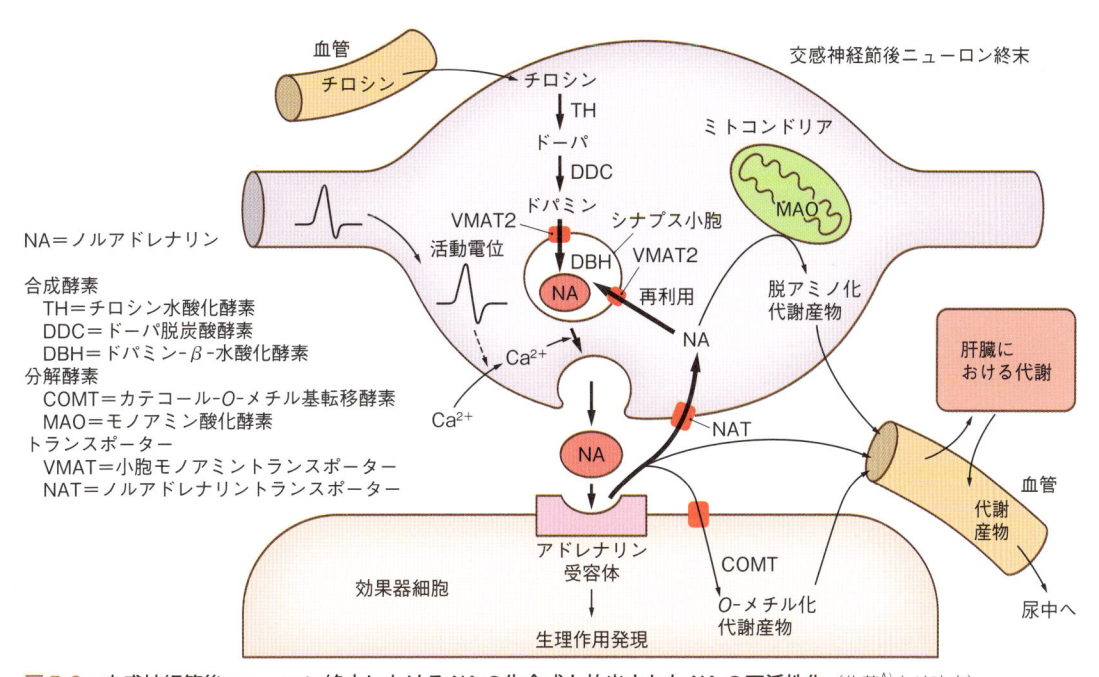

図7-2 交感神経節後ニューロン終末におけるNAの生合成と放出されたNAの不活性化（佐藤[A)]より改変）

アセチルコリン（図7-1B, 図7-3）

生合成と放出

　AChも主に軸索終末で合成される．血中や細胞外液から神経細胞内に能動的に取り込まれたコリンは，アセチルCoA[*5]と反応してAChおよびCoAとなる．この反応を修飾する酵素はコリンアセチル基転移酵素（ChAT）[*6]である．AChはトラ

[*5] グルコースから解糖系とTCA回路により供給される．
[*6] ChATはAlzheimer病患者の脳で低下している．AChは脳の認知機能に重要な伝達物質であるが，さらに脳の血流を増やす働きもある[1)]．

第1章 ● 自律神経系の概要

血管
グルコース　解糖　ピルビン酸
コリン
　　　　　　　アセチル-CoA
CHT　　　　　　＋　　　　　TCA回路
　　　　　　　コリン
　　　　　　　　↓ChAT
　　　　　VAChT　ACh
活動電位　　　　　　　　　ミトコンドリア
　　　　　　　　　　　シナプス
ACh＝アセチルコリン　　ACh　小胞
　　　　　　　　　　　　　　　再
合成酵素　　　　Ca²⁺　　　　取
　ChAT＝コリンアセチル基転移酵素　　　込
分解酵素　　Ca²⁺　　　　　み
　AChE＝アセチルコリンエステラーゼ
トランスポーター　　　　　　　CHT
　CHT＝コリントランスポーター　　　　コリン＋酢酸　　血管
　VAChT＝小胞アセチルコリントランスポーター
　　　　　　　　　　ACh
　　　　　　　　　　　　　　　AChE
効果器細胞
　　　　　　　　ムスカリン
　　　　　　　　受容体
　　　　　　　　　↓
　　　　　　　　生理作用発現

副交感神経節後ニューロン終末

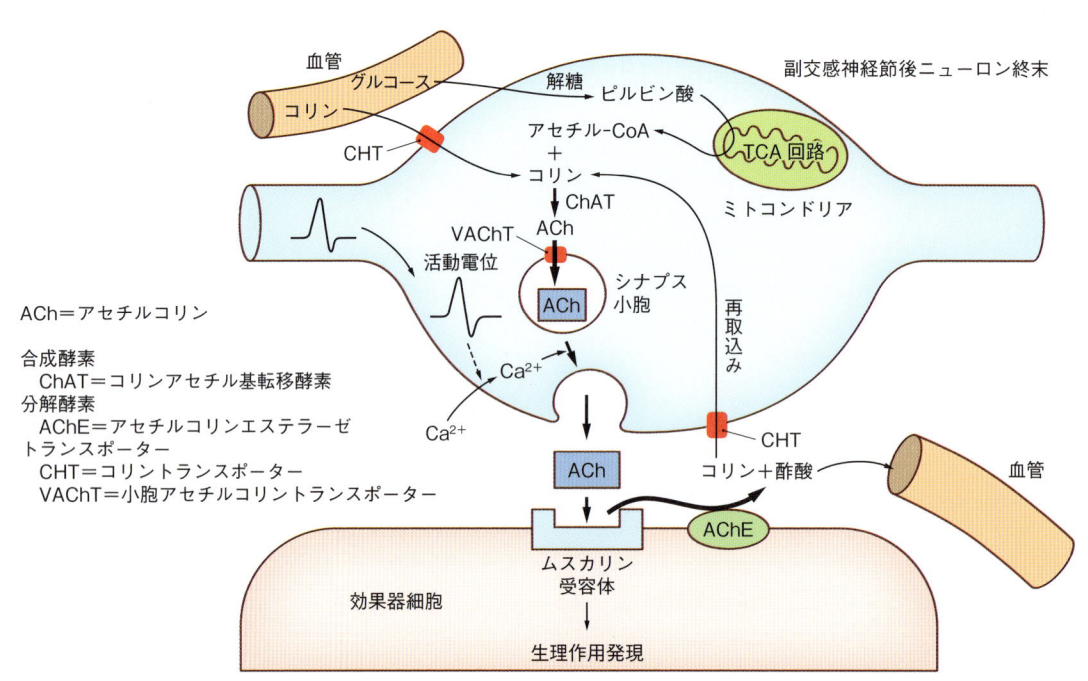

図7-3 副交感神経節後ニューロン終末におけるAChの生合成と放出されたAChの不活性化 (佐藤[A]より改変)

ンスポーターによってシナプス小胞内に貯蔵され，活動電位が軸索末端に伝わるとシナプス間隙に開口放出される．

不活性化

シナプス間隙に放出されたAChは，シナプス後膜の受容体に作用した後，同じくシナプス後膜に存在するアセチルコリンエステラーゼ（AChE）[*7]によりコリンと酢酸に加水分解される．コリンは細胞膜に存在するコリントランスポーターによって軸索終末に取り込まれて，AChの合成に再利用される．

[*7] AChE阻害薬には可逆性と不可逆性の2種類のものがあり，可逆性の阻害薬は緑内障や重症筋無力症，Alzheimer病の治療に用いられる．不可逆性の阻害薬は殺虫剤やサリンなどの神経性の毒ガスである．

ノルアドレナリンとアセチルコリンの受容体

Clause 8

受容体と自律神経作動薬・遮断薬

ニューロンや効果器細胞は，脂質二重層からなる細胞膜で覆われ，その細胞膜には神経伝達物質の情報を受け取るための特定の蛋白質からなる**受容体** receptor がある．自律神経系の主な伝達物質である NA と ACh は，この受容体に作用して効果を発揮する．NA と ACh は各々異なる受容体に作用する．NA とアドレナリンが作用する受容体は**アドレナリン受容体**，ACh が作用する受容体は**アセチルコリン受容体**とよばれる．また，自律神経系を刺激または抑制する薬物の多くも受容体に作用し，各々自律神経**作動薬** agonist，自律神経**遮断薬** blocker とよばれる[*1]．

神経伝達物質の放出が長期にわたって減少する場合には，受容体の数は増加する（up-regulation）．逆に神経伝達物質の放出が長期にわたって増加する場合には，受容体の数は減少する（down-regulation）．外部からの類似物質の投与が長期に及んだ場合にも，受容体の数は減少する．このように神経伝達物質のみならず，受容体も，シナプスでの伝達を一定に保つのに重要な役割を担う．

アドレナリン受容体

アドレナリンや NA が作用するアドレナリン受容体は，種々の自律神経作動薬や遮断薬に対する親和性の違いによって，**α受容体とβ受容体**の2種類に分類される（図8-1）．α受容体はフェノキ

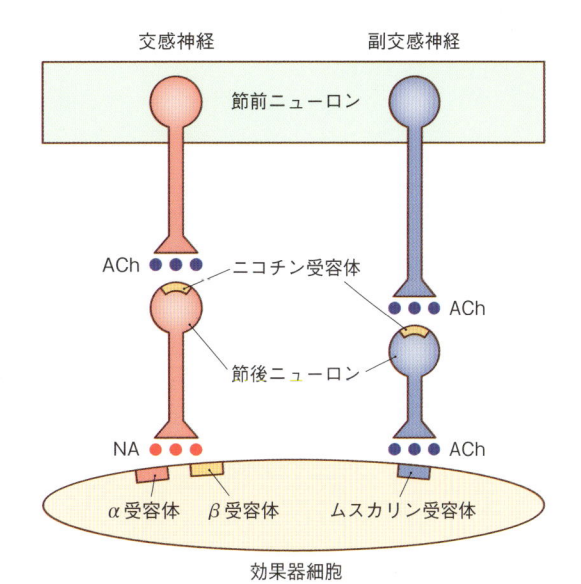

図 8-1 交感神経と副交感神経の伝達物質と受容体[A]

シベンザミンやフェントラミンなどにより（これらの薬剤はα遮断薬とよばれる），β受容体はプロプラノロール（β遮断薬）などにより特異的に遮断される．これらアドレナリン受容体遮断薬は，アドレナリンや NA が効果器の受容体に結合することを妨げるので，結果的にアドレナリンあるいは交感神経が効果器に及ぼす作用を弱めることになる．こうした遮断薬の性質を治療に応用する場合がある．たとえばプロプラノロールの場合，交感神経節後線維から心臓や腎臓への情報伝達を遮断することにより，心臓の働きや腎臓からのレニン分泌を抑えるので，高血圧の治療に用いることができる[*2]．ただしプロプラノロールを用いる際には，ある注意が必要である．たとえば高血圧の喘息患者にプロプラノロールを処方した場

[*1] 自律神経系に作用する薬物には，受容体に作用するもののほかに，神経伝達物質の放出を促進または抑制したり，神経伝達物質の代謝に影響を及ぼしたりするものもある．

[*2] 不整脈や狭心症，頻脈等の治療にも用いられる．

表8-1 自律神経系におけるアドレナリン受容体とアセチルコリン受容体の特徴（主要なものを示す）（佐藤[A]より改変）

受容体			作動薬	遮断薬	存在部位	作　用
アドレナリン受容体	α受容体	$α_1$	NA≧A≫ISP フェニレフリン	プラゾシン	血管平滑筋 腸平滑筋 膀胱括約筋 肝臓	収縮 弛緩 収縮 グリコーゲン分解，糖新生
		$α_2$	A≧NA≫ISP クロニジン	ヨヒンビン	NA作動性神経終末 血管平滑筋 膵臓β細胞	NAの放出抑制 収縮 インスリン分泌抑制
	β受容体	$β_1$	ISP>A=NA ドブタミン	メトプロロール	心臓 腎臓	心拍数，心収縮力，伝導速度増加 レニン分泌促進
		$β_2$	ISP>A≫NA テルブタリン	ブトキサミン	血管，気管支，胃腸，尿路， 子宮の平滑筋 肝臓	弛緩 グリコーゲン分解，糖新生
		$β_3$	NA>A BRL37344	SR59230A	脂肪細胞 血管平滑筋 心臓	脂肪分解促進 弛緩 心筋収縮抑制
アセチルコリン受容体	ニコチン受容体		ニコチン	ヘキサメソニウム	自律神経節 副腎髄質	節後細胞脱分極（fast EPSP発生） カテコールアミン分泌促進
	ムスカリン受容体	M_1	ムスカリン	アトロピン ピレンゼピン	自律神経節	節後細胞脱分極（slow EPSP発生）
		M_2	ムスカリン	アトロピン AF-DX116	心臓	心拍数，伝導速度，心房収縮力低下
		M_3	ムスカリン	アトロピン hexahydrosiladifenidol	膀胱の排尿筋などの平滑筋 分泌腺 血管内皮細胞	収縮 分泌促進 NO産生

A: アドレナリン，NA: ノルアドレナリン，ISP: イソプロテレノール

合，仮に血圧を下げられたとしても，全身の交感神経の働きが弱められるために気道も狭窄してしまい，重篤な状態に陥る危険性がある．このような場合には，心臓のβ受容体のみに作用するような遮断薬が望ましい．現在ではβ受容体は$β_1$・$β_2$・$β_3$の3種類に細かく分類され（表8-1），効果器によって選択性のある遮断薬が開発されている．$β_1$受容体は主として心臓や腎臓に分布し，心拍数・心収縮力や腎臓からのレニン分泌の増大に関与する．$β_2$受容体は気管支や血管，胃腸などの平滑筋に分布し，これらの筋の弛緩に関与する．喘息患者の場合，メトプロロールなどの$β_1$受容体遮断薬を用いれば，気管支への影響を最小限に食い止めて，血圧を優先的に下げることができる．

アドレナリン受容体の作動薬も治療に応用されている．$β_2$受容体に作用する交感神経刺激薬は，喘息患者に対する気管支拡張薬として用いられている．ただし$β_2$受容体を刺激するのは主にアドレナリンであり，交感神経の作用は間接的なものと報告されている（p.74参照）．脂肪細胞に見出された$β_3$受容体には脂肪分解促進作用があり，$β_3$受容体作動薬を投与された動物は脂肪分解とともに，強烈な熱産生反応を示す．心筋収縮抑制や血管平滑筋弛緩作用も指摘されているが，$β_3$受容体のヒトにおける意義はまだ不明である[1]．

α受容体も$α_1$受容体と$α_2$受容体に細別される（表8-1）．$α_1$受容体は血管平滑筋や胃腸・膀胱の括約筋に分布し，これらの筋の収縮反応に関与する．そのため$α_1$受容体を刺激する薬物は昇圧薬として，$α_1$受容体の遮断薬は降圧薬として用いられる．また$α_2$受容体は**自己受容体**autoreceptorともよばれ，主としてアドレナリン作動性神経のシナプス前終末に存在し，伝達物質の放出に抑制的に働く（図8-2）．以上述べてきたように，伝達物質が同じNAでも，作用する受容体が異なるとその反応は大きく異なる．

8 ノルアドレナリンとアセチルコリンの受容体

アセチルコリン受容体

　アセチルコリン受容体も作動薬や遮断薬に対する親和性の違いによって，**ニコチン受容体** nicotinic receptor と**ムスカリン受容体** muscarinic receptor とに区別される（図8-1，表8-1）．このうちニコチン受容体は自律神経節の節後ニューロンの細胞体や副腎髄質に存在し，節後ニューロンの興奮や副腎髄質ホルモンの分泌を引き起こす．ニコチン受容体は少量の**ニコチン**で刺激され，ヘキサメソニウムなどの神経節遮断薬によって遮断される．

　骨格筋の神経筋終板にもニコチン受容体があるが，これは薬物に対する反応性の違いから，自律神経系のニコチン受容体とは異なるタイプのものである（p.34, 脚注1参照）．**クラーレ** curare は骨

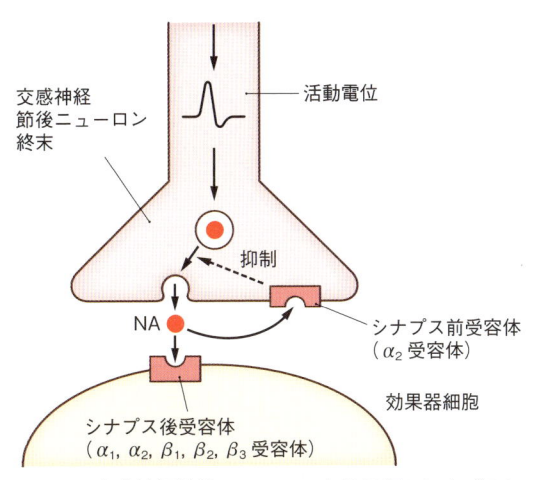

図8-2　交感神経節後ニューロンと効果器のシナプスにおける受容体　NAがシナプス前受容体のα₂受容体に作用すると，NAの放出が抑制される．（佐藤[A]より改変）

表8-2　主な自律性効果器に対する交感神経と副交感神経の作用（佐藤[A]より改変）

効果器	交感神経 アドレナリン作動性神経 α受容体	交感神経 アドレナリン作動性神経 β受容体	交感神経 コリン作動性神経 N受容体	交感神経 コリン作動性神経 M受容体	副交感神経 コリン作動性神経 M受容体
眼	瞳孔散大筋収縮（散瞳）	毛様体筋弛緩			瞳孔括約筋収縮（縮瞳）毛様体筋収縮
唾液腺	粘稠な分泌	アミラーゼ分泌			多量の希薄な分泌
心臓		心拍数，心収縮力，伝導速度の増加			心拍数，心房収縮力，伝導速度の低下
血管	収縮	拡張	骨格筋の血管拡張		頭部，生殖器の血管拡張*
気管		気管支筋弛緩			気管支筋収縮
胃腸	括約筋収縮 分泌抑制	平滑筋弛緩			平滑筋収縮 括約筋弛緩 分泌促進
肝臓	グリコーゲン分解，糖新生	グリコーゲン分解，糖新生			グリコーゲン合成
膵臓	膵液分泌減少 インスリン分泌抑制	インスリン分泌促進			膵液分泌促進 インスリン分泌促進
腎臓	レニン分泌減少	レニン分泌促進			──
膀胱	膀胱三角，括約筋の収縮	排尿筋弛緩			排尿筋収縮 膀胱三角，括約筋の弛緩
生殖器	射精				勃起*
副腎髄質			カテコールアミン分泌		──
汗腺	局所的分泌			全身的分泌	──
立毛筋	収縮				

N受容体：ニコチン受容体，M受容体：ムスカリン受容体，──：副交感神経が分布していない
*NO作動性神経が関与する．

格筋のニコチン受容体遮断薬で，その筋弛緩作用は1854年，Claude Bernard（p.2参照）により明らかにされた．クラーレとは毒性を持つ樹木の名称で，もともとはアマゾン流域に住むインディアンが狩猟のために使う毒矢に含まれていた成分である[1]*3．骨格筋の一つである呼吸筋にも作用することから，この毒矢に当たると獲物はたちまち窒息死するそうである．

ムスカリン受容体はムスカリンで刺激され，**アトロピン**で遮断される．ムスカリン受容体は主に副交感神経支配の効果器の細胞膜に存在し，心機能の抑制や胃腸管機能の亢進などを起こす．ムスカリン受容体はさらに M_1，M_2，M_3 受容体に細別され*4，心臓の反応は M_2 受容体を，膀胱をはじめとする平滑筋の収縮や分泌腺の反応は M_3 受容体を介する（図8-1，表8-1）．

アトロピンは，もともとはナス科の植物に含まれている成分である．ベラドンナとよばれるこの植物は，ヒポクラテスの時代から腸管の収縮を緩和し，胃酸の分泌を抑える治療に用いられていた[2]．中世になると，散瞳の目的に用いられるようになり，その効果はシーボルトによって日本にも紹介されたそうである[3]．ベラドンナとはイタリア語で「美しい婦人」を意味し，昔の女性はこのブルーベリーに似た実の汁を瞳にさすと眼がぱっちりして美人に見えたことから好んで使用したといわれる．ただ，摂取量が多すぎると死に至り，死ぬ前に記憶障害が認められたという[2]．ベラドンナの実汁を眼にさして眼がぱっちりしたのは，アトロピンによって副交感神経の活動が抑制され瞳孔が散大したためである．記憶がなくなったのは，AChによる脳のニューロン応答や血流調節が障害されたためと考えられる（p.103参照）．

自律神経の作用

交感神経および副交感神経がアドレナリン受容体とアセチルコリン受容体を介して効果器の機能を調節する場合，どの受容体が活性化されるかによって効果器の機能はさまざまに調節される．主要な自律性効果器について，交感および副交感神経の作用を表8-2にまとめた．

---

*3 主成分はツボクラリンで，麻酔時の筋弛緩剤として，あるいは薬理学的実験で用いられる．
*4 ムスカリン受容体には M_4，M_5 受容体も存在するが，これらは主に中枢神経系に存在する．

Clause 9

受容体と細胞内情報伝達系

　NAやAChが効果器細胞の受容体に結合すると，細胞膜のイオンチャネルが開閉したり，サイクリックAMP（cAMP）やイノシトール3リン酸（IP_3），ジアシルグリセロール（DG）などの**セカンドメッセンジャー** second messenger が生成されて，細胞の機能が調節される（表9-1）．受容体の構造には，受容体自体がイオンチャネルを形成している**イオンチャネル内蔵型**と，受容体にG蛋白が結合している**G蛋白共役型**とがある．ニコチン受容体はイオンチャネル内蔵型，ムスカリン受容体とアドレナリン受容体はG蛋白共役型の構造を持つ．

ニコチン受容体（図9-1）

　イオンチャネル内蔵型のニコチン受容体の構造は，シビレエイの電気器官で最初に明らかにされ，5個のサブユニットからなる（図9-1A，B）．ヒトではサブユニットは，$\alpha_{1\sim7}$，$\alpha_{9\sim10}$，$\beta_{1\sim4}$，γ，δ，ε の16種類が知られている．このうち神

表9-1　アセチルコリン受容体とアドレナリン受容体の細胞内情報伝達系　（佐藤[A]より改変）

受容体			主な存在部位	セカンドメッセンジャー cAMP	セカンドメッセンジャー IP_3, DG	イオンチャネル	⊕活性化 ⊖抑制
アセチルコリン受容体	ニコチン受容体		自律神経節，副腎	なし	なし	陽イオンチャネル⊕	
	ムスカリン受容体	M_1	自律神経節		↑	陽イオンチャネル⊕	
		M_2	心臓	↓		K^+チャネル⊕	
		M_3	腸平滑筋，腺		↑	陽イオンチャネル⊕	
アドレナリン受容体	α受容体	α_1	平滑筋		↑	陽イオンチャネル制御	
		α_2	NA作動性神経終末	↓		K^+チャネル⊕，Ca^{2+}チャネル⊖	
	β受容体	β_1	心臓	↑		Ca^{2+}チャネル⊕	
		β_2	平滑筋	↑			
		β_3	脂肪細胞	↑		Ca^{2+}チャネル⊕	

受容体に神経伝達物質や作動薬が結合した時の，セカンドメッセンジャー（cAMP, IP_3, DG）の変化とイオンチャネルの変化を示す．

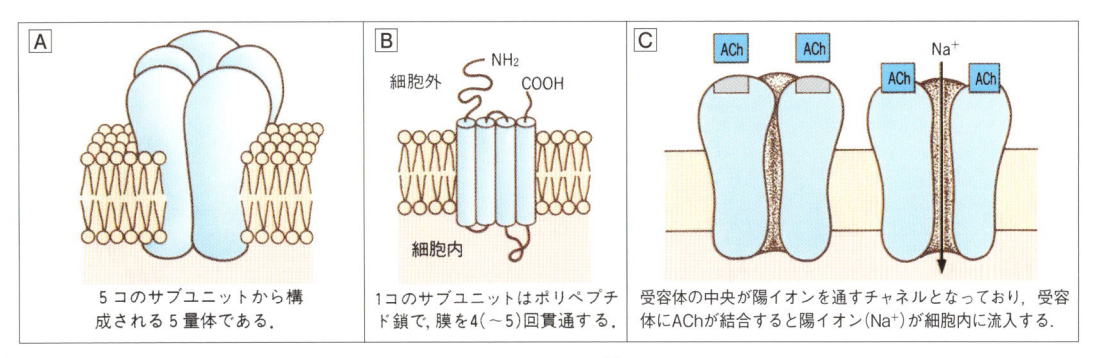

A　5コのサブユニットから構成される5量体である．

B　1コのサブユニットはポリペプチド鎖で，膜を4（〜5）回貫通する．

C　受容体の中央が陽イオンを通すチャネルとなっており，受容体にAChが結合すると陽イオン（Na^+）が細胞内に流入する．

図9-1　ニコチン受容体-イオンチャネル内蔵型（5量体）　（佐藤[A]より改変）

経系のニコチン受容体は，αとβサブユニットからなるヘテロ5量体，あるいは同一のαサブユニットからなるホモ5量体である．自律神経節のニコチン受容体は主に$\alpha_3\beta_4$を含むヘテロ5量体である[*1]．AChがニコチン受容体に結合すると，受容体の高次構造が変化して，イオンチャネル（この場合Na^+チャネル）が開く（図9-1C）．

[*1] 中枢神経系の主なニコチン受容体は$\alpha_4\beta_2$からなるヘテロ5量体とα_7からなるホモ5量体である．また，骨格筋の神経筋接合部にあるニコチン受容体は$\alpha_1\beta_1\varepsilon$（または$\gamma$）$\delta$からなるヘテロ5量体である．

A 受容体は単量体で，ポリペプチド鎖が膜を7回貫通する構造を持つ．

B 受容体に神経伝達物質が結合すると，G蛋白が活性化されてイオンチャネルを制御する．図は心筋のM_2受容体の例で，AChによりK^+チャネルが開口する．

C Gs, Gi＝G蛋白．サブユニットは省略してある
（Gs＝促進性のG蛋白
Gi＝抑制性のG蛋白）
AC＝アデニル酸シクラーゼ
cAMP＝サイクリックAMP

受容体に神経伝達物質が結合すると，アデニル酸シクラーゼの活性が変化し，それにより細胞内のcAMP量が変化する．cAMPは細胞の機能を変化させる．

D Gq＝G蛋白．サブユニットは省略してある
PLC＝ホスホリパーゼC
PIP$_2$＝ホスファチジルイノシトール2リン酸
IP$_3$＝イノシトール3リン酸
DG＝ジアシルグリセロール

受容体に神経伝達物質が結合するとPLCが活性化されてIP$_3$とDGが生成される．IP$_3$とDGおよびIP$_3$により小胞体から遊離されたCa^{2+}は，細胞の機能を変化させる．

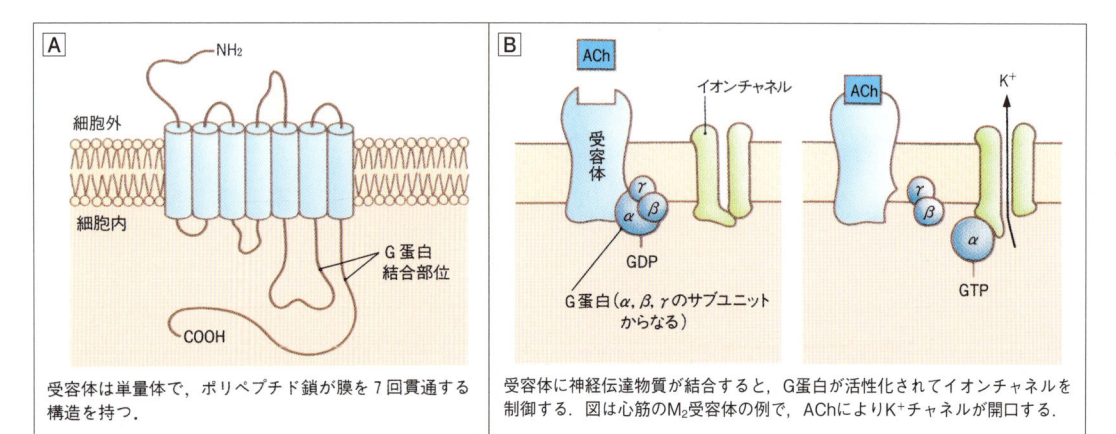

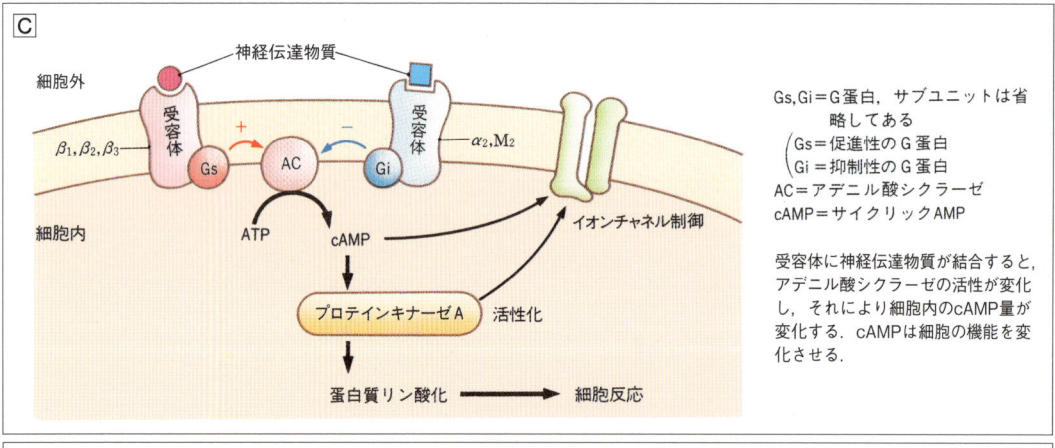

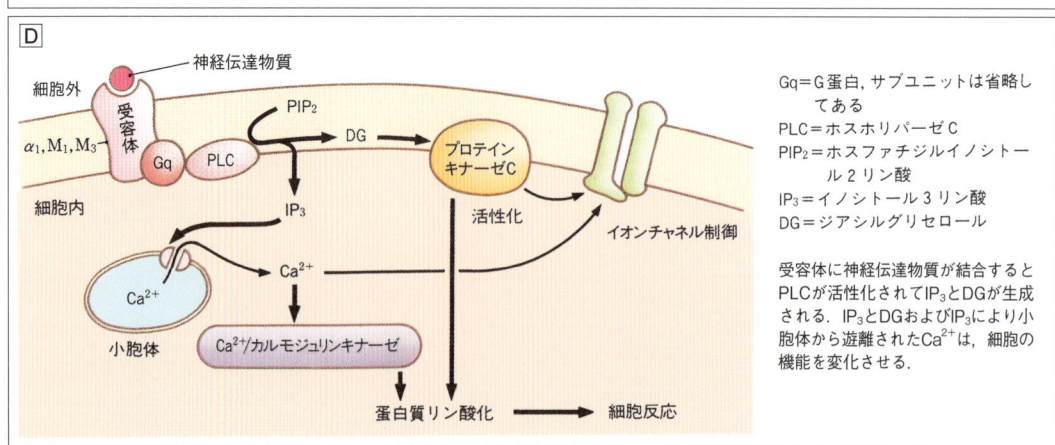

図9-2 ムスカリン受容体，αおよびβアドレナリン受容体-G蛋白共役型（単量体）（佐藤[A]より改変）

ムスカリン受容体，
αおよびβアドレナリン受容体 (図9-2)

　G蛋白共役型のムスカリン受容体とアドレナリン受容体は，膜を7回貫通する構造を持つ（図9-2A）．神経伝達物質が受容体に結合するとG蛋白が活性化され，細胞内情報伝達系を介して次のような3通りのしくみで細胞機能が変化する．

①G蛋白が直接，イオンチャネルの開閉を制御する（図9-2B）．心筋のM_2受容体やアドレナリン作動性神経終末の$α_2$受容体などでみられる．

②$α_2$，$β_{1〜3}$，M_2受容体では，G蛋白がアデニル酸シクラーゼの活性を変える．$β_{1〜3}$受容体の場合には，G蛋白がアデニル酸シクラーゼを活性化してATPからcAMPを生成する．$α_2$，M_2受容体の場合には，G蛋白が逆にアデニル酸シクラーゼの活性を低下させてcAMPを減少させる．cAMPはプロテインキナーゼAを活性化して，細胞の機能を変化させる．cAMPとプロテインキナーゼAはまた，細胞膜のイオンチャネルの開閉をも制御する（図9-2C）．

③$α_1$，M_1，M_3受容体では，G蛋白がホスホリパーゼCを活性化し，細胞膜リン脂質のホスファチジルイノシトール2リン酸からイノシトール3リン酸とジアシルグリセロールを生成する．イノシトール3リン酸は小胞体に結合して内部に貯蔵されているCa^{2+}を細胞質中に遊離させ，Ca^{2+}/カルモジュリンキナーゼを活性化する．ジアシルグリセロールは細胞膜内のプロテインキナーゼCを活性化する．これらの酵素の活性化により細胞の機能が変化する．プロテインキナーゼCとCa^{2+}はまた，細胞膜のイオンチャネルの開閉を制御する（図9-2D）．

新しいタイプの神経伝達物質

Clause 10

神経伝達物質を最初に発見したのはLoewiである[1]（p.7参照）．この時Loewiは心臓の迷走神経を使っていたので，神経伝達物質は自律神経系において発見されたことになる．AChを第一の神経伝達物質にたとえるなら，第二の神経伝達物質は1940年代，von Eulerの発見によるNAである[2]（p.7参照）．NAもまた，自律神経系の伝達物質である．

1950年代になるとEccles（オーストラリア）はガラス微小電極を実験に導入し，自律神経系のみならず，中枢神経系においても神経伝達物質が働いていることを明らかにした[3]．ところが中枢神経系の多くはAChにもNAにも反応性を持たないことがわかり，ほかの伝達物質の存在が示唆されるようになった．Ecclesはさらに，シナプス伝達には興奮性の機構のほかに抑制性の機構もあることを唱えていた．こうした経緯のもと，1950年代後半にKuffler（米）らによる新たな伝達物質の研究が開始された．

Kufflerの研究室はボストンにあり，そこではロブスターが飽きるほどに釣れたという．500匹を超えるロブスターから最終的に抽出された物質は，γ-アミノ酪酸（GABA）とよばれるアミノ酸の一種であった．GABAはロブスターの伸張受容器に対して非常に強い抑制効果を持っており，そのことが1959年に報告された[4]．神経伝達物質ではないかと期待されたが，本当に神経伝達物質といえるのかどうか，なかなか決着がつかなかった．

そもそも神経伝達物質とは，どのような要件を満たせば，そのようによばれてよいものなのか．Ecclesによればその条件とは，第一に特定の神経細胞に局在すること，第二にカルシウム依存性にシナプス末端から放出されること，そして第三に，シナプス後膜の受容体に結合して生理作用を発揮することとされている[5]*1．GABAが神経伝達物質であるのか否かの論争は，1966年，ロブスターの抑制性ニューロンから実際にGABAが放出されることが証明されて，終止符が打たれるところとなった[6]．現在ではGABAは中枢神経系の主要な抑制性伝達物質として知られ，自律神経中枢調節回路の伝達物質または修飾物質であることも明らかにされている*2（p.92, 96参照）．

1971年は神経伝達物質の歴史において新たな門出の年である．この年，サブスタンスP（SP）の構造が決定され[7]，神経伝達物質として作用することも証明された[8]．ACh, NA, GABAなど，それまで認められている伝達物質はすべて低分子の物質であったのに対し，SPはアミノ酸が11個も結合した高分子化合物のペプチドである（表10-1）．SPもGABA同様，神経伝達物質として確立されるまでに，長い時間を要した．SPに類した物質は1931年，von Eulerがウマの腸管と脳から初めて抽出している[9]．その頃は血圧を下げ，平滑筋を収縮する物質として報告されている．その後，Loewiの弟子であったHellauerやLembeck（オーストリア）が，SP様物質が脊髄に存在する

---

*1 現在，神経伝達物質の同定には，以下の基準を満たすことが求められる[16]．神経伝達物質，あるいはその合成に関わる酵素がニューロン中に存在すること，電気刺激によって神経終末から放出されること，拮抗薬によって効果が抑制されること，放出された伝達物質を除去するための不活性化機構が存在すること．神経伝達物質として確立される基準はその時点の知識や技術によって変化し，定義も変わっている．

*2 GABA：自律神経系では壁内神経叢にGABAニューロンの存在が知られる．GABAはAChの働きを修飾し，生体内では主に$GABA_B$受容体を介して消化管運動を抑制すると考えられている．一方，自律神経の中枢内にも存在し，圧受容器反射や勃起への関与が報告されている．

表 10-1 さまざまな神経伝達物質の構造

伝達物質		構造式
アセチルコリン (ACh)		$CH_3-\overset{\overset{O}{\|}}{C}-O-CH_2-CH_2-N^+(CH_3)_3$
モノアミン	ノルアドレナリン (NA)	HO-C₆H₃(OH)-CH(OH)-CH₂-NH₂
アミノ酸	ガンマアミノ酪酸 (GABA)	COOH—CH₂—CH₂—CH₂—NH₂
ペプチド	サブスタンス P (SP)	Arg-Pro-Lys-Pro-Gln-Gln-Phe-Phe-Gly-Leu-Met-NH₂
	血管作動性腸ペプチド (VIP)	His-Ser-Asp-Ala-Val-Phe-Thr-Asp-Asn-Tyr-Thr-Arg-Leu-Arg-Lys-Gln-Met-Ala-Val-Lys-Lys-Try-Leu-Asn-Ser-Ile-Leu-Asn-NH₂

神経伝達物質ではないかと主張したが[10]，論争が続いた．最終的に 1971～72 年，SP に脊髄ニューロンを興奮させる作用があることが明示され，ペプチドからなる初の神経伝達物質として認められるところとなった[8,11,12]．

SP の発見は新規の伝達物質発見の緒となった．その後，血管作動性腸ペプチド（VIP）やニューロペプチド Y（NPY），エンケファリンやエンドルフィンなど多くの神経ペプチドが見つけられていく．現在，神経伝達物質と紹介されている物質の多くがこの種のペプチド類である．近年では 1998 年，柳沢正史らによって発見されたオレキシンが記憶に新しい[13]．オレキシンは自律神経の最高中枢である視床下部に存在し，食欲や覚醒などの自律機能に関与している（p.203, 206 参照）．SP も中枢神経系に限らず，自律神経系に存在することが明らかになっている．

これまで発見されている神経伝達物質の数は 50 を超すといわれる[14]．Snyder（米，1986）はそのなかでもとりわけ脳内で重要とされる物質を次の 10 個として提示している[15]．ACh, NA, ドパミン，セロトニン，エンケファリン類，SP, GABA, グリシン，グルタミン酸，ヒスタミンである．

プリン作動性神経伝達

Clause 11

　自律神経系には，NAでもAChでもない伝達物質を放出する**非アドレナリン・非コリン作動性神経**（**NANC神経**）も存在することが古くから知られていたが，長い間その物質の本態についてはわからなかった．現在ではアデノシン3リン酸（ATP）や一酸化窒素（NO）が神経系全体に存在し，旧来の伝達物質であるNAやACh，あるいは神経ペプチドと共存していることが明らかになっている（図11-1）．本項ではATPについて紹介する．

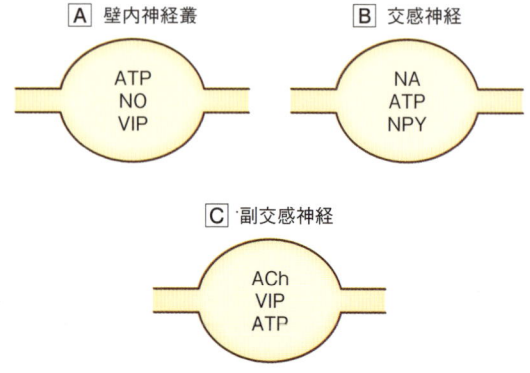

図11-1　古典的伝達物質や神経ペプチドと共存するATP
（Burnstock[1]より改変）

ATP

　Burnstock（英，1972）はNANC神経の伝達物質が**ATP**であるという説を唱え[2]，ATPのようなプリン化合物を伝達物質とする神経を**プリン作動性神経** purinergic nerve と名づけた．プリン化合物が作用する受容体は**プリン受容体** purinergic receptor とよばれ，P1（アデノシン），P2（ATP）受容体に区別される．P2受容体はさらにP2X，P2Yに分類され，P1は4つ，P2Xは7つ，P2Yは8つのサブタイプからなる．BurnstockはATPを伝達物質として確立するために，ATPの合成，貯蔵，遊離，分解，神経終末への取り込みについて調べ，その結果に基づき図11-2のようなプリン作動性神経のモデルを示している．

壁内神経叢

　壁内神経叢の一部はNANC神経に支配されており，その主な伝達物質はATP，NO，VIPである（図11-1A）．ATPは壁内神経叢における早い反応に，NOとVIPは遅い反応に関与する．3種類の伝達物質の占める割合は，腸管の部位あるいは種差により異なるようである．

交感神経系

　交感神経からはNA以外にATPやNPYも放出され（図11-1B），いずれの物質も血管を収縮させる働きがある．NAは血管平滑筋のα受容体に結合して，ゆっくりとした血管の収縮を起こす．ATPの場合は，交感神経の刺激によりNAとともに放出され，血管平滑筋のP2受容体に作用して膜の脱分極を伴う一過性の早い収縮を起こす．交感神経の高頻度刺激では，NAやATPに加えてNPYも放出され，NPYは最も遅い収縮反応を起こす（図11-3，図11-4；次項も参照）．

　輸精管においても交感神経刺激により，一過性の早い収縮と，それに続く緩やかな持続性収縮が起こる．この場合も一過性の収縮がATP，持続性の収縮がNAによるものらしい．さらに輸精管やある種の血管において，交感神経から放出されたATPの分解産物アデノシンが，交感神経終末のP1受容体に作用して伝達物質の放出を抑制する

11 プリン作動性神経伝達

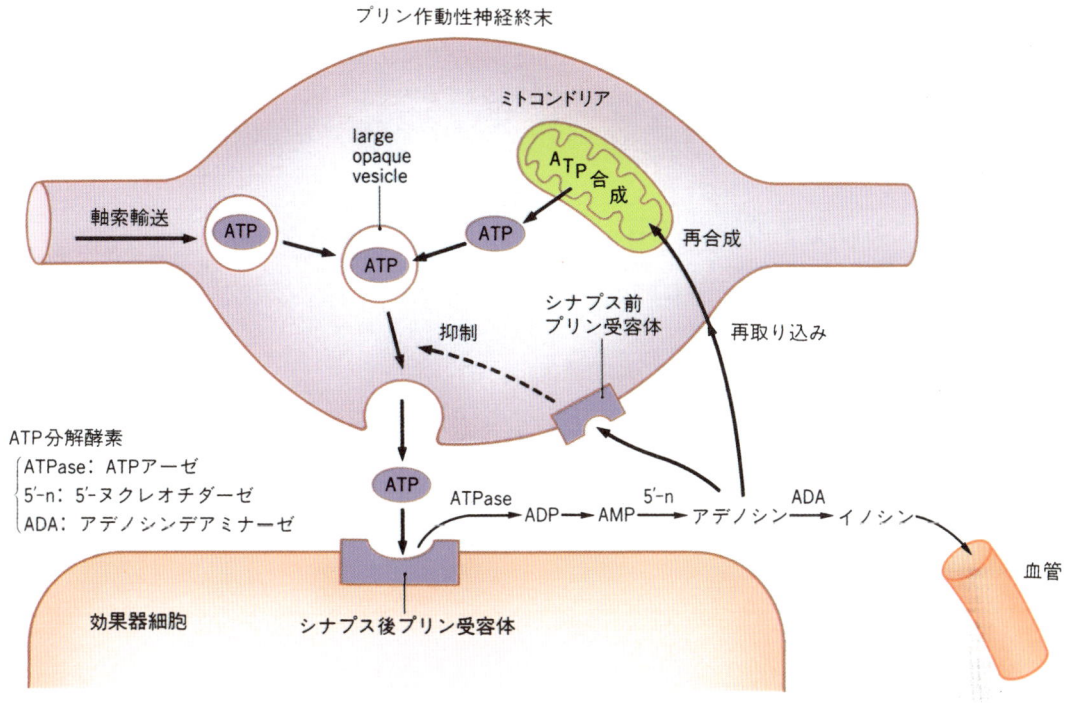

図 11-2　プリン作動性神経終末における ATP の合成，放出，不活性化の過程の模式図
（Burnstock[2]に基づく佐藤[A]より改変）

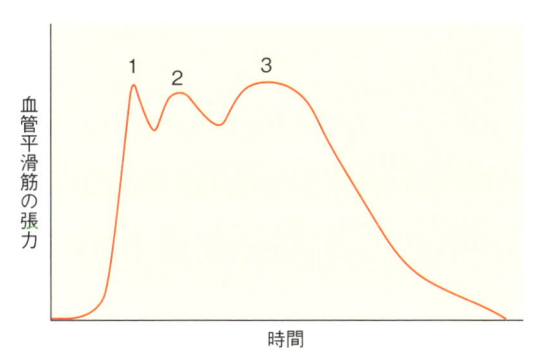

図 11-3　交感神経刺激による NA 作動性および NANC 作動性の血管収縮反応　3相性の血管収縮反応のうち，第1相は ATP，第2相は NA，第3相は NPY による．（河南[x]より改変）

ことが示されている（図 11-4）．

副交感神経系

　膀胱支配の副交感神経（骨盤神経）を刺激すると，膀胱が収縮する．この収縮は ACh 受容体遮断薬を投与しても消失しない．これは膀胱支配の副

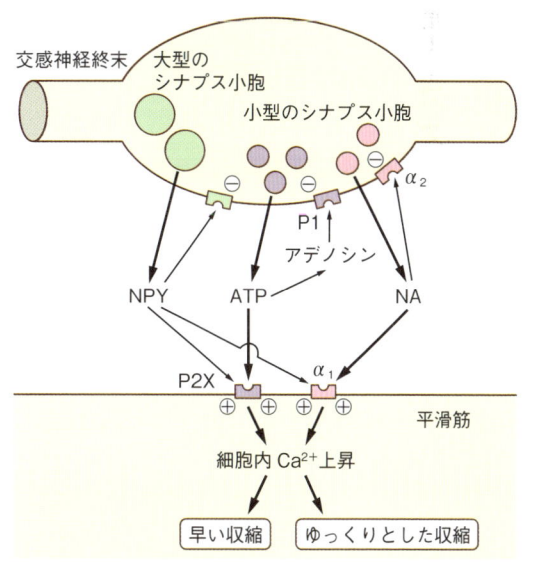

図 11-4　交感神経からの NA, ATP, NPY の放出　ATP は平滑筋の P2 受容体に作用して一過性収縮を，NA は α_1 受容体に作用して持続性収縮を起こす．神経終末に存在する P1 受容体と α_2 受容体は各々 ATP 分解産物であるアデノシン，NA により活性化され，伝達物質の放出を抑制する．NPY は神経終末に作用して NA や ATP の放出を抑制したり，NA や ATP の平滑筋収縮作用を増強する（NPY は高濃度では軽度であるが直接血管を収縮させる作用もある）．（Burnstock[3]より改変）

交感神経が，AChのほかにATPを伝達物質として利用しているためである（図11-1C）．AChが持続性の収縮を起こすのに対し，ATPは交感神経の場合と同様，一過性の収縮を起こすらしい．

自律神経系におけるその他の作用

ATP受容体作動薬を延髄の孤束核に微量注入すると，著明な呼吸，循環応答が引き起こされる．ATP受容体のうち，P2X受容体は孤束核，迷走神経背側核，疑核，延髄腹外側野などに発現しており，ATPは自律機能の中枢性制御に関与しているようである[4,5]．

ATPは痛みの発現に関与することも報告されている．複合性局所疼痛症候群（p.189参照）ではATPも伝達物質として放出される．また，鍼治療には体性-自律神経反射が関与するが，この反射をつかさどる伝達物質の一つとしてATPが想定されている[6]．

ペプチド作動性神経伝達

Clause 12

　神経ペプチドは新しいタイプの神経伝達物質としては最も大きなグループである．血管作動性腸ペプチド（VIP）やニューロペプチドY（NPY），サブスタンスP（SP）などがあり，自律神経系における多くの作用に関与している（図12-1，表12-1）．神経ペプチドは旧来の伝達物質であるNAやACh，あるいはNOと共存し，協同で作動する場合が多い．神経ペプチドはG蛋白共役型受容体に作用した後，プロテアーゼによって小さいペプチドあるいはアミノ酸へと分解される．分解の過程が比較的ゆっくりと進行するため，旧来の伝達物質よりも長時間にわたって効果を発揮する特徴がある．

交感神経系

　表12-2は，現段階で交感神経節後ニューロンに認められる神経ペプチドの種類である．多くの神経ペプチドがNAやAChと共存していることがわかる．たとえば，ネコでは筋血管収縮神経の

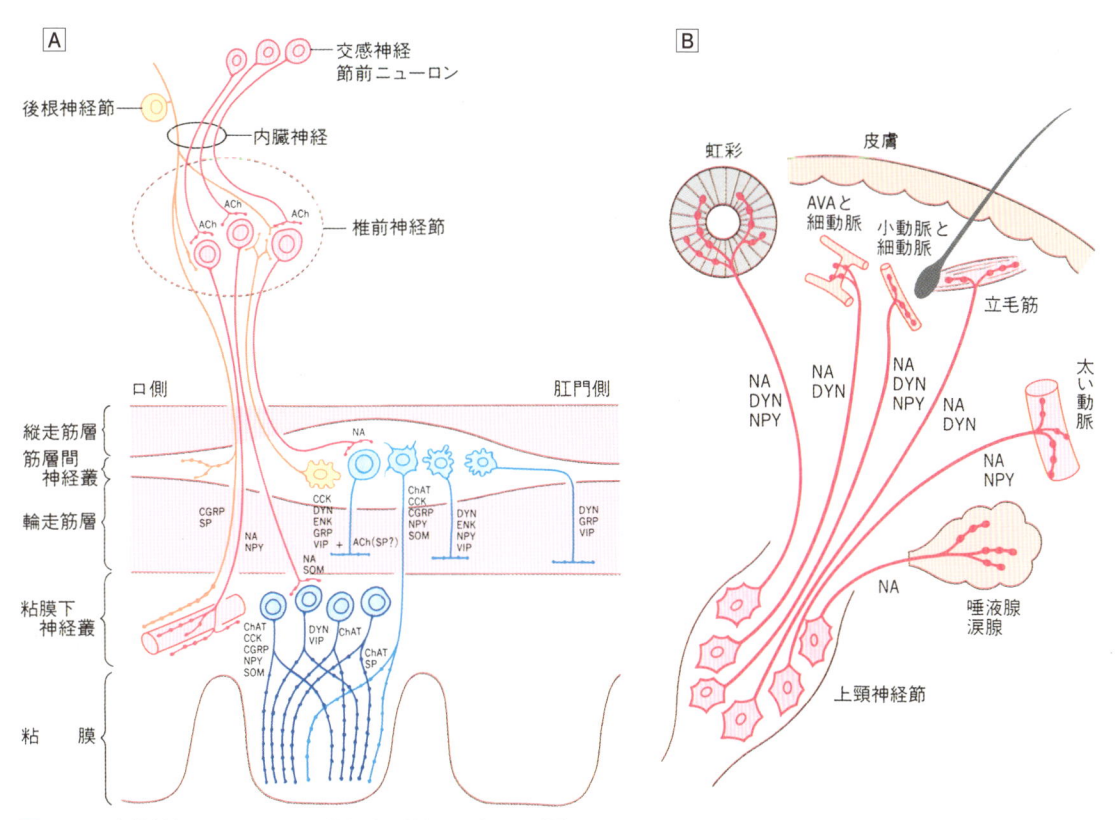

図 12-1　自律神経にNA，AChと共存する神経ペプチド　A 腸支配の交感神経および腸の壁内神経叢ニューロンに，NA，AChと共存する各種神経ペプチド（各種動物）．B 頭部の効果器に分布する上頸神経節からの交感神経節後ニューロンに，NAと共存する神経ペプチド（モルモット）．AVA: 動静脈吻合．略語は表12-1参照．(A: Costa, et al[1]; B: Morris & Gibbins[2]に基づく佐藤[A]より)

第1章 ● 自律神経系の概要

表12-1 一般的な自律神経の神経ペプチド伝達物質 （Dockray[m]より改変）

ペプチドファミリー	伝達物質	受容体	代表的作用
VIP	VIP, PHI, PACAP	PAC1, VPAC1, VPAC2	平滑筋弛緩，腸分泌刺激
タキキニン	SP, NKA	NK1, NK2, NK3	血管拡張，腸平滑筋の収縮
NPY	NPY	Y-1〜Y-6	血管収縮，NA放出抑制
オピオイド	ENK, DYN	$-\mu/-\delta/-\kappa$	腸管神経系での節前抑制
GAL	GAL	ガラニン-1，ガラニン-2	腸管平滑筋収縮
SOM	SOM	SST1-3	上皮細胞機能抑制
CGRP	CGRP	CGRP受容体	血管拡張
CCK	CCK	CCK1, CCK2	胆嚢収縮，膵酵素分泌

VIP：血管作動性腸ペプチド，PHI：ペプチドヒスチジンイソロイシンアミド，PACAP：下垂体アデニル酸シクラーゼ活性化ペプチド，NKY：ニューロキニンY，SP：サブスタンスP，NPY：ニューロペプチドY，ENK：エンケファリン，DYN：ダイノルフィン，GAL：ガラニン，SOM：ソマトスタチン，CGRP：カルシトニン遺伝子関連ペプチド，CCK：コレシストキニン

表12-2 交感神経節後ニューロンに共存する神経ペプチド （Gibbins[3]に基づくJänig[j]より改変）

交感神経		神経ペプチド	
		ネコ	モルモット
筋血管収縮神経	NA	GAL, NPY	NPY
筋血管拡張神経	ACh	VIP	VIP, NPY, DYN
内臓血管収縮神経	NA	GAL, NPY	NPY
皮膚血管収縮神経	NA	GAL, NPY	NPY, DYN,
立毛筋	NA	GAL	DYN
汗腺	ACh	VIP, CGRP, SP	VIP, CGRP
唾液分泌	NA	—	—
腸管運動*	NA	SOM	—

*筋層間神経叢を支配する腹腔神経節内の節後ニューロン
略語は表12-1参照．

表12-3 腰部交感神経節前・節後ニューロンで同定された神経ペプチド（モルモット） （Gibbins[3]に基づくJänig[j]より改変）

	節前ニューロン		節後ニューロン	
血管収縮神経	ACh	CGRP, ENK	NA	NPY, DYN
血管拡張神経	ACh	SP, ENK	ACh	VIP, NPY, DYN
立毛筋	ACh	ENK	NA	DYN
内臓神経	ACh	ENK	NA	NKY

略語は表12-1参照．

多くがNAに加えて，NPYやガラニンを含んでいる．同じ筋血管収縮神経でも，モルモットの場合にはNAとNPYの2種類のみが認められており，生物種間でペプチド分布に違いがあることがわかる．NPYの働きはNA同様，血管収縮反応を引き起こすことである（p.38参照）．NPYはNAのアドレナリン受容体を介する反応を促進することに加えて，交感神経節前ニューロンにシナプス前抑制をかけて伝達物質放出を抑制する作用もあるらしい（p.39，図11-4参照）．

筋血管拡張神経の場合にはAChのほかにVIPを含み，汗腺を支配する交感神経はAChのほかにVIPやカルシトニン遺伝子関連ペプチド（CGRP），SPを含んでいる．

交感神経節前ニューロンに神経ペプチドが存在するか否かについてはほとんど解明されていな

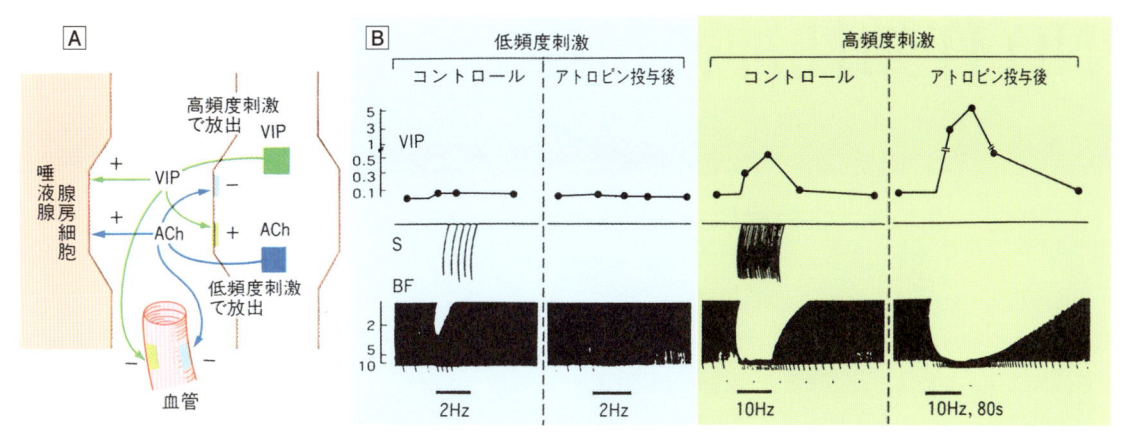

図12-2 唾液腺支配副交感神経による唾液分泌と唾液腺血流の調節 ⒶAChとVIPによる唾液腺腺房細胞と血管の調節の模式図．Ⓑ唾液腺支配副交感神経刺激による唾液分泌（S，滴下数），唾液腺血流（BF，ml/分）および静脈血中へのVIP放出量（VIP，fmol/分/g）の変化．低頻度刺激による唾液分泌と血流増加反応は，アトロピン投与後消失する．高頻度刺激ではアトロピン投与後，唾液分泌反応は消失するが，血流増加とVIP分泌反応はむしろ増大する．（A: Appenzeller[4]；B: Lundberg & Hökfelt[5] に基づく佐藤[A]より）

い．ただしモルモットでは表12-3に示すように，その存在が明らかにされている．

副交感神経系

　副交感神経節後ニューロンにはAChとVIPの共存が多くみられ，どちらも血管を拡張させて血流増大に役立っている．また分泌を促す作用もある．たとえば，唾液腺を支配する副交感神経節後ニューロンに共存する神経ペプチドの例を図12-2に示す．副交感神経の低頻度刺激ではAChが放出されて腺細胞からの唾液分泌を促し，唾液腺血管を一過性に拡張させる．高頻度刺激ではVIPも放出されて，血管を著しく拡張させて唾液腺血流を増大させたり，腺細胞に対するAChの作用を増強したりする．唾液腺における副交感神経からのVIP分泌は，歴史的に先駆的な発見であった．その後，副交感神経から放出されるVIPによる血管拡張は，生殖器官，鼻粘膜，甲状腺などでも見出されている．多くの副交感神経節後ニューロンで，VIP以外に下垂体アデニル酸シクラーゼ活性化ペプチド（PACAP）も共存し，同じように血管拡張に関与すると考えられている．

　膀胱支配の副交感神経節前ニューロンからはAChに加えてエンケファリンも放出される．その場合，節前ニューロンの軽度の興奮ではAChが放出され，強度の興奮ではエンケファリンが放出されるらしい．エンケファリンは節前ニューロンの末端に存在するシナプス前受容体に作用してAChの放出を抑制するが，節後ニューロンには作用しない．

NO 作動性神経伝達

Clause 13

　我々の体内には気体状の伝達物質が存在する．その代表格が**一酸化窒素** nitric oxide（NO）である．NO は，これまで述べてきた液性の伝達物質と大きく異なる．たとえば，気体であるために自由に細胞膜を通過する．シナプス小胞に貯留されることもない．さらに NO の受容体である可溶性グアニル酸シクラーゼは細胞内に存在する．こうした性質から，当初は神経伝達物質というよりは，**神経修飾物質** neuromodulator あるいは**局所ホルモン** autacoid として考えられていた．現在では自律神経系の伝達物質の一つであることがわかっている．本項でははじめに NO が発見された歴史を振り返り，次に自律神経系における作用を紹介する．

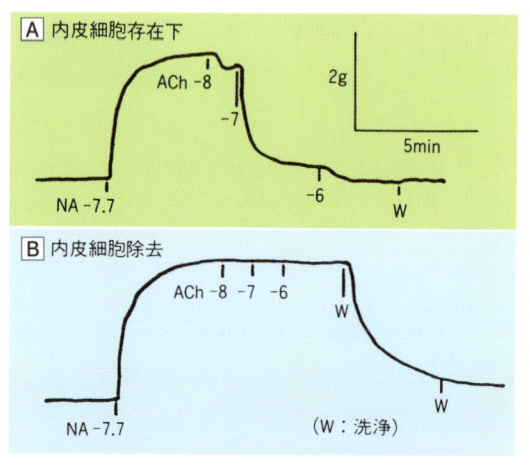

図 13-1 摘出血管平滑筋に対する ACh の作用　ウサギ動脈摘出標本を NA で収縮させておき，ACh を作用させた．A 内皮細胞存在下．ACh は濃度依存性（M 濃度）に血管平滑筋を弛緩させる．B 内皮細胞除去．ACh により血管平滑筋は弛緩しない．（Furchgott & Zawadzki[3)]に基づく佐藤[A)]より）

血管の内皮細胞由来弛緩因子

　Furchgott（米）は 1953 年，血管をウサギの生体から取り出し，ラセン状の標本を作製して薬物による血管収縮・弛緩反応をみるという薬理学的手法を紹介した[1)]．摘出血管を用いるこの手法は，生体外でも生体内の反応を再現でき，さまざまな薬物が血管に及ぼす効果を手軽に調べられるという利点がある．ただ不思議なことに，ACh による摘出血管の反応だけは生体内と異なっており，生体内では血管は弛緩するのに，摘出血管では収縮していた．

　1978 年の春，Furchgott の研究助手はそれまでの実験結果とは異なり，ACh で摘出血管が弛緩したことを報告した．ACh で摘出血管が収縮する反応を 20 年間にわたってみてきた Furchgott だが，この時，初めて弛緩する現象をみたという[2)]．思いがけない結果は，単なる研究助手のミスによるものだった．ミスとはいえ，生体内で起こっているはずの血管弛緩反応を再現したこの実験結果を Furchgott は重く受け止め，どうすれば摘出血管でも弛緩反応を再現できるかを調べていった．その結果，従来のラセン標本では収縮が起こるのに，生体に近いリング標本にすると弛緩が起こることに気づいた．ラセン標本だと血管の一番内側に薄く存在する内皮細胞が剥がれ落ちてしまうのだろうか．内皮細胞がなくなると血管は弛緩できなくなるのだろうか．Furchgott はこのように推測し，ACh による血管の弛緩反応が内皮細胞の存在下でのみ生じることを見出した（図 13-1）．ACh が内皮細胞に作用すると，そこから血管を弛緩させる未知の物質が放出される．1980 年，Furchgott はこの物質を**内皮細胞由来弛緩因子** endothelium-derived relaxing factor（EDRF）という名でよぶことにした[3)]．

　EDRF の正体は何か，世界中の研究者が挑ん

だ．その正体は長いことわからなかったが，1987年になり，**一酸化窒素（NO）**であることが英国のMoncadaのグループにより明らかにされた[4]．NOの同定に7年もの歳月を要したのは，NOがこれまで体内で明らかにされている液性の物質と異なり，気体であった点が大きい．しかも半減期が数秒間であるために，物質として捉えることも困難であった．我々の体内に気体状の伝達物質が存在するとは，誰が考えられただろうか．現在ではNOのみならず，一酸化炭素（CO）や硫化水素（H_2S）も，体内に存在する気体状の伝達物質といわれている．いずれも有毒なガスであるのに，微量だと生理的な作用を示す点が興味深い[5]．

ある種の血管には副交感神経性血管拡張神経が分布するが，この場合，神経終末から放出されたAChが血管壁を通過して内皮細胞に作用する[*1]．すると，内皮細胞内にある**NO合成酵素** nitric oxide synthase（NOS）の働きによって，L-アルギニンがL-シトルリンに変換され，その際にNOが生成される（図13-2）．NOは血管平滑筋の可溶性グアニル酸シクラーゼに作用し，cGMPの増加を介して平滑筋を弛緩させる．このようにして，内皮細胞由来のNOは脳など多くの臓器で血管を拡張し，血流を増加させる．内皮細胞が障害されてNOが生成できなくなった場合には，高血圧や動脈硬化，糖尿病あるいはAlzheimer病といった疾患につながることも指摘されており，NOによる治療効果に期待が寄せられている[7][*2]．

狭心症の際にはニトログリセリンが投与される．ニトログリセリンはNOを生成し，cGMPを上昇させて冠動脈虚血部の血流を改善し，心臓に酸素を供給する．ニトログリセリンは，Nobel（スウェーデン）の発明したダイナマイトの成分でも

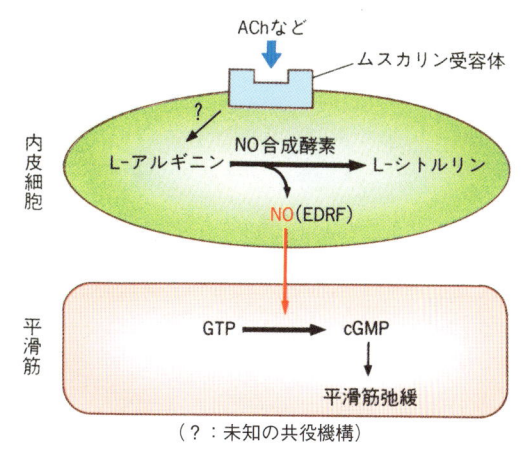

図13-2 AChによって内皮細胞からのNO遊離を介して起こる血管平滑筋弛緩の機序
（Garthwaite[6]に基づく佐藤[A]より）．

ある．Nobelは晩年に狭心症を患い，自ら発明したダイナマイトの成分の服用を余儀なくされたという．

自律神経系伝達物質としてのNO

NOは内皮細胞だけではなく自律神経系でも生成され，NANC神経の伝達物質として働く．NOを伝達物質とする神経をNO作動性神経とよぶ．NOが神経伝達物質であることは，NOの前駆物質やNOSの阻害剤を用いて立証されてきた．以下にその例を紹介する．

脳血管：摘出脳血管のNANC神経を経壁的に電気刺激すると弛緩反応が起こる．この弛緩反応は，NOS阻害剤の存在下で消失するが，さらにNOの前駆物質であるL-アルギニンを加えると再び出現する（図13-3A）．

陰茎海綿体：陰茎の勃起は，血管拡張神経の働きにより陰茎海綿体の動脈が拡張することによって起こるが，この反応もNOが関与している．たとえば，陰茎海綿体神経の電気刺激によって起こる海綿体洞内圧の増加は，NOS阻害物質の注入により著しく減弱する（図13-3B；p.122も参照）．

胃腸管：摘出平滑筋のNANC神経の経壁的刺激によって起こる弛緩反応（図13-3C）や，胃に内容物が入ると反射性に胃が弛緩する受け入れ弛

[*1] いくつかの血管では，AChは副交感神経性血管拡張神経に由来するものではないらしい．
[*2] NOは血管弛緩作用の他に，脳内においては記憶や脳卒中の際に起こる神経細胞死に関与する．免疫系においてはマクロファージが大量にNOを産生し，その強いラジカルによって細菌や腫瘍細胞などを攻撃して抗腫瘍作用を示す．NOは生体にとっての良い面と悪い面を併せ持っていることから，「諸刃の剣」とよばれる．

第1章 ● 自律神経系の概要

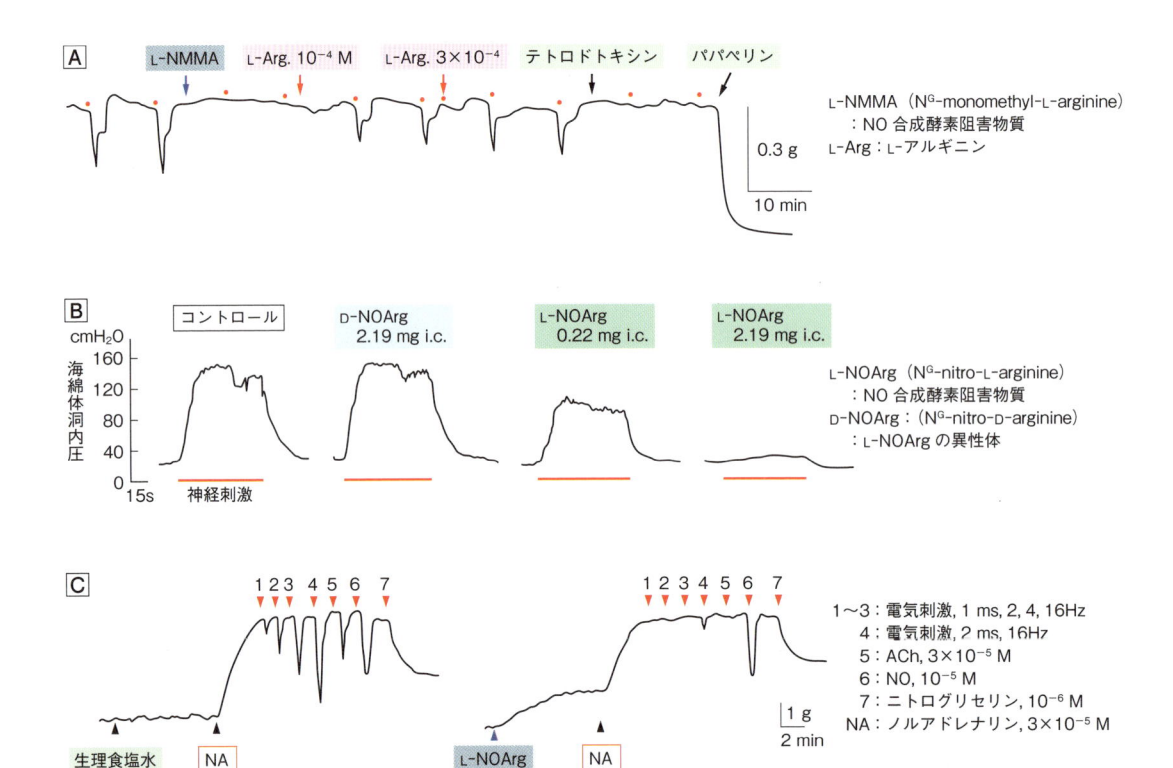

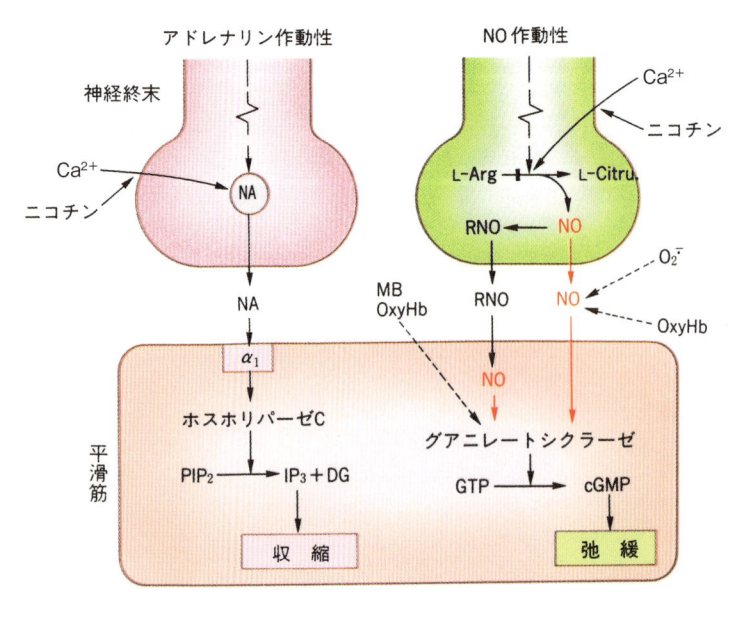

図 13-3 各種平滑筋の NANC 神経刺激に対する反応と NO 合成酵素阻害物質の効果 Ⓐ イヌ摘出脳血管の経壁神経刺激（0.2 ms, 5 Hz）による弛緩反応. NO 合成酵素阻害物質 L-NMMA（10^{-4}M）の投与により消失し, L-アルギニンの投与により再び出現する. Ⓑ ウサギ陰茎海綿体神経刺激（8 V, 20 Hz）によって起こる海綿体洞内圧上昇反応. NO 合成酵素阻害物質 L-NOArg の海綿体への注入により消失する. Ⓒ イヌ摘出腸平滑筋を NA で収縮させておき, 経壁神経刺激（1〜2 ms, 2〜16 Hz）, ACh, NO, ニトログリセリンにより弛緩反応を起こす. L-NOArg（10^{-4}M）により経壁神経刺激と ACh による反応は消失するが, NO とニトログリセリンによる反応は残る.（A: Toda, et al[8]; B: Holmquist, et al[9]; C: Boeckxstaens, et al[10] に基づく佐藤[A] より）

図 13-4 血管平滑筋のアドレナリン作動性および NO 作動性神経による拮抗支配の仮説的模式図 L-Arg: L-アルギニン, L-Citru: L-シトルリン, RNO: 平滑筋内で NO を遊離する物質, MB: メチレンブルー, OxyHb: オキシヘモグロビン, O_2^-・: スーパーオキシド陰イオン, IP_3: イノシトール3リン酸, DG: ジアシルグリセロール, PIP_2: ホスファチジルイノシトール2リン酸（Toda & Okamura[11] に基づく佐藤[A] より）

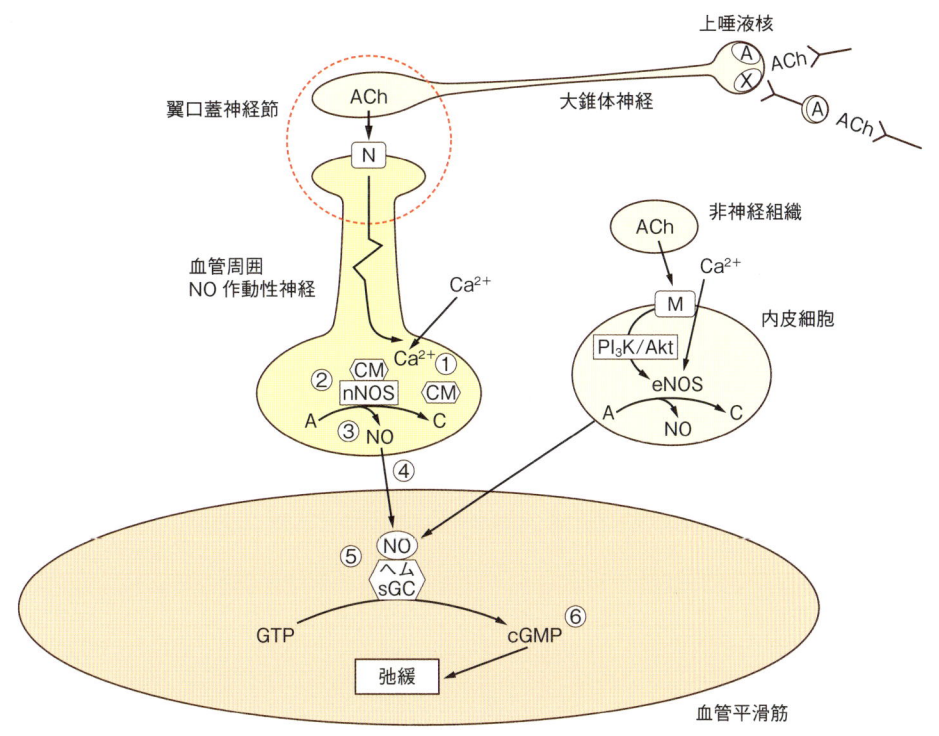

図 13-5 神経性および血管内皮性 NO を介する脳動脈平滑筋弛緩の機序 Ⓐ: ACh 受容体, X: ACh 受容体以外の受容体, nNOS: 神経型 NO 合成酵素, eNOS: 内皮型 NO 合成酵素, PI₃K: フォスファチジル-イノシトール 3-キナーゼ, M: ムスカリン受容体, N: ニコチン受容体, A: L-アルギニン, C: L-シトルリン, sGC: 可溶性グアニル酸シクラーゼ, CM: カルモジュリン, ①〜⑥: 本文中の説明を参照(戸出[7]より改変)

緩も，NOS 阻害物質により阻害される．

　自律神経系において，NOS は交感神経と副交感神経の節前ニューロンに存在する．節後ニューロンにも存在するが，この場合はおおむね副交感神経系に限られている．節後ニューロンでは，NOS はペプチドや ACh と共存する例が多い．NOS は壁内神経叢にも多く存在する．副交感神経系と壁内神経叢において，NO は血管平滑筋を弛緩させ，アドレナリン作動性血管収縮神経と拮抗的に働く（図 13-4）．平滑筋を弛緩させるしくみは内皮由来の NO と類似しており，図 13-5 に示すように，6 段階に分けて考えることができる．

①活動電位が伝わると Ca²⁺ の細胞内濃度が増加する．②Ca²⁺ はカルモジュリンに結合し，そのカルモジュリンは神経型 NOS を活性化する．③L-アルギニンが L-シトルリンと NO に変換される．④NO は神経から平滑筋に拡散する．NO が遊離 NO として神経から放出されるのか，あるいは誘導体として放出された後で反応を起こすのかは，まだ結論が出ていない．⑤NO は可溶性グアニル酸シクラーゼのヘムとの相互作用により，この酵素を活性化させる．⑥cGMP が増加し，平滑筋が弛緩する．

内臓求心性線維

Clause 14

自律神経系の求心路の存在

　ホメオスタシスを可能にするには，内臓の変化をいち早く捉えるセンサーと，センサーからの情報を中枢に伝える求心路の情報が欠かせない．しかし，Langleyが自律神経を遠心路と定義したこともあってか（p.6, 12参照），20世紀初頭には自律神経内を走向する内臓求心性線維の存在につい

表14-1　主な内臓受容器とその求心路と有効刺激（Jänig[j]，畝山ら[10]に基づき佐藤[A]より改変）

内臓受容器	存在部位	求心路	有効刺激	生じる感覚の例
動脈系圧受容器	頸動脈洞	V	血管壁の伸展（高圧受容器）	無
	大動脈弓	V	血管壁の伸展（高圧受容器）	無
	肺動脈	V, S	肺動脈圧上昇（低圧受容器）	無
動脈系化学受容器	頸動脈小体	V	動脈血中 O_2 分圧低下，CO_2 分圧上昇，pH低下，他の化学物質	無
	大動脈小体	V		無
心臓受容器	心房	V	心房圧変化・心房の充満（低圧受容器）	無
	心室	V	心室の収縮，薬物刺激・冠動脈圧上昇	無
		S	心筋虚血・心室振戦	不快感，痛み
呼吸器系受容器	喉頭	V	圧，冷，刺激性ガス，気流	咳の衝動，痛み
	気管・気管支・肺	V	気道・肺の伸展・刺激性ガス 肺のうっ血・肺胞 CO_2 増加	咳の衝動，痛み 胸苦しい
消化器系受容器	咽頭	V	伸展・収縮・温度，グルタミン酸，酸・アルカリ，浸透圧	膨満感，旨味，温感
	食道	V	伸展・収縮・温度，酸・アルカリ	膨満感，温感，胸焼け
	胃	V	伸展・収縮・温度 酸・アルカリ，グルタミン酸	満腹感，空腹感
		S	過度の伸展	不快感，痛み
	小腸	V	伸展・収縮・温度 酸・アルカリ，ブドウ糖・アミノ酸，脂肪酸，浸透圧	不明
		S	過度の伸展・腸間膜の動き・ブドウ糖・虚血	不快感，痛み
	大腸（結腸，直腸）	V S1	伸展・収縮，菌体成分	便意
		S2	機械受容器	不快感，痛み
	肝臓	V	門脈内ブドウ糖，浸透圧・温度 アミノ酸，膵・消化管ホルモン	渇き感
		S	門脈内圧上昇	
	胆嚢	V	胆嚢の伸展と収縮	
	膵臓	V	血中のブドウ糖，アミノ酸 膵・消化管ホルモン	
その他の受容器	腎臓	S	腎動脈圧上昇・腎杯機械的刺激・腎虚血	痛み
	膀胱	S1, S2	膀胱の伸展と収縮	尿意，不快感，痛み
	子宮	S1, S2	子宮の伸展と収縮・子宮虚血	

V：迷走神経又は舌咽神経を介して延髄に投射する内臓求心性線維．S：内臓神経を介して脊髄に投射する内臓求心性線維．S1：骨盤内臓求心性線維，S2：腰部内臓求心性線維．

てはほとんど調べられていなかった．1933年Adrian（英）*1はネコの迷走神経性求心性線維を記録し，心拍や呼吸に同期して活動する線維が存在することを示し，迷走神経に心臓や肺の情報を伝える求心路が含まれることを初めて実証した[1]．

その後，自律神経系の形態と機能が研究されるにつれて，自律神経の中には多数の内臓からの求心性線維も存在することが明らかにされた．Langleyが自律神経遠心路と認めた迷走神経を例にとってみても，腹部迷走神経線維の約90％が求心性線維である（p.131参照）．こうしたことから現在では，内臓からの求心性線維を自律神経系の求心路として，自律神経系に含めるのが一般的である．これらの求心性線維は，**内臓求心性線維** visceral afferent fiber または**内臓求心路**とよばれている．

内臓求心性線維の特徴

内臓壁の伸展度や中空臓器の内容物の化学的性質など，内臓のさまざまな状態は，内臓感覚受容器によって感受され，内臓求心性線維を介して中枢神経系に伝えられる．主な内臓受容器の存在部位，求心路，有効刺激をまとめたものを表14-1に，消化管の機械的受容器の分布の例を図14-1に示す．

内臓求心性線維のうち，最も広範な臓器から情報を受け取っているのが迷走神経性求心性線維であり（図14-2），循環・呼吸・消化といった生命維持の根幹となる機能に関わる．迷走神経終末の受容器は，表14-1に示すように，臓器の収縮や伸展，酸やアルカリなど種々の刺激に反応する．

内臓求心性線維によって中枢に運ばれた内臓の情報は，意識に上る場合と上らない場合がある．意識に昇る場合は**内臓感覚** visceral sensation を起こす．内臓感覚はさらに**臓器感覚** organic sensation と**内臓痛覚** visceral pain に分類される．臓器感覚とは，空腹や渇きの感覚，便意，尿意などの身体内部の状況に関する感覚をいう．臓器感覚に

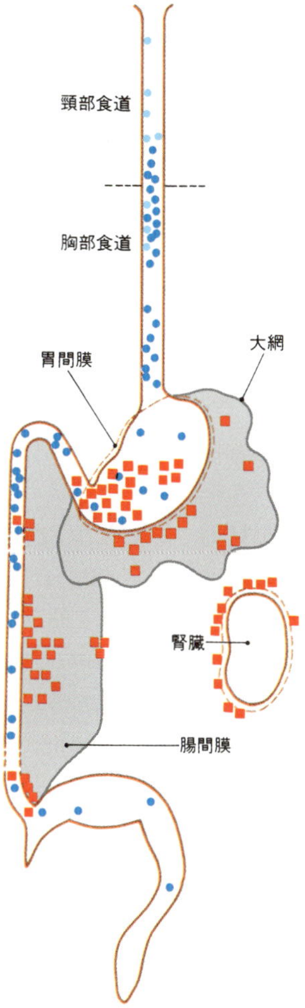

図14-1 消化管における機械的受容器の分布（ネコ）
■：内臓神経支配，●：迷走神経支配，●：喉頭神経支配（迷走神経の分枝）（Mei[4]に基づく佐藤[A]より）

関する情報は主に迷走神経や骨盤神経を通る．内臓痛覚とは，病的状態で起こる内臓の痛みの感覚をいう．内臓痛覚に関する情報は主に交感神経を通る*2．これらの内臓感覚は皮膚の体性感覚と異なり，局在性があまり明確ではない．内臓からの求心性情報は，意識の有無にかかわらず，自律機能や運動機能に反射性反応を引き起こす．意識に昇らない場合には，この反射はホメオスタシスの維持に役立っていることが多い．

---

*1 "感覚生理学の父"といわれる．

*2 強い機械刺激による痛みには交感神経，疾患に伴う痛みや痛覚過敏には迷走神経も関与するという報告もある[2,3]．

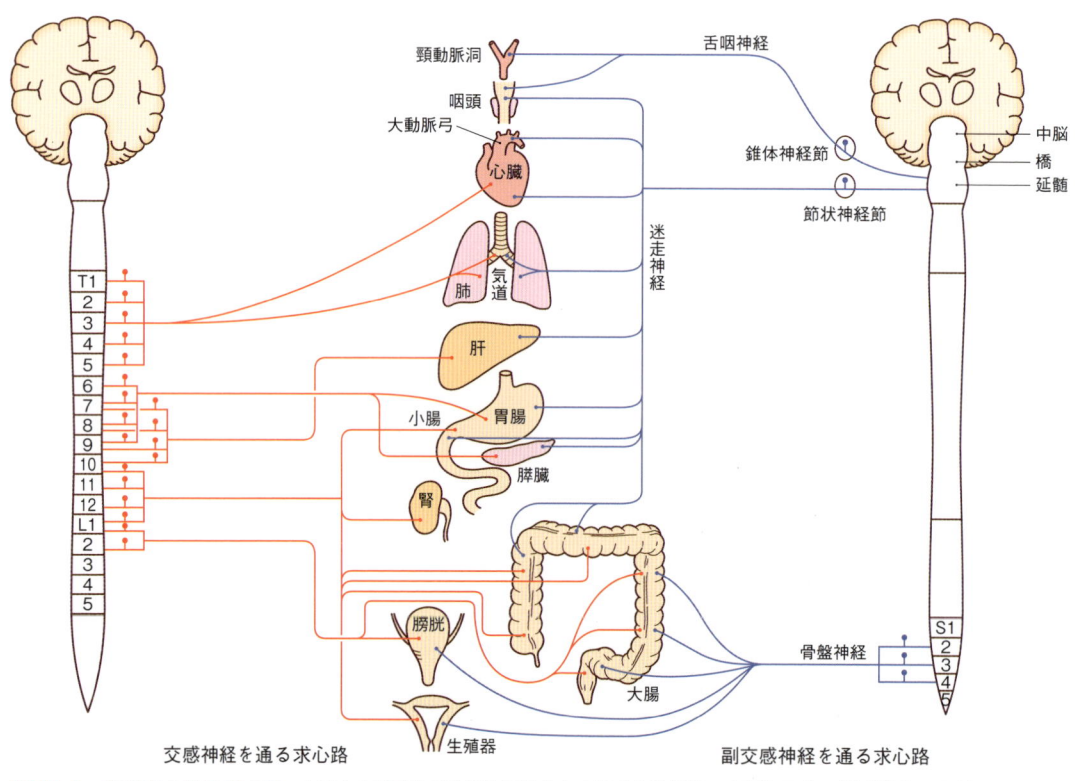

図 14-2 **内臓求心路の模式図** 交感および副交感神経を通る主な内臓求心性線維の走行を示す.（佐藤[A]より改変）

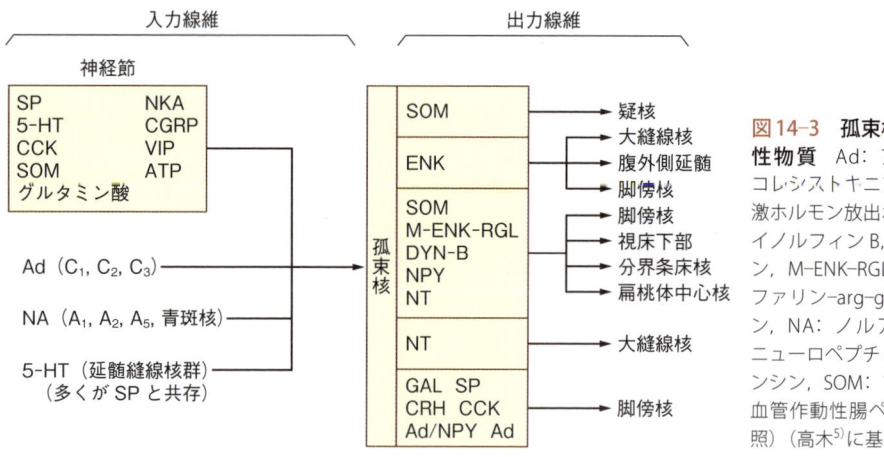

図 14-3 **孤束核の入出力と神経活性物質** Ad: アドレナリン, CCK: コレシストキニン, CRH: 副腎皮質刺激ホルモン放出ホルモン, DYN-B: ダイノルフィン B, ENK: エンケファリン, M-ENK-RGL: メチオニンエンケファリン-arg-gly-leu, GAL: ガラニン, NA: ノルアドレナリン, NPY: ニューロペプチド Y, NT: ニューロテンシン, SOM: ソマトスタチン, VIP: 血管作動性腸ペプチド（他は本文参照）（高木[5]に基づく佐藤[A]より改変）

脳幹に入力する内臓求心性線維

　内臓求心性線維は，内臓器官を支配する自律神経遠心性線維とほぼ平行して走行し，**脳幹と脊髄**に投射する（図 14-2）．脳幹に入力する内臓求心性線維は，主に舌咽神経（IX脳神経）と迷走神経（X脳神経），一部は顔面神経（VII脳神経）を通って，延髄背側部の**孤束核** nucleus tractus solitarii に入力する．孤束核は吻尾側方向に長い核で，内臓求心性線維は孤束核の尾側部へ入力する（孤束核の吻側部へは特殊感覚の味覚求心性線維が入力する）（p.55, 図 15-4 参照）.

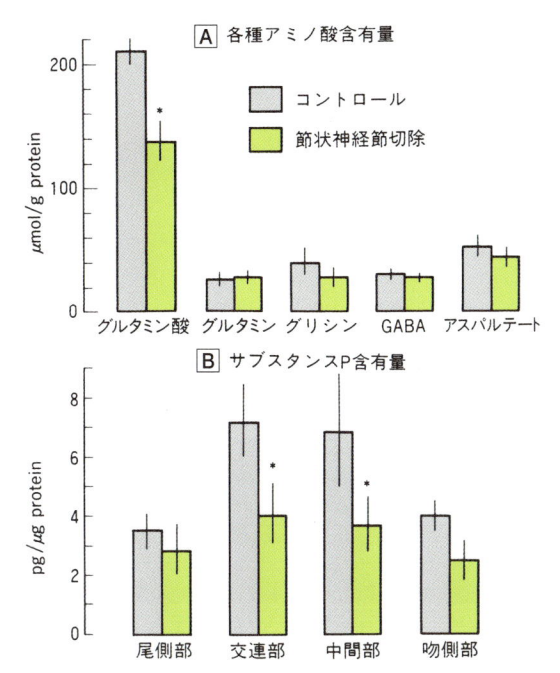

図 14-4 孤束核の各種アミノ酸と SP の含有量と節状神経節切除の影響　A 各種アミノ酸含有量（ラット）．*p<0.01．B SP 含有量（ネコ）．孤束核を 4 つの領域に分けて測定．*p<0.05．（A: Reis, et al[6]；B: Gillis, et al[7]に基づく佐藤[A]より）

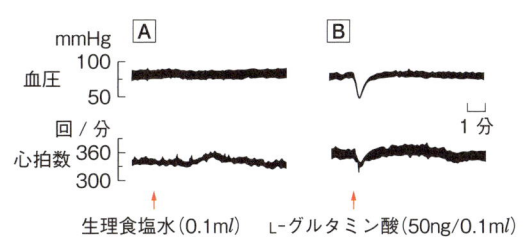

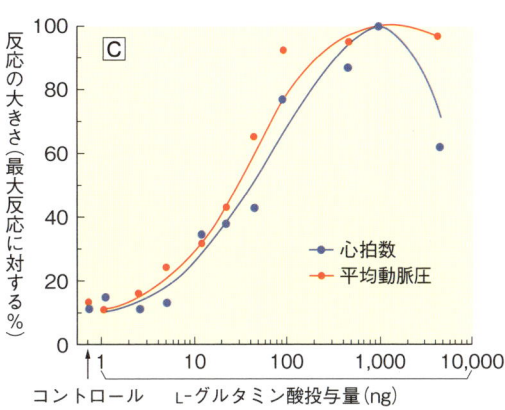

図 14-5 孤束核へのグルタミン酸注入による血圧・心拍数の変化（ラット）　A 生理食塩水と B グルタミン酸注入時の反応の例．C グルタミン酸投与量と反応の大きさの関係．（Reis, et al[6]に基づく佐藤[A]より）

内臓求心性線維の伝達物質は多数あげられている．孤束核ならびに舌咽神経・迷走神経・顔面神経の求心性線維の細胞体の位置する錐体神経節・節状神経節（迷走神経下神経節）・膝神経節には，グルタミン酸，セロトニン（5-HT），ATP，および各種神経ペプチドが存在する．神経ペプチドの例は，サブスタンス P（SP），ニューロキニン A，コレシストキニン，ソマトスタチン，VIP，カルシトニン遺伝子関連ペプチド（CGRP）などである（図 14-3）．

SP とグルタミン酸は，頸動脈洞や大動脈弓などの圧受容器からの情報を中枢に伝える迷走神経性求心性線維の伝達物質として示唆されている．これらは共に孤束核に存在し，節状神経節の切除によりその含有量が減少する（図 14-4）．したがって孤束核の SP とグルタミン酸の一部は，求心性線維に由来すると考えられる．さらに，グルタミン酸は迷走神経性求心性線維の刺激によって孤束核中に遊離されること，グルタミン酸を孤束核に注入すると，血圧および心拍数が減少する圧受容器反射に似た反応が起こることも示されている（図 14-5）．

気道に分布する迷走神経性求心性線維の場合は，SP や CGRP などを含有する．気道上皮で炎症が起こると求心性線維が刺激され，軸索反射によって SP や CGRP が遊離し，気道粘膜の血管を拡張させたり，腺分泌を亢進すると考えられる（p.186 参照）．

脊髄に入力する内臓求心性線維

脊髄に入力する内臓求心性線維は，胸腰髄あるいは仙髄に入力する．内臓求心性線維は，その臓器を支配する交感および副交感神経節前ニューロンが起始する脊髄分節とほぼ同じ分節に，脊髄後根を通って入る．

求心性線維の細胞体のある後根神経節や，求心性線維の通る後根には，グルタミン酸や ATP に加

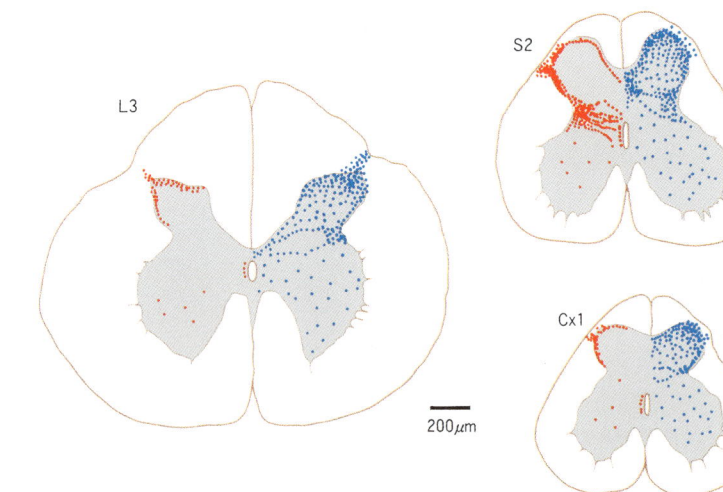

図14-6 **腰仙髄と尾髄における VIPとサブスタンスP（SP）の免疫活性の分布（ネコ）** VIP（赤）は仙髄の後角外側縁に最も顕著に認められる．SP（青）は腰～尾髄の後角のⅠ～Ⅲ層，Ⅴ，Ⅶ，Ⅹ層に広く認められる．(Kawatani, et al[9]に基づく佐藤[A]より)

表14-2 **腰仙髄後根神経節細胞に存在する各種神経ペプチド（ネコ・ラット）** (DeGroat[8]に基づく佐藤[A]より)

神経ペプチド	ネコ					ラット
	骨盤神経	下腹神経	陰部神経	膀胱	大腸	膀胱
VIP	42	45	10	25	14	＋
L-ENK	30	21	24	5	7	－
CCK	29	25	12	1	3	－
SP	24	37	21	23	18	16
M-ENK	10	9	3	—	—	—
SOM	2	0	0	2	2	0
DYN	0	0	0	0	0	—
CGRP	—	—	—	—	—	60

骨盤内臓器とそこに分布する各種神経に標識物質を注入して，ラベルされた細胞の何％が各神経ペプチドを含有していたかを示す．1個の細胞に複数のペプチドが共存する場合が多い．略語は本文と図14-3を参照．

えて多種類の神経ペプチドが存在する．たとえば骨盤内臓器からの求心性線維は，下腹神経，骨盤神経および陰部神経を通り腰仙髄に入力するが，腰仙髄後根神経節細胞はVIP，エンケファリン類，コレシストキニン，SP，ソマトスタチン，ダイノルフィン，CGRPなどを含有する（表14-2）．腰仙髄のSPとVIPの免疫活性を調べると，求心性線維の入力する後角で最も活性が強い．特にVIPの免疫活性は，仙髄の内臓求心性線維の骨髄内投射部位に限局して認められる（図14-6）．

SPとCGRPは内臓の痛覚に関連して放出される物質と考えられている．内臓求心性線維が興奮して痛みを起こす際には，この線維の軸索側枝が逆行性に興奮して末端からSPやCGRPを末梢組織中に遊離し，血管拡張や浮腫などを起こすらしい（p.186参照）．痛覚の神経伝達では，SPやCGRPのような神経ペプチドに加えて，グルタミン酸の重要性も指摘されている．他方，痛み以外の感覚の伝達に関与する物質については，膀胱からのSP含有求心性線維が排尿反射に関与するなど，研究が進められている．

Clause 15 自律神経機能の中枢

　自律神経は中枢神経系のさまざまな領域によって階層性に調節されている．たとえば日常生活に伴う血圧変動を一定範囲に保つには脳幹が重要な役割を果たしており，脳幹が破壊されると，立ったり座ったりする際の血圧の維持は不可能となる．緊急時など情動を伴う血圧変動には，大脳辺縁系と視床下部が重要な役割を持つ．

　自律神経遠心性線維の細胞体が存在する脊髄と脳幹は，自律神経機能の最も重要な中枢である．視床下部はしばしば自律神経系の最高中枢とよばれる．大脳皮質による自律神経系の調節の詳細はいまだよくわかっていない．本項では自律神経の中枢として，脊髄，脳幹，視床下部，大脳辺縁系，大脳皮質，小脳について順に説明する．

脊髄

　脊柱管の中に収められた神経細胞の集まりを**脊髄** spinal cord という．成人で長さ 40 cm，太さ約 1 cm の器官である．脊髄の，胸腰髄には交感神経の，仙髄には副交感神経の節前ニューロン細胞体が存在する．交感神経節前ニューロンの細胞体は，胸髄から腰髄側角の主として中間質外側核に，一部は介在核と中間質内側核にも存在する（図 15-1A）．側角を通る面で脊髄を縦断すると，これらの部位に交感神経節前ニューロンが整然と

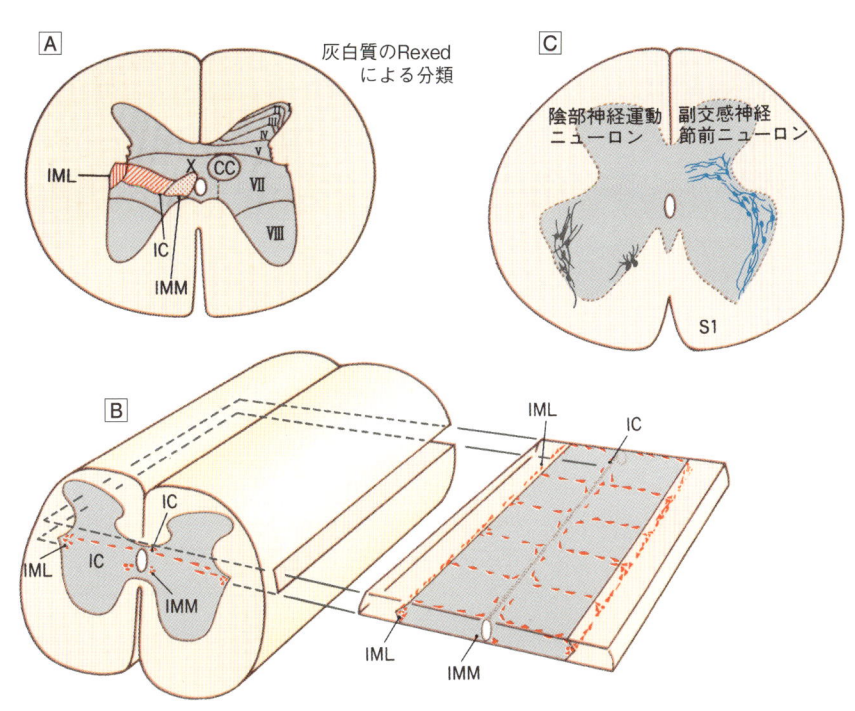

図 15-1　脊髄の自律神経節前ニューロン　A & B 交感神経節前ニューロンの細胞体の位置．細胞体の存在する種々の核を A に，節前ニューロンのはしご状配列を B に示す．C 仙髄の膀胱，大腸支配の副交感神経節前ニューロン（右）．比較のために陰部神経運動ニューロン（左）も示す．IML: 中間質外側核，IMM: 中間質内側核，IC: 介在核，CC: Clarke 柱．（A: Deuschl & Illert[1]；B: Petras & Faden[2]；C: DeGroat, et al[3]に基づく佐藤[A]より）

第1章 ● 自律神経系の概要

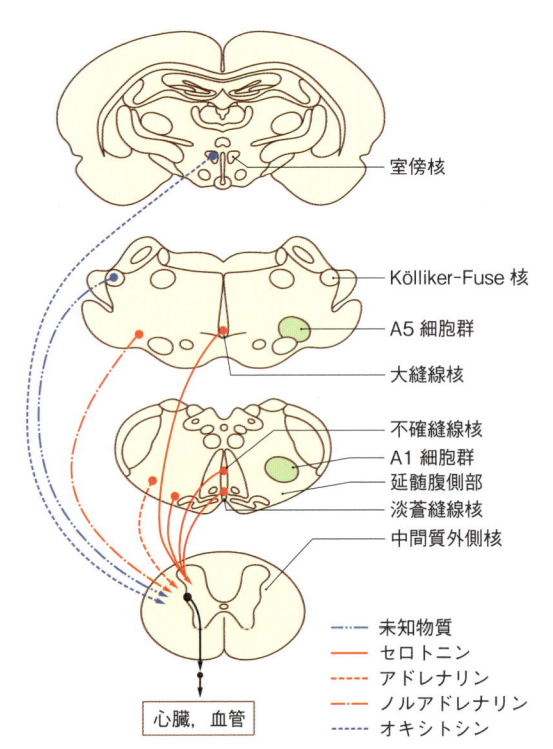

図15-2 脊髄の中間質外側核への下行性入力の模式図
（Loewy & Neil[4]に基づく佐藤[A]より）

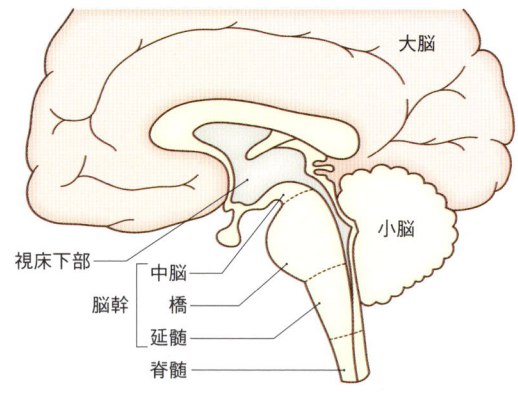

図15-3 脳幹の解剖学的位置[B]

はしご状に配列している（図15-1B）．副交感神経節前ニューロンの細胞体は，仙髄の主として中間質外側核（仙髄副交感核）に存在し（図15-1C），その軸索は骨盤神経となって出力する．

脊髄の節前ニューロンの軸索は，前根を通って脊髄から出力する（p.15，図3-2参照）．一方，自律神経遠心路とほぼ平行して内臓求心性線維が走行しており，これらは後根を通って脊髄後角に入力する．

交感神経節前ニューロンのトーヌスは，末梢からの求心性情報および脳から下降する情報の影響を受けて増減する．節前ニューロンの細胞体が上位中枢から影響を受ける度合いは，その細胞が支配する効果器によって異なる．たとえば心血管系を支配する交感神経節前ニューロンの細胞体は，脳からの強力な影響を受けており，脳と脊髄との連絡を遮断すると，その活動は著しく減少する．これに対して，消化管を支配する交感神経節前ニューロンの細胞体では，脳と脊髄との連絡が断たれても無傷の時と同様に活発な活動がみられ

る．ただし，心血管系支配の交感神経節前ニューロンの場合でも，切断後数日ないし数週間経過すると，トーヌスはほぼ完全に回復しうる．この場合，切断という侵襲からの回復なのか，あるいは独自の脊髄性活動を新たに獲得したものかについては議論の余地がある．

交感神経節前ニューロンの活動に影響を与える上位中枢からの下行性入力には種々のものがある．たとえば，心臓や血管支配の交感神経節前ニューロンには，視床下部の室傍核や脳幹の種々の核に起始する数多くの下行路が収束している（図15-2）．

脳幹

脳幹 brainstem は**中脳** midbrain, **橋** pons, **延髄** medulla から成り立つ[*1]（図15-3）．脳幹には末梢受容器からの求心性情報が入力する．また，視床下部，大脳辺縁系，大脳皮質など，高位中枢からの下行性情報も入力する．脳幹は，これらの入力を統合する統合中枢としての役割があるとともに，統合された情報をもとに効果器の機能を調節する調節中枢ということもできる．この場合，脳幹から直接出力する自律神経を介して，あるいは下行性の経路を介して脊髄から出力する自律神経節前ニューロンに影響を与えることによって，末梢の効果器の機能を調節する．

[*1] 間脳を含めることもある．

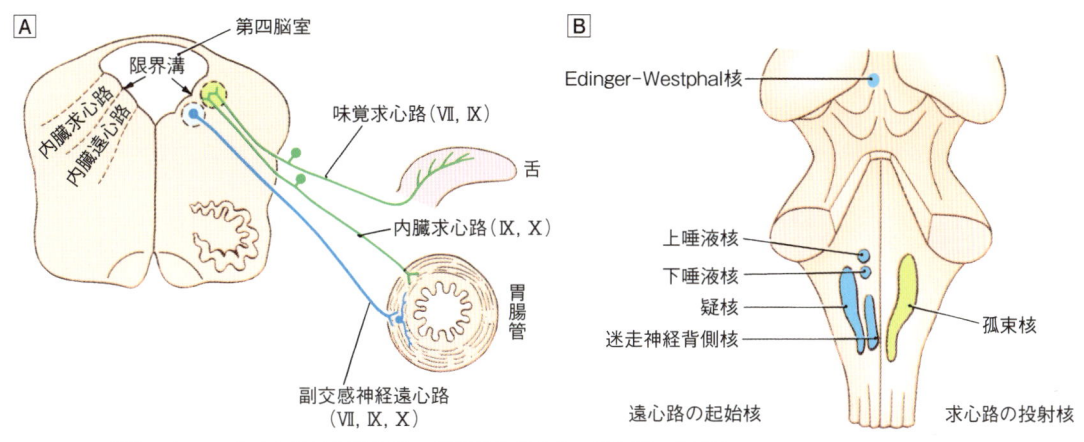

図 15-4 脳幹に出入りする自律神経遠心路の起始核と求心路の投射核 Ａ 横断面図．背側部の限界溝を境として，外側に求心路が投射し内側から遠心路が出力する．Ｂ 背面図．左に副交感神経節前ニューロンの起始核を，右に内臓求心路の投射核を示す．（Brodal[5]に基づく佐藤[A]より）

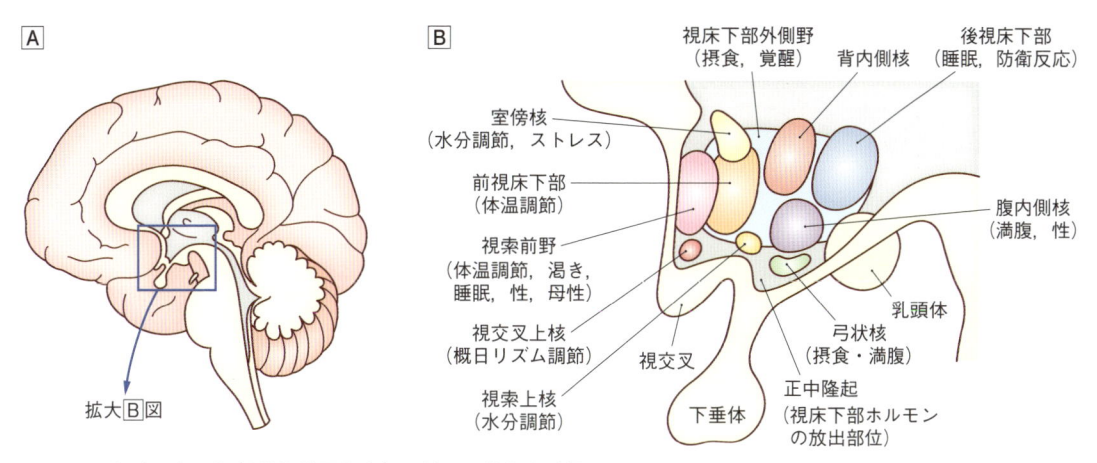

図 15-5 視床下部の解剖学的位置と内部の種々の核および領野 Ａ 脳全体における視床下部の位置．Ｂ 視床下部の種々の核と領野と各々の機能を示す模式図．（Ganong[9]と Krieger & Hughes[6]に基づく佐藤[A]より改変）

　脳幹には生命の維持に重要な循環，呼吸，排尿などの自律機能を調節する中枢が存在する．これらの部位は，それぞれ**循環中枢，呼吸中枢，排尿中枢**とよばれる．ほかにも，**嘔吐中枢，嚥下中枢，唾液分泌中枢，瞳孔の対光反射中枢**などが存在する．中枢とよばれる脳幹の部位は，一般に解剖学的に固定された核ではなく，ニューロンのネットワークとして広範囲にわたっていることが多い．そのため**領域** region あるいは**領野** area とよばれることもある．

　脳幹には副交感神経節前ニューロンの細胞体も存在する（図 15-4B）．たとえば，中脳の **Edinger-Westphal 核**には動眼神経の細胞体があり，動眼神経は中脳から出ると瞳孔括約筋に達して瞳孔の大きさを調節する（p.16, 64 参照）．橋の**上唾液核**には顔面神経の細胞体が，延髄の**下唾液核**には舌咽神経の細胞体が，延髄の**迷走神経背側核**と**疑核**には迷走神経の細胞体があり，各器官の機能を広範囲に調節している．

視床下部

　間脳の一部である**視床下部** hypothalamus は，前後の距離が約 6 mm，重さが約 4 g である．動物の種を通じて同じような大きさであるが，ヒトでは大脳皮質が著しく発達しているために，視床下部

第1章 ● 自律神経系の概要

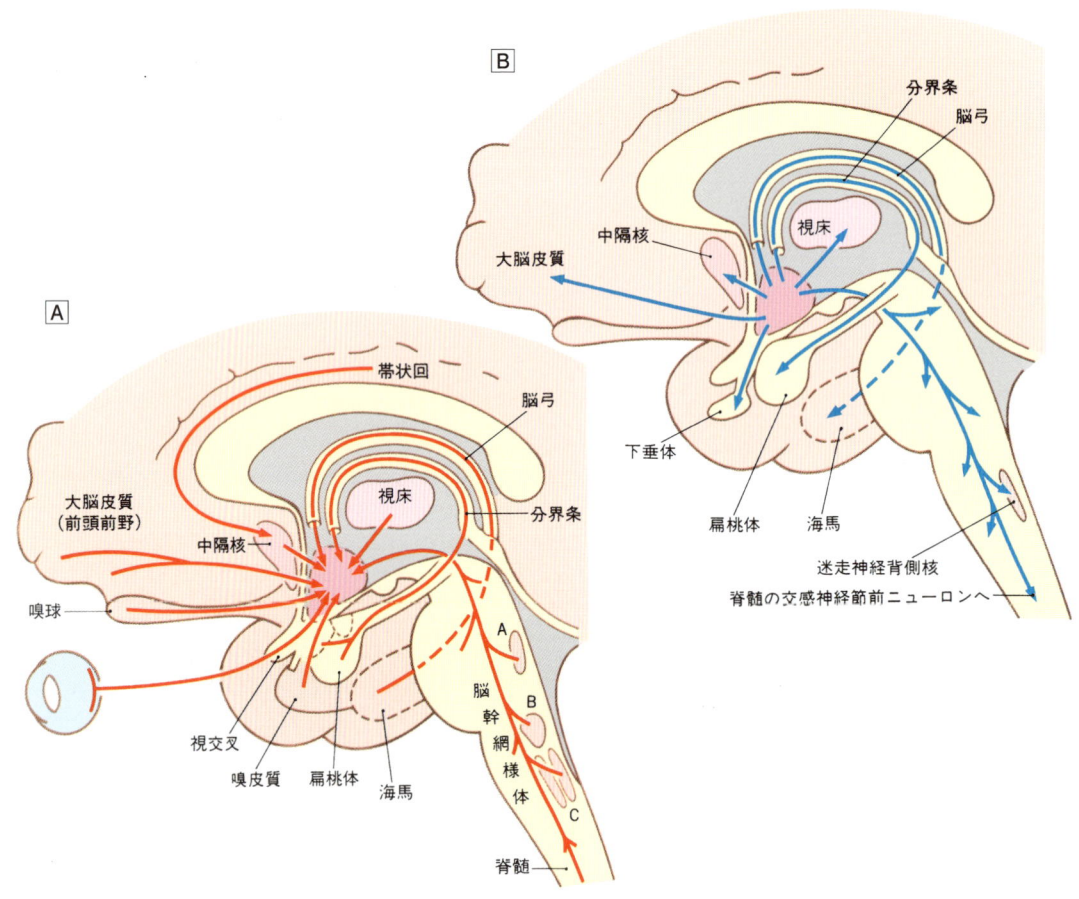

図15-6 視床下部に入出力する求心性線維と遠心性線維 Ⓐ視床下部に入力する求心性線維：視床下部には視覚，嗅覚情報が入力し，さらに脊髄・脳幹を介して体性感覚情報が，孤束核を介して内臓感覚情報が入力する．上位中枢からも海馬からは脳弓を，扁桃体からは分界条を，帯状回からは中隔核を介して入力する．大脳皮質からは視床を介する入力と，前頭前野のように直接入力するものとがある．A：青斑核，B：縫線核，C：孤束核．Ⓑ視床下部から出力する遠心性線維：視床下部は出力を下垂体後葉や正中隆起に送り，下垂体ホルモン分泌を調節する．この他大脳皮質（主に視床を介して），中隔核，扁桃体，海馬，脳幹・脊髄など，入力を受けた部位のほとんどに出力を送っている．（Brodal[9]に基づく佐藤[A]より）

の占める割合は脳全体のわずか0.3％に過ぎない（図15-5A）．わずかな領域であるにもかかわらず，視床下部は生体の恒常性（ホメオスタシス）維持に最も重要な役割を果たす．視床下部は，ヒトを含めた動物共通の本能，種の維持にとっても極めて重要な部位である（第3章参照）．このため，生存するための脳ともよばれ[7,8]，その重要性のためか，最も外部から損傷を受けづらい脳の深部に位置している．

視床下部がホメオスタシスに重要な働きを持つことができるのは，視床下部の構造とそこに存在するニューロンの特性のためである．視床下部に

は，血液脳関門が弱いために物質透過性の高い部分がある．こうした部位では循環血液中の物質濃度を感知しやすく，内部環境の変化に感受性の高いニューロンが現れる．実際，視床下部は前端の視索前野から後端の乳頭体までの間で，種々の核と領野とに区分され，その各々の核が異なった感覚情報に感受性を持っている（図15-5B）．

視床下部は下位の脊髄・脳幹から情報を受けているが，それだけではない．嗅球，網膜からの感覚情報，さらには上位の視床・大脳辺縁系・大脳皮質からも情報を受けている（図15-6A）．一方で，視床下部は脳の広範な領域や脊髄など，入力

15 自律神経機能の中枢

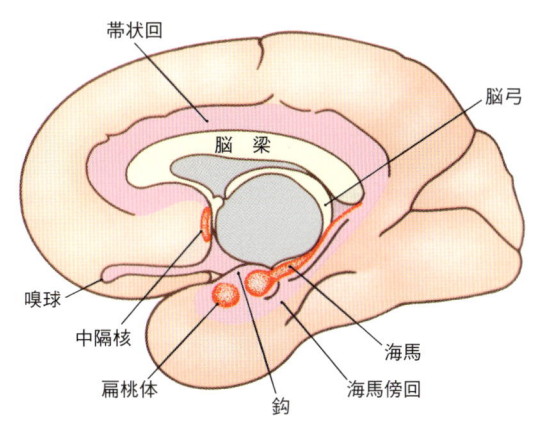

図 15-7 大脳辺縁系の領域 右半球を内側面から見た図．ピンクおよび赤の領域が辺縁系．中隔核，扁桃体や海馬は脳の内部にある．（Brodal[9]に基づく佐藤[A]より）

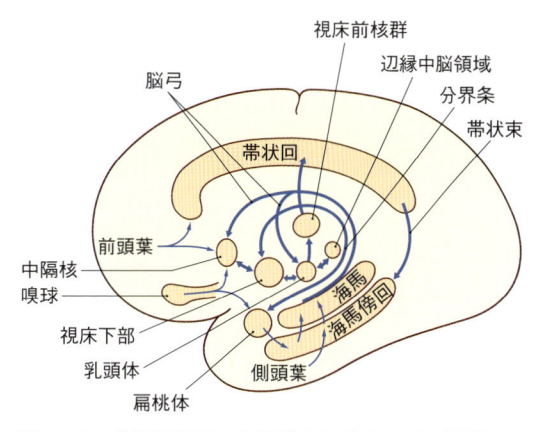

図 15-8 大脳辺縁系の各領域およびその周辺領域間の線維連絡の模式図[B]

を受けた部位のほとんどに情報を送っている（図15-6B）．このため，視床下部は単独で機能を担うというよりは，上位中枢と下位中枢との相互連絡によって機能を発現していると考えるべきである．すなわち，大脳辺縁系など上位中枢からの影響を受けつつ脳幹や脊髄に作用し，自律神経活動やホルモン分泌を介して自律性反応の発現と調節を行っている．このように，視床下部は自律性反応の中核を担っている．

大脳辺縁系

　大脳辺縁系 limbic system を簡単に表現すると，視床下部の周囲を取り巻く辺縁皮質と，辺縁皮質と解剖学的つながりの深い皮質下領域より構成される．辺縁皮質は帯状回，海馬傍回，鉤などに，皮質下領域は中隔核，扁桃体，海馬などに区分され（図 15-7），これらの領域とその近接領域には，複雑な線維連絡がある．たとえば扁桃体は分界条を介して視床下部と連絡し，海馬は脳弓を介して中隔核や乳頭体と連絡する（図 15-8）．

　大脳辺縁系の定義は研究者によっていくぶん異なる．その理由は，大脳辺縁系の研究が歴史的に情動と結びつけられており，情動には視床下部や脳幹，さらには大脳皮質など他の脳領域を考慮に入れる必要があるためである．もともと Broca（仏，1878）は，大脳半球の脳梁と間脳を取り巻いてい

る内側面の C 字状の表面部分，嗅葉，帯状回と海馬傍回を大脳辺縁葉とよんだ[10]．この部位は最初嗅覚に重要な場所と考えられたが，その後，嗅覚から生じる情動と関連づけられるようになった．Papez（米，1937）は脳弓，乳頭体，視床下部，海馬傍回，帯状回を連絡する神経回路（Papez の回路）が情動に関連していることを示した[11]．MacLean（米，1949）は Papez の情動回路をさらに拡大して，扁桃体と海馬も重要であると解釈し，これらの領域を Broca の大脳辺縁葉と Papez の情動回路に加え，大脳辺縁系とよぶに至っている[12]．

　大脳辺縁系は，部位によって著しく異なる機能を持つので，機能面から 1 つにまとめることは簡単ではない．自律機能への関わりとしては，視床下部との密接なつながりのもとに，本能および情動行動とその際に伴う自律反応の協調と統御に重要な役割を果たしている（p.220 参照）．

大脳皮質

　大脳皮質 cerebral cortex が障害されても，自律性反応はほとんど影響を受けないとされてきた．一般に自律神経の支配を受ける自律機能は，意識的な制御を受けないともいわれてきている．しかし大脳皮質と大脳辺縁系とは神経回路で連絡があるので，大脳皮質・大脳辺縁系・視床下部・脳幹

57

第1章 ● 自律神経系の概要

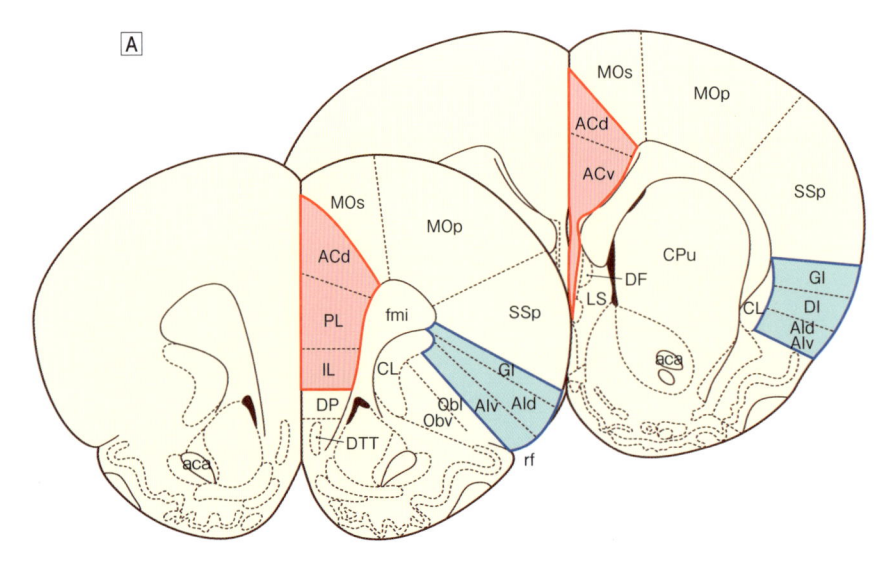

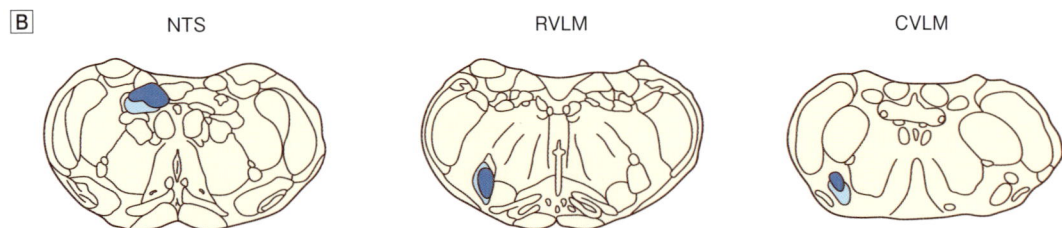

図 15-9 中枢性自律神経調節に関わる大脳皮質領域と延髄への線維連絡 Ａ 内側前頭前野（背側および腹側の前帯状回 ACd と ACv, 前辺縁皮質 PL, 下辺縁皮質 IL よりなる）を赤色，島皮質（背側および腹側の無顆粒島皮質 AId と AIv, 顆粒島皮質 GI, 異顆粒島皮質 DI よりなる）を青色で示す．Ｂ 青色で示す NTS（孤束核），RVLM（吻側延髄腹外側野），CVLM（尾側延髄腹外側野）に，内側前頭前野や島皮質からの下行性投射がある．（Verberne[13]より改変）

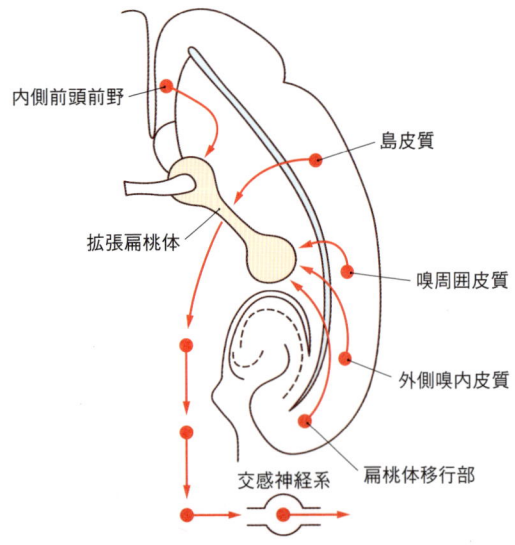

図 15-10 大脳皮質から交感神経系への予想される出力経路 大脳皮質の交感神経関連領域は拡張扁桃体複合体を支配する．そこから交感神経系の調節に関わる視索前部，視床下部，脳幹の領域に出力する．（Westerhaus & Loewy[14]より）

という順に神経回路が働いて，自律機能が調節されうる．大脳皮質が視床下部あるいは脳幹に直接連絡して，自律機能を調節する経路もありうる．実際，運動機能の場合と同様に，自律機能も大脳皮質によって合目的的に巧妙に調節されている面がある．では，大脳皮質のどの領域が自律神経系を調節しているのだろうか．過去20年の研究成果から，**内側前頭前野** medial prefrontal cortex と**島皮質** insula の2つの部位が，自律神経系の調節に重要な役割を果たしていることが明らかになってきている（図 15-9A，図 15-10）．

島皮質について初めて記載をしている Reil（独，1809）は，この領域を精神活動の座と考えていたようである[15]．現在では，言語や感情などの機能に加えて，内臓の感覚に重要な部位であることがわかっている．内臓求心性線維からの情報は延髄

の孤束核に入力した後，島皮質に送られる．PETやfMRIなどの脳機能画像解析によれば，島皮質は主に心血管系の自律機能，あるいは内臓の痛み感覚に付随する情動・摂食などの自律機能に関与することが示唆されている（p.189参照）．

図15-9Bは，内側前頭前野や島皮質から，延髄の孤束核あるいは延髄腹外側野に入力があることを示している．内側前頭前野や島皮質は情動性の内臓調節に関与することから，大脳辺縁系として捉える考え方もある．

小脳

小脳 cerebellum 虫部前葉の刺激は，頸動脈結紮で起こる血圧上昇を抑制したり，視床下部外側部刺激で起こる骨格筋血流増大（防衛反応の1つ）を抑制する．小脳の室頂核の刺激は，脳血流の増大，交感神経の興奮による血圧上昇と心拍数増加をもたらす．同部位を破壊すると平均血圧は変化しないが，体位変換時の循環調節は障害される．このような事実から，小脳は循環機能のトーヌスではなく，種々の循環反射（たとえば運動時）の心臓血管系の調節に関与していると推測されている．

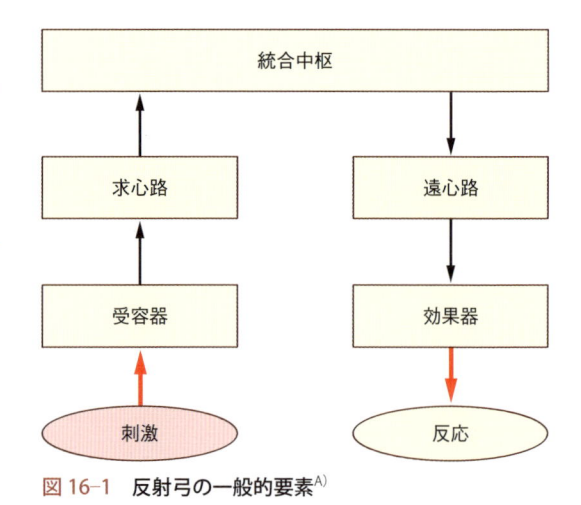

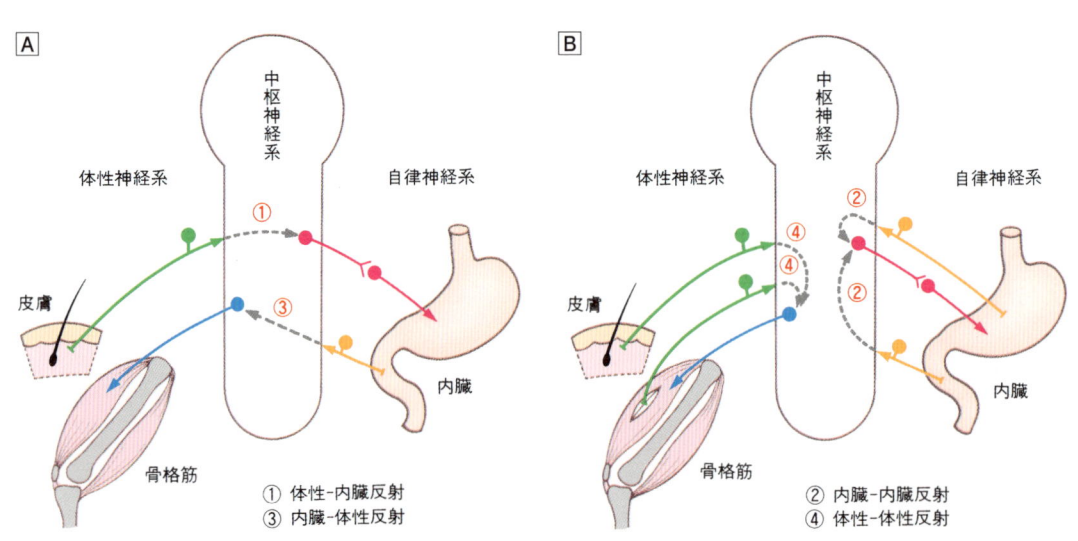

自律神経機能の反射性調節

Clause 16

　自律神経機能は多くの場合，中枢神経系を介して反射性に調節されている．反射とは，刺激を感受する受容器，それを中枢神経系に伝える求心路，求心性情報を統合処理し，指令を発する統合中枢（反射中枢），統合中枢の指令を効果器に伝える遠心路，反応を起こす効果器の 5 要素よりなる（図 16-1）．

　反射は，求心路と遠心路が自律神経系と体性神経系のどちらに属するかによって，次の 4 種類に大別される．

　体性-内臓反射 somato-visceral reflex：体性神経を求心路，自律神経を遠心路とする反射（図 16-2A の①）．皮膚や筋の体性感覚神経の刺激によって内臓の働きが調節される．**体性-自律神経反射** somato-autonomic reflex ともいう．光刺激によって縮瞳が起こる対光反射，口腔の機械的刺激や味覚刺激によって起こる唾液分泌反射，寒冷刺激によって起こる体温調節反射など，各種の生理機能の自律性調節において重要な役割を果たしている（p.175 参照）．

　内臓-内臓反射 viscero-visceral reflex：自律神経を求心路，遠心路とする反射（図 16-2B の②）．

図 16-1　反射弓の一般的要素[A]

図 16-2　**自律神経と体性神経による反射性調節**[A]　[A] 自律神経系と体性神経系が相互に作用し合う反射．[B] 自律神経系あるいは体性神経系それぞれに独立に起こる反射．
① 体性-内臓反射
③ 内臓-体性反射
② 内臓-内臓反射
④ 体性-体性反射

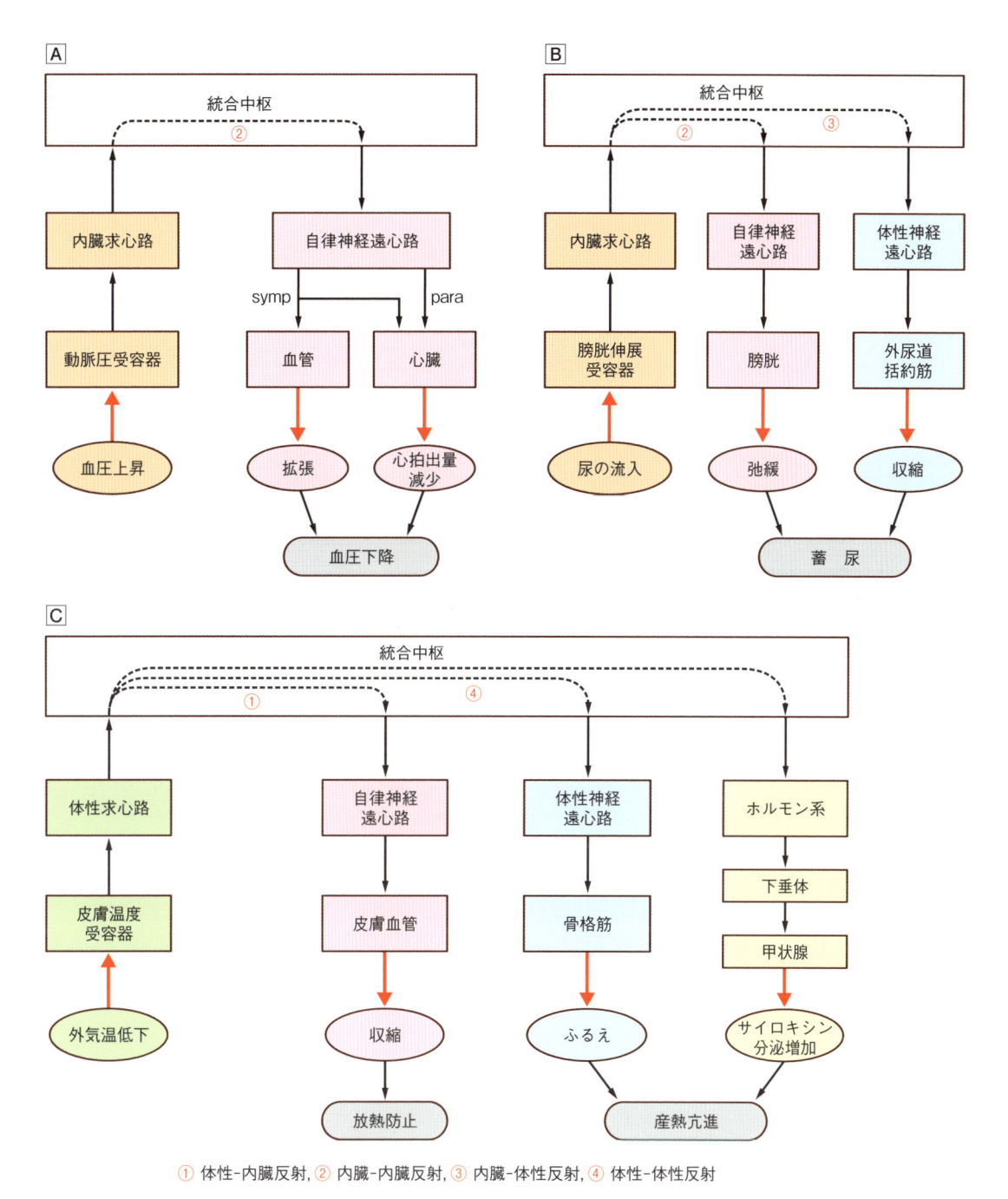

① 体性-内臓反射, ② 内臓-内臓反射, ③ 内臓-体性反射, ④ 体性-体性反射

図 16-3　自律神経機能の反射性調節の例[A)]

A 内臓-内臓反射の例：動脈圧受容器反射．血圧が上昇すると，血管からの情報によって血管と心臓へ内臓-内臓反射が誘発されて，血圧が低下してもとに戻る．血圧が下降するとこの図と逆の反応が起こり，やはり血圧が安定に保たれる．symp：交感神経，para：副交感神経

B 内臓-体性反射の例：蓄尿反射．膀胱に尿が流入すると，膀胱からの情報によって外尿道括約筋が収縮する内臓-体性反射が起こり，尿の漏出が抑えられる．同時に膀胱が弛緩する内臓-内臓反射も起こり，膀胱内にさらに尿が貯留する．

C 体性-内臓反射の例：外気温低下時の体温調節反射．外気温が低下すると，皮膚からの体性感覚情報によって皮膚血管が収縮する体性-内臓反射が起こり，体表面からの放熱が防止される．同時に骨格筋への体性-体性反射が起こり，骨格筋がふるえを起こして産熱が亢進する．さらにホルモン系への反射も起こり，サイロキシン分泌増加により組織の代謝が亢進して産熱が増大する．その結果，体温の低下が防がれる．

内臓求心性線維を伝わる内臓の状態に関する情報によって，内臓の働きが調節される．たとえば食物による胃や腸の刺激によって，胃の運動や分泌機能が調節される反射や，動脈の血管壁に存在する圧受容器からの情報によって起こる圧受容器反射，膀胱の伸展受容器からの情報によって膀胱が弛緩したり収縮する反射などがある．

内臓-体性反射 viscero-somatic reflex：自律神経を求心路，体性神経を遠心路とする反射（図 16-2A の③）．内臓求心性線維を伝わる内臓の状態に関する情報によって，骨格筋の収縮性が変化する．肺の伸展受容器や血管の化学受容器の情報によって呼吸筋の活動が調節される反射，排尿反射の際に膀胱の伸展受容器の情報によって外尿道括約筋の収縮が調節される反射などがある．

体性-体性反射 somato-somatic reflex：体性神経を求心路，遠心路とする反射（図 16-2B の④）．筋や皮膚の体性感覚神経の刺激によって，骨格筋の収縮性が変化する．伸張反射や皮膚反射などがある．

反射性調節というと，図 16-2B の②や④のように，体性神経系あるいは自律神経系のそれぞれ独立したシステムにおける反射がよく知られているが，図 16-2A の①や③のような自律神経系や体性神経系の両システムにまたがる反射も存在する．

自律神経機能の反射性調節には，図 16-2 の①②③の反射が関与する．種々の自律神経機能の反射性調節は，これらのうち 1 つの反射に属するとは限らず，2 種類，時には 3 種類の反射が統合されて起こる場合が多い．さらに神経系の反射ばかりでなく，ホルモンの分泌を調節する反射も起こることがある．それらの実例について，比較的単純なものから複雑なものまで，図 16-3 に示す．

第2章 ● 各種機能の自律神経による調節

本章では，各器官の自律神経支配様式の特徴について理解を深める

眼の機能の調節

Clause 1

眼の平滑筋の特徴

　眼に入る光の量は，**瞳孔** pupil の大きさで決まる．明るいところでは瞳孔が縮んで入射光を減らし，薄暗いところでは瞳孔が広がってより多くの入射光を受ける．瞳孔の大きさは，瞳孔周囲の虹彩にある同心円状に走る**瞳孔括約筋** sphincter of pupil と，放射線状に走る**瞳孔散大筋** dilator of pupil の張力のバランスで決まる（図1-1，図1-2A）．また，焦点調節に重要な**水晶体** lens の厚みは，**毛様体筋** ciliary muscle により調節される．近くのものを見る時は毛様体筋が収縮して水晶体を厚くし，遠くのものを見る時は毛様体筋が弛緩して水晶体を薄くすることによって網膜上に鮮明な像ができる．瞳孔括約筋，瞳孔散大筋，毛様体筋はいずれも平滑筋であり，その収縮性は自律神経によって調節される．

自律神経の分布と働き

副交感神経

　眼に分布する副交感神経節前ニューロンは，中脳のEdinger-Westphal核（EW核）に起始し，動眼神経を通って脳幹を出て，毛様体神経節に至り，ここで節後ニューロンにシナプス連絡する（図1-1）．節後ニューロンは短毛様体神経を通って，瞳孔括約筋と毛様体筋に分布する．副交感神経節後ニューロンからはAChが放出され（図1-

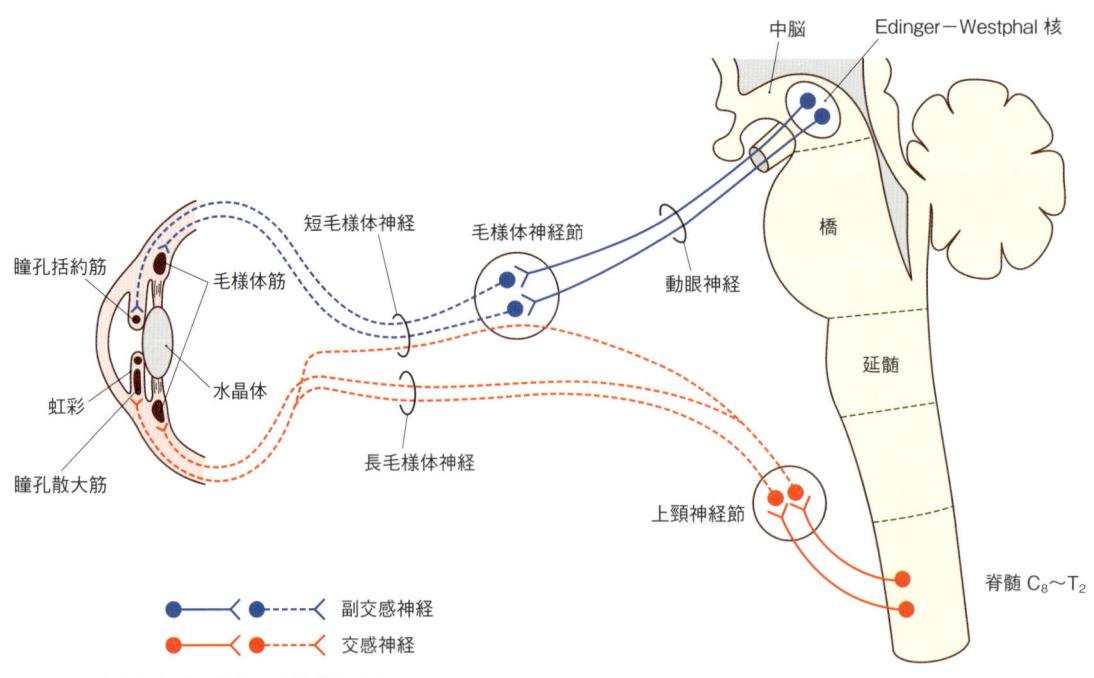

図1-1　瞳孔および毛様体の自律神経支配　神経支配をわかりやすく示すため上方の虹彩に副交感神経支配を，下方の虹彩に交感神経支配を分けて示してある．（佐藤[A]より改変）

2A)，ムスカリン受容体に作用して瞳孔括約筋と毛様体筋を収縮させる（表1-1）．ある種の動物では，副交感神経節後ニューロンからサブスタンスP等の神経ペプチド，NOも放出されるらしい．副交感神経は瞳孔散大筋にも分布して，瞳孔散大筋を弛緩させるとの報告もある[1]．

交感神経

眼を支配する交感神経節前ニューロンは，第8頸髄〜第2胸髄の中間質外側核に起始し[2]，頸部交感神経を通って上頸神経節に至り，ここで節後ニューロンにシナプス連絡する（図1-1）．節後ニューロンは長毛様体神経および短毛様体神経を通って，瞳孔散大筋と毛様体筋に分布する．交感神経節後ニューロンからはNAが放出され（図1-2A），瞳孔散大筋のα受容体に作用して収縮させ，毛様体筋のβ受容体に作用して弛緩させる（表1-1）（交感神経の毛様体筋弛緩作用は軽度であり，生理的意味を疑問視する考えもある[3]）．交感神経節後ニューロンからは，NPYやATPなどの神経ペプチドも放出される．

瞳孔の調節

瞳孔の大きさは，瞳孔に分布する自律神経によって調節され，通常の状態では，交感神経と副交感神経活動のバランスで決まる．副交感神経活動が高まると，瞳孔括約筋が収縮して**縮瞳** miosis が起こる．逆にこの神経の働きが抑制されると**散瞳** mydriasis が起こる．交感神経活動が高まると，瞳孔散大筋が収縮して散瞳が起こる．逆にこの神経の働きが抑制されると縮瞳が起こる（図1-3）．自律神経には互いの調節を助ける働きもある．たとえば，副交感神経緊張で縮瞳傾向にある時は瞳孔散大筋支配の交感神経活動は低下して，縮瞳の起こりやすい状況が作られる．また，交感神経緊張で散瞳傾向にある時は瞳孔括約筋支配の副交感神経活動は低下して，散瞳の起こりやすい状況が作られる（p.23参照）．

自律神経による瞳孔の調節を応用し，臨床では

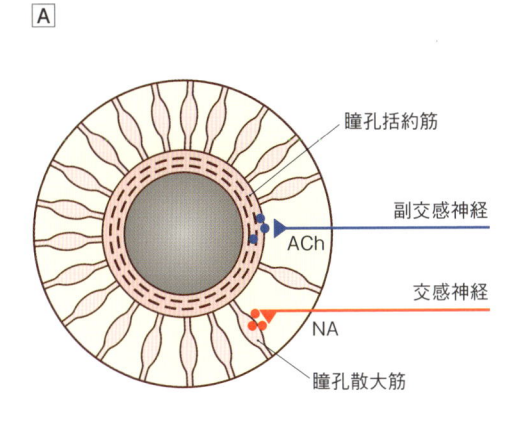

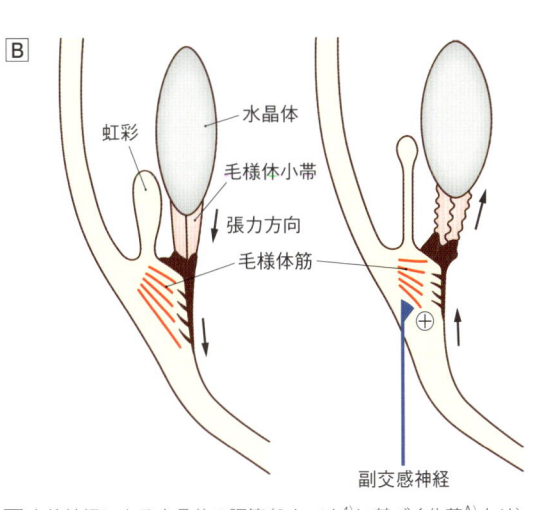

図1-2 眼と自律神経 A 瞳孔の正面拡大図とその神経支配．B 自律神経による水晶体の調節（Schmidt[4]に基づく佐藤[A]より）

表1-1 瞳孔および毛様体に及ぼす自律神経の効果[A]

効果器	交感神経（アドレナリン作動性）		副交感神経（コリン作動性）	
	レセプター	反応	レセプター	反応
瞳孔散大筋	α受容体	収縮（散瞳）	—	—
瞳孔括約筋	—	—	ムスカリン受容体	収縮（縮瞳）
毛様体筋	β受容体	遠方視に対し弛緩	ムスカリン受容体	近見時に収縮

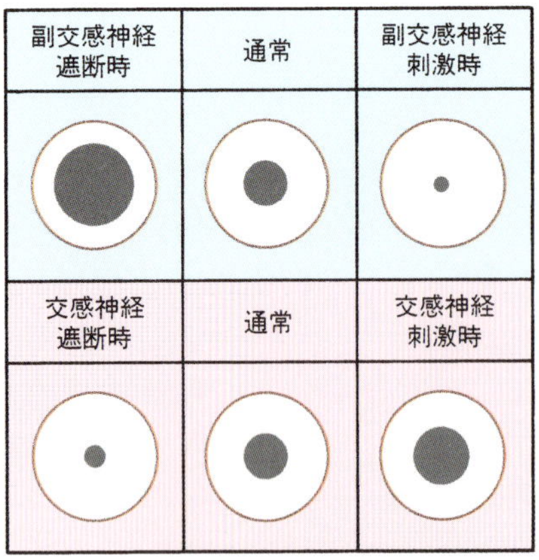

図 1-3 自律神経による瞳孔径の調節
(渡邊と新美[5]に基づく佐藤[A]より)

さまざまな薬が使われる．たとえば，副交感神経遮断薬のアトロピン水溶液には，少量の点眼で散瞳効果がある[*1]．交感神経作動薬のアドレナリンにも散瞳効果がある．一方，副交感神経作動薬のピロカルピンやAChの分解を防ぐ抗コリンエステラーゼ薬は縮瞳を起こし，末梢性障害の診断などに用いられる[6]．

瞳孔は中枢性の調節も受ける．覚醒時には，副交感神経系の起始核であるEW核に，上位中枢である**中脳中心灰白質**から抑制性の入力がある．このため，副交感神経の活動は昼間に抑えられて，瞳孔括約筋が弛緩し，瞳孔が広がりやすい．瞳孔括約筋は瞳孔散大筋に比べて筋肉それ自体が強力であり，初めに瞳孔括約筋が弛緩しないことには瞳孔散大筋も収縮しにくいしくみとなっている．中脳中心灰白質からEW核への入力を断つと，副交感神経の活動レベルは高まり，縮瞳をきたす[7]．睡眠中や麻酔時には，この中枢からの抑制が外れて縮瞳をきたすらしい．

近年，青斑核のNAニューロンの活動と瞳孔径の間には正の相関があることが示された[8]．この報告に基づけば，覚醒時には，まず青斑核のNAニューロンが興奮し，このニューロンが中脳中心灰白質に入力してEW核への抑制をもたらし，結果的に散瞳の起こりやすい状況が作られているらしい．実際，中脳中心灰白質と青斑核との間には解剖学的な連絡が認められる．中脳中心灰白質は副交感神経系の縮瞳経路のみならず，交感神経系の散瞳経路にも関与しており，瞳孔反応における交感および副交感神経活動の切り替えを行っている可能性も示唆されている[9]．

水晶体の調節

水晶体の厚みは，毛様体筋の収縮性が変化して調節されるが，この調節は主に副交感神経によって行われる．水晶体は，普段は水晶体につながる毛様体小帯線維によって眼球壁方向に引っぱられて，やや扁平状態になっている．副交感神経が興奮して毛様体筋が収縮すると，毛様体小帯線維がゆるんで水晶体の厚みが増す（図1-2B）．その結果，水晶体の焦点距離は短くなり，近くのものに焦点が合うようになる．

反射性調節

対光反射

強い光が眼に入ると，瞳孔は瞬時に縮小する（図1-4A）．その潜時は約0.2秒である．これを**対光反射** light reflex という．対光反射は，網膜を強い光から保護する意味で重要である．

対光反射は，眼からの求心性情報によって，中脳の対光反射中枢が働き，反射性に瞳孔括約筋支配の副交感神経遠心路が興奮することによって起こる．一側の眼からの視神経求心性線維は両側の中脳視蓋前域に投射し，さらに視蓋前域のニューロンはEW核に両側性に投射する（図1-4B）．そのため，一側の眼の刺激で，両側の眼に縮瞳が起こる．光刺激を受けた側の瞳孔に起こる対光反射を直接対光反射，対側の眼に起こる対光反射を共感性対光反射とよぶ（図1-4A）．

対光反射は，視神経，中脳，動眼神経中の副交感神経を介して起こる反射なので，網膜から中脳に至る視覚路や，瞳孔を支配する自律神経の異常の診断に利用される．特に脳死の判定の基本事項

[*1] 毛様体筋の収縮も弱まり，水晶体の厚みは減って，焦点は遠くのものに合うようになる．

1 眼の機能の調節

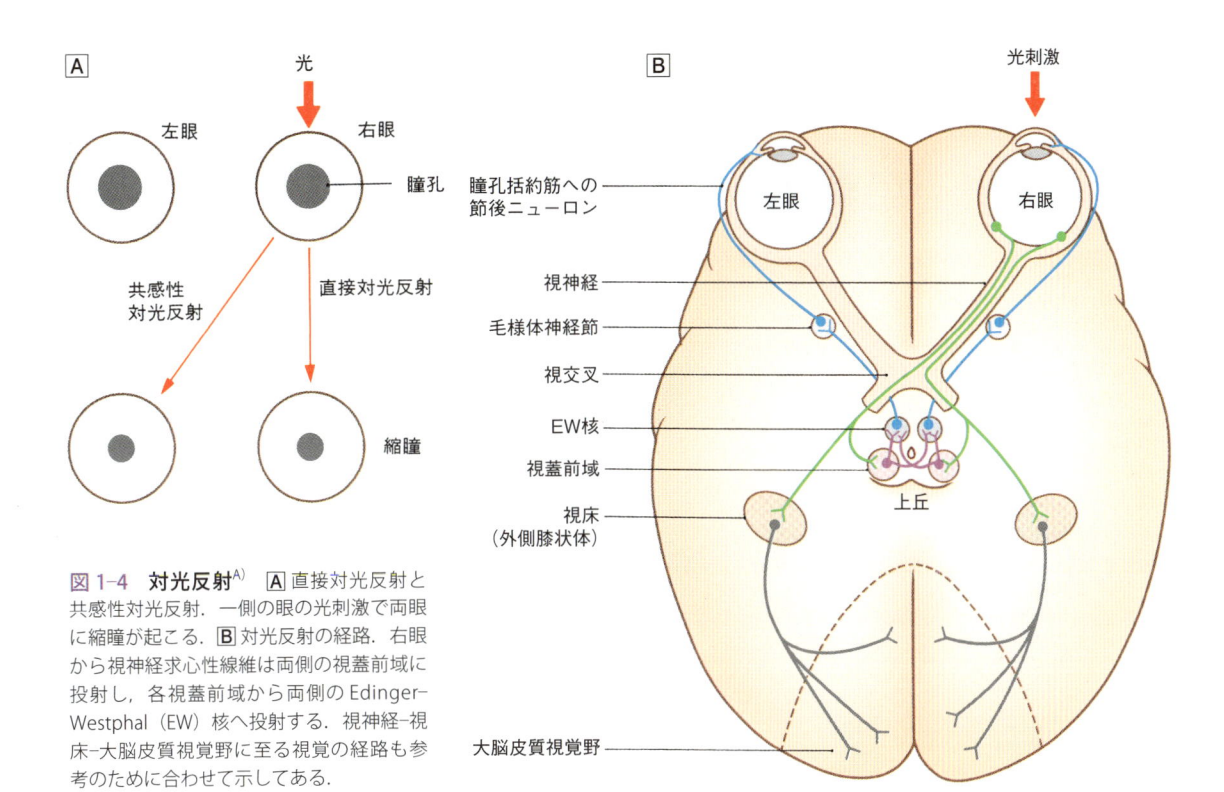

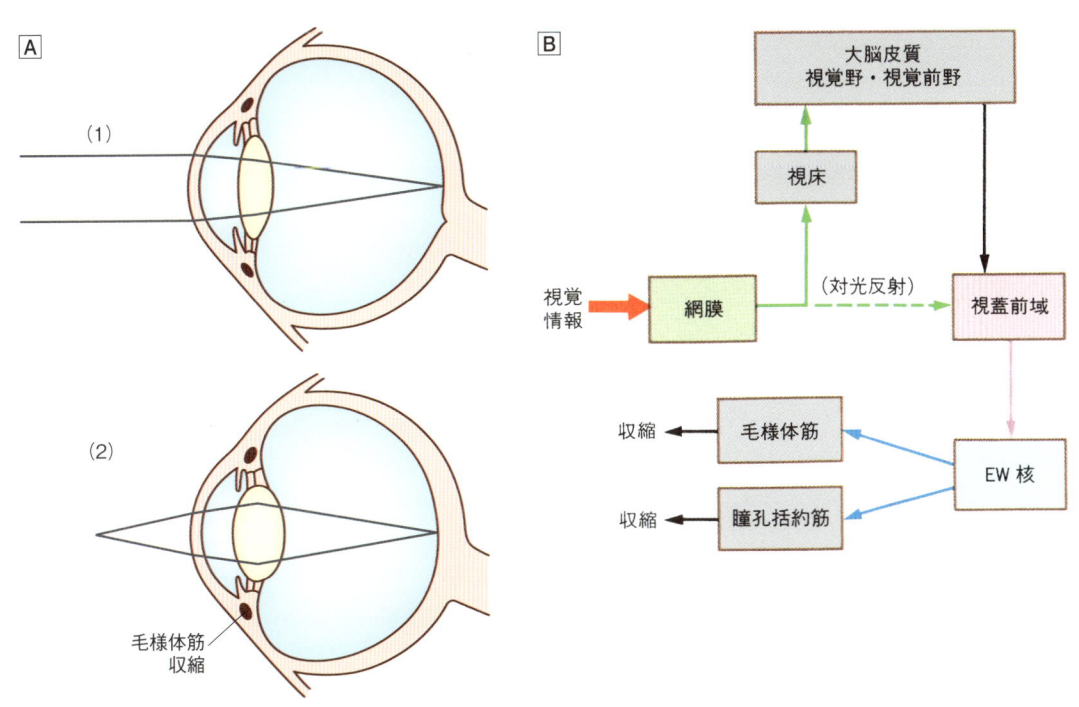

図1-4 対光反射[A)] Ⓐ 直接対光反射と共感性対光反射．一側の眼の光刺激で両眼に縮瞳が起こる．Ⓑ 対光反射の経路．右眼から視神経求心性線維は両側の視蓋前域に投射し，各視蓋前域から両側のEdinger-Westphal（EW）核へ投射する．視神経-視床-大脳皮質視覚野に至る視覚の経路も参考のために合わせて示してある．

図1-5 近見反応[A)] Ⓐ 近見反応の際の水晶体の厚みの増大．(1) 遠くを見る場合，(2) 近くを見る場合．Ⓑ 近見反応の経路の模式図．自律神経を遠心路とする経路のみを示す．比較のために破線で対光反射の経路も示してある．

として重要である．

近見反応

　近くのものを見る時には，**遠近調節** accommodation による水晶体の厚みの増大（屈折力の増大）（図 1-5A），縮瞳，眼球の内寄せ（**輻輳運動** convergence movement）が起こる．水晶体の厚みの増大および縮瞳は副交感神経，輻輳運動は内直筋支配の運動神経を遠心路とする反応である．これら3つの反応を合わせて**近見反応** near response（あるいは**近見反射** near reflex）という．

　近くのものに眼の焦点を合わせようとすると，視覚情報に基づいて大脳皮質視覚野や視覚前野から中脳へ下行性指令が出される．この下行性指令は，視蓋前域を介して EW 核に起始する副交感神経遠心路を興奮させる（図 1-5B）．その結果，毛様体筋が収縮して，水晶体の厚みを増し屈折力が増大する．また，瞳孔括約筋が収縮して縮瞳が起こる．さらに，大脳からの指令によって動眼神経核の内直筋支配運動ニューロンが興奮して，内直筋が収縮し，眼球が内側に動く．これらの反応の総合結果として，鮮明な視覚像が得られる．

痛みや精神的興奮による散瞳

　痛みや興奮により，瞳孔支配の交感神経活動が亢進して散瞳が起こる．麻酔して情動の影響を取り除いた状態でも，痛みを起こすような刺激を与えると散瞳が起こる．これは，体性感覚神経の求心性情報によって，反射性に瞳孔支配の交感神経遠心路が興奮して瞳孔散大筋が収縮するためである．

涙腺の機能の調節

Clause 2

　涙 tear は**涙腺** lacrimal gland で産生・分泌される．その量は1日約5 m*l* である．涙には，角膜や結膜の湿潤性および恒常性の維持，眼表面を感染から防御するなどの役割がある．涙腺（主涙腺）は眼球の上外側にあり（図2-1），その大部分は眼窩部に位置する[*1]．

自律神経の分布と働き

　涙腺は交感神経と副交感神経による二重の自律神経支配を受ける（図2-1）．一般に，交感および副交感神経は効果器に対し拮抗性に作用するが，涙腺ではどちらの神経も涙の分泌を促すという特徴がある．ただし，副交感神経の活動が特に重要であり，顔面神経麻痺などでこの神経が障害されると涙は急減する．涙液分泌における交感神経の役割は今なお不明な点も多いが，蛋白質の分泌を促す役割があるらしい[1]．涙腺の自律神経支配の様式は，唾液腺と類似している（p.136 参照）．

副交感神経

　副交感神経節前ニューロンは，橋の**上唾液核** superior salivary nucleus に起始する．節前線維は

[*1] 主涙腺の一部は，上眼瞼挙筋の腱により隔てられ眼瞼部にも存在する．

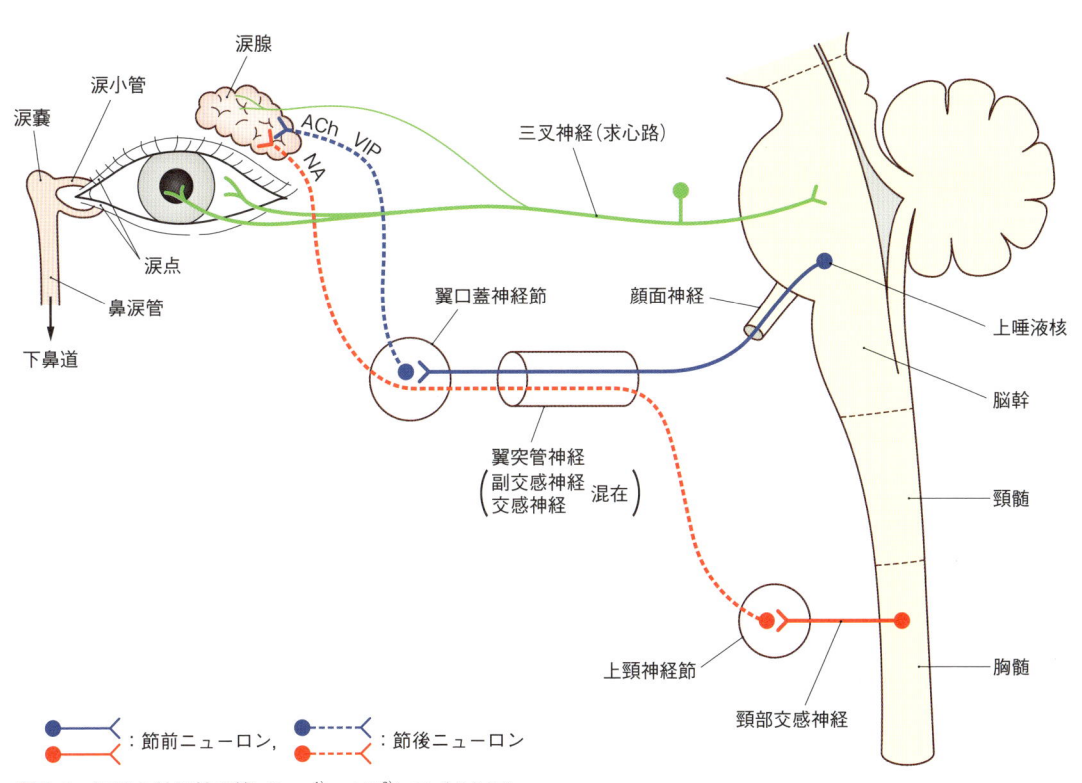

図 2-1　涙腺の神経性調節（Dartt[1]；小幡[2]に基づき作図）

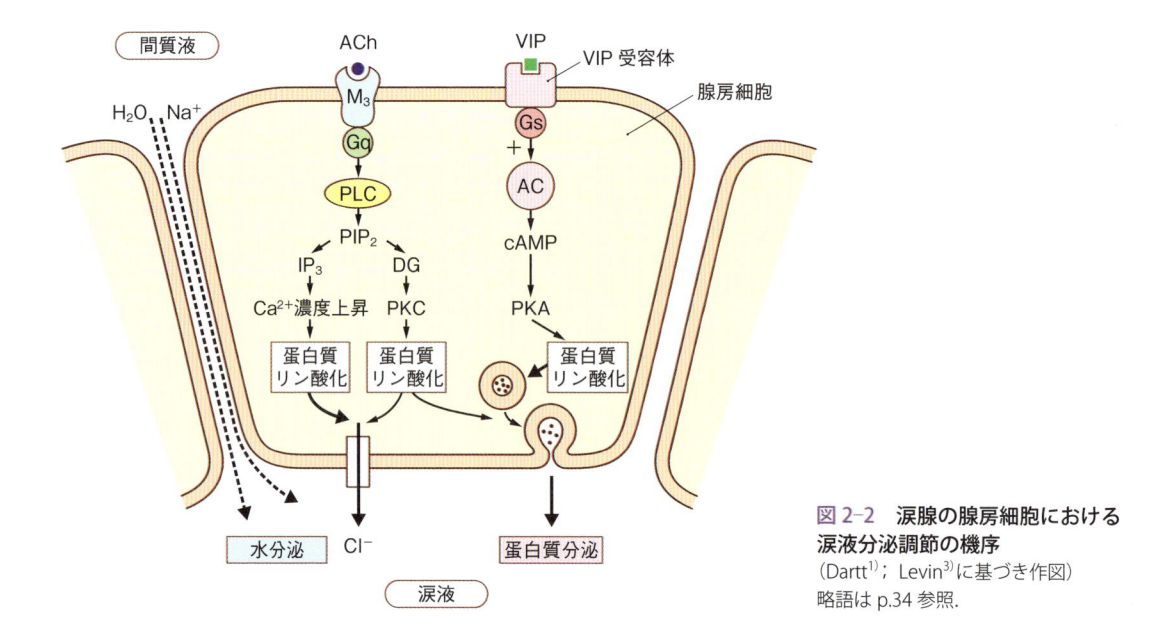

第2章 ● 各種機能の自律神経による調節

図2-2 涙腺の腺房細胞における涙液分泌調節の機序
(Dartt[1]；Levin[3]に基づき作図)
略語はp.34参照．

顔面神経から分岐して大錐体神経，翼突管神経となり，翼口蓋神経節で節後ニューロンにシナプス連絡する．節後ニューロンは涙腺に分布する（図2-1）．

副交感神経が活動すると節後線維末端からAChが放出され，涙腺の腺房細胞のムスカリン（M_3）受容体に作用する（図2-2）．M_3受容体の活性化により，細胞内情報伝達系が賦活化されて（p.34参照），涙が分泌される．蛋白質の分泌は主に開口分泌に，水分と電解質の分泌は浸透圧の勾配に起因する．水分の輸送にはアクアポリンも関与する（p.137参照）．M_3受容体アゴニストは海外ではドライアイ[*2]の治療に適用されているが，汗をかきやすくなるなど副作用もあり，日本ではあまり使用されていない．

副交感神経節後線維末端からはVIPも放出される．VIPを過剰に産生する疾患では涙が多く，ヒトの涙の生成に果たすVIPの役割は大きいと考えられている．VIPが涙液中の蛋白質を分泌する場合，腺房のVIP受容体に作用し，cAMP系を駆動してプロテインキナーゼA（PKA）を活性化するようである（図2-2）．AChやVIPの受容体拮抗薬で涙腺の血管拡張は抑制されないので，これらの伝達物質の血管拡張に関する役割は不明である．

交感神経

交感神経は胸髄上部より出て，上頸神経節でシナプスを変え，その後は大錐体神経と合流して翼突管神経となり，涙腺に分布する（図2-1）．種差もあるが，一般に涙腺への交感神経の分布は少ない．

交感神経が活動すると，節後線維末端からNAが放出され，主に腺房細胞の$α_1$受容体に作用する．一般にはNAが$α_1$受容体に作用すると，細胞内でPLCが活性化されてIP_3を生成する（p.34参照）．しかし涙腺の場合には，腺房細胞の膜にあるNO合成酵素が活性化され，cGMPの上昇を招いて蛋白質などの分泌が起こるらしい[1]．$α_1$受容体がどのような機序でNO合成酵素を賦活化するかは明らかにされていない．

涙液分泌の調節

涙には3種類ある．一つ目はドライアイにならないための**基礎分泌としての涙**basal tearである．二つ目は，目にゴミが入ったり，タマネギの汁で角膜が刺激を受けて出る涙で，**防御反射としての**

[*2] Sjögren症候群：涙腺や唾液腺のリンパ球浸潤を主体とする自己免疫疾患．ドライアイ・口腔乾燥を主徴とする．

涙 reflex tear である．反射性の経路は，求心路が三叉神経，遠心路が副交感神経である（図2-1）．角膜と結膜に分布する三叉神経は脳幹に入力すると，反射性に副交感神経を活性化して涙を分泌する．涙腺に分布する三叉神経はごくわずかである．三叉神経の伝達物質はCGRPあるいはSPと考えられている．

三つ目の涙は，人間だけが流す**情動性の涙** emotional tear である．情動性の涙を誘発する因子は，発達段階によってさまざまであり，たとえば赤ん坊の場合には，お腹がすいた，おむつが濡れた，足をぶつけて痛いなど，自己のストレスで誘発される．人は涙を抑えることを覚えて赤ん坊から子供，そして大人へと成長していく．その成長過程で，時には悔し涙をこぼしてしまうこともあろう．懐かしさのあまり電話の向こうの声を聴いて涙が流れることもあれば，他人の気持ちに共感して止めどもなく涙があふれることもある．こうした情動性の涙が流れる場合，心の領域を含む上位脳からの下行性司令が，脳幹の上唾液核を賦活化させることになる．

有田らによれば，映画を見て感動して泣く際に，**内側前頭前野** medial prefrontal cortex が活性化する[4]．内側前頭前野は共感に重要な領域として知られ，とりわけ人間で発達している．この研究では，自律神経機能の指標として同時に心拍も測定しており，泣き出しそうに感じる予兆の時期に心拍が上昇し，感極まって実際に涙を流し始めると心拍が低下することが示されている．このことは，感動して泣く際に，交感神経から副交感神経への瞬時の切り替えが起こることを示唆しており，実際，流涙時の切り替えの現象は他の研究者によっても報告されている[5〜7]．ただ，切り替えを起こすしくみはなぞである．内側前頭前野が関与している可能性が指摘されている[4,8]．

情動性の涙を流す際に，交感から副交感へ切り替えが起こることは，経験的にも理解できる．たとえば，幼児が母親に説教をされている場面を思い浮かべてみてはどうだろうか．怒られている最中に涙は出ない．緊張で交感神経の活動が高いためであろう．母親の説教が終わって頭を撫でられた途端に，涙がこぼれたりする．おそらく，安堵して副交感神経への切り替えが起こり，涙とともに高ぶっていた気持ちも洗い流されるのだろう．

気道の調節

Clause 3

　気道 airway は，外気と肺 lung をつなぐ空気の通り道であり，**鼻腔** nasal cavity，**咽頭** pharynx，**喉頭** larynx，**気管** trachea，およびその分枝である**主気管支** main bronchus，**細気管支** bronchiole，**終末細気管支** terminal bronchiole からなる（図3-1）．その容積は成人で約 150 ml であり，ガス交換に関与しないことから機能的には**解剖学的死腔**とよばれる．終末細気管支はさらに**呼吸細気管支** respiratory bronchiole を通ってガス交換の場である**肺胞** alveolus に達する．

　気道のうち，気管およびその分枝の一部は軟骨に取り囲まれているが，細気管支になると軟骨が少なくなり，平滑筋に富む．この平滑筋には自律神経が分布していて，気道の径や気道平滑筋のトーヌスを調節する．自律神経は気道の血流や粘液の分泌なども調節する．

副交感神経

　気道支配の副交感神経節前ニューロンは，延髄の疑核に起始し，**迷走神経**を通って気道に至り，気道の壁内で節後ニューロンにシナプス連絡する．節後ニューロンは気道平滑筋や粘膜下腺に分布する（図3-2）．

　副交感神経が活性化されると節後線維末端から ACh が放出され，気道平滑筋のムスカリン（M$_3$）受容体に作用して気道平滑筋を収縮させる．また，粘膜下腺の M$_3$ 受容体に作用して粘液を分泌する．副交感神経は安静時にもトーヌスを持ち，気道の緊張性を維持しているが，喘息患者ではこのトーヌスが異常に高かったり，ACh が過剰に放出されるために発作が起こるらしい[1]．喘息の発作自体，副交感神経活動の高い明け方に起こりや

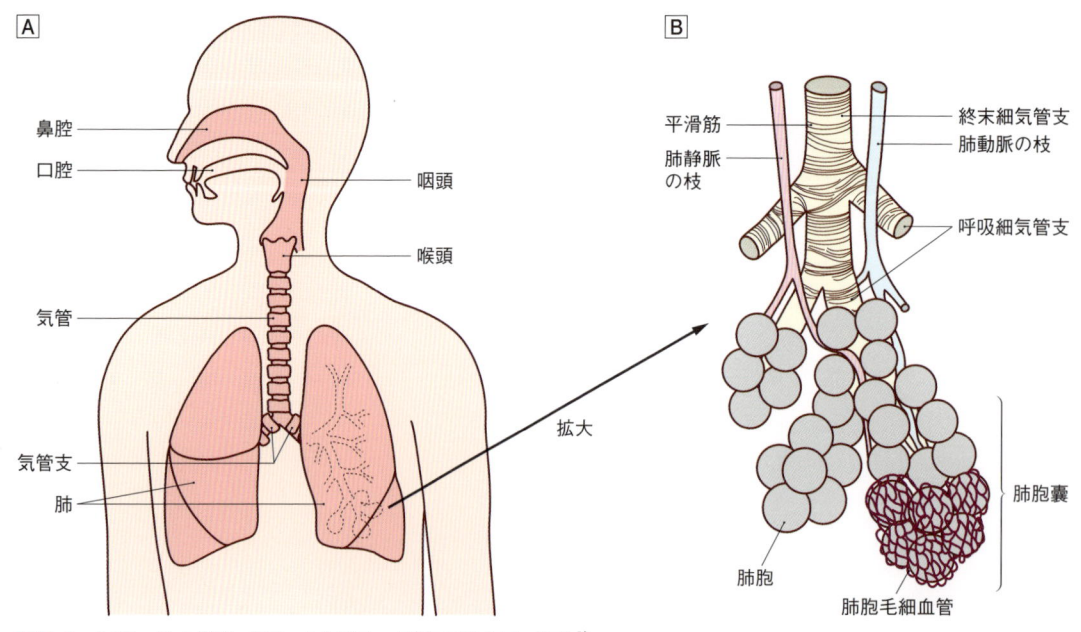

図3-1　気道・肺の構造（A）と気管支・肺胞の拡大図（B）[B]

3 気道の調節

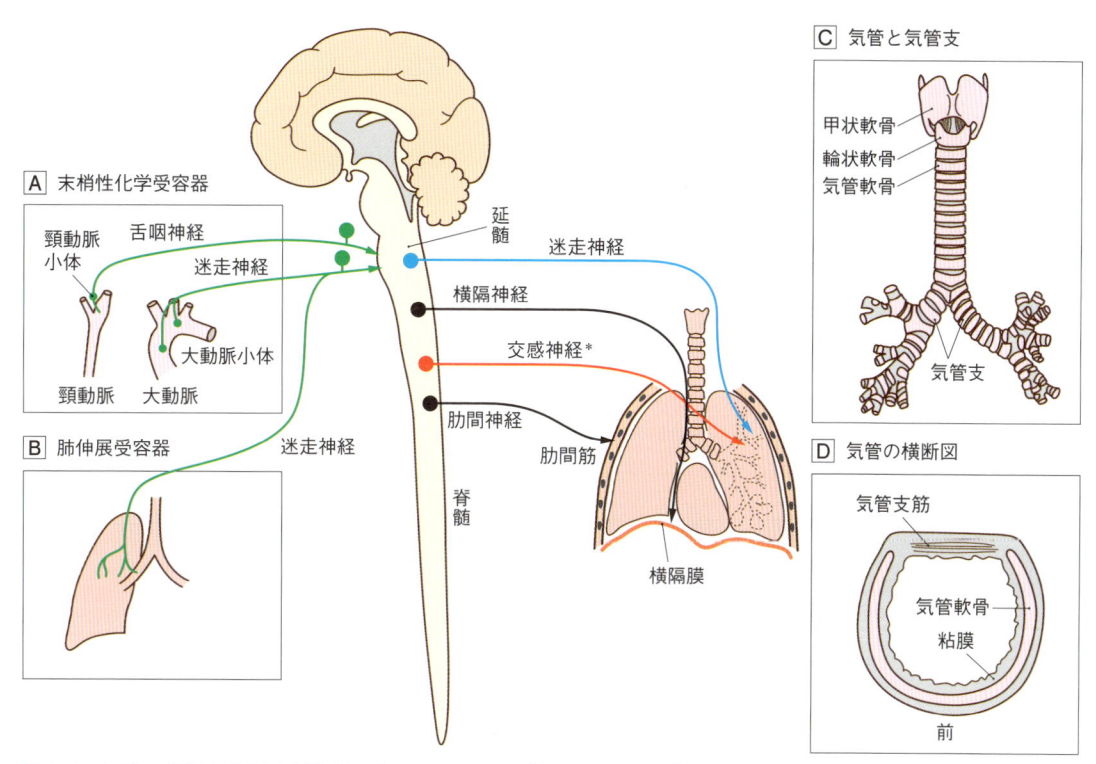

図 3-2 気道の神経支配を示す模式図 (C, D: Kahle, et al[2]に基づく佐藤ら[p]より)
＊ただし，ヒトの気道に分布する交感神経はわずかである．

すいことが知られている．節後線維の末端にはM_2受容体が存在し，通常はAChの放出に対し抑制性に作用しているが，この自己受容体が喘息患者では機能せず，気道の狭窄を起こしやすくなっているとの報告もある[1,l)].

コリン作動性の副交感神経に加えて，気道にはNO作動性，ペプチド作動性の副交感神経も存在する．NOやVIPは気道平滑筋に対してAChと拮抗的に作用するらしい[l)]．ヒトの場合，気管支の拡張を起こす主な伝達物質はNOといわれている．VIPは動物では気管支拡張作用を示すが，ヒトでは主に血管の拡張作用を示すようである．

交感神経

動物では，気道平滑筋に交感神経が分布しており（図3-2），節後線維末端から放出されるNAが平滑筋を弛緩させることが知られている．しかしヒトの場合，気道に分布する交感神経はごくわず

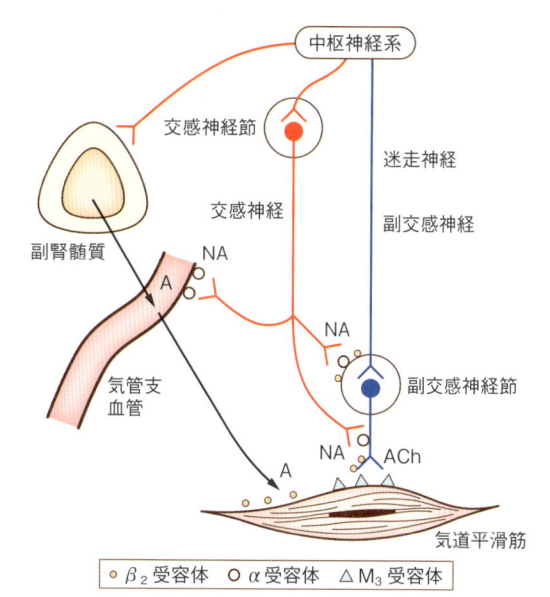

図 3-3 気道平滑筋の自律神経による調節 ヒトの気道では，気道平滑筋の弛緩には血中アドレナリン(A)が重要である．(Barnes[l)]より改変)

かである．しかも気道平滑筋には分布していないので，平滑筋を直接弛緩させるような役割はない[1,l)]．ヒトの場合，交感神経は気管支の血流調節に関わっているようである．

ただし，ヒトの気道平滑筋にはβ_2受容体が豊富に存在し，受容体の賦活化に伴って平滑筋は弛緩する．これは交感神経の活性化によって副腎髄質からアドレナリンが分泌され，血中のアドレナリンがβ_2受容体に作用するためと考えられている（図3-3）．β遮断薬が喘息を悪化させることもよく知られている（p.30参照）．交感神経から放出されるNAが副交感神経に作用し，AChの放出を抑制して平滑筋を弛緩させるメカニズムも示唆されている．この呼吸しやすい状況は昼間の活動時の呼吸にとって都合がよい．

求心性線維

気道に分布する求心性線維はトーヌスを持っており，気道の状態を絶えず中枢に伝えて，呼吸の反射や防御的反射に役立っている．たとえば，咽頭あるいは気道粘膜の刺激は舌咽神経ならびに迷走神経を求心路として**咳反射** cough reflex を起こす．また，鼻粘膜の刺激は三叉神経を求心路として**くしゃみ反射** sneeze reflex を起こす．これらの反射は，気道に侵入した異物を排出する防御的反射である．迷走神経を求心路とする防御的反射が，喘息患者で高まっているとの報告もある[1,l)]（p.186参照）．

Clause 4

呼吸調節

呼吸のしくみ

呼吸は**酸素**（O_2）を用いて，生きるための**エネルギー**を得る手段である．Lavoisier（仏，1789）によれば，酸素を使ってろうそくの炎が燃えるように，体内でも酸素によって大きなエネルギーが作られている[1]．エネルギー（ATP）が作られる際には副産物として**二酸化炭素**（CO_2）も同時に生成され，このCO_2が体内にたまると血液が酸性に傾いて危険な状態に陥るため，CO_2は絶えず呼気として体外に排出される必要がある．

O_2は鼻腔から体内に入り，気道を通って肺に達し，肺から血液に移行して全身を巡る（p.72,図3-1 参照）．鼻と口を塞ぐと人はすぐさま死に至るように，生きるためには新鮮なO_2が絶え間なく体内に取り込まれなければならない．O_2はどのようなしくみで体内に入ってくるのだろうか．そのしくみに大きく関わっているのが**横隔膜** diaphragm など吸気に関わる筋肉（吸気筋）の収縮である．横隔膜は胸腔と腹腔の境目にあるドーム状の筋肉で，収縮すると沈下して胸郭が下方へ広がる（図4-1A, C）．また，**外肋間筋**が収縮すると，肋骨が挙上して胸郭が横方向へ広がる（図4-1B, C）．このように横隔膜や外肋間筋が収縮すると胸郭が広がり，その結果，胸腔内圧が下がってO_2が外界から気道を通って肺に流入する．呼吸数が12回/分の普通の呼吸の場合には，この吸気の過程はおよそ2秒間で，その後に約3秒間の呼気過程が続く．呼気の後にはまた吸気が始まり，呼吸はこの繰り返しである．

吸気の過程と違って，安静時の呼気は筋肉の収縮を必要としない．吸気時に収縮した筋肉が弛緩すると，肺と胸郭の弾性によって胸郭も胸腔内圧ももとの状態に戻り，体内で生成されたCO_2が肺から体外に排出される．吸気の過程では横隔膜の沈下に伴って腹部の内臓が外方向へ押しやられて腹は膨らみ，呼気の過程では腹が凹む（図4-1A）．大きな声で歌う時や坐禅による呼吸法など，さら

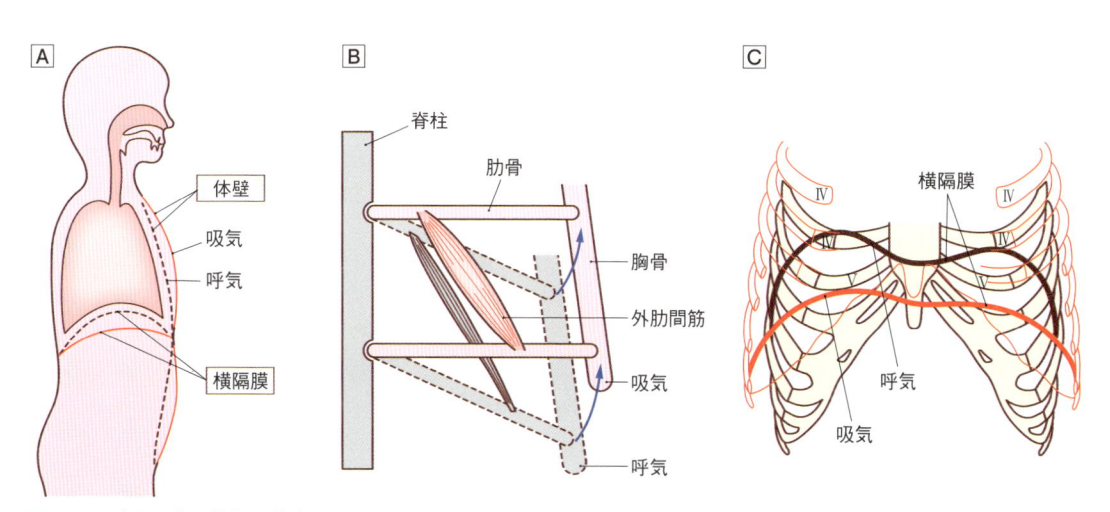

図4-1 呼吸による胸郭の動き 吸気時と呼気時の体壁（A）および肋骨（B）と横隔膜の動き（A, C）
（A, B: 佐藤ら[5]より．C: Kahle. et al[2]より）

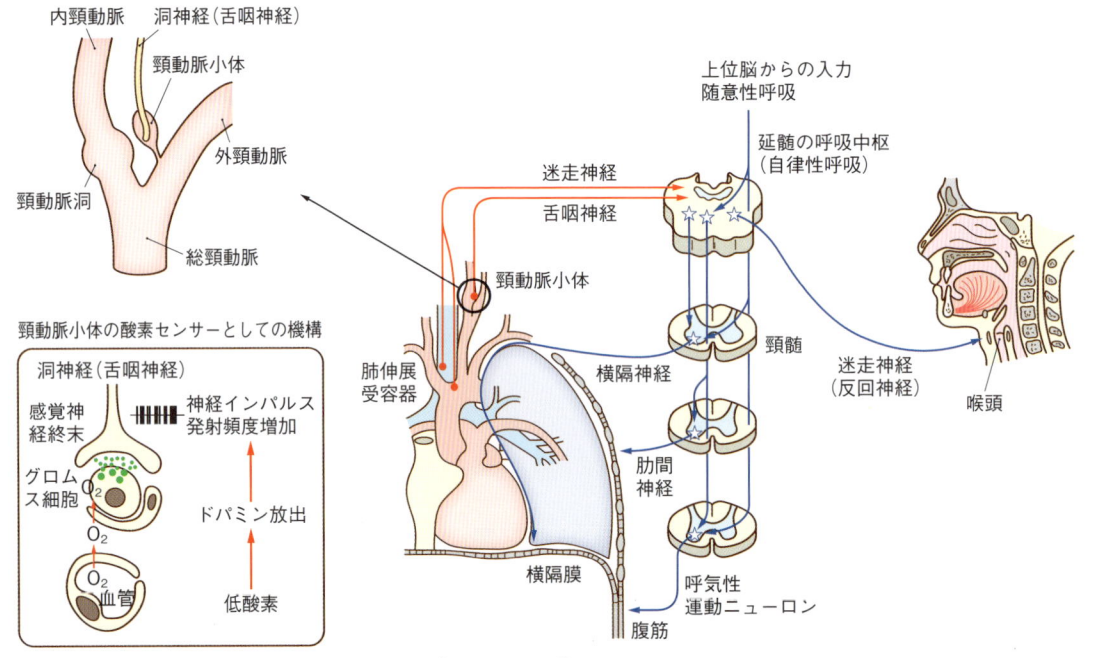

第 2 章 ● 各種機能の自律神経による調節

図 4-2 化学受容器による呼吸調節 （有田，2009[j)]と有田と原田[5)]より改変）

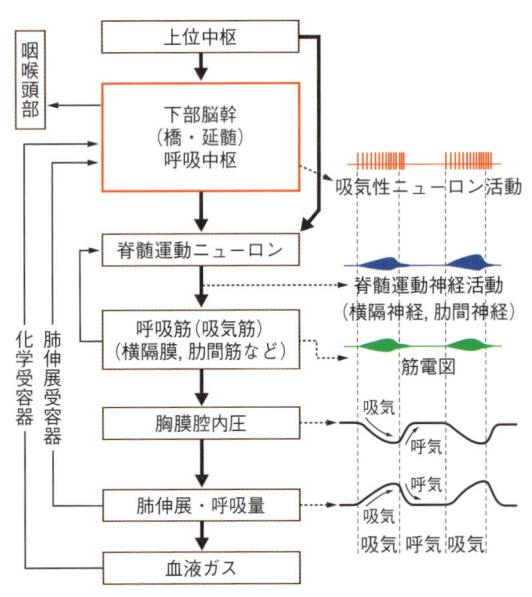

図 4-3 呼吸運動と呼吸調節 （福田，2000[j)]と有田と原田[5)]より改変）

に息を深く吐き出す際には，**腹筋群**や**内肋間筋**など強制呼気に関わる筋肉（呼気筋）の収縮が必要になる．

呼吸運動を行う筋肉は骨格筋であり，体性神経である運動神経の支配下にある．横隔膜の場合には運動神経である**横隔神経**に支配されており，その出力部位は頸髄（C3～C5）にある（図4-2）．安静時の呼吸運動は横隔膜によるものが8割を占めるため，この部位より高位で脊髄損傷が起きた場合には自発的な呼吸は不可能となる．

呼吸運動は体性神経の働きのもとで行われるため，自律神経は一見，呼吸に関わっていないようにみえる．しかし，自律神経である迷走神経を切断した場合には正常な呼吸は維持できなくなる．これは自律神経の求心性線維が，正常な呼吸を行う上で必要となるさまざまな体内の情報を中枢に送り続け，その情報をもとに適切な呼吸運動が行われているからである（図4-2，図4-3；p.73，図3-2参照）．

内臓求心性線維を介する呼吸の調節：化学受容器

動脈血中のO_2分圧は約 90～100 mmHg に保たれている．このように一定に保たれるのは，体内にO_2分圧を感知するセンサーが存在するためで

76

4 呼吸調節

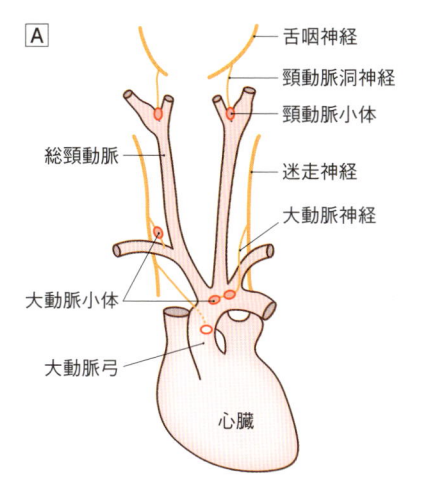

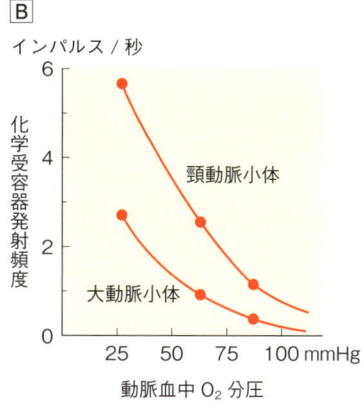

図 4-4 動脈の化学受容器 A 頸動脈小体と大動脈小体とその求心性神経[B)]．B 動脈血中 O_2 分圧と化学受容器発射頻度の関係（ネコ）．動脈血中 CO_2 分圧は 29 mmHg に一定に維持した．（Lahiri, et al[3)]に基づく佐藤ら[8)]より）

ある．そのセンサーは**頸動脈小体** carotid body とよばれ，総頸動脈の分岐部分にある（図 4-4A）．頸動脈小体は，動脈血中の O_2 分圧が減少すると興奮する特性がある[*1]（図 4-4B）．頸動脈小体内のグロムス細胞が O_2 分圧の減少を感知すると，ドパミンや ACh などの伝達物質が放出される[*2]（図 4-2 の左）．すると，頸動脈小体に分布している内臓求心性線維である洞神経（舌咽神経の枝）の活動が増加し，洞神経はその情報を延髄の孤束核に伝える（図 4-2，図 4-5）．延髄の呼吸中枢で情報が統合されると，横隔神経の活動が増加し，横隔膜が収縮して吸気活動が促進され，換気が亢進する．このように生体内には，O_2 分圧が減少すると呼吸運動を反射性に亢進し，動脈血中の O_2 分圧を正常レベルに回復させようとするしくみが存在する（図 4-3）．この反射経路は求心路が自律神経，遠心路が体性神経からなる内臓-体性反射（p.60 参照）の代表的なものである．

O_2 センサーは大動脈弓にも存在し，**大動脈小体**とよばれる（図 4-4A）．大動脈小体からの情報は大動脈神経（迷走神経の枝）を介して孤束核に伝えられる（p.73, 図 3-2 参照）．ただし，大動脈小体の役割は頸動脈小体のそれに比べてはるかに小さいと考えられている．これら 2 つの O_2 センサーを**末梢化学受容器** peripheral chemoreceptor と総

図 4-5 化学受容器による呼吸の調節を示す模式図
（有田と原田[5)]より）

称する．それぞれ，血圧調節に重要な頸動脈圧受容器，大動脈圧受容器（p.93 参照）の近傍に位置するが，これらとはまったく異なるものである．

CO_2 分圧の主要なセンサーは延髄の**延髄腹外側野**にあり，明確な境界を持つ構造ではないため，**中枢性化学感受領野**とよばれる（図 4-5）．中枢性化学感受領野は動脈血中の CO_2 分圧が高くなったことに伴う脳脊髄液中の CO_2 分圧や H^+ の上昇により興奮する．その情報は吻側延髄腹外側野で

[*1] CO_2 分圧の増加や pH の低下にも反応する．
[*2] 頸動脈小体の伝達物質は生物種によって異なるらしい[4)]．

統合されて換気量の増加を誘発する．

内臓求心性線維を介する呼吸の調節：肺伸展受容器

肺が吸気により伸展すると，気道壁や気管支平滑筋に存在する肺伸展受容器が興奮し，その情報は迷走神経性求心性線維を介して呼吸中枢に伝えられる（図4-2；p.73，図3-2参照）．その結果，吸気は抑制，呼気は促進する．これを**Hering-Breuer反射**あるいは**肺迷走神経反射**といい，吸気から呼気への切り替えに重要であるとともに，肺の過度の伸展を防ぐ一種の防御反射でもある．ただし，ヒトでは肺伸展受容器の閾値が高いので，その役割は運動時など換気量の多い時に限られているとされる．

呼吸中枢

呼吸筋は自律神経ではなく運動神経の支配下にあるため，他の内臓の筋肉と異なり，その活動をある程度意志によって調節することができる．しかし通常は，産声を上げてから死ぬ瞬間まで，呼吸は無意識のうちに一定のリズムで調節されている．寝ている間にも呼吸が継続されるのは，呼吸に関連する筋肉の活動が**延髄**にある**呼吸中枢**によって自動的に支配されているためである（図4-3）．

呼吸中枢とは，呼吸運動を制御する神経系として機能的に定義されたものであり，解剖学的には延髄の広い範囲を占める[6,9]．このうち，**吻側延髄腹外側野**には呼吸リズムを形成するニューロン群が存在する[7]（図4-5）．延髄の**孤束核**には，血液ガスの変化や肺の伸展に関する情報が内臓求心性線維を介して常時入力しているが，吻側延髄腹外側野には，これらの情報を統合し，呼吸性ニューロンに出力する役割もある．

呼吸性ニューロンとは，呼吸運動に関わる筋肉（呼吸筋と上気道筋）を制御するニューロン群で，**疑核**領域とその周囲に密に存在し[*3]（腹側呼吸性ニューロン群），呼吸に同期して活動する．また，孤束核腹外側部にも存在する（背側呼吸性ニューロン群）．呼吸性ニューロンは吸気性ニューロン（吸気時に活動が亢進する）と呼気性ニューロン（呼気時に活動が亢進する）に大別されるが，これらは混在して分布し，相互にネットワークを形成している．

上気道筋（声門開大筋と閉鎖筋）は呼吸運動と連動してリズミカルな開閉運動を行う．それは，上気道筋にも横隔膜や肋間筋と同様に，呼吸中枢からの下行性投射があるためである（図4-2の右）．呼吸中枢から上気道筋に出力するのは迷走神経（反回神経）であり，その活動に伴って，喉頭の声門は吸気時に開大し，呼気時に狭くなる．反回神経が障害されると，気道閉塞の危険がある．

呼吸による循環への影響

吻側延髄腹外側野には，呼吸中枢とともに循環中枢が存在し（p.91参照），両者の間には密接な連絡がある．全身に分布する血管支配の交感神経の自発活動には呼吸リズムが反映され，その結果，血圧に呼吸性の変動が起こる．心拍数にも，吸気時に増加し呼気時に減少するという呼吸のリズムがみられる．健常者にみられる呼吸に同期した心拍のリズムを呼吸性変動（呼吸性不整脈）といい，小児で著しい．呼吸性変動の高周波成分 0.25 Hz は迷走神経，低周波成分 0.1 Hz は交感神経の活動を反映しているとされ，臨床自律神経機能検査に用いられる[x]．

正常状態では化学受容器の活動は弱いので，それによる循環反応は起こらない．血圧が 80 mmHg 以下になると化学受容器の活動が亢進し，その情報は迷走神経や舌咽神経を介して延髄に伝えられ，呼吸機能を高める一方で，反射性に交感神経性血管収縮神経の活動を高め，血圧を上げる方向に働く．呼吸促進により肺の伸展受容器も興奮し，その入力が反射性に心臓迷走神経活動を低下させるので，その結果，心拍数は増加して心拍出量も増大する．こうした循環反応は，呼吸への反応とともに低酸素症に対する緊急反応であり，

[*3] 呼吸性ニューロンは橋や脊髄にもある．

動脈血の酸素濃度を正常レベルに回復させるとともに,組織への酸素供給を保つ役割を持つ.

呼吸と情動

呼吸は意識的に大きくしたり,小さくしたりすることができる.針の小さな穴に糸を通す際には,ほんのわずかだが息を止めることすらできる.しかし長時間息を止めることができないように,血液中の O_2, CO_2, pH の変化が大きくなると,随意性調節はできなくなる.呼吸が随意的に調節できるのは,延髄より上位にある中枢が呼吸を調節しているためである(図4-3).その神経経路は,大脳皮質運動野から皮質脊髄路,赤核脊髄路を下行して脊髄の呼吸運動ニューロンに至る.

呼吸には喜怒哀楽の感情も反映される.たとえば,不安に駆られていると,呼吸は速くなる.本間らは能を演じるシテ方の呼吸と脳の活動を調べ,心の内面が激しく揺れて扁桃体の活動が高くなると,呼吸が乱れることを報告している[8].心の内面が呼吸に現れる一方で,呼吸の仕方を変えてやれば気持ちを切り替えることもできる.坐禅による丹田呼吸法やヨガはいうに及ばず,数回の深呼吸でも心を落ち着かせることができる.逆に,長時間ゲームに熱中して息を詰めていると,いらいらした気持ちになったりはしないだろうか.

異常呼吸

Cheyne-Stokes 呼吸:無呼吸から深い呼吸,深い呼吸から無呼吸への変動が繰り返される呼吸.次の①~③を繰り返すことによると考えられている.①呼吸中枢の機能低下のために呼吸が浅くなる.②その結果,血中の O_2 分圧が低下し,末梢化学受容器を介して呼吸中枢を興奮させ呼吸が亢進する.③そのため血中の CO_2 分圧が低下して再び呼吸中枢の興奮性が下がり無呼吸となる.

睡眠時無呼吸症候群 sleep apnea syndrome:夜間の睡眠時に無呼吸が頻回に起こる病態で,上気道の閉塞による場合と,中枢性の機序によるものとがある.前者の例としては,高度の肥満のため上気道が狭くなっているところへ,睡眠による上部気道の筋肉のゆるみが生じたり,さらに中枢の CO_2 に対する反応が低下して睡眠時無呼吸が起こるものがよく知られている.舌根沈下のため,いびきを伴うことが多い.

循環機能の調節：心臓

Clause 5

　心臓はこぶし大ほどの大きさで約 300 g あり，血液を送り出す拍動性のポンプである（図 5-1）．ポンプ機能は主に心室が担っており，心室の筋肉の周期的な収縮によって血液を血管系に送り出す．左右各々の心室が，1 回の収縮で送り出す血液の量は安静時で約 70 ml，1 分間あたりでは約 5 l にも達する．肺から流入する新鮮な血液（動脈血；図 5-1 のピンク）は，左心房を経て左心室に入り，左心室の収縮によって全身の組織に送り出される．全身の組織から戻った血液（静脈血；図 5-1 のブルー）は，右心房を経て右心室に入り，右心室の収縮によって肺へ送り出される．このように血液は，左心室→体循環→右心房→右心室→肺循環→左心房→左心室と循環しており（図 5-2），心臓のポンプ機能が失われると血液の流れは止まり，脳ではすぐさま神経細胞の死が始まり不可逆的な機能不全に陥る．

心筋の特徴

　心筋は収縮に適した**固有心筋**（心房筋と心室筋）と，興奮（活動電位）の発生と伝導に適した**特殊**

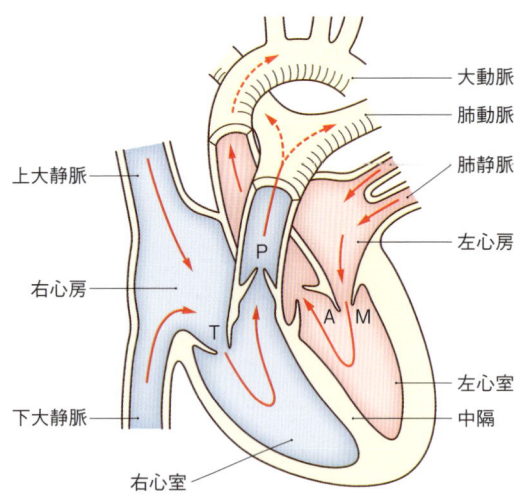

図 5-1　心臓の構造と血流　心臓の断面を模式的に示す．矢印は血流の流れる方向[B]．T: 三尖弁，M: 僧帽弁，A: 大動脈弁，P: 肺動脈弁

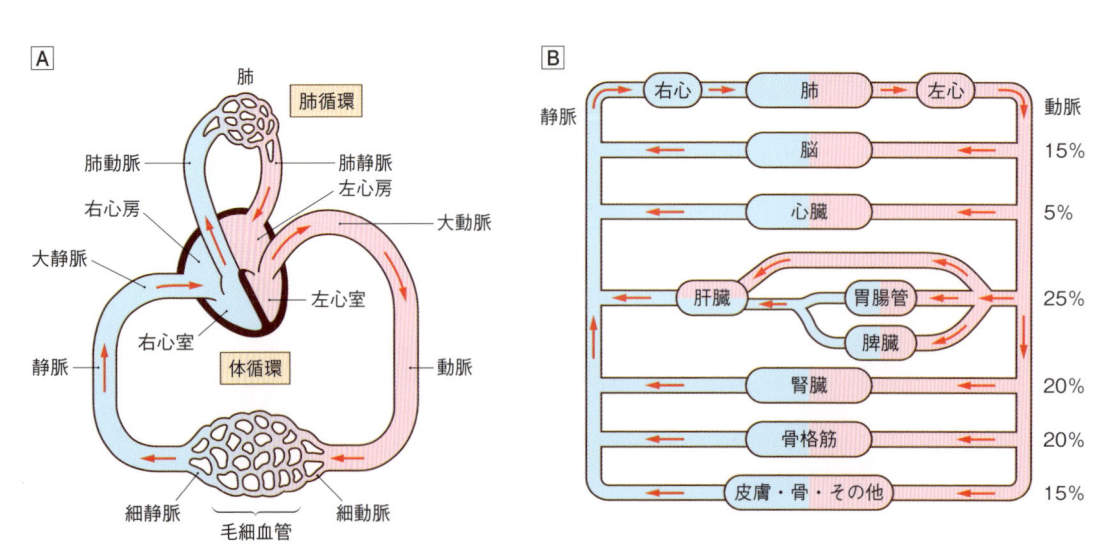

図 5-2　血液循環の経路[B]　[A] 体循環と肺循環の模式図，[B] 安静時における全身の各器官への血流配分．

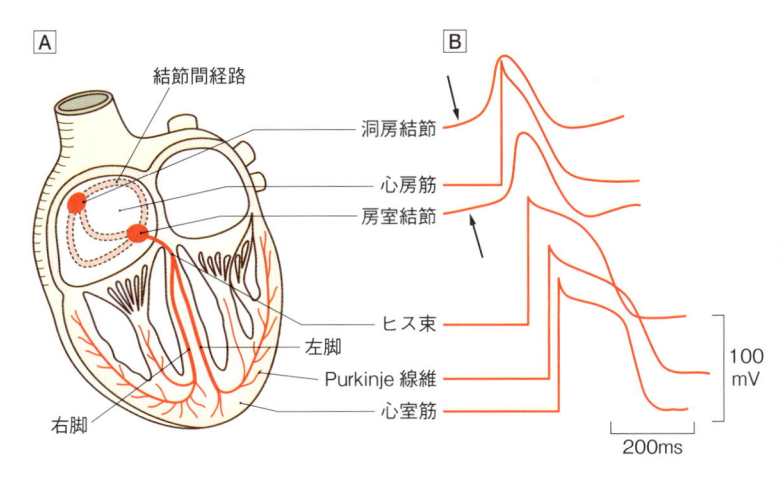

図5-3 刺激伝導系 Ⓐ刺激伝導系の模式図. 洞房結節と房室結節を連絡する結節間経路の存在については異論もある. Ⓑ心筋各部位の活動電位波形. 洞房結節と房室結節ではペースメーカー電位（矢印で示した部分）がみられることに注目.（Hoffman & Cranefield[7]に基づく佐藤ら[8]より）

心筋（一般に**刺激伝導系**という）よりなる. 心臓の大部分を占める固有心筋は, 他の内臓平滑筋と異なり骨格筋のような横紋を持つ. ただし, 骨格筋とは違って, 心筋細胞同士は電気抵抗の著しく低いギャップ結合によって吻合しており, 心房や心室はそれぞれあたかも一つの細胞（合胞体）のように機能する.

特殊心筋は, **洞房結節, 房室結節, ヒス束, 右脚, 左脚, Purkinje 線維**より構成される（図5-3）. 特殊な筋肉とよばれているのは, これらの筋肉が神経のように興奮を伝える働きをし, また, 外からの刺激がなくとも自動的に興奮できる特殊性を兼ね備えているためである. 特殊心筋のなかでも, 大静脈と右心房の境界近くにある**洞房結節** sinoatrial node（SA node）の興奮頻度は特に高く, **ペースメーカー細胞**といわれる. 洞房結節に発生した興奮は心房筋に広がり, ついで心室との境界近くにある**房室結節** atrioventricular node（AV node）, 心室中隔にあるヒス束, 右脚と左脚, Purkinje 線維を通って心室筋全体に伝えられる. 興奮が心房筋に伝わると心房が収縮し, 心房内の血液は心室内へと流入する. また, 興奮が心室筋に伝わると, 心室が収縮して心室内の血液の拍出が起こる. 房室結節とヒス束の伝導速度が遅いために, 心室の収縮は心房の収縮より少し遅れて（0.1〜0.2 秒）起こり, この遅れは心房から心室への血液の流入が完了するために重要である.

洞房結節のペースメーカー細胞では, どのように興奮が発生しているのだろうか. ペースメーカー細胞では静止時の膜電位が浅く（約−60 mV）, 不安定で, 細胞外に多い Na^+ や Ca^{2+} がごくわずか細胞膜を通り抜けて細胞内に流入するだけでゆるやかな脱分極[*1]（細胞内がプラスに傾く）を起こし, 閾値（約−50 mV）に達すると急速な Ca^{2+} の流入によって活動電位が発生する（図5-4A）. 通常, 安静時に洞房結節で発生する活動電位は 1 分間に 60〜100 回で, これが基本的な心臓の収縮リズムとなる. 洞房結節が何らかの障害を受けて興奮を起こせなくなると, 代わりに房室結節の自発的な興奮（1 分間に 40〜60 回）が心臓の収縮リズムを規定する. 房室結節の機能が不十分あるいは失われた場合には, Purkinje 線維などの自発的な興奮（1 分間に 15〜40 回）が残っているが, この興奮頻度では脳への血液供給が間に合わなくなるため, 人工のペースメーカーを埋め込むことが必要になる.

心房筋や心室筋では静止膜電位は安定していて, 深い（−80〜−95 mV）. ペースメーカー細胞の活動電位発生に K^+ や Ca^{2+} が大きく関与するのに対し, 固有心筋ではそれらに加えて Na^+ が大きく関与する. 刺激伝導系による Na^+ チャネルの活性化によって内向きの Na^+ 電流が流れ, 急速な脱分極を生じる（図5-4B）. ついで Ca^{2+} チャネルの活性化による持続性の脱分極（プラトー相）の

[*1] ペースメーカー電位あるいは歩調取り電位とよばれる.

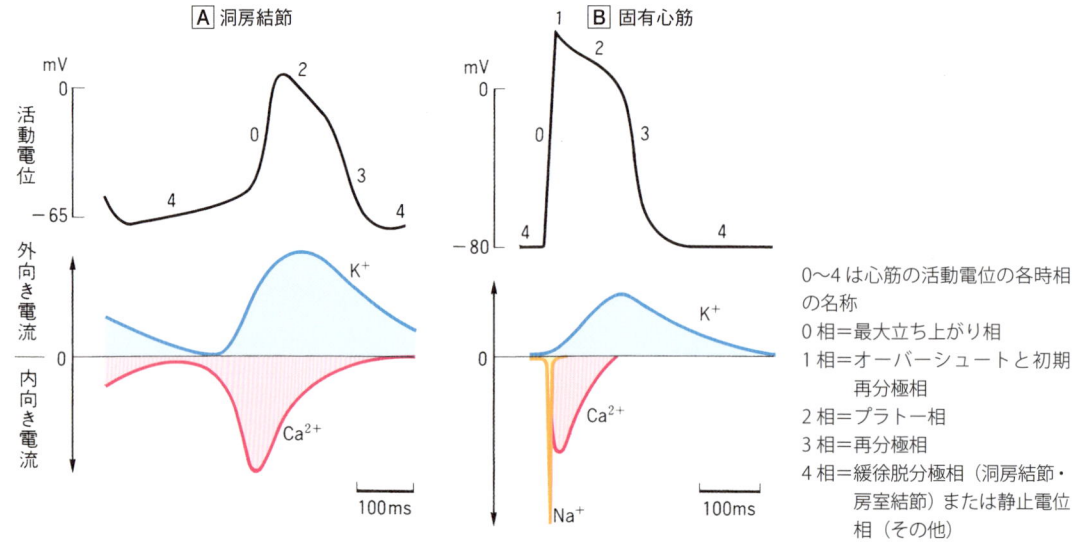

第2章 ● 各種機能の自律神経による調節

図5-4 心筋の活動電位の波形と活動電位発生に関わる主なイオン電流（Patton, et al[1)]に基づく佐藤[A)]より）

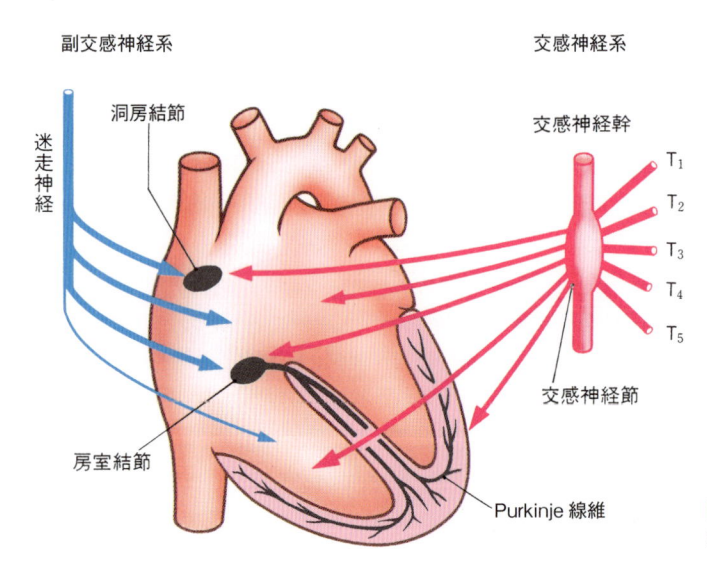

0～4は心筋の活動電位の各時相の名称
0相＝最大立ち上がり相
1相＝オーバーシュートと初期再分極相
2相＝プラトー相
3相＝再分極相
4相＝緩徐脱分極相（洞房結節・房室結節）または静止電位相（その他）

図5-5 心臓に分布する交感および副交感神経の模式図[A)]

後，K^+チャネルの活性化による再分極が起こる．心室筋ではプラトー相が長いために，心臓は十分に時間をかけて収縮できる（図5-3B，図5-4B）．

自律神経の分布と働き

心臓には自律神経が分布し，心拍数，刺激伝導系での興奮伝導の速度，心室の収縮力を変えることによって心臓の活動性を調節する（図5-5）．

副交感神経

心臓支配の副交感神経節前ニューロンは**延髄の迷走神経背側核**と**疑核**に起始（p.55，図15-4B参照）し，**迷走神経**を通って心臓に至り，節後ニューロンにシナプス連絡する．節後ニューロンは主に心房，洞房結節，房室結節に分布して心拍数を遅らせるのに役立っている．心室への分布はごくわずかなので，心室の収縮力への関与は小さい．

副交感神経節後線維末端から放出されたAChが心房のM₂受容体に作用すると，抑制性G蛋白

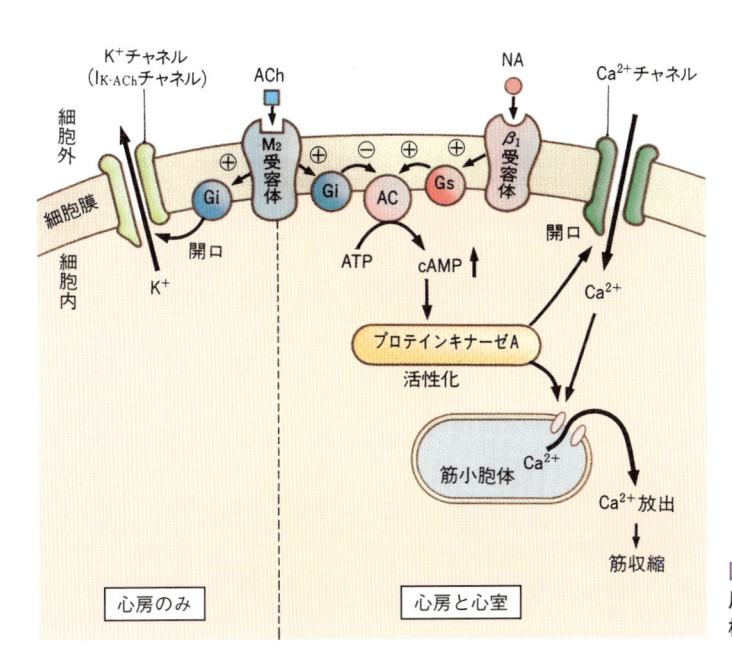

図5-6 NAとAChの心筋細胞に及ぼす作用における主な細胞内情報伝達機構[A] 略語はp.34参照.

が活性化されて特殊なK⁺チャネルが開き，細胞内のK⁺が細胞外に流出して（図5-6の左）膜電位が深くなり，Ca²⁺の細胞内への流入が減少する．その結果，洞房結節のペースメーカー電位の傾斜がゆるやかになって（図5-7Aの左），興奮頻度が低下し，心拍数が減少する．また心房筋の活動電位のプラトー相が短縮して（図5-7Bの左上），心房筋収縮力も低下する（図5-7Bの左下）．房室結節では伝導が遅れる．

心室筋には心房筋にあるような特殊なK⁺チャネルが存在しないので，AChのK⁺チャネルに対する直接の作用はない．AChが心室のM₂受容体に作用すると，抑制性G蛋白の活性化によってAC活性の抑制が起こる（図5-6の右）．そのためAC活性増加を起こす交感神経の作用が打ち消される．これらの反応の結果，心拍出量が減少する．

交感神経

心臓支配の交感神経節前ニューロンは，第1～5（7）胸髄の両側中間質外側核に起始し，頸部から上胸部の交感神経幹の神経節（星状神経節など）で節後ニューロンに連絡する（図5-5）．節後ニューロンは心臓全体に広く分布するが，右側の節後ニューロンは洞房結節のペースメーカー細胞に数多く分布している．これらは心拍数を増加させたり，刺激伝導系の伝わる速さを速めるのに役立っている．他方，左側の節後ニューロンは左心室に多数分布して，左心室の収縮力を強めるのに役立っている[2]．

交感神経節後線維末端から放出されたNAが心臓のβ₁受容体に作用すると，促進性G蛋白が活性化され，細胞内情報伝達系を介してCa²⁺チャネルが開口する（図5-6の右）．その結果，洞房結節のペースメーカー電位の傾斜は急峻になり，膜電位の閾値はわずかに低下して（図5-7Aの右），洞房結節の興奮頻度が増加して心拍数が増加する[*2]．また，細胞内に流入したCa²⁺は筋小胞体からのCa²⁺の放出を起こし（図5-6の右），心筋細胞内の収縮蛋白に作用して心筋収縮力を増強させる（図5-7Bの右下）．さらに，cAMPの増加により各種K⁺チャネルが活性化され，心筋の再分極が促進されて活動電位持続時間が短縮して不応期が短縮するので，心筋の興奮伝導性が亢進する．これらの反応の結果，心拍出量が増大する．

[*2] 不規則な心拍リズムを不整脈という．交感神経緊張は頻脈性不整脈の発生を促す．迷走神経緊張は徐脈性不整脈の発生を促す．

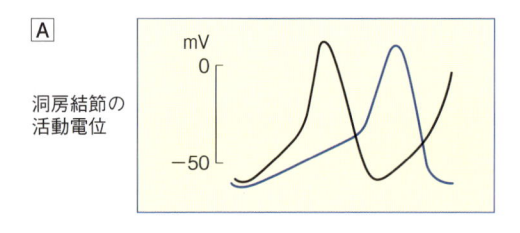

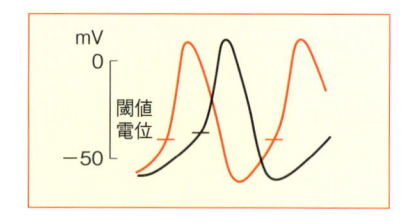

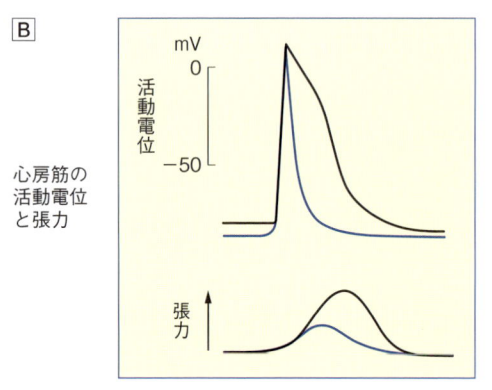

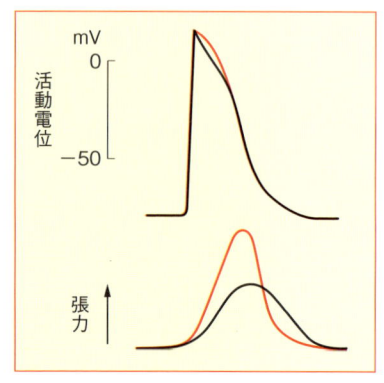

図 5-7 交感および副交感神経の心臓に及ぼす作用　交感神経刺激（NA）の作用を赤で，副交感神経刺激（ACh）の作用を青で示す．A 洞房結節の活動電位，B 心房筋の活動電位と張力．（A, B: Schmidt & Thews[1]に基づく佐藤[A,B]より）

心臓の求心性線維

心臓には2種類の求心性線維が分布している．一つは迷走神経求心性線維で，これは迷走神経遠心性線維と同じ走行を示す．もう一つは交感神経の求心性線維で，これは交感神経遠心性線維と同じ走行を示す（p.50 参照）．

迷走神経性求心性線維

心臓からの迷走神経性求心性線維は，心臓の状態を常時中枢に伝え，反射性に循環機能を最適な状況に保つよう調節している．迷走神経性求心性線維は，有髄（Aδ）および無髄（C）線維からなる．有髄線維は主に大静脈，右心房，肺静脈と左心房の接合部に分布し，無髄線維は心臓全体に分布している（図 5-8A）．

心臓には心房および心室の内圧や充満度を感受する機械的受容器や，低酸素刺激などに反応する化学受容器があり，これらの受容器からの情報が，迷走神経性求心性線維によって（図 5-9A），延髄の孤束核に投射し，さらに循環中枢に伝えられる．その結果，反射性に頻脈（Bainbridge 反射）や徐脈が起こる．あるいは，下垂体後葉からのバソプレシン分泌の抑制を介して利尿などをきたす（心肺部圧受容器反射については p.95 を，化学受容器反射については p.79 を参照のこと）．

交感神経性求心性線維

心臓からの交感神経性求心性線維は，狭心痛など心臓の痛みの感覚をいち早く伝える．交感神経性求心性線維も，有髄（Aδ）と無髄（C）線維よりなり，心臓全体に分布するばかりでなく，上下大静脈，大動脈，肺動脈，冠状動脈およびその付近にも分布する（図 5-8B）．

心臓の機械的受容器や化学受容器からの情報は，交感神経性求心性線維を通って（図 5-9B），第 8 頸髄〜第 6 胸髄の後根から脊髄の後角に入り，胸髄の脊髄視床路や脊髄網様体路のニューロンに投射する．脊髄視床路ニューロンは視床を経て大脳皮質に投射し，痛みの知覚に関与する（図 5-10）．脊髄網様体路のニューロンは脳幹の網様体に投射し，痛みに伴う情動や自律神経反応など

5 循環機能の調節：心臓

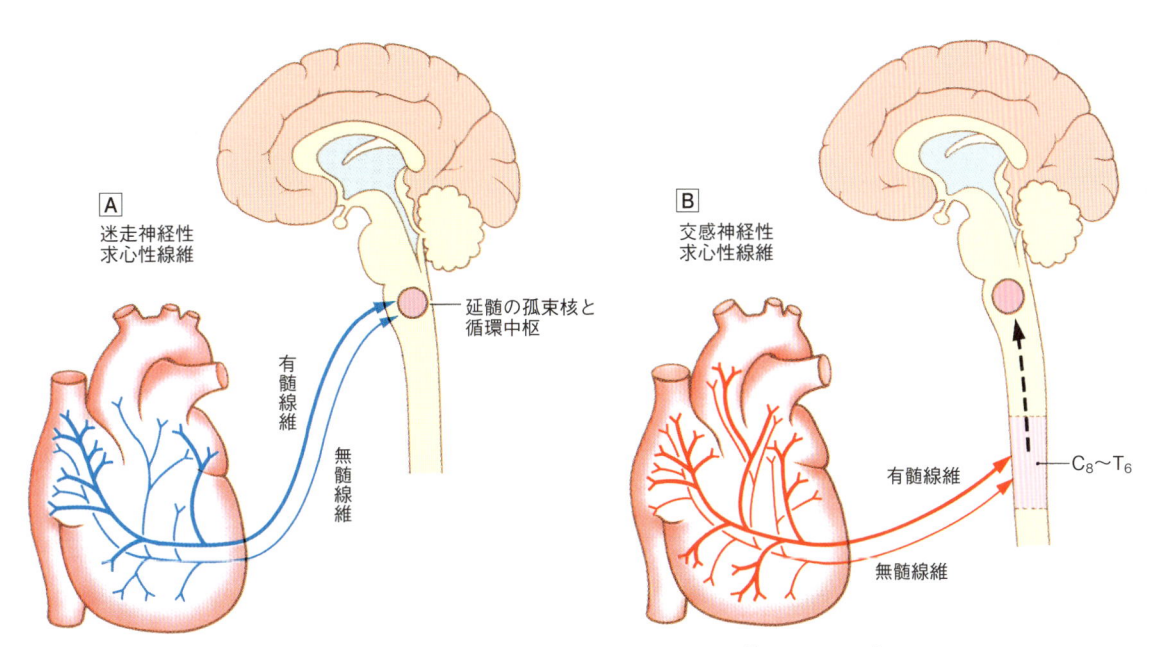

図 5-8 心臓に分布する迷走神経と交感神経の求心性線維（Shepherd & Vanhoutte[3]に基づく佐藤[A]より）

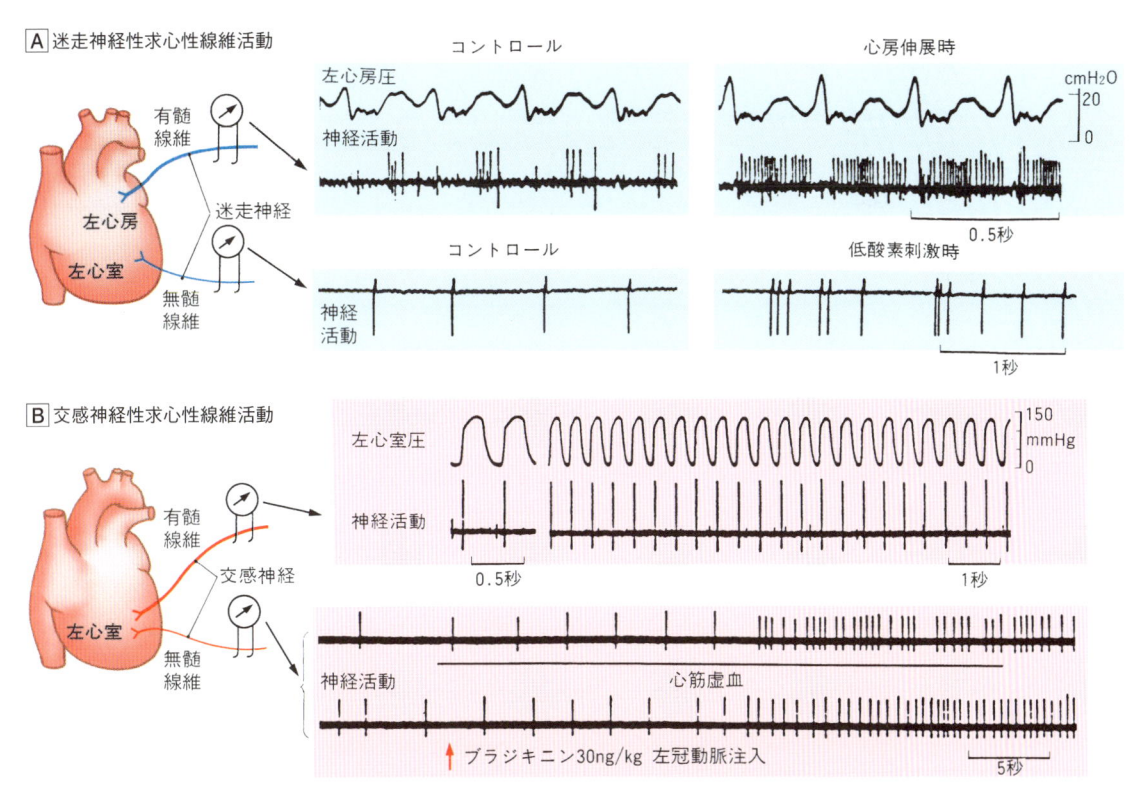

図 5-9 心臓からの迷走神経性（A）および交感神経性（B）求心性線維の活動記録の例　A迷走神経有髄線維（上段）と無髄線維（下段）の活動の例　B交感神経有髄線維（上段）と無髄線維（下段）の活動の例（A: Hainsworth, et al[4]，B: Foreman[5]に基づく佐藤[A]より）

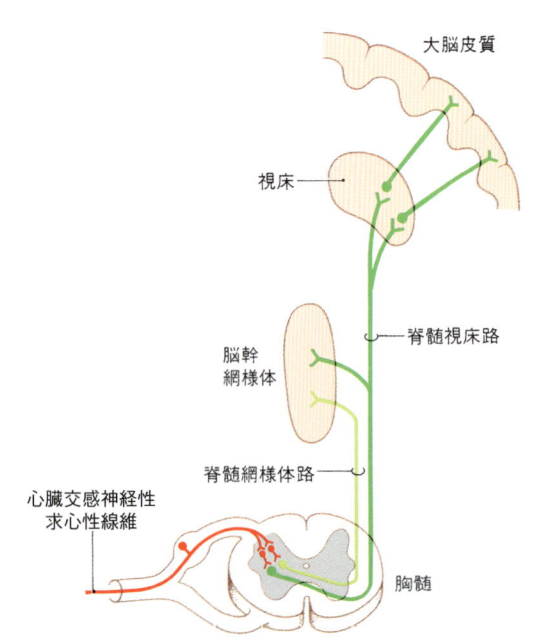

第2章 ● 各種機能の自律神経による調節

図 5-10　心臓交感神経性求心性線維の中枢内上行路（Foreman[5]に基づく佐藤[A]より）

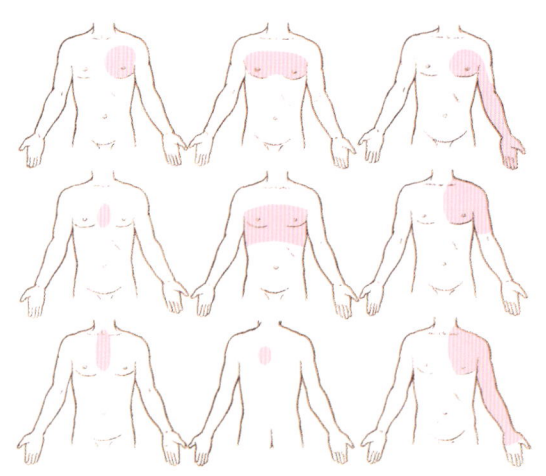

図 5-11　心筋梗塞ならびに狭心症の発作時における関連痛の部位（Procacci & Zoppi[6]に基づく佐藤[A]より）

に関与する．

狭心症や心筋梗塞の発作時には，交感神経性求心性線維からの侵害性の感覚情報によって，しばしば上胸部や左腕に痛みが起こる（図 5-11）．これは，心臓交感神経性求心性線維からの情報を受ける脊髄視床路ニューロンが，上胸部や左腕からの体性感覚入力も受けているためである（p.189 参照）．

循環機能の調節：血管

Clause 6

循環調節の特徴

　全身の循環は，主として心臓・血管・血液量が，**局所性**，**神経性**および**液性**（ホルモンなど）に調節されることによって維持される（図6-1）．これらの調節機序は独立して存在するのではなく，相互に作用し合う．局所性調節とは，心筋や血管平滑筋の収縮性あるいは組織の代謝によって生じる種々の物質によって行われる調節のことで，最も基本的な調節系である．生体の安静時に限って考えるならば，これのみによって循環調節が可能とさえいわれる．しかし生体は安静状態でのみ生きているわけにはいかず，さまざまに活動をしており，各々の活動状態に応じて，循環の神経性・液性調節をも必要とする．神経性調節は短時間（秒単位）で作動する強力な調節系である．液性調節は中期（分単位）ないし長期（時間および日単位）にわたって作動する（図6-2）．本項では血管に分布する自律神経について紹介し，その働きについて解説する．

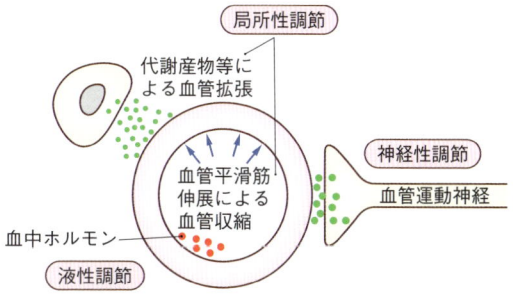

図6-1　**細動脈血管径の種々の調節**　代謝産物や血管平滑筋伸展による局所性調節，血管運動神経による神経性調節，血中ホルモン等による液性調節によって血管径が調節される[B]．

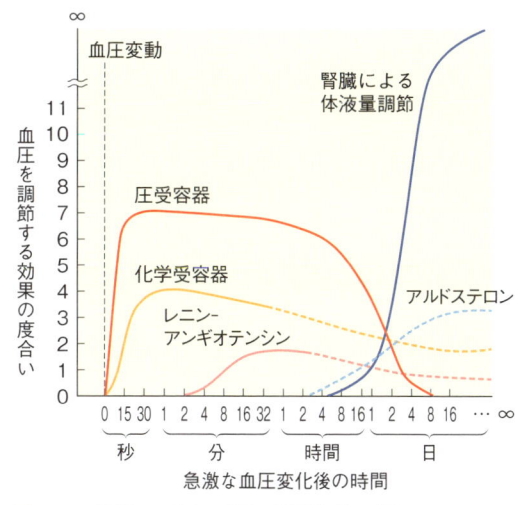

図6-2　**短期・中期・長期の循環調節の例**
（Guyton & Hall[h]に基づく佐藤ら[B]より）

血管と血管運動神経

　血管はその構造や機能から，**大動脈**，**動脈**，**細動脈**，**毛細血管**，**細静脈**，**静脈**，**大静脈**に分類され（図6-3A），血管壁は原則として外膜，中膜，内膜の3層構造を持つ（図6-4A）．外膜は結合組織，中膜は平滑筋と弾性線維（エラスチン）と膠原線維（コラーゲン），内膜は内皮細胞と膠原線維からなる．

　血管を遠心性に支配する**血管運動神経** vasomotor nerve は膨大部を数珠状に形成しながら，血管壁の外膜と中膜の間に，一部は中膜の内部にも分布する（図6-4B）．血管運動神経には，血管平滑筋の収縮を起こす神経（**血管収縮神経** vasoconstrictor）と拡張を起こす神経（**血管拡張神経** vasodilator）がある．血管収縮神経は交感神経性であり，最も広範囲に分布し，影響も大きい．血管拡張神経には交感神経性のもの，副交感神経性のものと脊髄後根神経性のものがある．

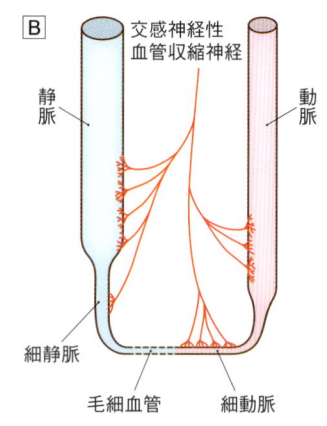

図 6-3　血管の構造と自律神経　Ⓐ体循環の種々の血管とその特徴．Ⓑ交感神経性血管収縮神経の血管支配の模式図．
(A：Burton[1]；B：Guyton & Hall[4]に基づく佐藤ら[A,B]より)

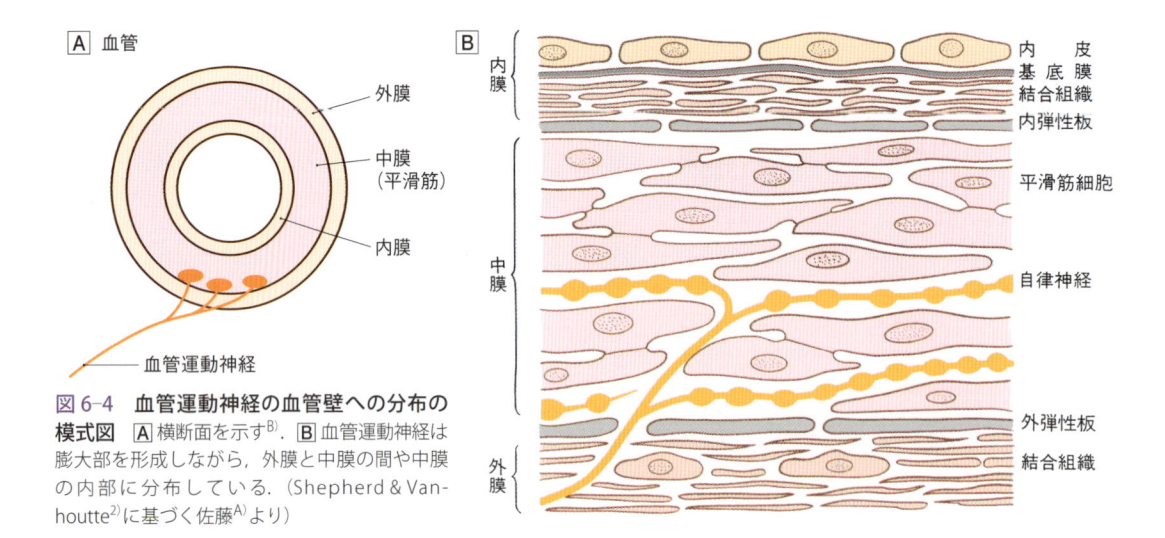

図 6-4　血管運動神経の血管壁への分布の模式図　Ⓐ横断面を示す[B]．Ⓑ血管運動神経は膨大部を形成しながら，外膜と中膜の間や中膜の内部に分布している．(Shepherd & Vanhoutte[2]に基づく佐藤[A]より)

血管収縮神経

交感神経性血管収縮神経は胎盤を除く全身の血管に分布する (図 6-5)．特に皮膚や腎臓などで分布密度が高く，脳では少ない．動脈，細動脈，前毛細血管括約筋，細静脈，静脈に広く分布するが，細動脈への分布が最も密である．毛細血管には分布していない (図 6-3B)．

血管収縮神経の膨大部からは NA が放出され，血管平滑筋の α_1 受容体に作用して血管を収縮させる．NPY や ATP などの血管収縮物質も放出されることがある (p.38 参照)．血管収縮神経は常時 1～2 Hz で活動しており，この自発性活動のために，その支配血管は常時軽度な収縮状態に保たれている (p.20 参照)．血管収縮神経の活動が亢進すると血管はさらに収縮し，逆に収縮神経活動が低下すると血管は受動的に拡張する．

一部の血管 (冠血管，脳血管，顔面静脈，骨格筋血管など) には α_1 受容体に加え，β_2 受容体も存在する．NA の β_2 受容体に対する作用が優位な場合には血管拡張を起こす[*1]．

血管拡張神経

交感神経性血管拡張神経は，骨格筋や皮膚の血管に分布し，主要な伝達物質は ACh らしい (p.113，115 参照)．

[*1] ただし β_2 受容体を刺激するのは主にアドレナリンである (p.30 参照)．

6　循環機能の調節：血管

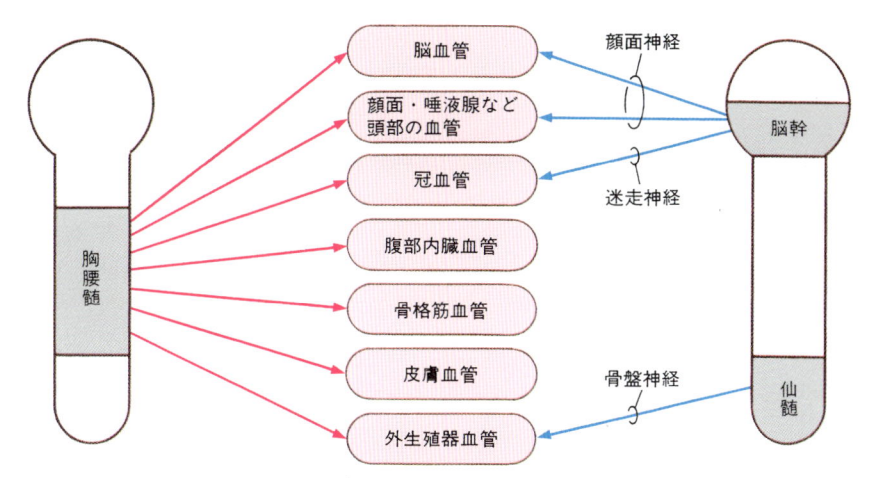

図6-5　血管の交感神経支配と副交感神経支配[A]　交感神経（赤線）は全身の血管に広く分布し，副交感神経（青線）は頭部・外生殖器など一部の血管に分布する．

　副交感神経性血管拡張神経は，脳，顔面，唾液腺，甲状腺，生殖器などの血管に分布している（図6-5）．顔面神経の中を走行する副交感神経には，一部，血管拡張神経として働くものがあり，その活動が亢進すると，脳，眼球，涙腺，唾液腺，鼻粘膜などの血管が拡張して，血流増加が起こる（p.113参照）．また骨盤神経中の副交感神経が興奮すると，陰茎海綿体を支配している動脈の血管拡張を起こし，陰茎の勃起に役立つ．このほか迷走神経の枝である上喉頭神経の刺激は，甲状腺の血管拡張を起こす．迷走神経の気管に分布する神経枝の活動が亢進すると，気管粘膜血管を拡張させて血流を増加させる．このような血管拡張神経の伝達物質はAChで，他にVIP，SP，NOなどが共存する．

　脊髄後根神経による血管拡張は，皮膚の侵害性刺激によって起こる．皮膚の侵害性刺激は，その部位に分布する無髄の求心性線維を興奮させて，その情報を後根を通って中枢に送る一方，後根に入る手前で分枝している求心性線維を逆行性に興奮させ，皮膚血管を拡張させる（p.186参照）．脊髄後根神経による血管拡張と類似の血管拡張が，三叉神経求心路によって頭蓋内血管で起こる．この血管拡張は片頭痛の原因とみなされることが多い．求心性神経の末端から逆行性に放出される物質として，SPやCGRPなどがある．

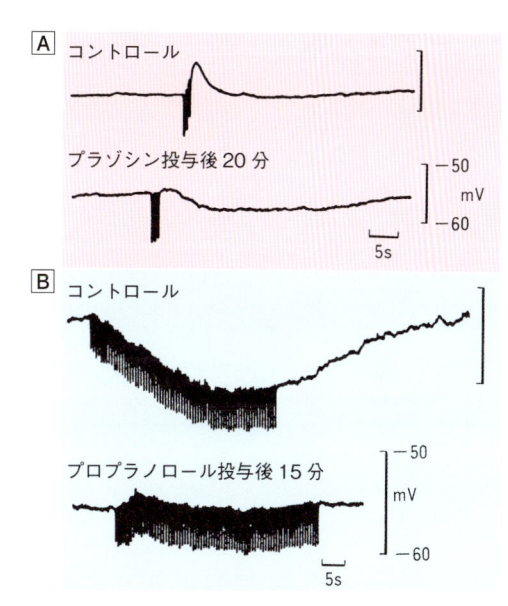

図6-6　ネコの胃粘膜下静脈で記録されたEJPとIJP
血管周囲神経を頻回刺激して得られたEJP（A）とIJP（B）．EJPはα受容体遮断薬（プラゾシン 3×10^{-6} M）投与により，IJPはβ受容体遮断薬（プロプラノロール 1×10^{-6} M）投与により消失した．（Morgan[3]に基づく佐藤[A]より）

血管平滑筋の膜電位変化

　血管運動神経の働きによって血管が収縮したり拡張したりするのは，血管平滑筋の膜電位が脱分極や過分極を起こすためである．脱分極方向の電位は，**興奮性接合部電位** excitatory junction potential（EJP）とよばれ，閾値に達すると活動電位を

発生して，平滑筋が収縮する．過分極方向の電位は，**抑制性接合部電位** inhibitory junction potential（IJP）とよばれ，これにより平滑筋は弛緩する．ネコの胃粘膜下静脈を用いた例では，血管周囲神経刺激によってEJPやIJPが発生し，EJPはα受容体遮断薬投与によって，IJPはβ受容体遮断薬投与によって消失する（図6-6）．

血管の求心性線維

頸動脈洞と大動脈弓あるいはその近くには血圧や血液の化学的組成を伝える舌咽神経性求心性線維や迷走神経性求心性線維が分布する（p.76, 92参照）．また，全身の血管には機械刺激や侵害刺激で興奮する交感神経性無髄求心性線維の自由終末も密に分布する．

Clause 7

循環機能の調節：中枢と反射性調節

循環中枢

　延髄には血圧を維持するのに重要な**循環中枢（心臓血管中枢）**が存在する．循環中枢は，自律神経を介して心臓と血管系を調節する．循環中枢が障害されると，血圧は維持できなくなるので，生命の危険にさらされる．

　循環中枢は古くから**延髄網様体**にあると考えられてきた[*1]．現在では，その中でも，**吻側延髄腹外側野** rostral ventrolateral medulla（RVLM）とよばれる領域が循環中枢の主体をなし，心臓・血管の交感神経のトーヌスを維持するのに重要であることがわかっている[2]．

[*1] 以前は，延髄網様体の外側部を電気刺激すると血圧上昇が起こり，延髄網様体の内側部を電気刺激すると血圧下降が起こることから，血圧上昇を起こす部位は昇圧野，下降を起こす部位は降圧野とよばれていた（Alexander, 1946[1]）．

　たとえば，RVLMのニューロン群を電気的に刺激したり，あるいは興奮性アミノ酸のグルタミン酸で化学的に興奮させると，全身の動脈血圧は著しく上昇する（図7-1A）．逆にRVLMを破壊すると，あたかも脊髄切断後にみられる脊髄ショックの場合と同じように，全身の動脈血圧が著しく低下する（図7-1B）．RVLMニューロンは求心性情報および上位中枢からの指令を統合し，脊髄を下降して中間質外側核にある心臓・血管支配の交感神経節前ニューロンに出力して，末梢血管の持続的な緊張や心機能の適度な興奮状態を保つ（図7-2，7-3）．

　尾側延髄腹外側野 caudal ventrolateral medulla（CVLM）は降圧反応に関与する．CVLMニューロンは抑制性のGABA作動性ニューロンであり，RVLMニューロンの活動を抑制的に支配している（図7-3）．CVLM，末梢受容器からの入力を受ける孤束核，心臓迷走神経の起始核である疑核と

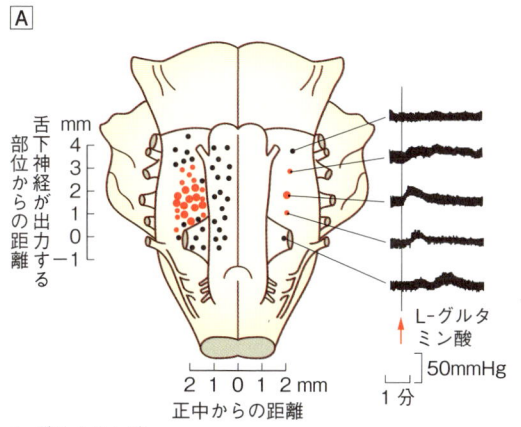

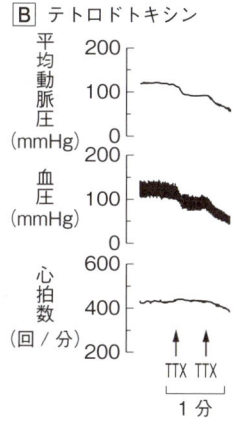

図7-1　RVLMと血圧調節（ラット）　A 延髄腹側の種々の部位にL-グルタミン酸を微量注入し，その部位に細胞体を持つニューロンを特異的に刺激した際の血圧の反応．特にRVLMの刺激により著明な昇圧反応が認められる．B RVLM領域へのテトロドトキシン（TTX，10 pmol/100 nl）の両側性注入の血圧・心拍数に及ぼす効果．RVLM領域の活動をテトロドトキシンの注入により抑制すると，著しい降圧および徐脈が起こる．（A: Benarroch, et al[3]；B: Ross, et al[4]に基づく佐藤[8]より）

91

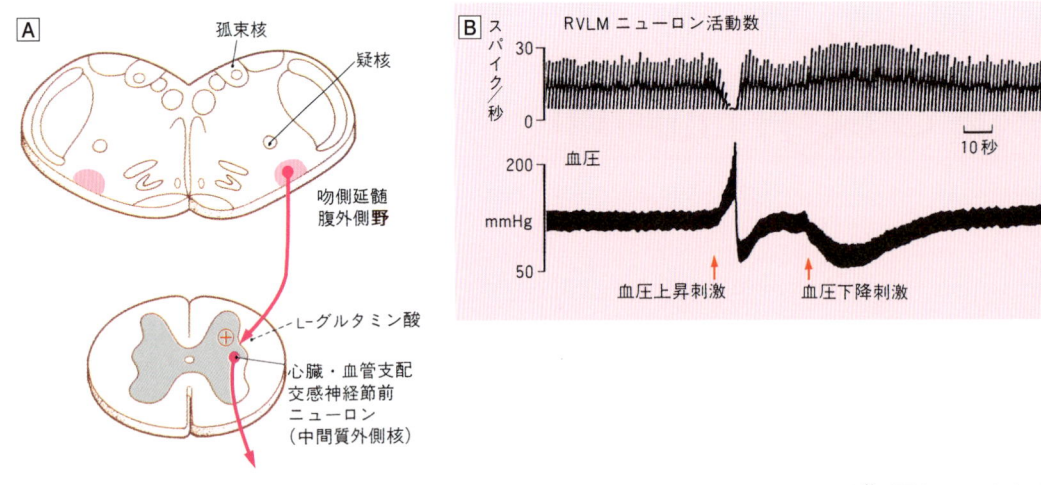

図7-2 RVLMニューロン A 交感神経節前ニューロンを興奮性に支配する RVLM ニューロンを示す[A]. B 血圧上昇および下降時の RVLM ニューロン活動の変化.（Sun & Spyer[5]に基づく佐藤[A]より）

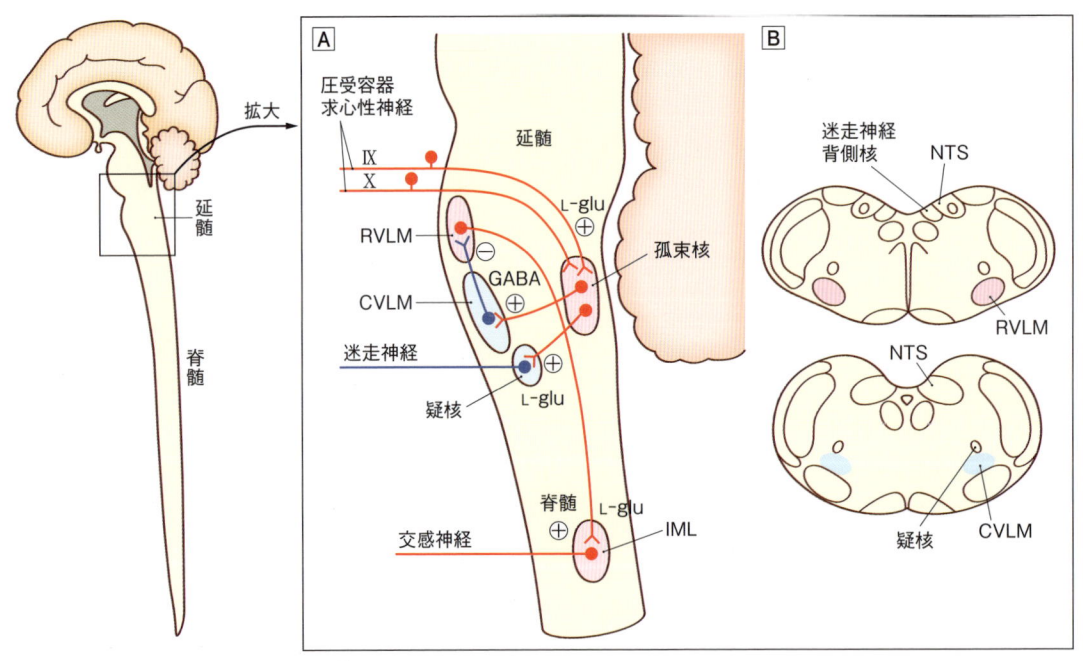

図7-3 圧受容器反射の中枢内経路[A] A 圧受容器反射中枢内経路の模式図. 心臓支配迷走神経は疑核と迷走神経背側核から出るが, 後者はこの図では省略してある. L-glu: L-グルタミン酸. B RVLM と CVLM を示す脳幹の横断面. CVLM: 尾側延髄腹外側野, NTS: 孤束核, RVLM: 吻側延髄腹外側野, IML: 中間質外側核

迷走神経背側核も広義の循環中枢に含められる[1,i].

圧受容器と圧受容器反射

　生体は, 始終, 体位を変えたり運動をしたりして, 各器官の血流を必要に応じて変化させるので, 動脈圧は瞬間瞬間変化するように思われるであろう. しかし実際には, 動脈圧の変化に対して**圧受容器反射** baroreceptor reflex（動脈圧受容器反射 arterial baroreceptor reflex）が秒単位の時間経過で速やかに働き, 動脈圧を正常範囲に保とうとす

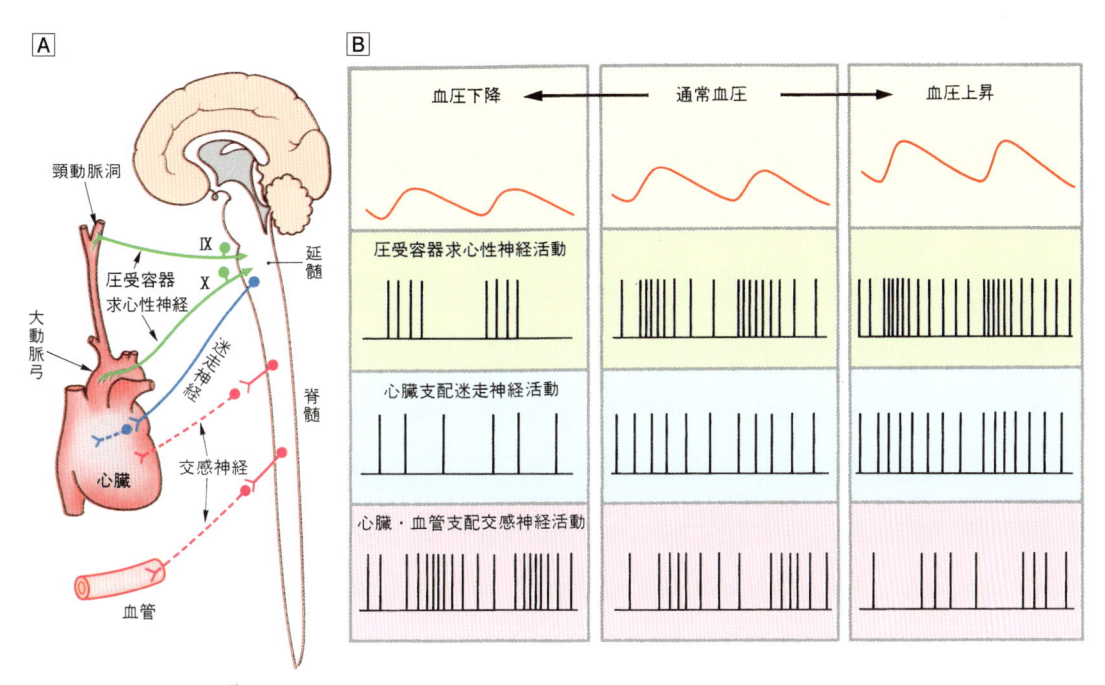

図7-4 圧受容器反射[A)]　[A] 圧受容器反射に関与する求心性神経と遠心性神経．[B] 血圧上昇時および下降時の圧受容器求心性神経，心臓支配迷走神経・血管支配交感神経の活動の変化．IX：舌咽神経，X：迷走神経

るので，動脈圧は安定に維持される．圧受容器反射はRVLMを含む次のような中枢内経路を介している．

何らかの原因で動脈圧が上昇すると，頸動脈洞や大動脈弓の動脈壁にある**圧受容器（高圧受容器 high-pressure receptor ともよぶ）**が伸展されて興奮し，その情報は圧受容器求心性線維である舌咽神経性求心性線維もしくは迷走神経性求心性線維を通って延髄の孤束核に伝えられる（図7-4A，7-5の左）．孤束核にはグルタミン酸作動性ニューロンが存在し，このニューロンがCVLMに入力する（図7-3）．CVLMのGABA作動性ニューロンはRVLMに入力し，その活動を抑制する．その結果，心臓と血管支配の交感神経活動は反射性に低下する（図7-4Bの右）．一方，孤束核からは迷走神経心臓枝の節前ニューロン（疑核と迷走神経背側核）にも興奮性線維が投射し，心臓支配の迷走神経（副交感神経）の活動は反射性に増加する．交感神経の活動低下と迷走神経の活動亢進により，心拍出量の低下，血管拡張などの反応が起こり（図7-5の右），動脈圧は下降して，ある基準値で安定する．さらに副腎髄質からのカテコールアミン（交感神経刺激と同様の作用を持つ）分泌の減少も動脈圧の低下に寄与する．

反対に，動脈圧が基準値以下に下降すると，圧受容器の活動が減少し（図7-4Bの左），上記の反応とちょうど逆の反応が起こり，その結果動脈圧は上昇して再び正常範囲で安定する．

圧受容器反射は短期の循環調節に主要な役割を果たしているが[*2]，もし動脈圧が数日間にわたって正常範囲より変化し続けると，圧受容器はこの変動した新しい圧に順応してしまう．したがって，慢性的に血圧の高い場合（高血圧）には，圧受容器は正常人より高い血圧レベルで作動している．すなわちセットポイントが高い方にリセットされている．一方，低血圧の場合にはセットポイントが低下しているといわれる．

[*2] 長期の循環調節には液性因子や腎臓による血液量・体液量の調節が必要となる（p.87，図6-1参照）．

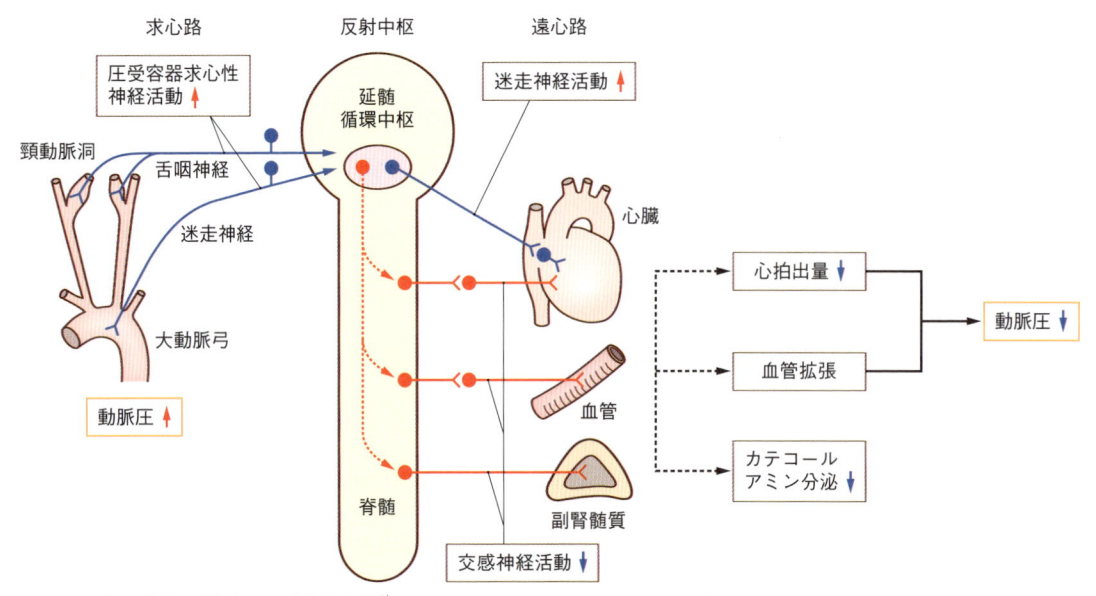

第 2 章 ● 各種機能の自律神経による調節

図 7-5 血圧上昇に対する圧受容器反射[R]　圧受容器反射の反射回路と，血圧が上昇した時の各種反応を示す．

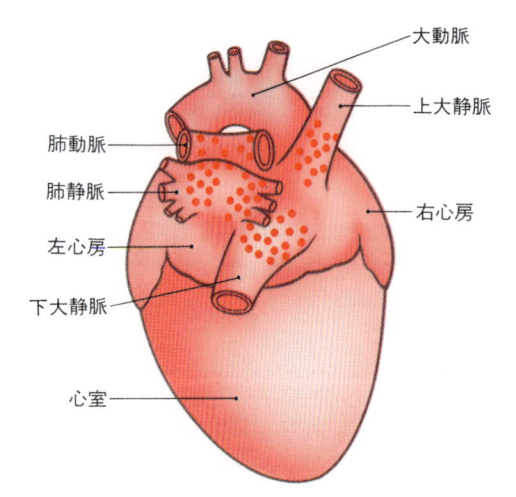

図 7-6　心肺部圧受容器の分布　心臓を背側面から見た図で，受容器の分布する部位を赤点で示す．（Levick[6]に基づく佐藤[A]より）

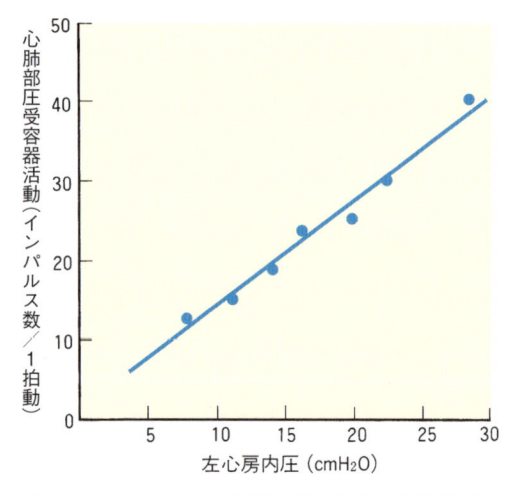

図 7-7　左心房内圧と心肺部圧受容器求心性神経活動の関係　左心房からの心肺部圧受容器求心性神経単一線維の活動を示す．（Mary[7]に基づく佐藤[A]より）

心肺部圧受容器（低圧受容器）と心肺部圧受容器反射

　心血管系には，心室や動脈のように高圧のかかる部位と，心房・肺血管・静脈のように低圧のかかる部位とがある．心房と静脈の合流部の心房壁や肺血管には，低圧で作動する伸展受容器が存在し，**心肺部圧受容器** cardiopulmonary baroreceptor とよばれる（図 7-6）．頸動脈や大動脈にある高圧受容器に対し，**低圧受容器** low-pressure receptor ともよばれる．低圧系の圧の変化が心肺部圧受容器で感受されると，血液量を調節するホルモン分泌が反射性に調節されて，循環血液量の恒常性が保たれる．

　心肺部圧受容器の活動は心房内圧と正の相関を示す（図 7-7）．心肺部圧受容器は心房容積あるい

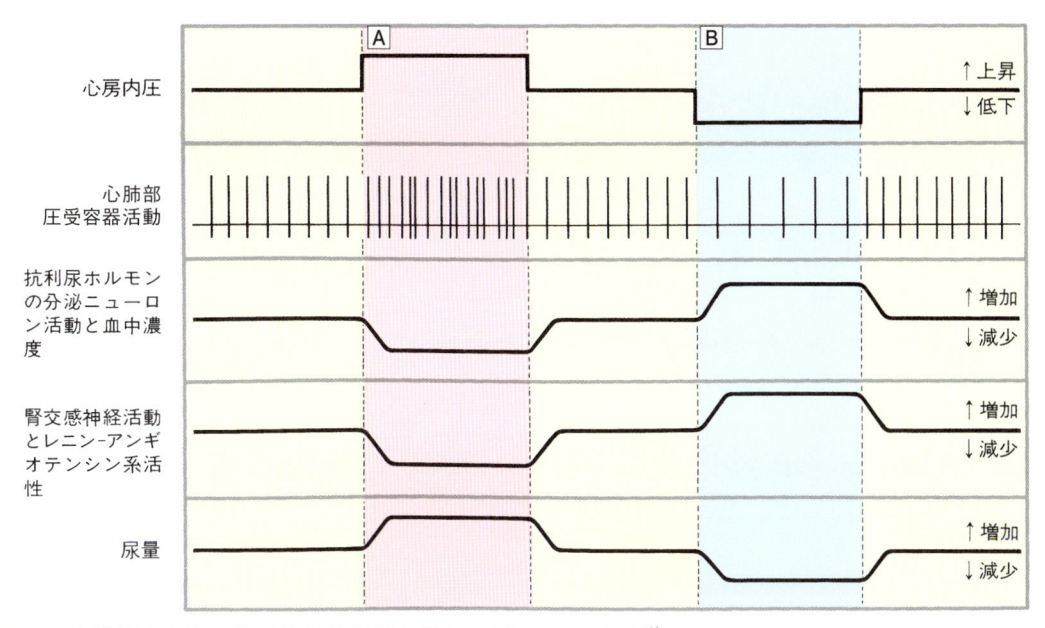

図 7-8　心肺部圧受容器の活動と血液量調節に関与するホルモンの関係[A)]　A 心房内圧上昇時には心肺部圧受容器の活動が増加し，抗利尿ホルモン分泌が減少，レニン-アンギオテンシン系の活性低下が起こり尿意が増加する．B 心房内圧低下時には，逆の反応が起こって尿量が減少する．

は**静脈還流量**をモニターするといえる[*3]．

　心肺部圧受容器による反射性調節は，血液量の減少を防止するしくみとして重要である．たとえば，出血などで全身の血液量が減少した場合，心房への静脈還流量が減少して，心肺部圧受容器の活動が低下する（図 7-8B）．この情報が動脈圧受容器の場合と同じように，迷走神経性求心性線維によって延髄の孤束核に入力し，さらに循環中枢に伝えられる．その結果，主に 2 つの遠心路が活性化されて，血液量の減少が最小限にくい止められる．一つは**バソプレシン** vasopressin（抗利尿ホルモン）による経路で，もう一つは腎交感神経の活動に伴う経路である．

　心肺部圧受容器の活動が下がった場合，下垂体後葉からのバソプレシン分泌が増えて腎臓に作用し，腎臓での水分の再吸収が促されて尿量が減少し，結果的に血液量が回復して血圧は上昇する．バソプレシンは「血管を（vaso-）圧する（press）」の名の通り，直接血管を収縮させて血圧を上げる

作用もある．心肺部圧受容器からの求心性情報は，バソプレシンを分泌させる一方で，腎臓を支配する交感神経の緊張性活動を反射性に上げる．その結果，**レニン-アンギオテンシン系**の活性が上がり，副腎皮質から**アルドステロン**が分泌されて，腎臓での Na^+ の再吸収が進み，尿量が減って血液量が増える．

　逆に心房に流入する静脈還流量が増加すると，心肺部圧受容器の活動が亢進する（図 7-8A）．その結果，バソプレシンやアルドステロンの分泌が反射性に抑えられて，腎臓での水分および Na^+ の再吸収が抑制され，尿量が増えて血液量が減る．

　急速に大量の輸血をした際などには，心肺部圧受容器の刺激によって反射性に心臓支配の交感神経活動が増加し，心拍数が増加することがある．この反射は **Bainbridge 反射**とよばれる．ただし，もともと心拍数が高い時には心拍数増加反応が起こらないこともある．

[*3] 心肺部圧受容器には心房収縮期に発火する A 型と心房弛緩期に発火する B 型があるが，心房容積の受容には特に B 型受容器が重要である．

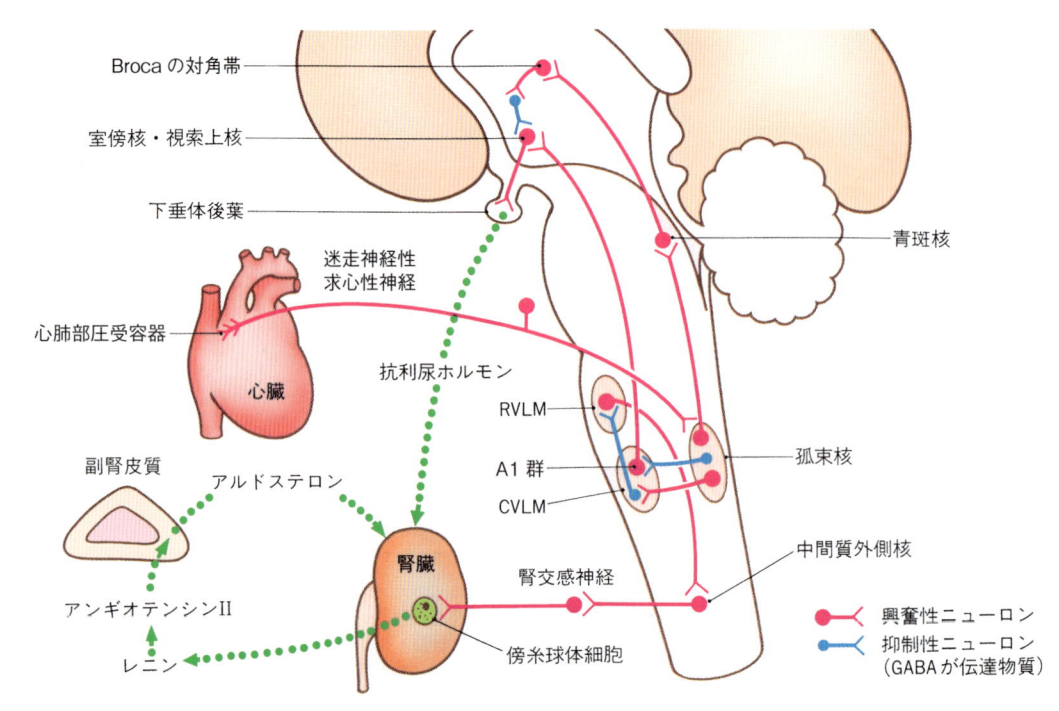

第2章 ● 各種機能の自律神経による調節

図7-9 心肺部圧受容器からの情報によって起こる循環血液量調節反射の経路[A]

バソプレシンニューロンの中枢内経路

　心房および肺血管の心肺部圧受容器からの求心性情報は，延髄の孤束核に入り，孤束核からは2通りの経路により，バソプレシンニューロンのある視床下部の**室傍核** paraventricular nucleus (PVN) や**視索上核** supraoptic nucleus (SON) に連絡する（図7-9）．一つは孤束核の興奮性ニューロン→青斑核→Brocaの対角帯→SON周辺のGABAニューロン→PVNとSONのバソプレシンニューロンへと連絡する経路である．他の一つは，孤束核のGABAニューロン→CVLMのNAニューロン（A1群[*4]）→PVNとSONのバソプレシンニューロンへと連絡する経路である．どち

らの経路の場合でも，GABAを伝達物質とする抑制性介在ニューロンが一つ経路内に存在する．そのため，心肺部圧受容器の活動が下がって心肺部圧受容器からの求心性活動が低下すると，バソプレシンニューロンに対する抑制効果がとれて，このニューロンの活動が増加するのである．視床下部のバソプレシンニューロンには，心肺部圧受容器からの経路とは別に，浸透圧受容器などから興奮性の情報も入力し（p.208参照），興奮性と抑制性の影響が常時働いている．

　視索上核と室傍核のバソプレシンニューロンは軸索を下垂体に延ばしており，バソプレシンは細胞体から軸索輸送されて下垂体後葉にある神経終末から血中に分泌される（神経分泌という）．

化学受容器反射

　化学受容器反射についてはp.79, 84を参照のこと．

[*4] 脳幹にはモノアミン含有ニューロンが豊富に存在し，ドパミン，NAなどを含有する細胞群はA群，セロトニン含有細胞群はB群，アドレナリン含有細胞群はC群と命名されている．A群のうち，A1群は孤束核からの投射を受け，視索上核と室傍核に線維を送っており，バソプレシン分泌調節を介して血圧の調節に関与するらしい．

循環機能の調節：
高齢者の循環調節

Clause 8

循環機能の加齢変化は，運動機能の変化に比べ外見的にはわかりにくいが，高齢者の生命維持にも関わる重要な問題である．健康な高齢者では安静時の循環機能は比較的よく保たれているが，急激な環境変化に対処する調節機能が低下している．

安静時の循環機能

安静時の血圧は個人差はあるものの一般に年齢にほぼ並行して漸次高まる傾向がある（図8-1）．特に収縮期血圧の上昇が著しい．この原因として，血管壁の伸展性の低下による血管抵抗の増大，血中カテコールアミンの増加，安静時交感神経活動の亢進などがあげられる（表8-1）．

高齢者の心臓は，高い血圧にうちかって血液を全身に送り出さねばならない．心臓の機能のうち，心拍出量は加齢により低下するといわれていたが，循環器系の疾患のない健常な高齢者を調べた研究によると，安静時心拍数が成人に比べてわずかに減少するが，1回心拍出量は加齢で変化しない（表8-1）．ただし，高血圧による心臓への負荷が大きいので，高齢者では心室，特に左心室の肥大が起こっている．

このように高齢者では，血管伸展性の低下を補うための機構が働き，全体として安静時の循環機能が維持されているといえる．ただし，健常な高齢者において認められる動脈硬化，血圧上昇，カテコールアミン増加，心室肥大，交感神経活動亢進など，いずれも循環器疾患につながりやすい要因を備えている点に注意を要する．

表8-1 安静時の循環機能の加齢変化[A]

機　能	加齢変化
収縮期血圧	↑↑
拡張期血圧	↑
心拍数	軽度↓
1回心拍出量	→または軽度↓
血管伸展性	↓
交感神経活動	↑
血中カテコールアミン	↑

変動時の循環調節

高齢者では圧受容器反射機構が低下している．たとえば70歳以上の高齢者では，横になった姿勢から急に立ち上がると起立性低血圧[*1]が起こ

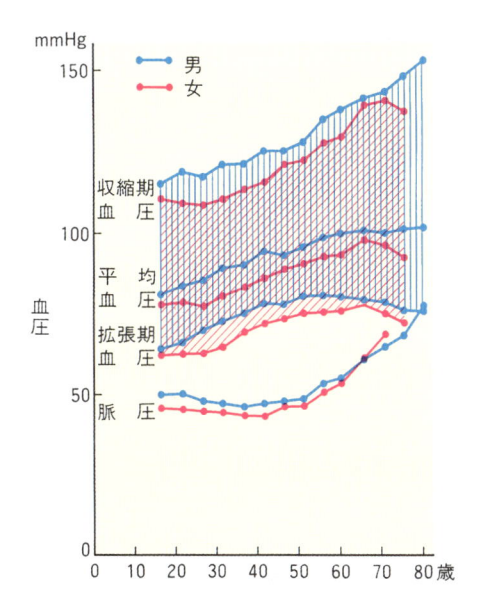

図8-1 血圧の加齢変化　血圧の加齢変化を平均値で示す．（小澤と岩本[1]に基づく佐藤[A]より）

[*1] 起立性低血圧：横臥位から立位になった時，血液が下肢に貯留するために心臓に戻る静脈血が減って心拍出量が低下する．この際，圧受容器反射（p.92参照）がうまく作動しないと，血圧が低下して立ちくらみや失神を引き起こす．起立性低血圧には，前庭-血圧反射も関与する．

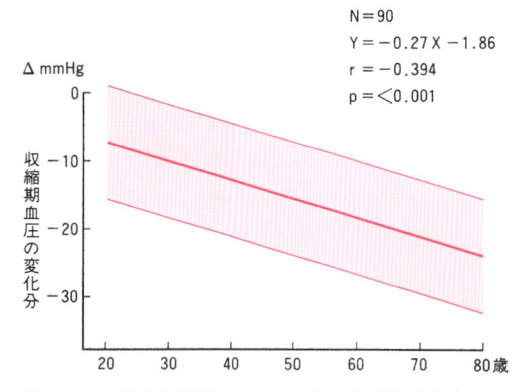

第2章 ● 各種機能の自律神経による調節

図8-2 体位変換試験による血圧変化（起立性血圧下降）の加齢変化 グラフの中央の太い線は平均値を，上下の細い線は±標準偏差を示す．（島津[2]に基づく佐藤[A]より）

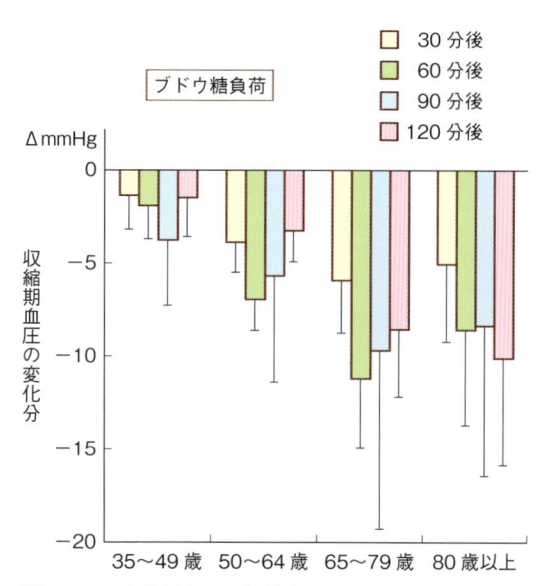

図8-4 食後性低血圧の加齢変化 ブドウ糖75g負荷後の収縮期血圧の変化を30分毎に測定した．（島津[4]に基づく佐藤[A]より）

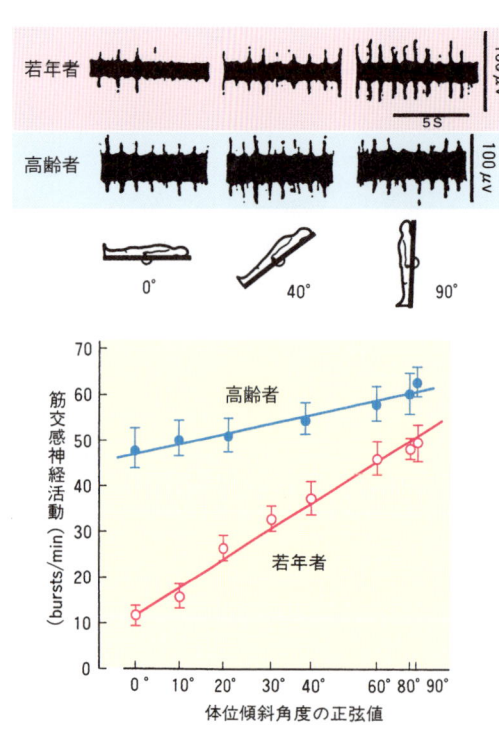

図8-3 体位変換に伴う筋交感神経活動の加齢変化 横臥位から立位にした時の筋交感神経活動の変化の実例（上段）と，高齢者と若年者の平均値±標準誤差（下段）．（Iwase, et al[3]に基づく佐藤[A]より）

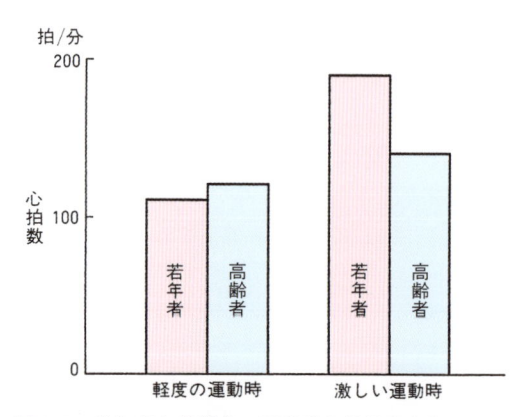

図8-5 若年者と高齢者の運動時心拍数の変化 軽度の運動では高齢者でも心拍数が増加するが，激しい運動時の最大心拍数は高齢者では若年者に比べ低下している[A]．

りやすい（図8-2）．実際に，マイクロニューログラフィー法で筋交感神経活動を調べると，活動そのものは加齢とともに上昇するが，起立時に圧受容器反射によって交感神経活動が高まる反応が，高齢者では明らかに減弱している（図8-3）．起立時の循環調節に加え，食後に起こる低血圧（食後性低血圧[*2]）の度合いも，高齢になるほど著しい（図8-4）．

運動をすると，若年者では運動の強度に応じて心拍数が増えて，骨格筋などに必要な血流を送ることができる．ところが高齢者では，軽度の運動

[*2] 食後性低血圧：食事後，血圧が著しく低下する症状を食事性低血圧という．食事による内臓血管床の血流増加を代償する交感神経機構の低下に基づく．

の際には心拍数が増えるが，そこで頭打ちになり，激しい運動をしても心拍数がそれ以上増えない（図8-5）．このように，高齢者では循環調節機能の予備能力が低下しているので，過度の運動は控えることが望まれる．

血管の調節因子の加齢変化

高齢者で起きている血管壁の伸展性の低下は，血管壁を構成する内膜や中膜の肥厚，弾力性を持つエラスチンや平滑筋細胞の減少，内膜への脂質の沈着などが原因となっている．また，血管内皮細胞の産生する種々の調節因子の産生量の変化に起因する可能性も示唆されている．たとえば，ヒトの臍帯静脈に由来する血管内皮細胞を用いた細胞老化 *in vitro* aging の実験系では，血管収縮因子であるエンドセリンの産生量が細胞老化に伴って増加する一方で[5]，血管弛緩因子である NO の産生量が減少する[6]．*in vitro* aging と *in vivo* aging との間には，ある程度の相関があるので，実際の加齢過程においてもこのような変化が起きている可能性はある．

局所循環の調節：
脳循環

Clause 9

　成人の脳は重量が約1.4 kgと体重の2〜3％程度に過ぎないが，心拍出量の約15％程度の血液を受け取り，全身の酸素消費量の20％近くを消費する．このように脳は大量のエネルギーを必要とする．しかし，脳組織におけるエネルギーの基質の貯蔵量は極めて少ないので，エネルギー源を主として血液中のグルコースから取る必要がある．このため他臓器と比べて脳は虚血に対して非常に弱く，ヒトでは脳血流が完全に遮断されると10秒以内に意識を消失し，8〜12分間で非可逆的な脳の障害が起こる．

　脳血流量は，平均動脈圧がある範囲で変化しても，**自動調節**により一定に保たれる（図9-1）．脳血流を局所的にみた場合には，会話や読書などに伴い，時々刻々と変化する（図9-2）．

脳血管の特徴

　脳は左右の内頸動脈と椎骨動脈によって血液を供給される．左右の椎骨動脈は途中で合流して脳底動脈となり，ついで2本の内頸動脈とともに

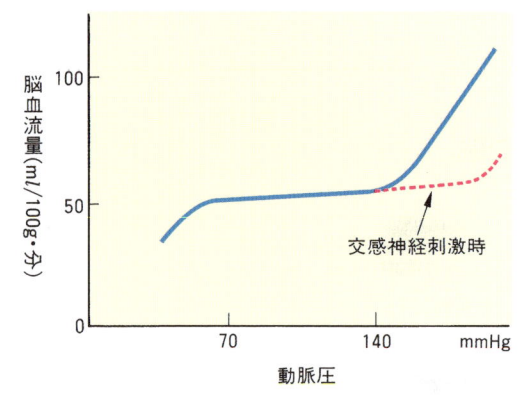

図9-1 脳血流の自動調節と交感神経刺激の影響
（Busija, et al[1]に基づく佐藤[A]より）

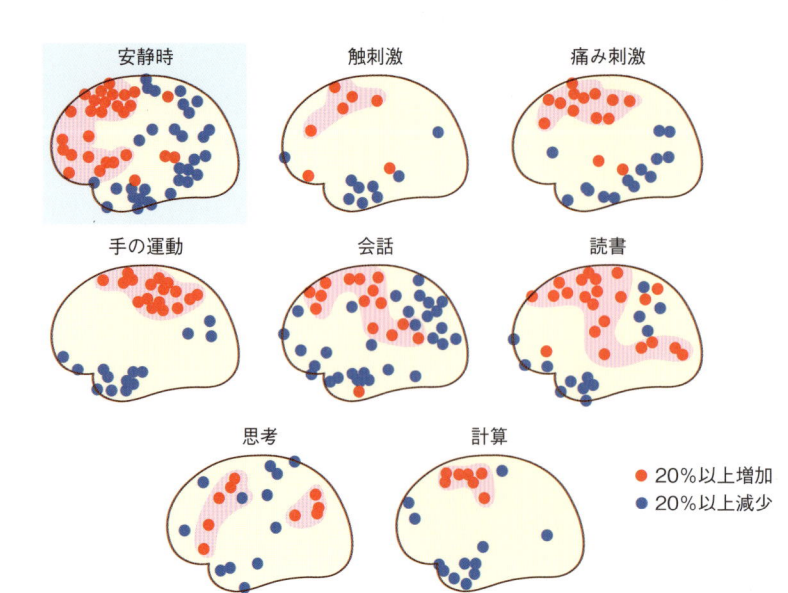

図9-2 安静時と活動時における脳の局所血流の分布　平均血流量よりも20％以上血流量が増加した部位（赤丸）と減少した部位（青丸）を示す．（Ingvar[2]に基づく佐藤ら[B]より）

● 20％以上増加
● 20％以上減少

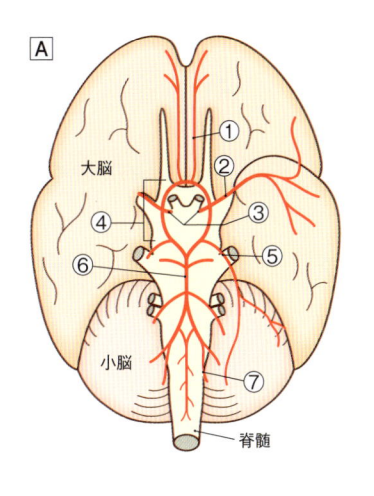

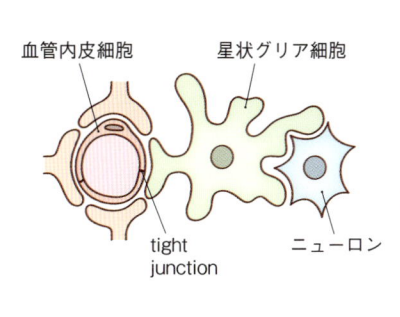

9 局所循環の調節：脳循環

図9-3 脳の血管[B) [A] 脳の動脈．主なものの名称を示す．①前大脳動脈，②中大脳動脈，③内頸動脈，④Willisの動脈輪，⑤後大脳動脈，⑥脳底動脈，⑦椎骨動脈．[B] 脳の毛細血管と星状グリア細胞とニューロンの関係．

Willisの動脈輪を作る．Willis動脈輪からは大脳皮質と大脳基底核に，椎骨および脳底動脈からは小脳および脳幹に血液が供給される（図9-3A）．

脳の毛細血管は，他の組織の毛細血管と異なり，さまざまな物質に対して透過性が低い．このような血液と脳の間の機能的障壁を，**血液脳関門** blood-brain-barrier という．これは，脳の毛細血管の内皮細胞が，互いに非常に間隙の狭い結合（tight junction）によって結びついており，さらに内皮細胞の周りを，星状グリア細胞の突起が取り囲んでいるためである（図9-3B）．星状グリア細胞は，脳の毛細血管中の物質とニューロンが必要とする物質あるいはニューロンで不要となった物質の移動に介在するユニークな細胞である．

脳血管に自律神経が分布することは古くから知られていたが（図9-4），脳血流の調節には脳細胞の活動の結果生じる二酸化炭素などによる代謝性調節が重要とされ，神経性調節の研究は進まなかった．現在では，脳血管にはNAやAChに加えて，CGRPなど種々の神経ペプチドやセロトニンを含む神経も多数分布し（図9-5），交感神経や副交感神経，さらには三叉神経の求心性神経や頭蓋内神経が，脳血流調節の重要な担い手であることが明らかにされている[1)]．

副交感神経

副交感神経は**顔面神経**（第VII脳神経）より主に大浅錐体神経を経て，翼口蓋神経節で節後線維に

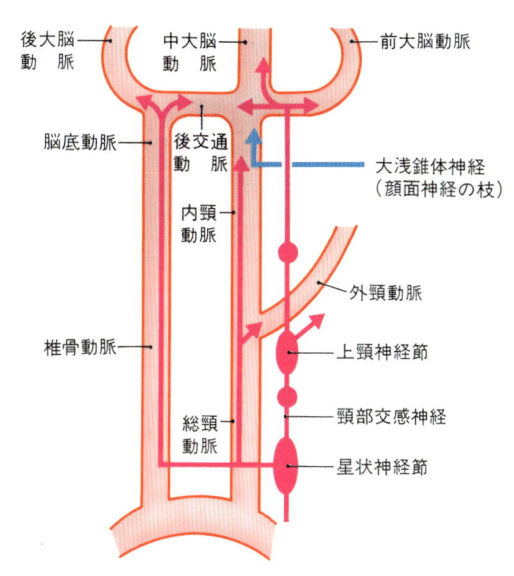

図9-4 脳血管への交感および副交感神経の分布の模式図（Edvinsson, et al[3)]に基づく佐藤[A)]より）

連絡して脳血管に分布する（図9-4）．この神経はコリン作動性で，血管拡張性に作用する．副交感神経にはVIPやNOも共存しており，血管拡張性に作用する．翼口蓋神経節由来の副交感神経節後線維を刺激すると大脳皮質の血流が増加する．この血流増加反応はコリン作動性受容体遮断薬であるスコポラミンを投与した後も認められることから（図9-6），この反応にはACh以外の伝達物質が関与していると考えられた．その後，この反応はNO合成酵素阻害薬を投与すると失われることがわかり（図9-7），NOが伝達物質として働いている可能性がある．

101

第2章 ● 各種機能の自律神経による調節

NA

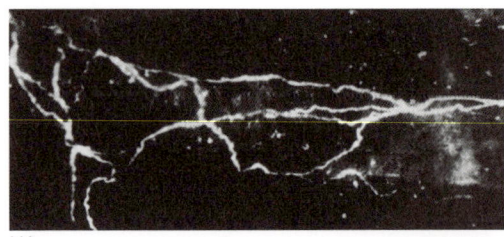

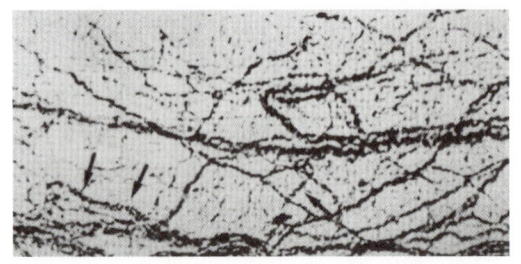

ACh

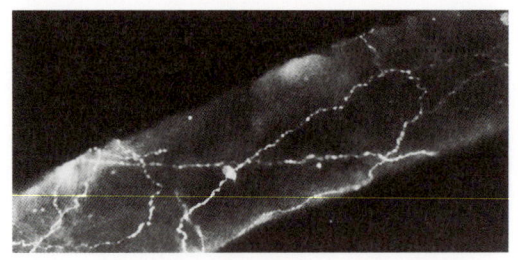

CGRP

図9-5 脳血管に分布する各種神経　NA: 軟膜動脈のNA含有神経（ネコ），ACh: 中大脳動脈のAChエステラーゼ含有神経（ヒト），CGRP: 大脳動脈のCGRP含有神経（ネコ）（Edvinsson, et al[3]に基づく佐藤[A]より）

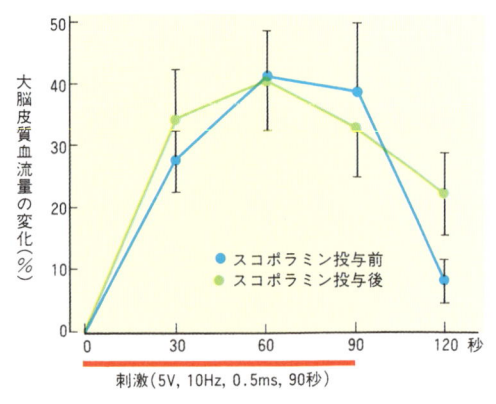

図9-6 翼口蓋神経節由来の副交感神経節後線維刺激の大脳皮質血流に及ぼす影響　ムスカリン受容体遮断薬（スコポラミン，0.3 mg/kg i.v.）の投与前後で調べた（ラット）．（Suzuki, et al[4]に基づく佐藤[A]より）

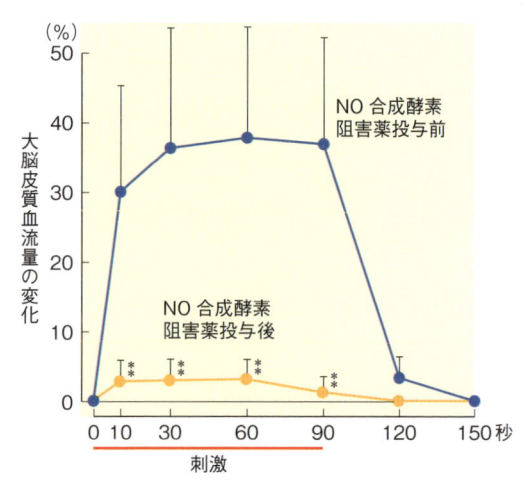

図9-7 副交感神経刺激による大脳皮質血流増加反応に及ぼすNO合成酵素阻害薬の影響　NO合成酵素阻害薬: L-NAME（N_ω-nitro-L-arginine methyl ester）静脈内投与前後で調べた（ラット）．平均値±SD．**$p<0.01$（Morita-Tsuzuki, et al[5]より改変）

交感神経

　交感神経は主に頸部交感神経を経て脳動脈に沿って上行し（図9-4），脳の軟膜動脈に分布している．この神経はNA作動性で，一般にα受容体を介して血管収縮性に作用する．頸部交感神経の刺激条件によっては，β受容体を介する血管拡張もみられることがある．交感神経にはNPYも共存しており，血管収縮性に作用する[1]．頸部交感神経を刺激すると，血圧変動に対して脳血流を安定に保つ自動調節の範囲が広がることから（図9-1），交感神経は急激な高血圧の際に脳を保護する役割を持つと考えられている．

求心性神経

　脳血管に分布する三叉神経（第V脳神経）求心性神経も逆行性に興奮すると脳血管を拡張させる．この神経はSPやCGRPなどを含有しており[1]，血管性頭痛に関与すると考えられている．

頭蓋内神経

　大脳皮質の脳実質内血管には，縫線核に起始す

るセロトニン神経，青斑核に起始するNA神経，前脳基底部のMeynert核に起始するコリン作動性神経も分布している（図9-8）．このうち，セロトニン神経とNA神経は，血管収縮性に作用すると古くから推定されていた．

一方，Meynert核由来のコリン作動性神経が血管拡張性の機能を持つことは，佐藤ら（1989）が初めて報告した[6]．Meynert核の刺激により，大脳皮質血流が増加し，その反応にはムスカリン受容体とニコチン受容体，さらにはNOが関与する（図9-9）．Meynert核由来のコリン作動性神経は，大脳皮質の局所性血流を，代謝によらずに神経性に積極的に増やす（図9-10）．このような神経性

図9-8 脳血管の神経性調節の模式図 自律神経，三叉神経，Meynert核（NBM）・縫線核（DR）・青斑核（LC）からの頭蓋内神経による支配と，その伝達物質の候補を示す．（佐藤ら[6]に基づく佐藤[A]より）

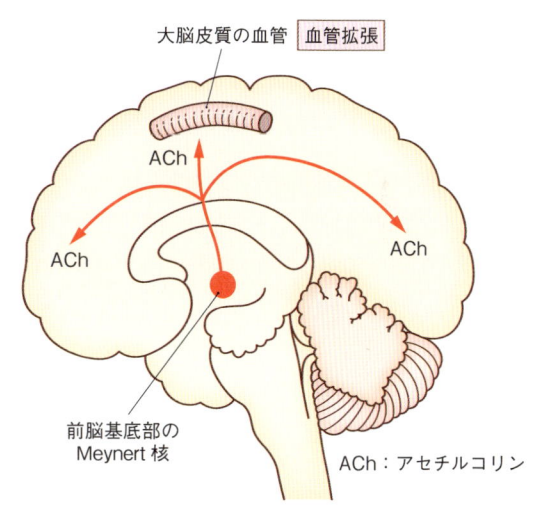

図9-10 前脳基底部のMeynert核のコリン作動性ニューロンによる大脳皮質血管の拡張性調節（Sato & Sato[9]に基づく佐藤ら[B]より）

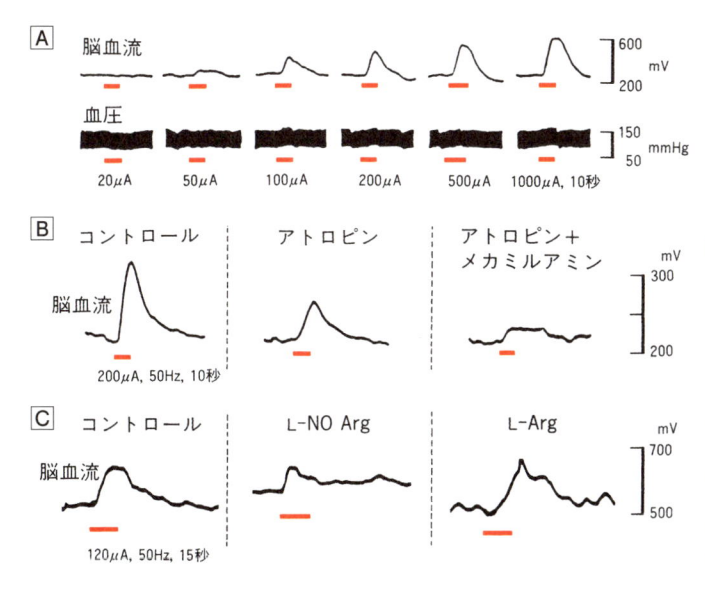

図9-9 Meynert核刺激の大脳皮質血流に及ぼす影響（ラット） [A]種々の電気刺激の効果．[B]この反応はムスカリン受容体遮断薬（アトロピン，0.5 mg/kg i.v.）とさらにニコチン受容体遮断薬（メカミルアミン，2 mg/kg i.v.）の投与により小さくなる．[C]この反応は，NO合成酵素阻害薬（L-NO Arg，3 mg/kg i.v.）投与で小さくなり，アルギニン（L-Arg，300 mg/kg i.v.）投与でもとに戻る．脳血流量をレーザードップラー法で測定した．（A, B: Biesold, et al[7]; C: Adachi, et al[8]に基づく佐藤[A]より）

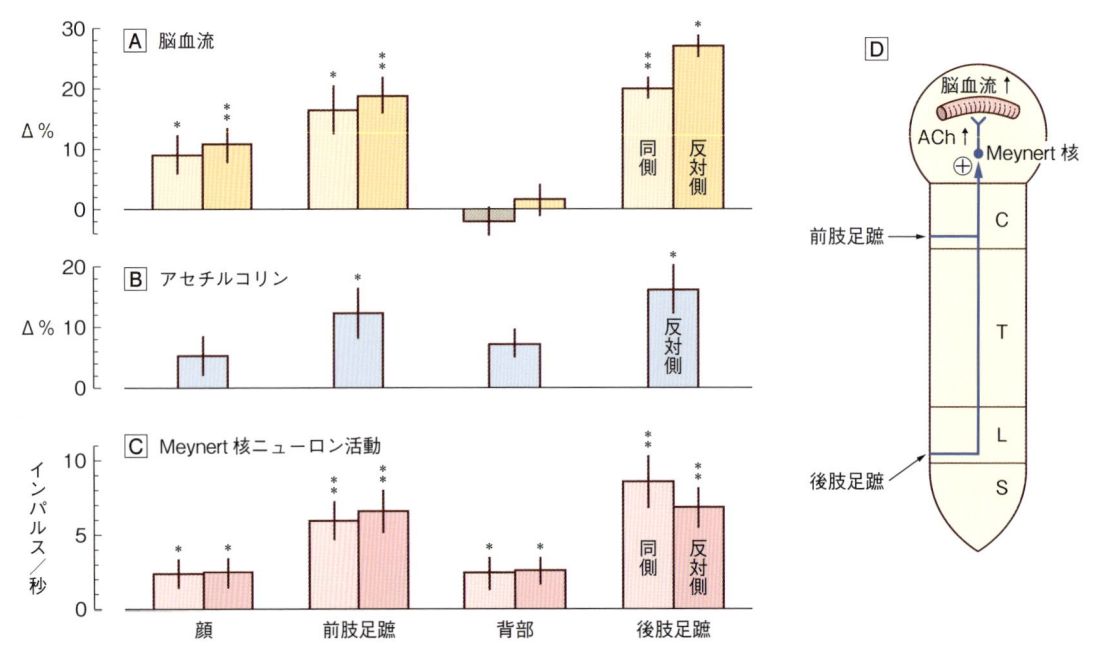

図9-11　さまざまな分節領域への皮膚ピンチ刺激に対する，麻酔下ラットの大脳皮質血流量（A），ACh放出量（B），およびMeynert核の神経活動（C）の反応と反応のメカニズムを示す模式図（D）　薄い色のバーは同側の刺激に対する反応，濃い色のバーは反対側の刺激に対する反応を示す．特に前肢足蹠と後肢足蹠の刺激に対して，大脳皮質の血流量，アセチルコリン放出量およびMeynert核の神経活動のすべてが増加した．これらの要約から，体性感覚刺激はMeynert核のコリン作動性ニューロンの活性化を介して，大脳皮質の血流量を増加させているものと考えられる．＊P＜0.05，＊＊P＜0.01：刺激前のコントロール値に対する有意差（A–D：Adachi, et al[10]；Kurosawa, et al[11]；Akaishi, et al[12]に基づくSato, et al[13,f]より改変）

　局所血流調節は大脳の高次機能の発揮に重要である．Meynert核のコリン作動性神経はAlzheimer病患者の脳で著しく変性・脱落していることから，認知機能との関わりも明らかにされている．

　麻酔下の動物を用いた実験では，体性感覚刺激により脳血流が増大する．さまざまな皮膚領域への刺激でも，前肢と後肢への刺激は特に脳血流を上昇させる（図9-11A）．この時，脳内のACh放出量とMeynert核の活動も上昇する（図9-11B，C）．したがって，体性感覚刺激に伴う脳血流の上昇がMeynert核のコリン作動性神経を介していると考えられる（図9-11D）．認知症の予防として，散歩やピアノなど手足を使うことが推奨されるが，こうした機構に基づく可能性がある．

局所循環の調節：鼻粘膜

Clause 10

　鼻粘膜には豊富な血管と鼻腺がある．この血管と腺は交感神経と副交感神経による二重の遠心性支配を受ける．さらに，三叉神経による求心性神経支配も受ける．

副交感神経

　副交感神経節前ニューロンは脳幹の上唾液核に起始し，顔面神経から分岐して大錐体神経，翼突管神経となり，翼口蓋神経節でニューロンを変えた後に後鼻神経を通って鼻粘膜に分布する（図10-1，図10-2）．この節後ニューロンはAChとVIPを含有する．

　交感神経節後線維と副交感神経節前線維を含む翼突管神経を低電圧で刺激すると，副交感神経のみが刺激される[*1]．上頸神経節の切除により交感神経節後ニューロンを変性させた後に，翼突管神経を刺激しても，副交感神経のみを刺激することができる．副交感神経のみを刺激すると，その末端からAChとVIPが放出され，鼻粘膜血管を拡張させて血流を増加させる．ムスカリン受容体遮断薬のアトロピンを投与すると，AChによる血流増加反応は遮断されるが，VIPによる血流増加反応は残る（図10-3A-1）．副交感神経節後線維を刺激することによって増加する鼻粘膜血流は，NO合成酵素阻害薬の投与によって遮断されるので，NOの関与も指摘されている（図10-3A-2）．

　副交感神経刺激は鼻腺からの鼻汁分泌を増加させる．この反応はアトロピンの投与により消失する．したがって，副交感神経末端から放出されたAChが，鼻腺のムスカリン受容体に作用して鼻汁分泌を起こすと考えられる．

交感神経

　交感神経節前ニューロンは胸髄上部より出て頸部交感神経幹を通って上頸神経節に至り，ここでニューロンを節後ニューロンに変えた後に翼突管

[*1] 高電圧で刺激すると交感神経節後線維も刺激される．

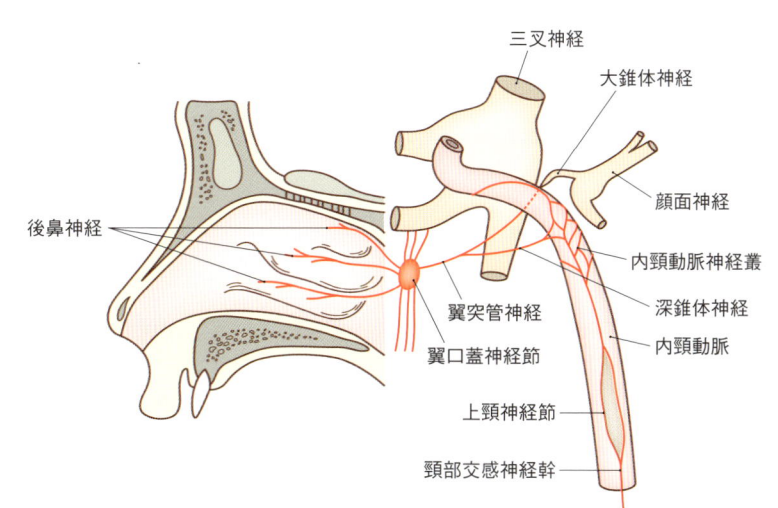

図10-1　鼻粘膜に分布する神経
（佐藤[A]より改変）

第2章 ● 各種機能の自律神経による調節

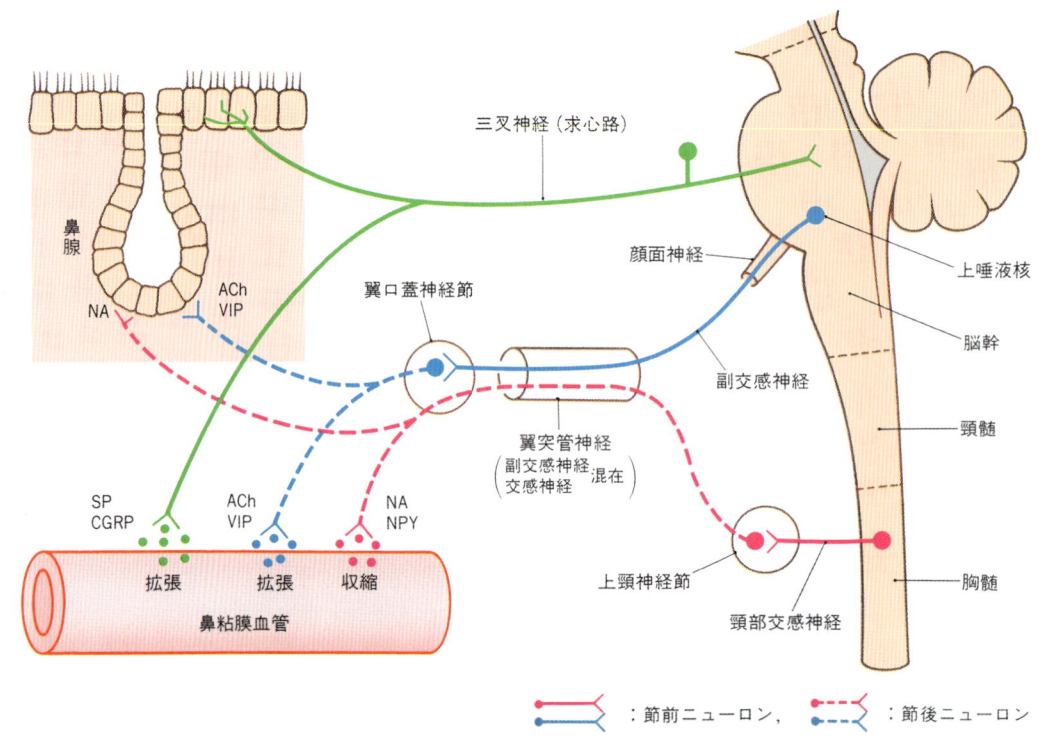

図10-2　鼻粘膜血管の神経性調節　鼻粘膜血管の自律神経と三叉神経求心性線維による調節を示す．鼻腺の自律神経性調節も示す．（佐藤[A]より改変）

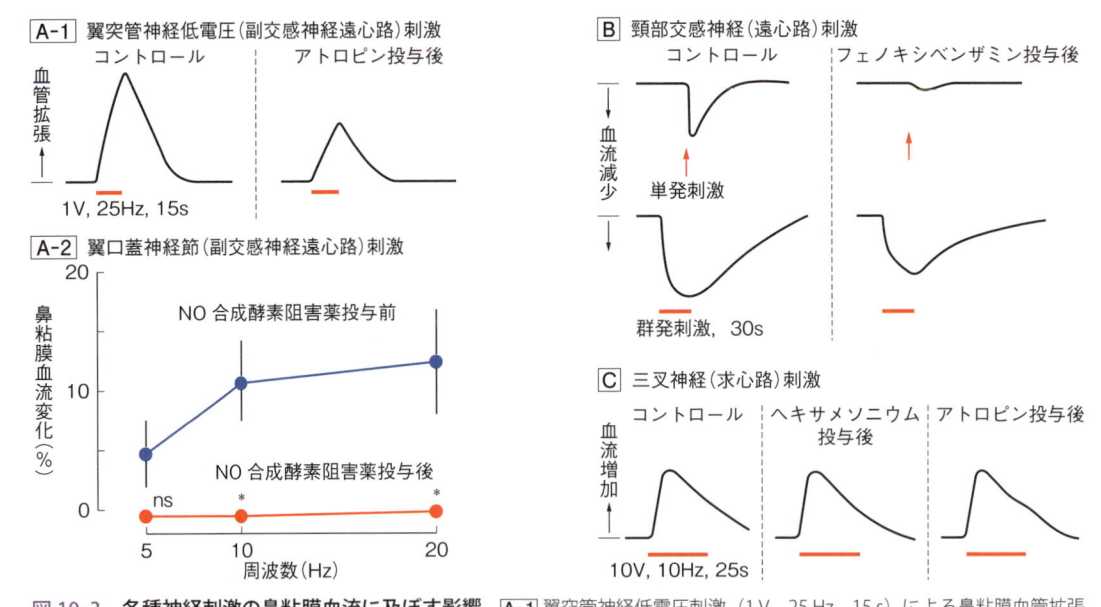

図10-3　各種神経刺激の鼻粘膜血流に及ぼす影響　[A-1] 翼突管神経低電圧刺激（1V, 25Hz, 15s）による鼻粘膜血管拡張反応とアトロピン（0.5 mg/kg, i.v.）投与後の反応の変化（ネコ）．[A-2] 翼口蓋神経節電気刺激による鼻粘膜血流増加反応に対するNO合成酵素阻害薬（L-ニトロアルギニン）の影響（ヘキサメソニウムおよびアトロピン処置下）．＊P＜0.05　[B] 頸部交感神経刺激（上段：単発刺激，5 ms, 15 V, 下段：群発刺激, 5 ms, 15 V, 平均頻度 6.9 Hz, 30 s）による鼻動脈血流の減少反応とフェノキシベンザミン（1 mg/kg, i.a.）投与後の反応の変化（ブタ）．[C] 三叉神経求心性神経の逆行性刺激（10 V, 10 Hz, 25 s）による鼻粘膜静脈血流の増加反応とヘキサメソニウム（1 mg/kg, i.a.）とアトロピン（0.5 mg/kg, i.v.）投与の影響（ネコ）．(A-1: Eccles & Wilson[1]; B: Lacroix, et al[3]; C: Lundblad, et al[4]に基づく佐藤[A]より，A-2: 小川と清水[2]より)

神経，後鼻神経を通って鼻粘膜に至る（図10-1，図10-2）．鼻粘膜血管支配の交感神経節後ニューロンはNAとNPYを含有する．

　頸部交感神経を刺激すると，交感神経末端からNAとNPYが放出され，これらが鼻粘膜血管を収縮させて鼻粘膜血流を減少させる．この場合，NAは単発および低頻度刺激で放出され，短期の鼻粘膜血管収縮を起こす．NPYは高頻度刺激でNAよりも遅れて放出され，持続性の血管収縮を起こす傾向がある（p.38，42参照）．α受容体遮断薬のフェノキシベンザミンを投与すると，NA放出による血流減少反応は遮断されるが，NPY放出による反応は残る（図10-3B）．

　交感神経刺激は，鼻腺からの鼻汁分泌に対しては影響を及ぼさない．ただし，ムスカリン受容体刺激によって起こる鼻汁分泌は，α受容体作動薬のフェニレフリンの投与により促進されることがあり，交感神経は副交感神経による鼻汁分泌作用を促進する可能性がある．

求心性神経

　鼻粘膜には交感および副交感神経のほかに，三叉神経の求心性神経が分布する（図10-1，10-2）．三叉神経求心性神経を逆行性に電気刺激すると，鼻粘膜血流は増加する．この反応は自律神経節遮断薬のヘキサメソニウムや，アトロピンを投与してもほとんど変化しない（図10-3C）．三叉神経の終末部にはサブスタンスPやCGRPが存在し，これらの物質を鼻粘膜の動脈内に投与すると鼻粘膜血流が増加する．このことから，三叉神経求心性神経が活動すると，その軸索側枝末端からサブスタンスPやCGRPが放出されて，鼻粘膜の血流増加を起こすと考えられる．この反応は鼻のアレルギー発症に関与するらしい（p.186参照）．

Clause 11

局所循環の調節：冠循環

　心臓は休むことなく全身に血液を送り出すポンプの働きをしている．このため，心臓の筋肉は大量のエネルギーを必要とする．エネルギー源となる酸素とグルコースは血液によって運ばれる．心筋は，大動脈起始部から分枝する左右の冠動脈によって血液の供給を受ける（図11-1A）．安静時の血流量はおよそ250 m*l*/分であり，心拍出量の4〜5％を占める（p.115，図13-4参照）．

冠循環の特徴

　心筋の毛細血管密度と血流量：心筋の毛細血管密度は2,500〜4,000本/mm²であり，骨格筋の毛細血管密度300〜400本/mm²の約10倍もある（図11-1B）．このため，安静時の心筋の単位重量あたり血流量（60〜80 m*l*/100 g・分）は骨格筋（3 m*l*/100 g・分）に比べ著しく高い．

　心筋の酸素消費量：安静時における心筋の単位重量あたり酸素消費量は7〜10 m*l*/100 g・分であり，他の器官に比べて非常に高い（腎臓6，脳3，骨格筋0.2 m*l*/100 g・分）．さらに，心筋の動脈血中酸素の消費率（除去率）は約70％と著しく高いので，運動などで心筋活動が高まって酸素消費量が増加した時には，それに伴って冠血流量も増加して対応する（図11-2）．

　冠血流の変動：多くの器官の血流量は，心臓の収縮期に多く拡張期に少ない[*1]．ところが心臓では，左心室筋層内の冠血管が心収縮時に心筋によって圧迫されるため，左冠動脈血流は収縮期にむしろ少なくなる（図11-3）．左冠動脈血流は，心室の収縮期にはほとんど停止するが，その間心筋への酸素供給は心筋に豊富に含まれる色素蛋白

[*1] 脳や腎などでは，自己調節力が強い．

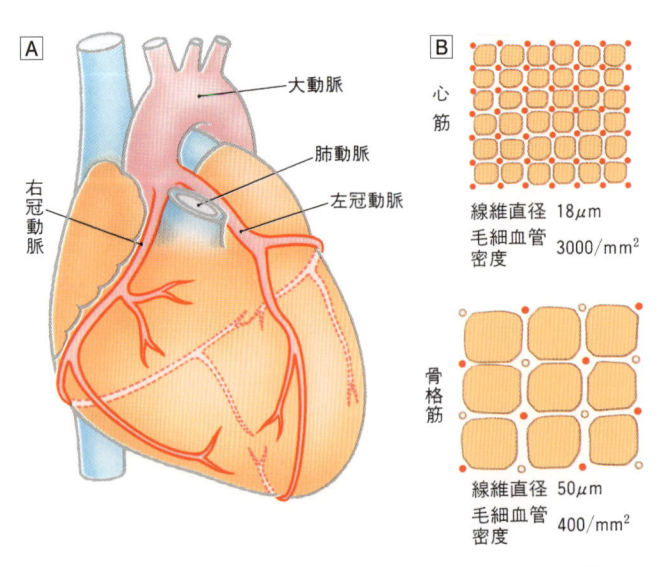

図11-1　冠血管の分布　A冠動脈の走行，冠静脈は省略してある[A]．
B心筋と骨格筋における毛細血管分布密度の比較．骨格筋の白丸は，安静時には血液が流れていない毛細血管．（Levick[1]に基づく佐藤[A]より）

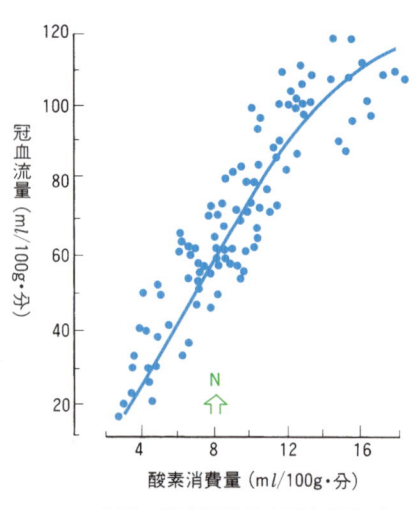

図11-2　心臓の酸素消費量と冠血流量（イヌ）　矢印Nは安静時における値[A]

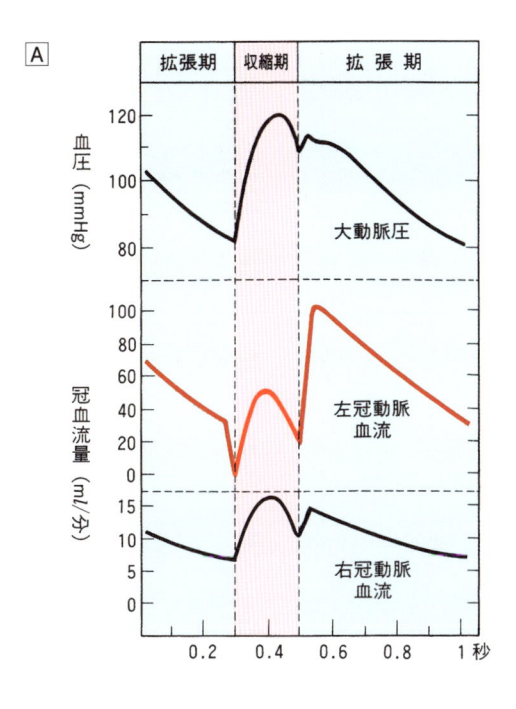

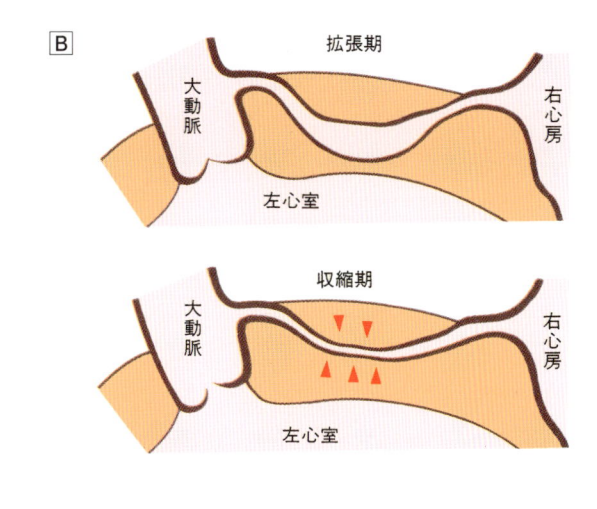

図 11-3　冠血流の心収縮に伴う変動　Ⓐ左，右冠動脈血流の心周期に伴う変動．Ⓑ左心室に分布する左冠動脈が心臓の収縮期に圧迫される様子．（A：Berne & Levy[2]；B：梶谷[3]に基づく佐藤[A]より）

のミオグロビンの働きによって行われる．心筋のミオグロビンは，心臓の拡張期に酸素を蓄積し，収縮期にその酸素を放出する．

　肺循環系へ血液を拍出する右心室の内圧は，左心室に比べて著しく低いため，右心室の血流は収縮期・拡張期を通じて常にある程度保たれ，その血流波形は大動脈圧波の形に似ている（図11-3A）．

　自己調節：冠血流量は，冠動脈灌流圧が60〜140 mmHgの範囲で変動してもほぼ一定に保たれる．これを冠循環の自己調節という．

　反応性充血：冠動脈を一時的（約10秒）に閉塞した後に再開すると，代謝産物の影響により冠血流は一過性に増加する．これを反応性充血という．

冠循環の調節機序

　冠血流は，主に代謝性および液性に調節を受けているが，さらに神経性にも調節を受けている（図11-4）．

　代謝性調節：冠血管の平滑筋は，**低酸素濃度**に敏感に反応して弛緩し，冠血管が拡張する．心筋の代謝が増加すると，大量の酸素が使われるの

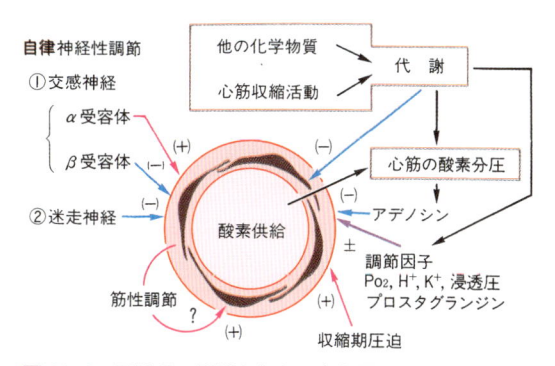

図 11-4　冠循環に影響を与える主な因子　（＋）冠血管の平滑筋の収縮あるいは圧迫によって血管内腔を狭くする因子．（−）血管平滑筋を弛緩させる因子．代謝性因子はアデノシンその他の化学物質を介して作用する．（Berne & Rubio[4]に基づく佐藤[A]より）

で，心筋細胞の酸素分圧が低下する．その結果，心筋細胞内のATPが分解されてアデノシンができ，それが心筋細胞内から外へ拡散して出てきて，血管平滑筋に作用して，冠血管を拡張させて血流を増やす．このほか，炭酸ガス，K^+，H^+，ヒスタミン，プロスタグランジンなどの代謝性因子も知られている．

　液性調節：種々のホルモンも冠血管に作用する．アドレナリンは冠血管のβ受容体に作用して

冠血管を軽度ながら拡張させる．一方，バソプレシンやアンギオテンシンは冠血管を収縮させる．冠血管の内皮細胞からは，血管平滑筋の弛緩因子としてNOが，収縮因子としてエンドセリンが放出される．

その他の物質による調節：ベラパミールやネフェジピンのようなカルシウム拮抗剤，ニトログリセリン，プロスタサイクリンなどは，冠血管に直接作用して拡張させる．これらの物質は，冠血管を拡張させる目的で治療にも用いられる．ニトログリセリンの場合，NOが冠血管を拡張させる．

神経性調節：冠血管には交感神経とわずかな副交感神経が分布している．また，冠血管には血管収縮を起こすα受容体と血管拡張を起こすβ受容体の双方が存在する．心外膜の比較的太い血管の場合にはα受容体が多いので，交感神経は血管収縮を起こす．一方，心筋内の細い血管の場合はβ受容体が多いため，血管拡張を起こす．副交感神経はAChにより冠血管を拡張させる．この場合，種差もあるが，血管内皮細胞の産生するNOを介するしくみが明らかとなっている（p.44参照）．虚血性心疾患の患者では，AChによって冠血管が収縮してしまう．その原因として，血管内皮細胞が機能不全に陥り，NOを産生しにくくなっていることがあげられる[5]．副交感神経性の血管拡張は圧受容器反射あるいは化学受容器を介する循環反射の際にも重要である[5]．

冠血管に分布する神経は，VIP，NPY，サブスタンスP，エンケファリン，ニューロテンシン，ペプチドヒスチジンイソロイシンなどの神経ペプチドを含有する．摘出冠血管を用いた研究によると，VIPとサブスタンスPは弛緩を，NPYは収縮を起こす（図11-5）．

ただし，これらの自律神経の冠血管に及ぼす作用は，通常は自律神経の心筋に及ぼす作用によって隠されてしまう．たとえば，交感神経が興奮すると心機能が亢進して心筋の代謝が活発になるので，その代謝性作用により冠血流が二次的に増加する．逆に，副交感神経が興奮すると心機能が低下して心筋の代謝が低くなって冠血流は代謝性に低下する．

図11-5 冠動脈に対する神経ペプチドの影響 摘出冠動脈に，VIP，サブスタンスP（SP），NPYを投与した．VIP投与の例はあらかじめAChで収縮を起こしてある．（Burnstock & Griffith[6]に基づく佐藤[A]より）

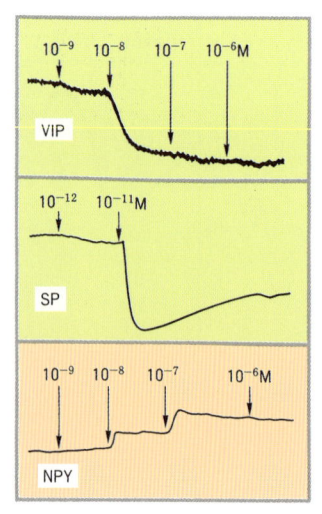

虚血性心疾患

冠血流が不十分になると，狭心症，心筋梗塞などの虚血性心疾患を起こす．**狭心症**とは，心筋が一過性に酸素不足（虚血）となり，特有の痛みが起こる状態である（p.86, 188参照）．狭心症は冠動脈に動脈硬化などによる内腔の狭窄があり，これに血圧上昇，労作などの因子が加わって発生することが多いが，冠動脈の攣縮が原因となることもあり，この場合は安静時に起こることも多い．心筋の虚血が高度で長引くと，その血管の支配領域の心筋に不可逆的な変化である壊死が起こる．この状態を**心筋梗塞**という．虚血性心疾患の明け方の発症には交感神経系の緊張が，夜間の発症には迷走神経の緊張との関係が示唆されている[x]．

局所循環の調節：皮膚循環

Clause 12

皮膚の血管は体温調節に重要な役割を果たしている．皮膚血管には交感神経が豊富に分布し，通常は収縮性に支配しているため，血管は適度の緊張状態にある．皮膚の代謝活動は比較的低いので，皮膚血管の調節には神経性の役割が大きい．

皮膚血管の特徴

皮膚血管の構造には著しい部位差があるが，全体の特徴として，静脈叢が豊富に存在することがあげられる．これに加えて手掌，足底，口唇，鼻，耳の皮膚には，動静脈吻合とよばれる特別な血管が存在する（図12-1）．動静脈吻合は，動脈と静脈を毛細血管を介さずに直接つなぐ太い連絡路である．このような皮膚血管系特有の構造は，温かい血液を大量に静脈叢に送って皮膚を温め，大量の熱放散を促すことを可能にしている．

交感神経性血管収縮神経

皮膚の細動脈，細静脈と動静脈吻合は，交感神経性血管収縮神経の支配を密に受けている．神経末端よりNAが放出されると，血管平滑筋のα受容体に作用して血管を収縮させる（図12-2）．動物では，NAの他にNPYやATPの共存も報告されている[1,2]．麻酔ネコを用いた実験で後肢を支配する交感神経を電気刺激すると，足蹠の皮膚血流が刺激頻度依存性に減少する（図12-3）．

皮膚血流は血管収縮神経のトーヌスの変化によって幅広く調節されている（p.20参照）．血管収縮神経は，手掌，足底，口唇，鼻，耳などの外気にさらされる部分の皮膚において特によく発達している（図12-6参照）．これらの部位では，血管収縮神経はある程度のトーヌスを安静時に持っており，血管は適度の緊張状態にある．トーヌスが増加すると血管はさらに収縮し，トーヌスがなくなると，ほぼ最大に近い血管拡張が起こる．実際にヒトの皮膚交感神経活動をマイクロニューログラフィーで記録すると，トーヌスを持っていることが観察される（図12-4）．

皮膚の血管収縮神経が関与する疾患に，Raynaud徴候がある．Raynaud徴候は，寒冷地に住む

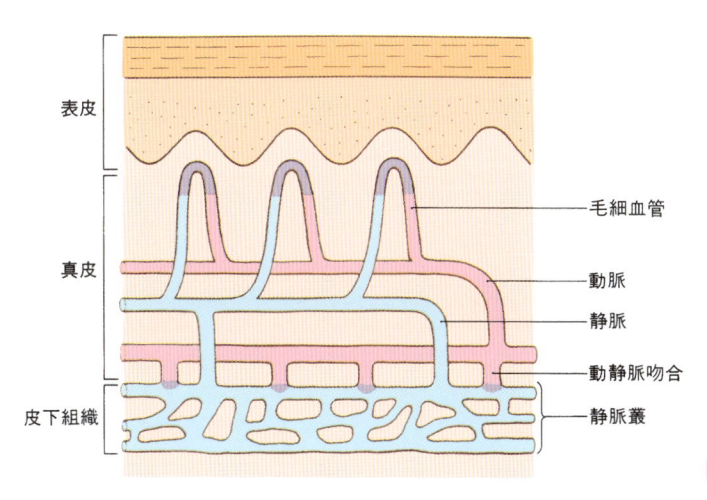

図12-1 皮膚血管の構造の模式図[A)]

第2章 ● 各種機能の自律神経による調節

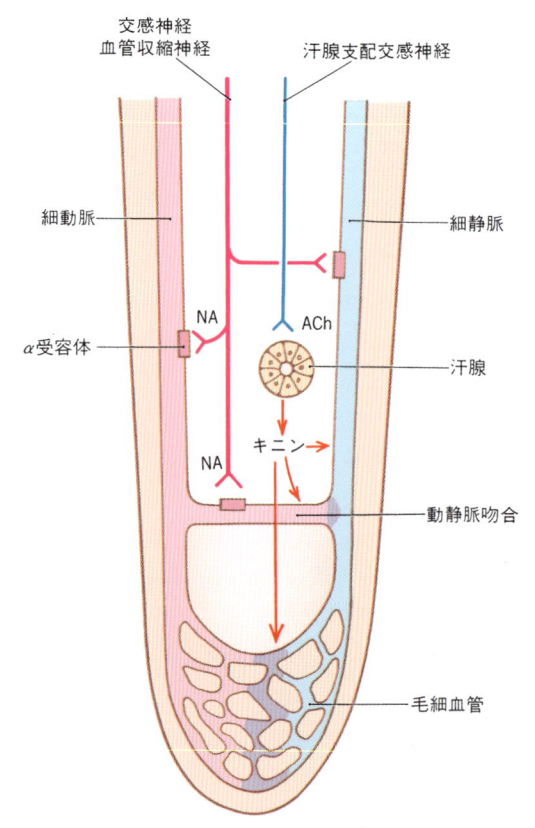

図12-2 指の皮膚血管の神経性調節[A]

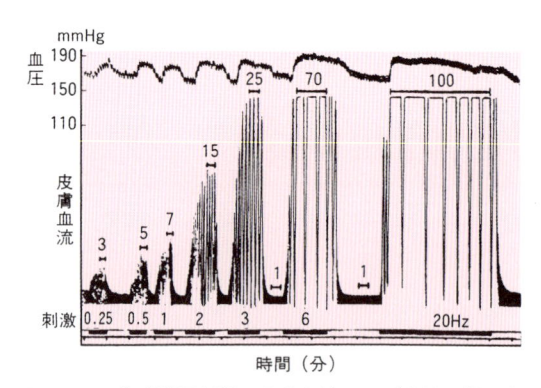

図12-3 交感神経刺激の皮膚血流に及ぼす効果（ネコ）
ドロップ法による記録．縦軸の高さが血流に反比例．刺激頻度依存性に皮膚血管が収縮する．皮膚血流の上に示された数字は，末梢血管抵抗値．（Celander & Folkow[3]に基づく佐藤[A]より）

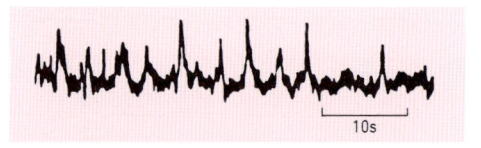

図12-4 皮膚血管収縮神経のトーヌス（ヒト） マイクロニューログフィーにより正中神経より記録した．外気温20℃の時．（Bini, et al[4]に基づく佐藤[A]より）

女性に多くみられる症状として知られている．指趾のわずかな冷却により血管の著しい収縮が起こる．その結果，組織の血流は減少し，虚血により痛みを起こす．このような症状の多くは，寒冷刺激に対する交感神経活動の過度の緊張による指趾の血管収縮に起因するものと考えられる*1．

交感神経性血管拡張神経

通常は，血管収縮神経のトーヌスの減少によって血管が拡張する．しかし，腕や足の皮膚では，発汗に伴い，血管収縮神経のトーヌスの減少だけでは説明のつかないほどの著しい血管拡張が起こる．このしくみとして，従来は，汗腺を支配するコリン作動性の交感神経によって発汗が起こる際，汗の分泌過程で作られるブラジキニンやプロスタグランジンなどのある種の化学物質が皮膚血管を拡張させるためと考えられてきた（図12-2）．

その後，皮膚血管を支配する交感神経には，血管拡張性のものも存在することが報告され[1,l]（図12-5），高体温時の熱放散の大半が，この血管拡張神経の働きによる可能性が示唆されている．血管拡張神経は収縮神経と違ってトーヌスを持たないことが特徴であり，その働きは，運動後や暑熱時など体温が上昇した時に限られる．血管拡張神経は血管収縮神経とともにほとんどの皮膚に分布し，特に顔面領域には密に存在し（図12-6），手掌，足底，口唇など無毛皮膚には存在しないらしい．交感神経性血管拡張神経はコリン作動性といわれるが，皮膚血管の拡張反応がアトロピンで抑制されないことから，VIPやNO, SPなどの共存が示唆される[1,5]．動物ではコリン作動性血管拡張神経の他に，ヒスタミン作動性あるいはドパミン作動性血管拡張神経の存在が知られている．

*1 末梢血管自体のNAに対する感受性の亢進の可能性も示唆されている．

12 局所循環の調節：皮膚循環

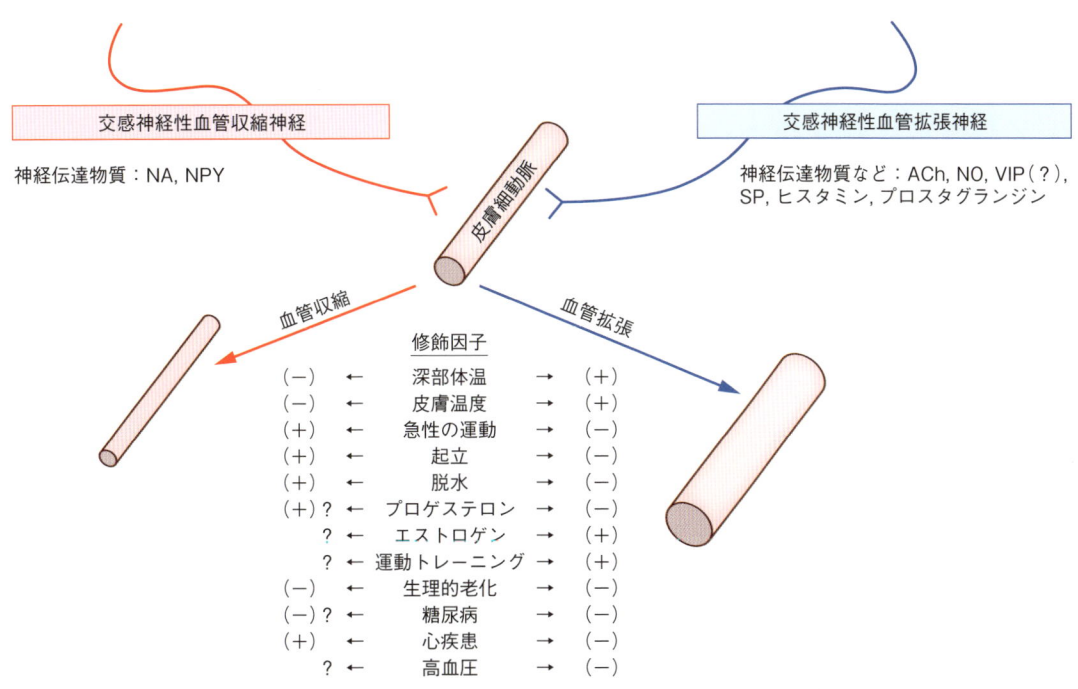

図12-5 神経性皮膚血管収縮反応と拡張反応に関わる主要な因子（ヒト）（Charkoudian[1,5]より改変）

　交感神経性の血管収縮神経と血管拡張神経による皮膚血流調節は，運動や体温の他，加齢，女性ホルモン，糖尿病など多くの病態によっても影響を受ける．たとえば，血管収縮神経による血管の収縮は加齢とともに低下する．このため，高齢者では過度の熱放散が生じ，低体温を引き起こす引き金となる[1]．更年期障害のホットフラッシュや冷え性，糖尿病や心疾患での体温調節不全も同様なしくみによるものと考えられている（図12-5）．

副交感神経性血管拡張神経と求心性神経

　副交感神経性の血管拡張神経は，顔面の皮膚のうち，口唇，鼻孔から小鼻の領域，前額部に分布する（図12-6）．この血管拡張神経の役割は，涙腺や唾液腺などの分泌腺に十分な血流をもたらすことのようである（p.89 参照）．
　皮膚には求心性神経も分布し，この軸索末端か

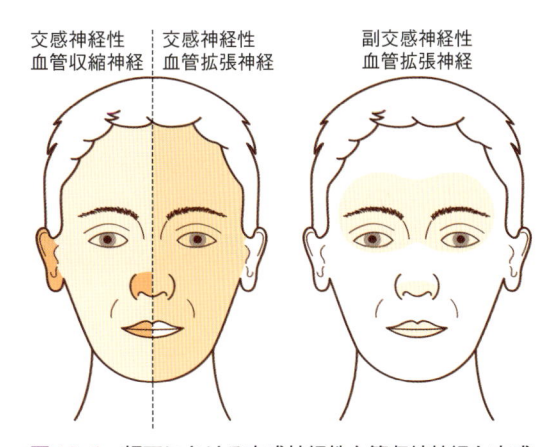

図12-6 顔面における交感神経性血管収縮神経と交感神経性および副交感神経性血管拡張神経の分布　血管収縮神経支配は唇，耳，鼻に特に多いのに対し，顔の他の場所では交感神経性血管拡張神経支配が多い．副交感神経性血管拡張神経は唇，鼻孔，額の顔面循環に広がる．（Drummond[1]より）

らSPやCGRPが放出されて，皮膚の血流を上昇させる[1]（p.186 参照）．

局所循環の調節：骨格筋循環

Clause 13

安静時の骨格筋循環

骨格筋に分布する血管は，一般に神経と一緒に骨格筋線維束内部に走入し，多数の毛細血管に分岐し，すべての筋線維に分布している．隣り合った毛細血管どうしは，筋線維を横切る血管によって互いに吻合し，網目構造を作っている（図13-1）．このため，毛細血管の一部がふさがった際にも，血液は吻合した回路を迂回することができる．

骨格筋血流の特徴

安静時の骨格筋血流は，筋の重量に比べて意外に少ない．たとえば，ヒトの安静時の心拍出量が5.8 l/分あるとすると，体重の2〜3％の重さを持つ脳へは0.75 l/分の血流が供給されるのに対し，体重の40〜50％を占める骨格筋へはわずか1.2 l/分の血流が供給されるに過ぎない（図13-4の上部を参照）．100 g の組織あたりの1分間に流れる血流量で比べると，脳が100 mlであるのに対し，筋は3〜6 mlとなる．骨格筋の血流がこのように安静時において比較的低い値に維持されるのは，筋に分布する血管の緊張が安静時に高いことによる．

交感神経性血管収縮神経

骨格筋血管には血管収縮神経が分布している（図13-2）．筋血管収縮神経の活動が高まると，神経末端よりNAが放出され，血管平滑筋のα受容体に作用して，血管を収縮させる（図13-3A）．この血管収縮神経からはNPYも放出されて，筋血管に収縮性に作用する．

血管収縮神経は延髄の循環中枢により調節され，圧受容器反射などによる血圧調節の際に大きな役割を果たす．たとえば，安静臥位から立位になると，血液が下半身に流れて血圧が下がるが，瞬時に圧受容器反射が作動して血管収縮神経の活動が増加する．この過程はマイクロニューログラフィーで筋交感神経活動を記録することによって明らかにできる[1]（p.98 参照）．

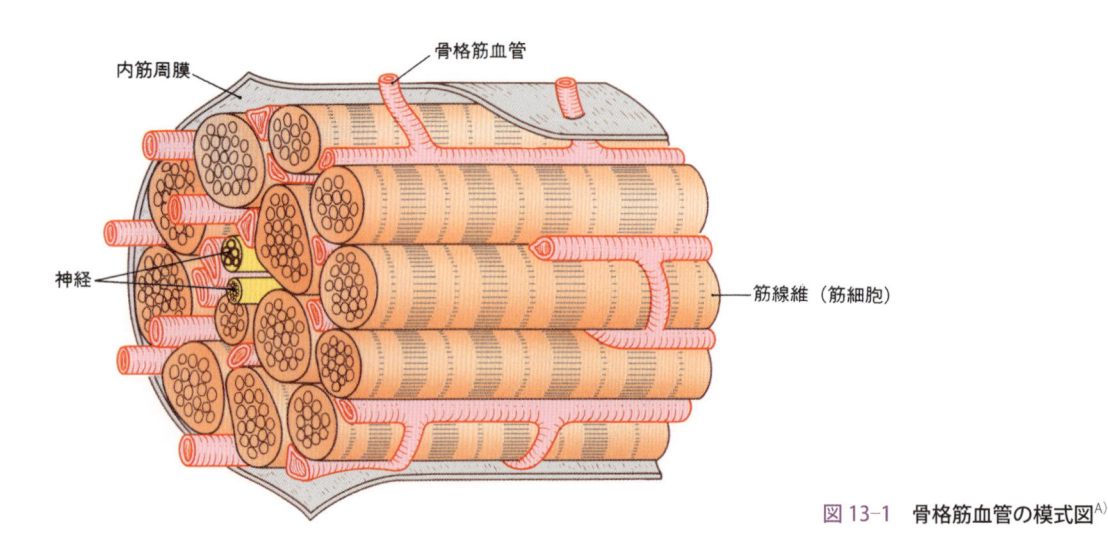

図13-1　骨格筋血管の模式図[A)]

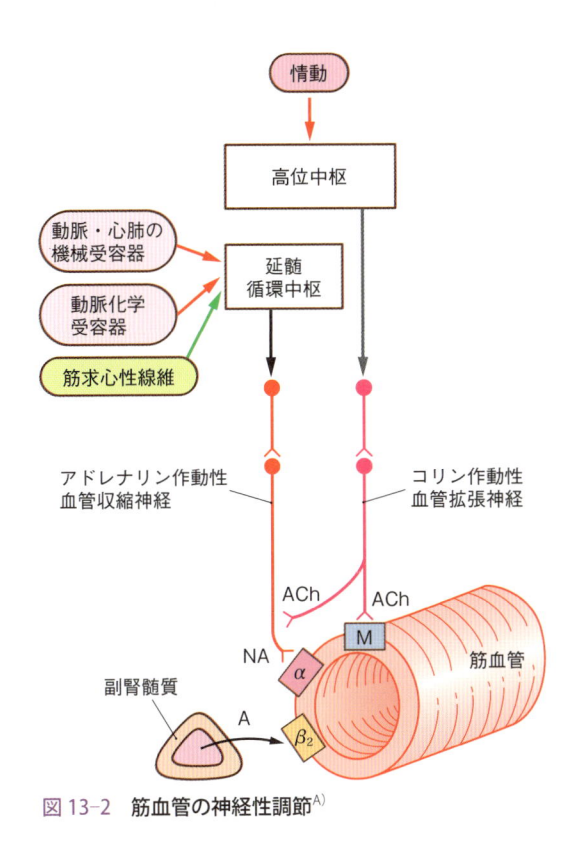

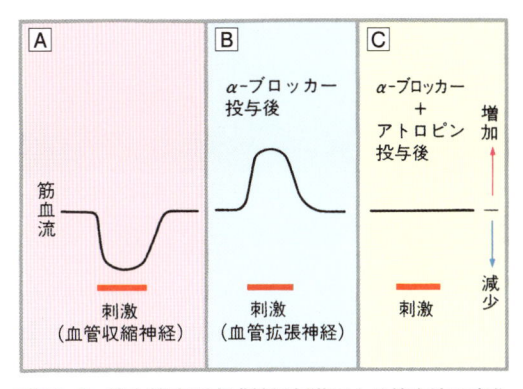

図 13-3　筋血管支配交感神経刺激による筋血流の変化（ネコ）　A 通常状態の時．刺激により血流は減少する．B α-ブロッカー投与後．刺激により血流が増加する．C さらにアトロピンを投与すると，刺激の効果はなくなる．
(Mellander[2]；Folkow[3]に基づく佐藤[A]より)

図 13-2　筋血管の神経性調節[A]

交感神経性血管拡張神経

ネコの四肢の骨格筋血管に交感神経性血管拡張神経が存在することが明らかにされている．α受容体遮断薬を投与した後，四肢の筋を支配する交感神経を電気刺激すると，筋血流は増加する（図 13-3B）．この血管拡張反応はアトロピン投与後に遮断される（図 13-3C）ことから，コリン作動性とされる（図 13-2）．この血管拡張神経はトーヌスを持っておらず，神経の興奮に応じて神経末端から ACh が放出され，血管を拡張させる．また，ACh は血管収縮神経末端からの NA の放出を抑制し，筋血管の収縮を起こりにくくするらしい．血管拡張神経は，動物で急激な筋血流増加を必要とする防衛反応の際に働くとされている．骨格筋を支配する交感神経性血管拡張神経は，ヒトでは前腕や大腿の筋に存在するとの報告もあるが[4,5]，いまだ議論の多いところである[j]．骨格筋の血流は，運動を開始する直前にすでに増加している傾向があることから，ヒトの血管拡張神経は，こうした骨格筋の血流増加に関与している可能性がある（図 13-7）[5,6]．

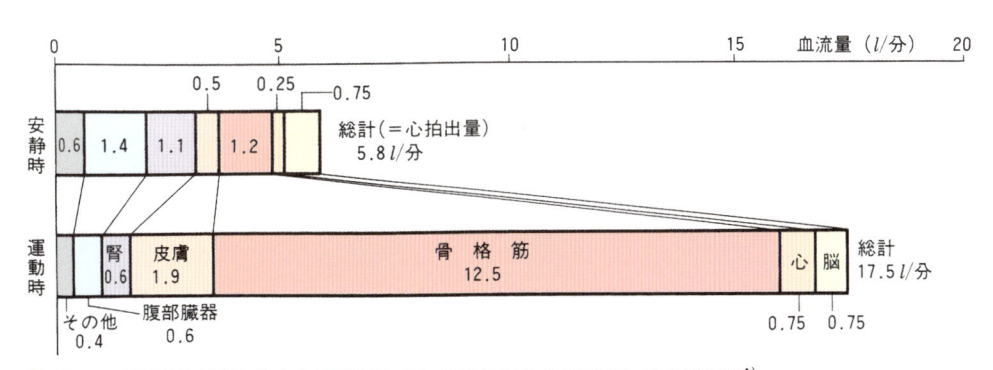

図 13-4　安静時ならびに激しい運動時における心拍出量と各器官への血流分布[A]

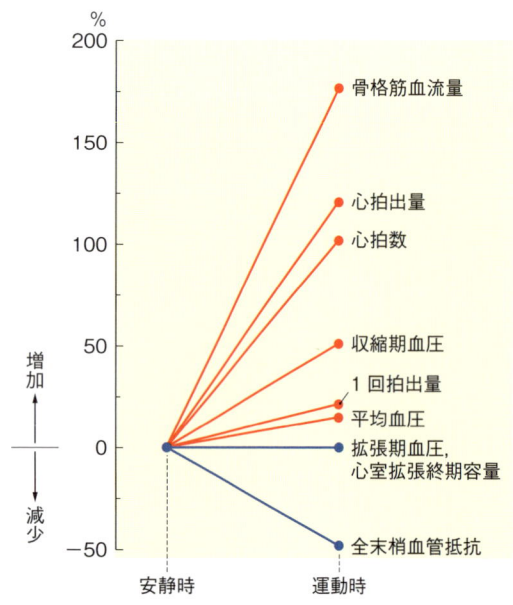

図 13-5　中程度の運動時における循環機能の変化
安静時の値を 100％としてその変化分をパーセントで示す[B].

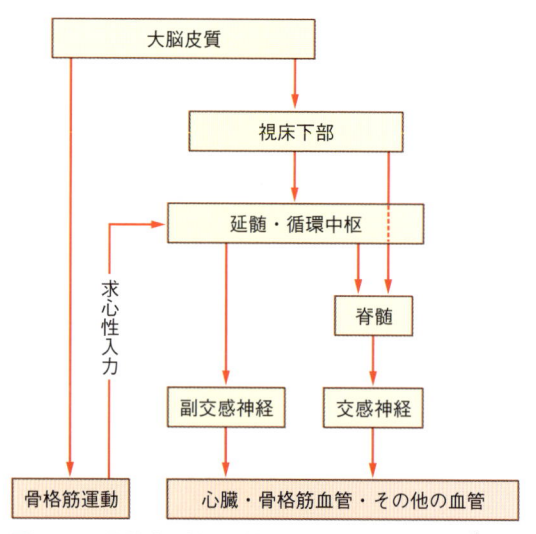

図 13-6　運動時の循環の神経性調節機序の模式図[B]

運動時の骨格筋循環

運動時の全身の循環調節

　激しい運動をすると心拍出量は最大で安静時の4〜6倍にも上昇し，骨格筋への血流配分が著しく増加する．これは，運動時に骨格筋が大量のエネルギーを必要とするためである．図 13-4 に心拍出量が 5.8 l/分から 17.5 l/分に増加した場合を示す．活動中の骨格筋への血流量は安静時の 1.2 l/分から運動時にはその約 10 倍の 12.5 l/分にも達する．このほか心臓の冠血流量は安静時の約 3 倍，皮膚の血流量は安静時の約 4 倍に増える．一方，腎臓，腹部臓器の血流量は安静時に比べてかえって減少し，また脳の血流量は安静時と変わらない．

　運動中には骨格筋の血管拡張が起こるので，末梢血管抵抗は全体としては低下する（図 13-5）．一方心拍出量が著しく増えるので，全末梢血管抵抗の低下にもかかわらず，収縮期血圧は増加する．拡張期血圧はあまり変わらず収縮期血圧が増加するので，脈圧が大きくなり，平均血圧も増加する．運動中には代謝機能の亢進により産熱がさかんになるが，皮膚の血流量が増えるため，放熱

が促され体温の上昇を防ぐことができる．

　このように，運動時に循環系に大きな変化が現れるのは，脳の調節による．運動時には，大脳皮質の運動野から骨格筋へ，運動の指令が発せられる．また視床下部を介して延髄の循環中枢にも命令が伝えられ，心臓と全身の血管を支配する交感神経の活動が亢進する（図 13-6，図 13-7）．一方，心臓の迷走神経活動は低下する．その結果，心拍数が増加し，心拍出量も著しく増大する．また，骨格筋以外の多くの部位の細動脈を収縮させて血流を減少させる．冠血管と脳血管への交感神経の血管収縮性支配は非常に弱いため，心臓や脳の血流は減少しない．運動には骨格筋のほかに心臓や脳も重要な役割を果たすので，これは都合のよいしくみである．さらに，静脈その他の血液貯蔵部位を収縮させ，静脈還流を増やす．これは心拍出量の増加をもたらす．

運動時の骨格筋血流調節

　運動時の骨格筋の血流増加は，主に代謝産物による局所性の骨格筋血管拡張作用によって起こる．運動中の骨格筋では，筋活動が激しくなるにつれて代謝産物が蓄積し，酸素分圧が減る．K^+，アデノシン，乳酸，二酸化炭素などの代謝産物の蓄積や酸素分圧の低下は，血管平滑筋を局所性に拡張させる作用を持つ（図 13-8）．これらの代謝

13 局所循環の調節：骨格筋循環

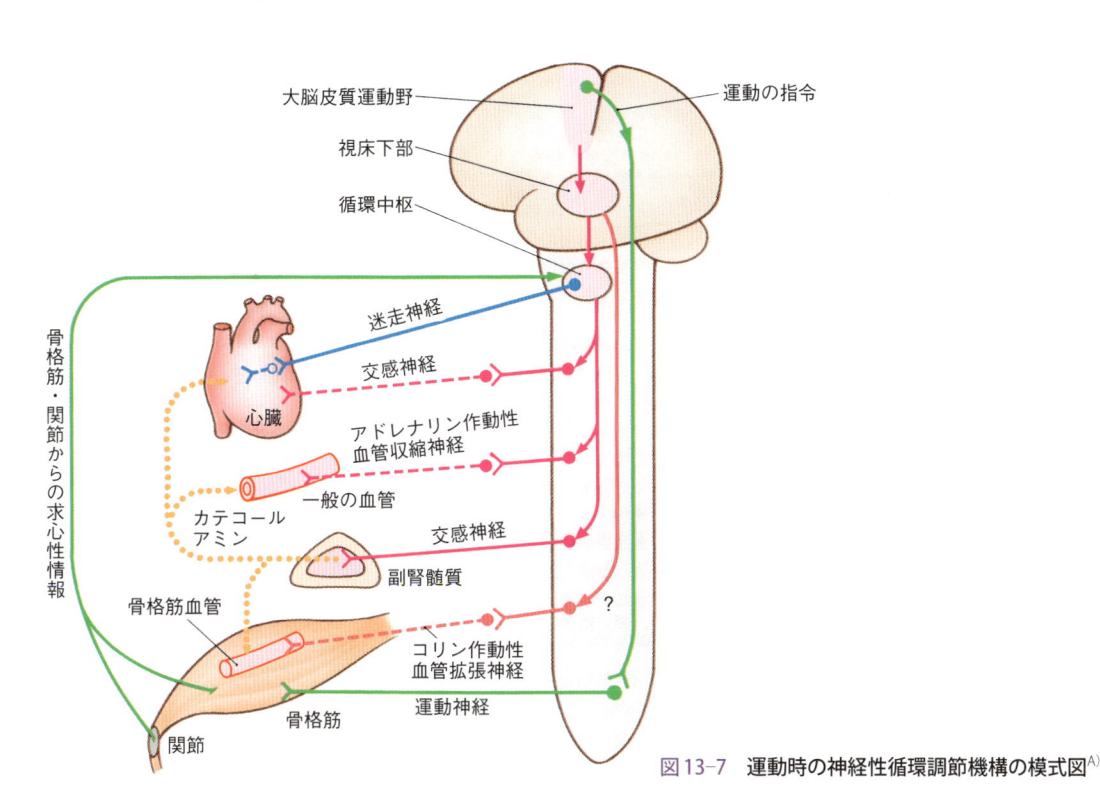

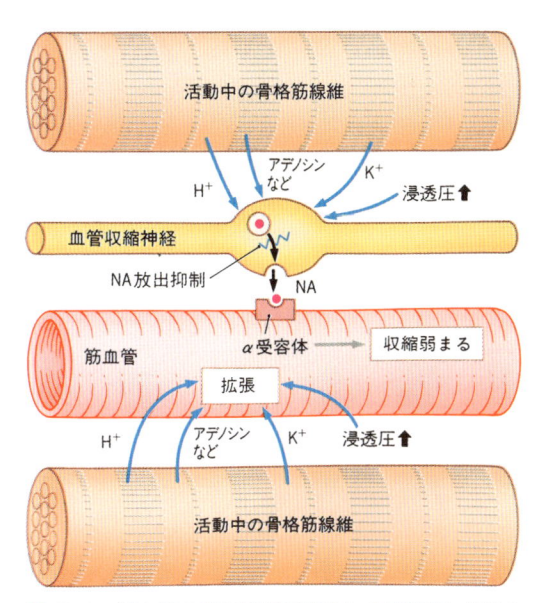

図13-7 運動時の神経性循環調節機構の模式図[A)]

図13-8 筋血管の骨格筋代謝産物による調節 代謝産物は直接筋血管に作用して拡張させたり，アドレナリン作動性血管収縮神経からのNAの放出を抑制したりする[A)]．

産物は血管収縮神経末端に作用し，NAの放出を抑制したり，α受容体の感受性を減弱させる働きもある．その結果，筋血管が拡張して筋血流が増加し，筋活動に見合うだけの酸素が骨格筋に供給されることになる．

運動時の筋血管拡張にNOが関与するとの報告もある[7)]．NOの由来についてはまだ明らかにされていないが，酸素分圧の低下に伴って血管内皮細胞から放出される可能性が示唆されている．運動中には交感神経の活動が亢進して，副腎髄質からカテコールアミン分泌も増加する．カテコールアミンは，骨格筋血管平滑筋のβ受容体に作用して筋血管の拡張を促す（図13-2，図13-7）．

運動時に増大した筋血流は，運動終了後，徐々にもとに戻る．回復までの時間は運動の程度に依存し，運動が激しいほど回復に時間がかかる．激しい運動では，酸素供給が間に合わず，無酸素性のグルコース代謝によってエネルギーが供給されるため，乳酸などが蓄積する．乳酸などの物質は運動終了後に代謝されて減少していくが，その減少の過程は，運動しないで安静にしている時より

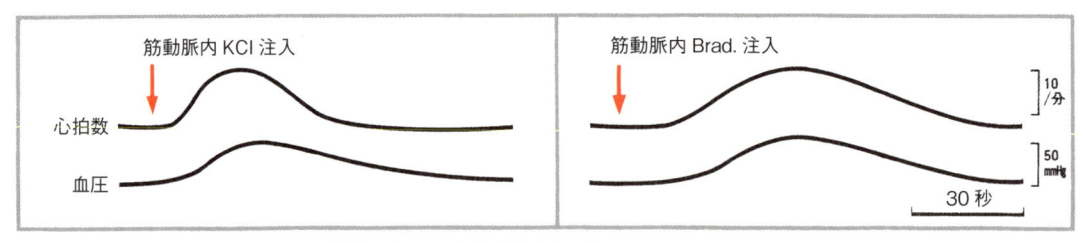

図13-9 筋の化学的刺激による心拍数と血圧の変化（麻酔ネコ） 後肢の筋動脈内に KCl, ブラジキニン（Brad.）を注入した時の心拍数と血圧の上昇反応（Sato, et al[8]に基づく佐藤[A]より）

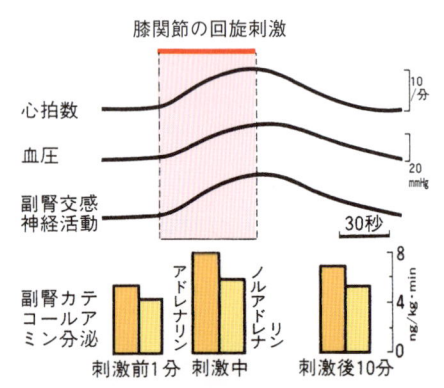

図13-10 膝関節の強い回旋運動による循環系, 交感神経-副腎髄質系の変化（麻酔ネコ）
（Sato A, et al[9,10]に基づく佐藤[A]より）

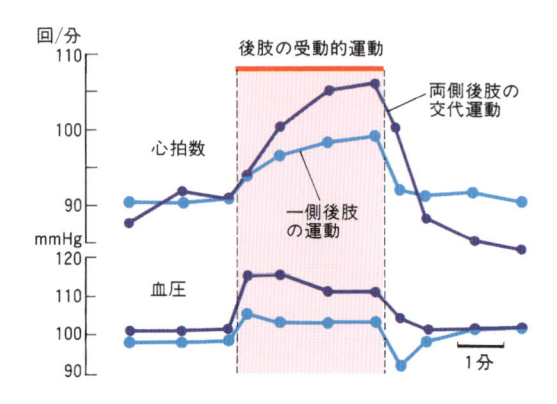

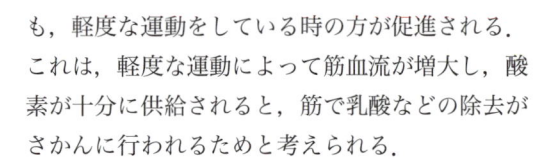

図13-11 後肢の受動的運動による血圧と心拍数の関係
（Barron & Coote[11]に基づく佐藤[A]より）

も，軽度な運動をしている時の方が促進される．これは，軽度な運動によって筋血流が増大し，酸素が十分に供給されると，筋で乳酸などの除去がさかんに行われるためと考えられる．

骨格筋による反射性の循環調節

運動時に生じた代謝産物は，血管壁に作用して局所性に血管を拡張させる一方，骨格筋の化学受容器を刺激する．また，運動により関節が動くと，関節の機械的受容器も興奮する．これらの受容器からの感覚情報は，延髄の循環中枢に伝えられ，交感神経活動を亢進させて，反射性に心拍数増加，心拍出量増大，血圧上昇などを起こす（図13-6，図13-7）．

たとえば，麻酔した動物の後肢の筋動脈へブラジキニンやKClのような化学受容器刺激物質を注入すると，反射性に心拍数が増加し血圧が上昇する（図13-9）．また，膝関節への強い回旋運動刺激により，心拍数と血圧の反射性亢進と同時に，副腎髄質支配の交感神経活動とカテコールアミン分泌が反射性に亢進する（図13-10）．除脳動物では，後肢を受動的に動かして関節と骨格筋を刺激すると，心拍数と血圧が反射性に増加する（図13-11）．このような実験的に証明された骨格筋や関節の刺激による心拍・血圧およびカテコールアミン分泌の反射性亢進が，日常の運動の際にも働いて，循環調節に寄与していると考えられる．

Clause 14

局所循環の調節：末梢神経循環

末梢神経も，エネルギーとして必要な酸素や栄養を，神経内の血管を流れる血液から得る．末梢神経の機能が正しく働くためには，末梢神経の血流が正常に保たれる必要がある．末梢神経の血流は一般に血圧に依存して変動するが，局所血流は常に血圧に依存するとは限らず神経性や局所性にも調節される．

末梢神経血管の特徴

末梢神経には，その全長にわたって血管（神経の血管という意味でvasa nervorumとよばれる）が豊富に分布する．末梢神経に血液を送る動脈は，近くを走行する動脈より分枝して神経に達し（これを栄養動脈とよぶ），神経上膜表面を貫いて神経内に入る．そして神経内部で多数の網目状の吻合を作りながら分岐し，神経線維束を囲む神経周膜内やその周りに血管網を張り巡す（図14-1）．そこからの分岐が神経線維束内部に貫入し，神経内膜中で毛細血管床を形成する．

末梢神経は，坐骨神経のように長いものでは約1メートルに達する．1本の末梢神経は，1本の栄養動脈によって全長にわたって支配されるのではなく，多数の栄養動脈が神経の長軸に沿って短い間隔をおいて多数の部位より神経内に入り，神経内部の血管網へ血液を送る．神経の血管系は，血管吻合網が発達しているので，1つの栄養動脈が障害されても虚血性の障害を起こしにくいしくみになっている．

末梢神経血管の周囲には組織学的にNA，AChエステラーゼや，CGRP，VIP，サブスタンスP，セロトニンなどを含む神経が見出されている．（図14-2）

交感神経性血管収縮神経

神経上膜と神経周膜に分布する細動脈と毛細血管には，血管収縮神経が存在する．この神経が活動すると，神経末端よりNAが放出され，血管平滑筋のα受容体に作用して血管を収縮させる（図14-3）．たとえば，坐骨神経の血流は腰部交感神経の電気刺激により減少する（図14-4A）．この血流減少反応は，α受容体遮断薬の投与後に消失する．

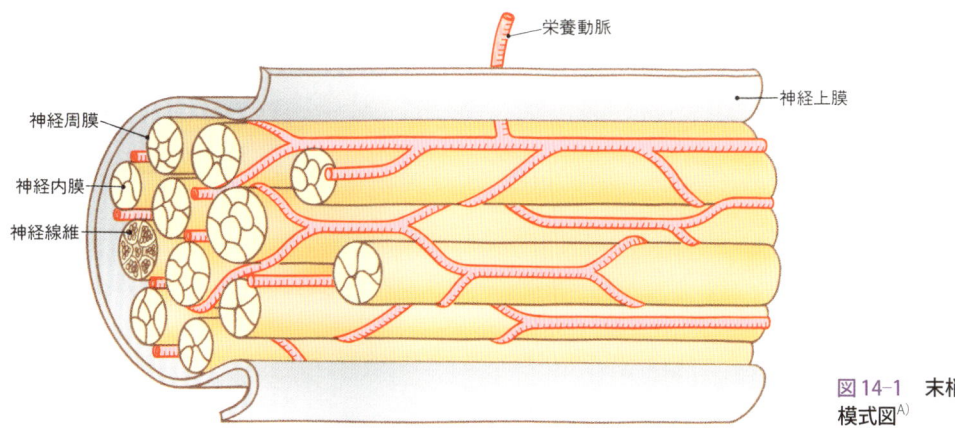

図14-1 末梢神経血管の模式図[A]

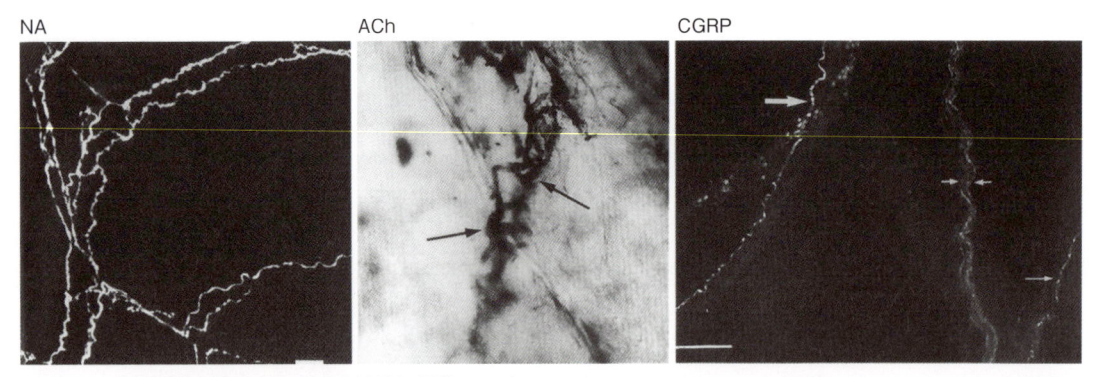

第 2 章 ● 各種機能の自律神経による調節

図 14-2　末梢神経血管に分布する各種神経線維　NA：坐骨神経血管に分布する NA 含有線維（ラット），ACh：坐骨神経血管に分布する ACh エステラーゼ含有線維（ラット），CGRP：迷走神経の血管に分布する CGRP 含有線維（モルモット）(NA, CGRP: Dhital & Appenzeller[1]；ACh：Amenta, et al[2]に基づく佐藤[A]より)

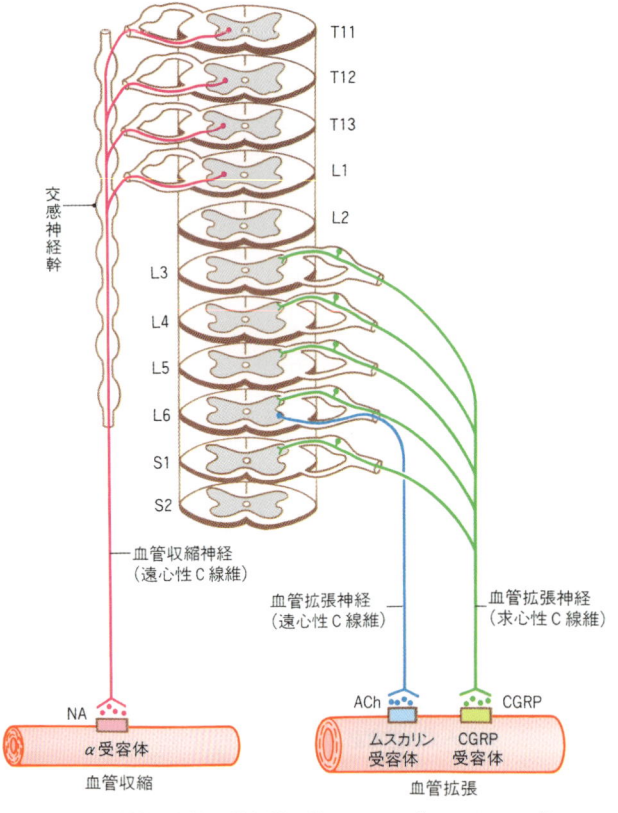

図 14-3　末梢神経血管の神経性調節 (Sato, et al[3]に基づく佐藤[A]より)

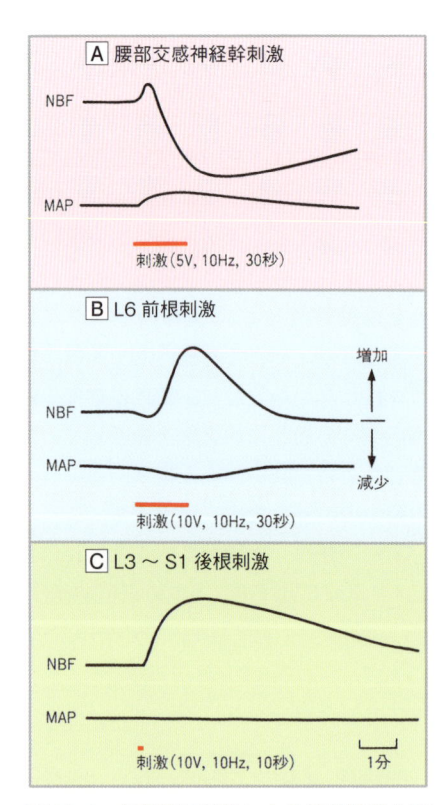

図 14-4　各種神経刺激による坐骨神経血流の変化（ラット）　NBF：坐骨神経血流，MAP：平均動脈圧（A：Hotta, et al[4]；B, C：Sato, et al[3]に基づく佐藤[A]より)

血管拡張神経[*1]

ラットの坐骨神経血管には，コリン作働性血管拡張神経も存在するらしい．ラットにおいて血管拡張神経の出力する L6 脊髄神経の前根を電気刺激すると，坐骨神経血流は増加する（図 14-4B）．この血管拡張反応はアトロピン投与後に遮断される．したがってコリン作働性血管拡張神経が活動して，神経末端から ACh が放出され，血管平滑筋のムスカリン受容体に作用して末梢神経血管を拡張させると考えられる（図 14-3）．

求心性神経のペプチド性血管拡張作用

末梢神経の血管には，求心性神経の伝達物質と考えられる CGRP やサブスタンス P などを含有する神経も存在する．ラットの L3～S1 脊髄後根の電気刺激により，求心性神経を逆行性に興奮させると，坐骨神経の血流が長時間増加する（図 14-4C）．この血流増加反応はサブスタンス P 受容体遮断薬投与では変化せず，CGRP 受容体遮断薬投与で消失するので，神経末端から CGRP が放出されて血管拡張を起こすと考えられる（図 14-3）．求心性神経の逆行性興奮によって起こる神経血流の増加は，軸索反応の際に機能している可能性がある．

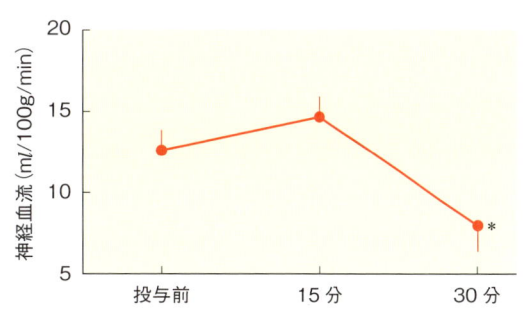

図 14-5 N^G-monomethyl-L-arginine（NOS 阻害剤）の局所灌流が正常末梢神経血流に及ぼす影響
（木原と高橋[5]より）

血管内皮細胞の神経血流調節機構

末梢神経血管では，血管内皮細胞が血流調節に重要な役割を担っている[5]．内皮細胞は NO やエンドセリンを放出し，NO は強力な血管拡張作用を，エンドセリンはカテコールアミンの 10 倍以上の血管収縮作用を有する．NO とエンドセリンは互いの放出を調節し，適度のバランスを保って血流維持に貢献している[5,6]．木原らは，ラットの末梢神経周囲を NO 合成酵素阻害剤で局所還流すると，神経の血流が半分近く低下することを認めた（図 14-5）．エンドセリンで局所還流した場合にも，同様に神経血流の低下を招くようだ[5]．

糖尿病では，末梢神経血流が低下して末梢神経障害が起こる．糖尿病患者の末梢神経血管では，NO の低下，ペプチド性の血管拡張の欠如，エンドセリンの増加や反応性亢進などが報告されている．これらが重なって，血流減少の悪循環が生じると考えられている[5]．糖尿病動物では NO の供与剤が痛覚過敏を改善させるとの報告もある[7]．

[*1] 交感神経性か副交感神経性かどうかは明らかにされていない．

局所循環の調節：生殖器

Clause 15

男性生殖器

生殖器血管の自律神経支配は，特に男性外生殖器の陰茎の血管について詳しく調べられている．陰茎の血管には交感神経と副交感神経が分布し，性反射（**勃起** erection と **射精** ejaculation）において重要な役割を果たす．

陰茎の血管の特徴

陰茎には，内陰部動脈から分岐する尿道球動脈，陰茎深動脈，陰茎背動脈，尿道動脈が分布する（図 15-1）．これらの動脈は，陰茎の海綿体（陰茎海綿体と尿道海綿体）に入り，さらに分岐して細いラセン動脈となって海綿体洞に注ぎ込む．静脈は，海綿体からは深陰茎背静脈，陰茎表層からは浅陰茎背静脈となって陰茎から出る．

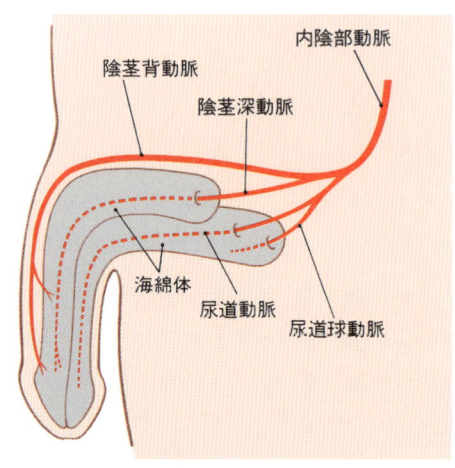

図 15-1　陰茎の動脈[A]

副交感神経

陰茎支配の副交感神経は仙髄 S2〜4 から出て，**骨盤神経**を通って骨盤神経叢に至り，シナプスを介して生殖器に分布する（図 15-2A）．副交感神経が活動すると，節後線維の軸索末端から ACh や VIP，NO などが放出され[1]（図 15-2B 勃起時），陰茎の血管が拡張して海綿体洞への血流が増加し，海綿体体積が増大して（図 15-3B），勃起が起こる．

陰茎の勃起を促す伝達物質の中で，NO は主要なものである[2]．NO は NO 作動性神経から直接放出される機序と，副交感神経が血管内皮細胞に作用した結果，内皮細胞から放出される機序とがある（p.47 参照）．放出された NO は，陰茎海綿体の血管平滑筋に作用し，cGMP を産生して血管を拡張させる．ニトログリセリン軟膏は，NO 様の作用を示し，勃起障害の治療に有効である．精力剤のバイアグラは，cGMP の分解を防ぐ薬剤で，結果的に陰茎海綿体の血管を拡張させる．これらの薬物は陰茎の勃起に有効だが全身の血圧も下げるので注意を要する．

陰茎海綿体には VIP 含有神経も豊富に存在し，その多くが ACh, NO と共存するコリン作動性のものである[2]．VIP 含有神経は，海綿体の動脈，細動脈周囲に膨大部を形成している．この神経の細胞体は海綿体内に存在するので，VIP 作動性神経は海綿体内の内在神経と考えられる．麻酔イヌの骨盤神経を電気刺激すると，海綿体体積が増加するとともに，海綿体静脈中への VIP 放出も増加する（図 15-3B）．またヒトの海綿体に VIP を局所投与すると，少量で十分な勃起が起こる．このように，勃起の発現に VIP も重要な役割を果たす．

交感神経

陰茎支配の交感神経は，胸髄 T11〜腰髄 L2 から出て，交感神経幹や下腸間膜神経節・上下腹神経叢でシナプスを介し，**下腹神経**を経て生殖器に

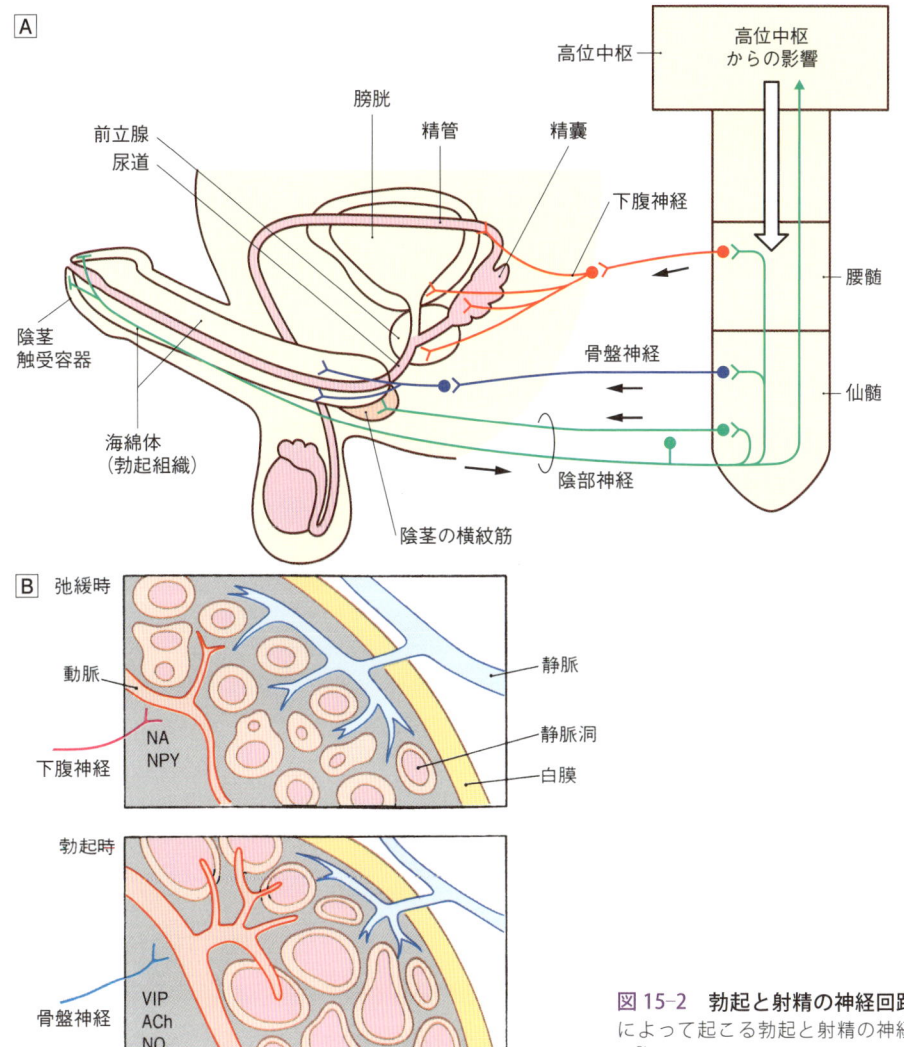

図15-2 勃起と射精の神経回路 Ⓐ陰茎の触刺激によって起こる勃起と射精の神経回路を模式的に示す[B]．Ⓑ陰茎血管支配の自律神経と勃起時の変化[A]．

分布する（図15-2A）（一部は脊髄から出た後，骨盤神経に混入して生殖器に分布する）．交感神経が活動すると，その節後線維の軸索末端からNAやNPYが放出される（図15-2Bの弛緩時）．NAは陰茎血管のα_1受容体に作用して血管を収縮させ，陰茎の体積が減少する（図15-3A）．NPYはNAの効果を増大させる[1]．

性反射

男性の性行動には陰茎の勃起と射精の2つの性反射現象がある．性行動中には自律神経系の活動の切り替えが起こる．まず，副交感神経の活動が亢進して勃起する．その後，交感神経の機能が亢進して射精する．射精の終了後には再び副交感神経系が優位となる．これらの行動は，視床下部と大脳辺縁系をはじめとするニューロン回路で統合されて起こる[*1]（p.227参照）．

勃起は陰茎に触刺激を加えることにより，反射性に陰茎の海綿体が充血する現象である．陰茎の触受容器が刺激されると，その感覚情報は体性神経の陰部神経求心路を通って仙髄の勃起中枢に伝

[*1] 自律神経性障害による勃起不全には副交感神経，射精障害には交感神経が関与する．

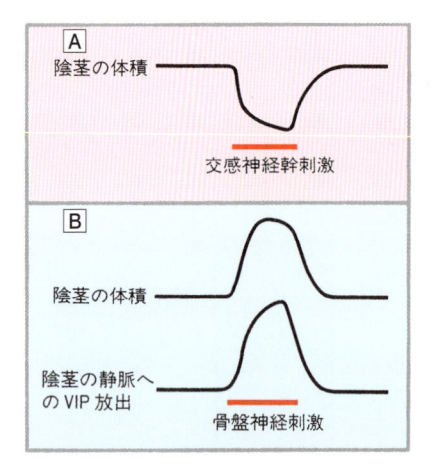

図15-3　自律神経刺激の陰茎の体積とVIP放出に対する効果（Andersson, et al[3]に基づく佐藤[A]より）

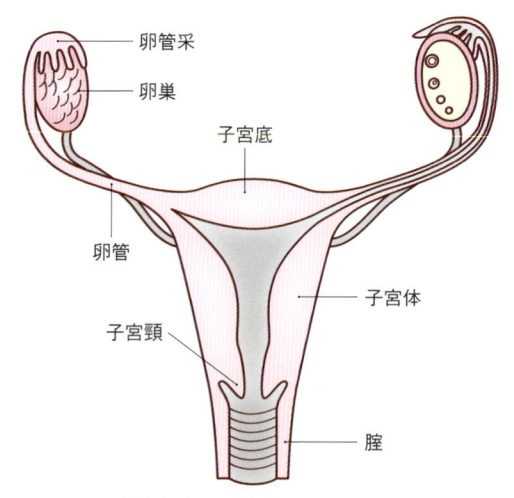

図15-4　女性生殖器の模式図　子宮と右の卵管・卵巣は断面図で示す．（佐藤ら[D]より）

えられ，ついで反射性に陰茎の細動脈を支配する副交感神経（骨盤神経）の活動を亢進させる．その結果，陰茎の細動脈が拡張して陰茎が充血し，勃起する（図15-2A）．この場合，同時に陰部神経遠心路の興奮により陰茎の横紋筋が収縮し，静脈は一層圧迫され勃起を助ける．

勃起反射は腰髄上部で脊髄を切断しても起こるので脊髄反射であるが，さらに高位中枢から下降性の影響を受ける．視覚，聴覚，嗅覚などの情報や情動は大脳皮質感覚野，大脳辺縁系，視床下部を興奮させ，その情報は下行して脊髄の勃起中枢を興奮あるいは抑制する．勃起反射を抑制する脊髄下行路には，セロトニンが関与するらしい[2,4]．

射精も陰茎の触刺激によって起こる．射精は，精液（精子と，精嚢や前立腺などからの分泌液からなる）を尿道まで射出する過程と，尿道から体外へ排出する過程よりなる．陰茎からの感覚情報は体性神経求心路を通って腰仙髄へ伝えられ，反射性に交感神経（下腹神経）遠心路を活動させて精管と精嚢の平滑筋を収縮させて，精液を尿道へ射出させる（図15-2A）．さらに，陰部神経遠心路を活動させて陰茎の横紋筋（球海綿体筋など）を律動的に収縮させて，精液を尿道から体外に排出させる（射精）．この際，交感神経遠心路の興奮は，内尿道括約筋の緊張をも高め，精液の膀胱内流入を防ぐ．射精も，情動など高位中枢からの影響が重要である．

女性生殖器

女性生殖器（図15-4）のホルモン性調節が詳しく報告されているのに対し，神経性調節に関する記述は少ない．そのなかで，1800年代の英国の解剖学者Leeはヒトの**子宮** uterus を詳細に調べ，大量の神経叢があることを明らかにしている[5]．子宮および**卵巣** ovary の自律神経支配はこれまで主に齧歯類で調べられており，本項ではそれらの報告について解説する．

子宮の自律神経調節

子宮には副交感神経，交感神経，求心性線維が分布している．子宮支配の副交感神経は，齧歯類では下部腰髄と仙髄から出て，**骨盤神経**を通って骨盤神経節を経由し，子宮体部と頸部に分布する．副交感神経を刺激すると，子宮の血流は増える．副交感神経に含まれる無髄神経が興奮すると，子宮の血流は平均で安静時の125％まで増加する[6]．この増加はムスカリン受容体の遮断薬の投与により消失する．

子宮支配の交感神経（**下腹神経**）は，腰髄から出て子宮体部と頸部に分布し，子宮の血流や運動を調節する．麻酔したラットの交感神経を電気刺激すると，子宮体部の血流が減少する[6]．交感神経に含まれる無髄線維が興奮すると，子宮の血流

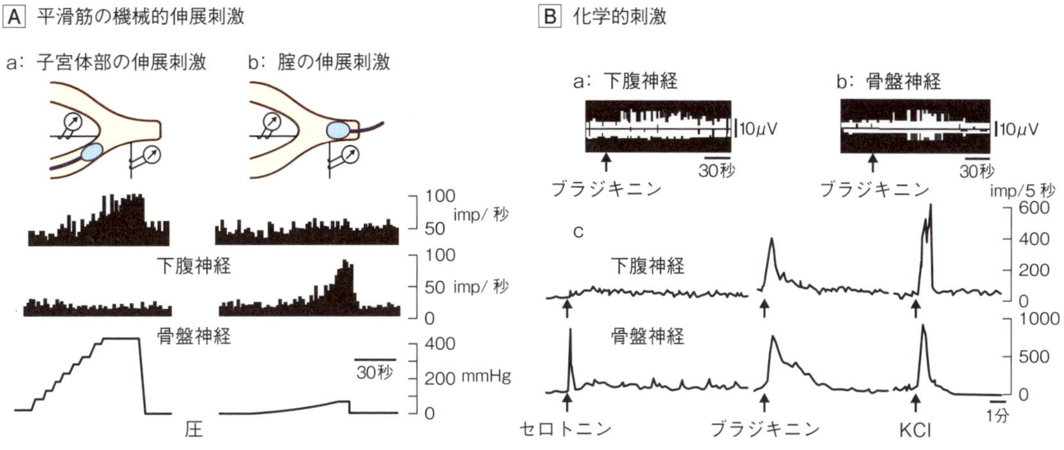

15 局所循環の調節：生殖器

図15-5 子宮や腟への機械的および化学的刺激に対する子宮支配自律神経求心性神経の活動 [A]子宮および腟への機械的伸展刺激．a：子宮体部の伸展刺激，b：腟の伸展刺激．[B]子宮動脈への化学物質の投与．a：ブラジキニンに応じる下腹神経の活動，b：ブラジキニンに応じる骨盤神経の活動，c：セロトニン，ブラジキニン，KCl 溶液に応じる下腹神経と骨盤神経の活動．（A：Robbins, et al[7]；B：Berkley, et al[8] より改変）

は平均で安静時の70%まで減少する．この減少はα受容体の遮断薬投与で消失する．したがって，子宮血管は副交感神経による拡張性の調節と，交感神経による収縮性の調節を受けていると考えられる．ストレスなどで緊張状態が持続することは，子宮血流の持続的低下をもたらす結果となり，健康な胎児を育てる上で悪影響をもたらすことに留意すべきであろう．

子宮は，子宮の情報を中枢に伝えるための求心性線維も含んでいる．子宮体部・頸部・腟などの伸展や内圧上昇などの機械的変化，あるいはホルモンや発痛物質の増加などの化学的変化は，子宮に分布する求心性線維によって中枢に伝えられる（図15-5）．麻酔した動物に，子宮体部を伸展させるような刺激を加えると，血圧が下がることが多い．これは，子宮由来の下腹神経を通る求心性神経活動の亢進（図15-5Aのa）によって，反射性に内臓支配の交感神経活動が抑制されるためである．

子宮の自律神経支配は性周期や妊娠の影響を受ける．たとえば，圧刺激に対する子宮求心性線維の反応性は，血中のエストロゲンレベルが高い時期ほど大きい[7]．また，子宮の交感神経支配は妊娠後期に消失することがラット[9]やヒト[10]で示されている．こうした子宮の交感神経支配の消退

は，エストロゲン濃度の上昇によって起こると考えられており[11,12]，胎児に十分な血流を供給するのに役立っている．

卵巣の自律神経調節

卵巣も，交感神経，副交感神経，そして求心性線維の支配を受ける．卵巣支配の交感神経は下部胸髄と上部腰髄（主にT9とT10分節）から出力する内臓神経で，副交感神経は延髄から出力する迷走神経である．これらの自律神経は，卵巣動脈に沿って走行する卵巣動脈神経（ONP）と卵巣提索を通る上卵巣神経（SON）の2経路を通って卵巣に至る（図15-6）．組織化学研究によると卵巣には交感神経が密に分布しており，ONP・SONとも交感神経の占める割合が高い．

卵巣には血液が豊富に供給されており[14]，その血流調節は排卵やホルモン分泌機能を正常に維持する上で重要と考えられる．ONPあるいはSONの交感神経を刺激すると，卵巣血管が収縮し，卵巣の血流が減少する[15]*2．交感神経は卵巣血管に加えて，卵巣のホルモン産生細胞にも分布する．近年，エストラジオールの分泌に及ぼす交感神経

---

*2 交感神経活動の亢進は，多嚢胞性卵巣症候群などの病態に関わることが示唆されている[16]．

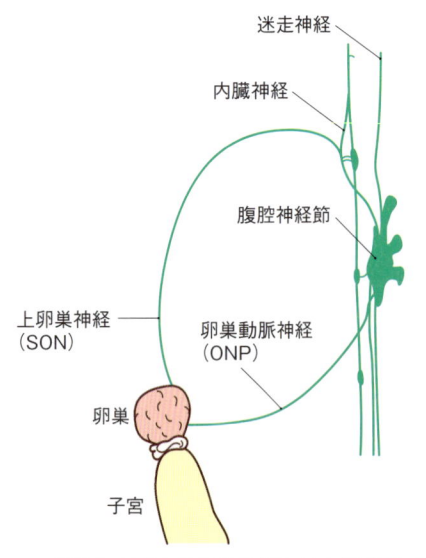

図 15-6 卵巣を支配する自律神経を示す模式図（ラット）(Kagitani, et al[13] より改変)

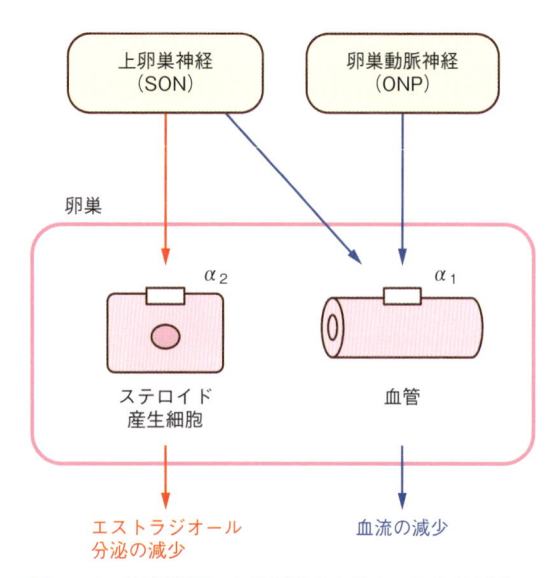

図 15-7 交感神経による卵巣の血流とエストラジオール分泌の調節を示す模式図 (Kagitani, et al[17] より改変)

の影響が明らかにされた[13,17]．卵巣血流がSONとONPのいずれによっても減少するのに対して，卵巣からのエストラジオール分泌速度はSON刺激により減少するが，ONP刺激による影響を受けない（図15-7）．SON刺激中の卵巣血流の減少は，α_1受容体遮断薬投与で消失するが，エストラジオール分泌速度の減少はα_2受容体遮断薬によって消失する．これらの結果から，SON刺激に対する卵巣エストラジオール分泌速度と卵巣血流の減少は，それぞれα_2とα_1受容体の活性化によって，独立した系で引き起こされると考えられる．

体性感覚刺激もエストラジオールの分泌に影響を及ぼす．麻酔下のラットに皮膚侵害性刺激を加えると，SON交感神経の活動が高まり，卵巣エストラジオール分泌速度が低下する[18]．侵害性刺激のような身体的ストレス刺激によって起こる反射性の卵巣交感神経活動の亢進は，生体の緊急事態において，卵巣機能をすばやく抑制する役割を持つと考えられる．

Clause 16

消化機能の調節：消化管

　消化器系は，消化管（口腔，咽頭，食道，胃，小腸，大腸，肛門）と消化に関わる付属の器官（唾液腺，肝臓，胆嚢，膵臓）よりなる（図 16-1）．食物はまず口腔内で咀嚼されて，飲み込めるほどの大きさになる．その際に唾液が分泌されて，咀嚼や嚥下をしやすくする．食物が胃に入ると，胃液分泌や胃の蠕動運動が起こり，胃液と混和された食物は粥状液になって十二指腸へと送られる．十二指腸から消化管ホルモンが分泌されると，膵液や胆汁の分泌が促され，膵液や腸液に含まれる消化酵素によって粥状液は吸収可能な分子にまで分解される．栄養素の吸収の大部分は小腸で行われ，残渣は直腸に送られて糞便として排泄される．

消化機能の調節

　消化は消化管の運動による**機械的消化作用**と消化液の分泌による**化学的消化作用**の組み合わせによって行われる．前者は筋肉の働きで食物を粉砕，混和，輸送するものであり，消化管の各部位で特徴的な運動が認められる．後者は酵素の働きによって栄養素を分解する作用である．消化管の運動や消化液の分泌は消化管の**壁内神経叢** intramural plexus による局所性調節に加えて，**自律神経**や**消化管ホルモン**によって調節されている．外因性神経である自律神経による調節は，消化器の比較的口側よりの部分において重要と思われる．たとえば，唾液・胃液・膵液の分泌，胃・十二指腸の運動の調節には自律神経が重要である．これ

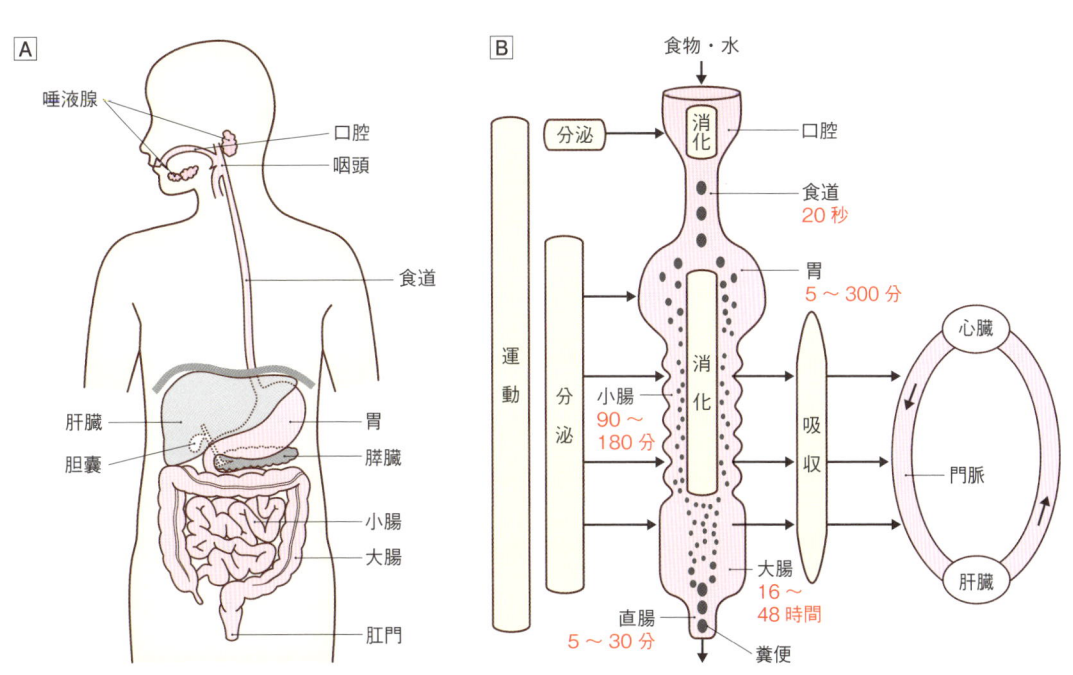

図 16-1　消化器系[B]　[A] 消化器系の解剖．[B] 消化器系の働きの要約．運動，分泌，消化，吸収．赤字で各部位での通過時間を示す（通過時間は Thompson & Wingate[1]に基づく）．

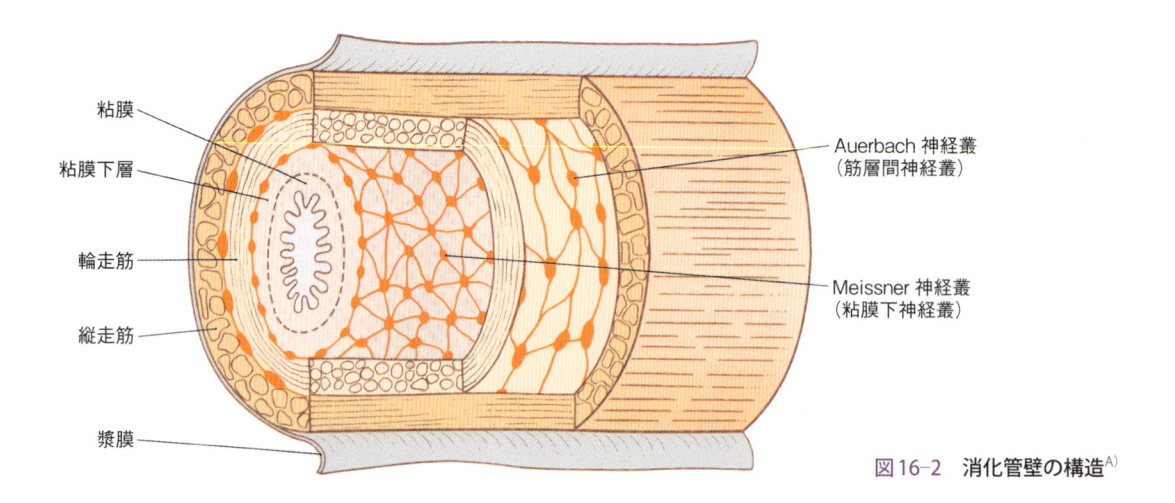

第2章 ● 各種機能の自律神経による調節

図16-2 消化管壁の構造[A]

に対して壁内神経叢による調節は，小腸・大腸からの分泌や運動の調節に重要である．このため，壁内神経叢は**腸神経系** enteric nervous system ともいわれる．消化管ホルモンは，胃液・膵液・胆汁などの分泌機能の調節に重要である．このほか，食物の咀嚼，嚥下の初期，排便などの消化機能においては，**体性神経**による調節も行われている．

壁内神経叢

消化管の壁は各部位によって差はあるが，基本的には，内側から粘膜，粘膜下層，筋層，漿膜の順に配列する（図16-2）．このうち筋層は，内側の輪走筋と外側の縦走筋という2層の平滑筋層からなる．2層の筋層の間には **Auerbach 神経叢**，粘膜下層と筋層の間には **Meissner 神経叢**があり，両方を合わせて**壁内神経叢**[*1]という．消化管の多くの機能は，この壁内神経叢という独自の神経系によって局所性に調節されているため，消化管を支配する自律神経を切断した後でも維持される[*2]．Auerbach 神経叢は主に消化管の運動を支配し，Meissner 神経叢は主に消化液の分泌と局所の血流を調節する．

壁内神経叢には約 10^7〜10^8 個のニューロンが存在し，その数は脊髄のニューロン数にほぼ匹敵する．各々のニューロンは壁内を網目状に延びて相互に連絡している．ニューロンの中には，平滑筋などを直接支配する運動性ニューロン，消化管壁への刺激を感受する求心性ニューロン，求心性ニューロンと運動性ニューロンをつなぐ介在ニューロンなどがある．

たとえば，ネコの小腸壁内神経叢のニューロン活動を記録すると，①群波放電を示すもの，②単発放電を示すもの，③機械的刺激に応じるものなどが見出される（図16-3）．このうち，①はそのニューロン活動が抑制されると輪走筋の活動が増大するので，輪走筋を持続的に抑制するニューロンと考えられる．②はACh や NA によって影響を受けるので，自律神経遠心性線維からの情報を受け取るニューロンと考えられる．③は機械的刺激を感受する求心性ニューロンと考えられる．

壁内神経叢は外因性神経である自律神経の影響を受ける（図16-4）．一般に，副交感神経の刺激は壁内神経叢全体の活動の増加をもたらし，交感神経の刺激は壁内神経叢全体の活動を抑制する．このように自律神経の多くは，壁内神経叢のニューロンにシナプス連絡して間接的に消化管の平滑筋や腺細胞の働きを調節している．ただし，一部の自律神経は平滑筋や腺細胞に直接シナプス連絡する．たとえば，消化管の血管収縮を引き起こす交感神経節後線維には，血管平滑筋を直接支

[*1] Auerbach 神経叢は Auerbach（独）が1864年に，Meissner 神経叢は Meissner（独）が1857年に発見した．
[*2] 壁内神経叢付近には Cajal の間質細胞が存在し，この細胞は消化管平滑筋のペースメーカーと考えられ，周期的な電位を発生している（p.160参照）．

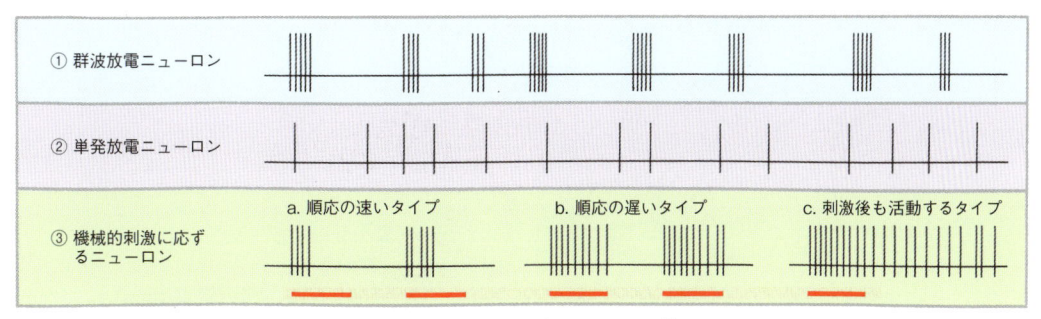

図 16-3 壁内神経叢のニューロンの活動パターン（Wood[1)]に基づく佐藤[A)]より）

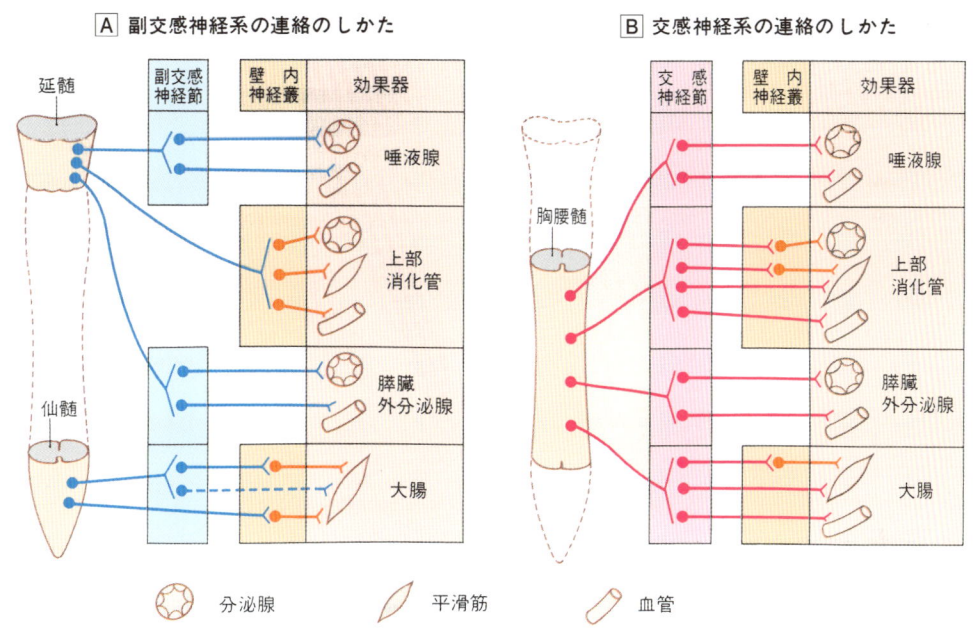

図 16-4 壁内神経叢と消化器官への自律神経の連絡の仕方[A)]

配するものがある（図16-4B）．

自律神経

消化管は，**副交感神経系**と**交感神経系**による遠心性の二重支配を受ける．自律神経のうち，最も多くを占めているのは**内臓求心性線維**で，消化管の情報を絶えまなく中枢に伝える役割がある．

副交感神経（図 16-5A）

顔面神経と**舌咽神経**を通る副交感神経は，顎下神経節と耳神経節でシナプスを介して，唾液腺に分布する．**迷走神経**を通る副交感神経は，食道・胃・小腸・大腸の上行および横行結腸の口側1/3に至る大部分の消化管，膵臓，肝臓に分布する．消化管に分布する迷走神経は，主に消化管の壁内神経叢でシナプスを介し，膵臓や肝臓に分布する迷走神経は，効果器の近傍あるいは内部にある副交感神経節でシナプスを介する．**骨盤神経**を通る副交感神経は，大腸の横行結腸・下行結腸・S状結腸・直腸・肛門に分布する．この場合には，骨盤神経節や大腸の壁内神経叢でシナプスを介する．

副交感神経の活動が増えると，一般に消化管の運動および分泌機能が大きくなる（図16-6A）．節後ニューロン末端からは，一般にAChが放出される．AChが消化管の平滑筋に作用すると，平滑

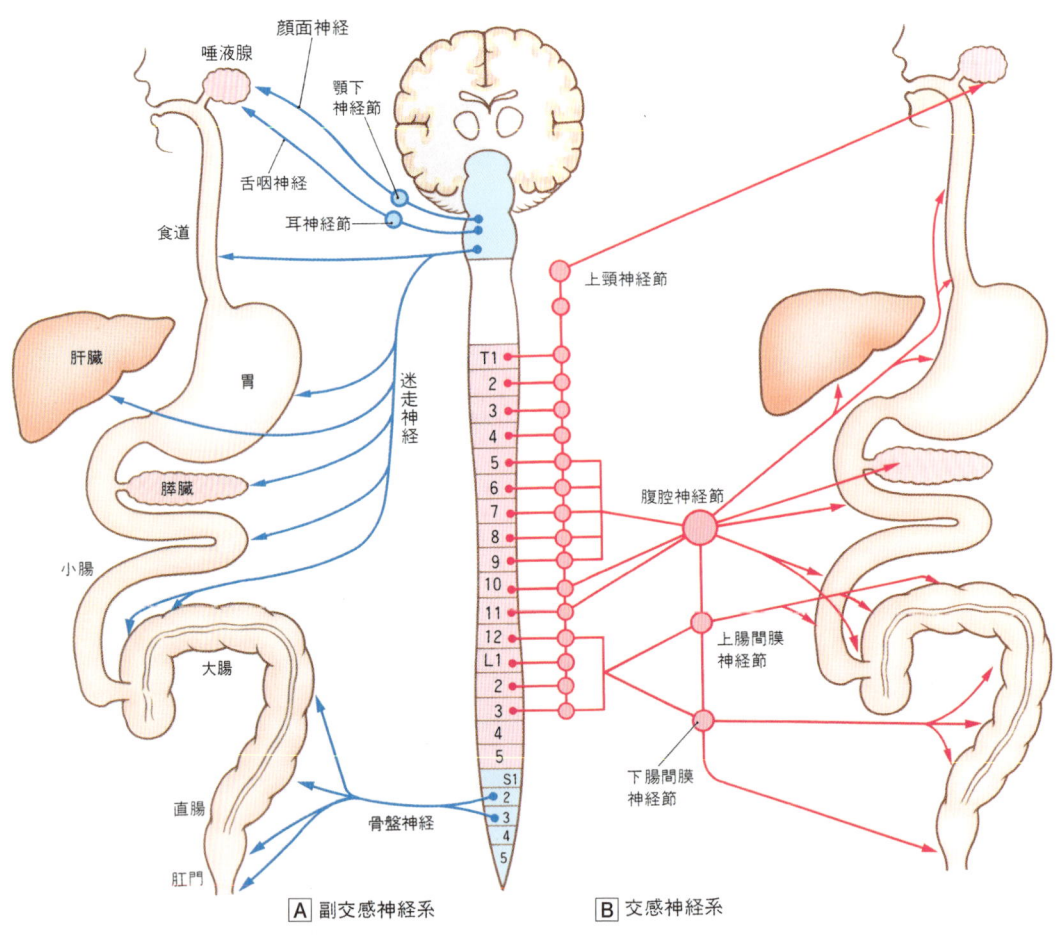

第2章 ● 各種機能の自律神経による調節

図16-5 消化器官支配の自律神経遠心路の模式図 図中，消化器官壁内や近傍にある副交感神経節は省略してある．
（Roman & Gonella[2)]に基づく佐藤[A)]より）

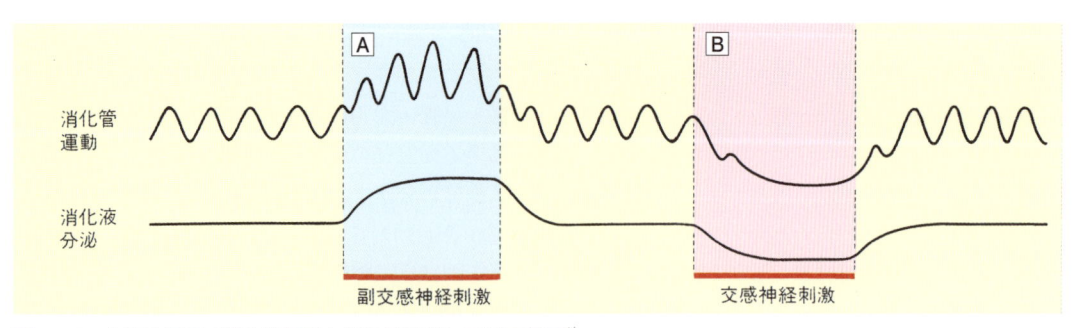

図16-6 自律神経系の消化管運動と消化液分泌に及ぼす効果[A)]

筋の膜電位が脱分極方向に変化して，活動電位の発生頻度が増加し，それに伴って平滑筋張力が増大する（図16-7A）．

交感神経（図16-5B）

交感神経は第1胸髄から上部腰髄に起始し，交感神経節でシナプスを介してから各効果器に至る．**上頸神経節**由来の節後ニューロンは唾液腺に分布する．そのほかの大部分の交感神経は交感神

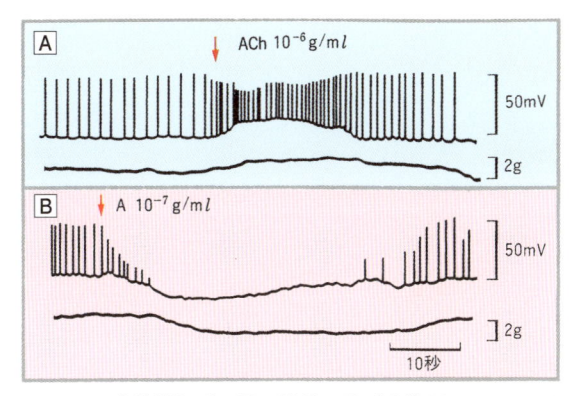

図 16-7　自律神経系の腸平滑筋に及ぼす作用　ACh とアドレナリン（NA の代用）を作用させた時の腸平滑筋の膜電位と張力の変化．（Bülbring & Kuriyama[3]）に基づく佐藤[A]）より）

図 16-8　平滑筋のシナプス後電位[A]　[A]興奮性神経刺激により EJP が，抑制性神経刺激により IJP が発生．[B]神経非刺激時にみられる MEJP．

経幹ではシナプスを介さず，大内臓神経，小内臓神経，腰内臓神経を通って，腹腔や骨盤腔にある交感神経節で節後ニューロンにシナプス連絡する．**腹腔神経節**由来の節後ニューロンは食道，胃，小腸，膵臓，肝臓に，**上腸間膜神経節**由来の節後ニューロンは小腸，上行結腸，横行結腸に，**下腸間膜神経節**由来の節後ニューロンは下行結腸，S 状結腸，直腸に分布する．

交感神経の活動が増えると，一般に消化管の運動および分泌機能は抑えられる（図 16-6B）．ただし，唾液腺の分泌機能は交感神経によっても大きくなる．また，消化管の血管を収縮させて血流を減少させる．節後ニューロン末端からは，一般に NA が放出される．NA が消化管の平滑筋に作用すると，平滑筋の膜電位が過分極方向に変化して，活動電位の発生頻度が低下し，それに伴って平滑筋張力が低下する（図 16-7B）．

平滑筋のシナプス電位

神経刺激によって消化管平滑筋に発生するシナプス電位は，主に結腸ひもで調べられている．興奮性接合部電位（EJP）が閾値に達して活動電位が発生すると，平滑筋が収縮する（図 16-8A）．一方，抑制性接合部電位（IJP）が発生すると，平滑筋が弛緩する．神経の非刺激時には，骨格筋の終板でみられるような微小興奮性接合部電位 miniature EJP（MEJP）も認められる（図 16-8B）．（詳細は p.89 参照）

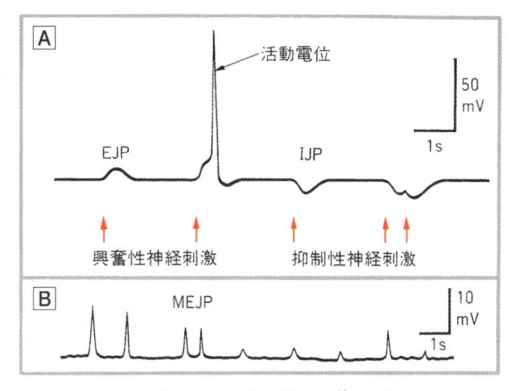

副交感神経		交感神経	
迷走神経 骨盤神経		内臓神経	
求心路	遠心路	求心路	遠心路
生理的刺激	興奮性	侵害性刺激	抑制性
粘膜への接触 筋の張力 管腔の内容物	運動機能 外分泌機能	過剰な伸展 虚血 粘膜損傷	運動機能 外分泌機能

図 16-9　消化管に分布する自律神経の求心路と遠心路
（Thompson & Wingate[1]）より改変）

内臓求心性線維

消化管には内臓求心性線維も分布しており，これらは交感および副交感神経に沿って走行している（図 16-9；p.50 も参照）．副交感神経を通る内臓求心性線維には，迷走神経性求心性線維と骨盤神経性求心性線維とがあり，消化管の生理的な情報を中枢に伝えることが主要な役割である．

迷走神経性求心性線維は上部消化管に密に分布し，食物の通過に伴う消化管粘膜の刺激や拡張といった情報を脳幹に伝える．この情報をもとに消化管では種々の反射が起こり，無意識のうちに消化管の機能が制御される（図 16-10）．一般に迷走神経とよばれる神経線維には，大量の求心性線維が含まれる．たとえば，ネコの腹部迷走神経 31,000 本のうち 90％（約 28,000 本）は求心性線維である．しかもその大部分は無髄の C 線維であり，有髄の求心性線維は約 400 本にすぎない（図 16-11）．

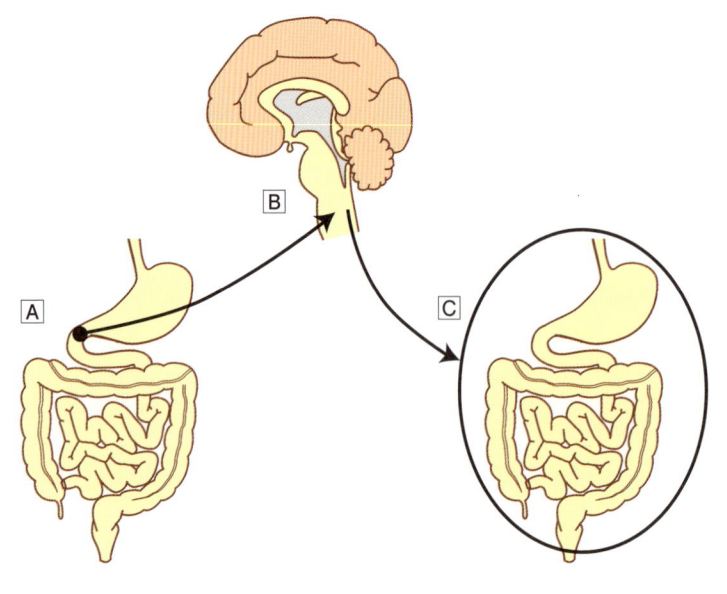

第2章 ● 各種機能の自律神経による調節

図16-10 迷走-迷走神経反射による消化管運動と分泌の制御 食物によって胃と十二指腸が機械的あるいは化学的に刺激されると，その情報は迷走神経求心路を介して（A），脳幹に達する（B）．さらに，迷走神経背側核から迷走神経遠心路を介して消化管（C）へ伝えられると，消化管の運動が始まり，胆汁や膵液の分泌が増加する．（Thompson & Wingate[1]より改変）

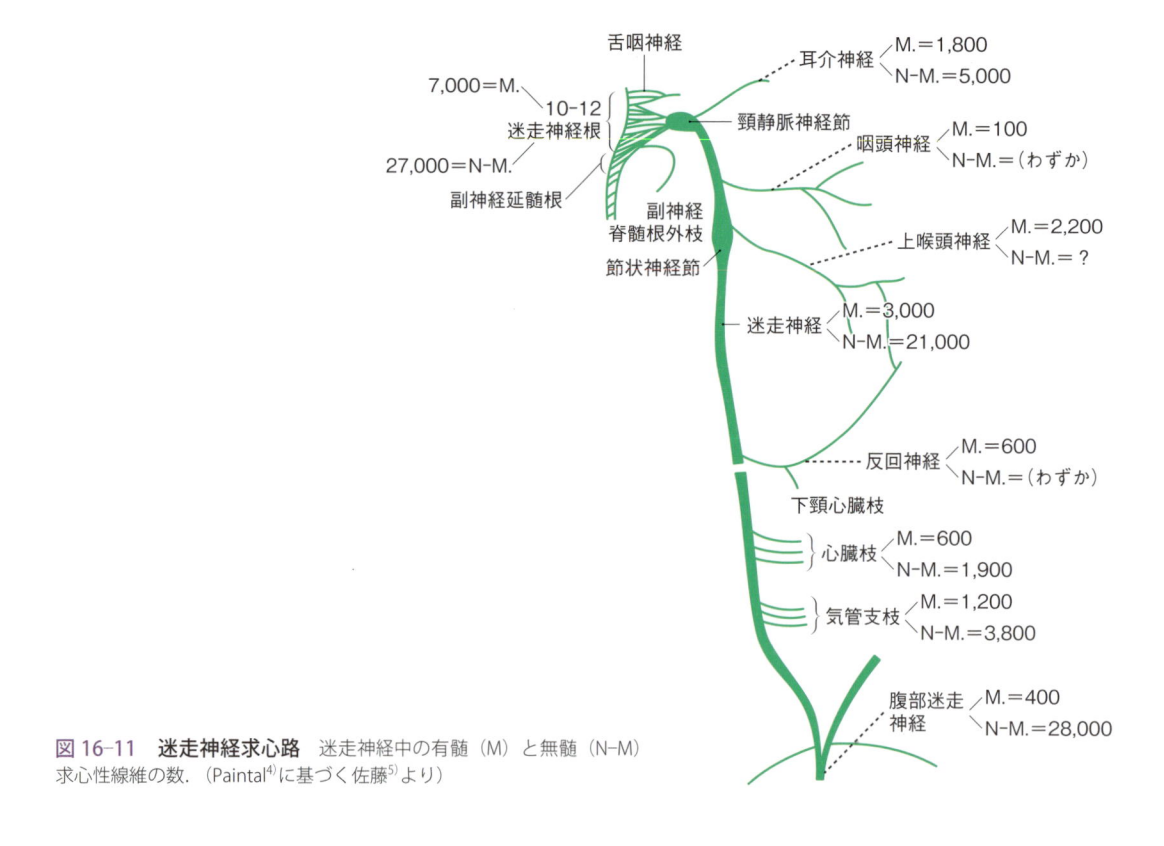

図16-11 迷走神経求心路 迷走神経中の有髄（M）と無髄（N-M）求心性線維の数．（Paintal[4]に基づく佐藤[5]より）

交感神経を通る求心性線維は，胃腸管の痛みや腹部不快感など痛覚を主体とする情報を中枢に伝える．これらの感覚は大脳皮質に達して意識可能となる（図16-12）．腹部膨満感，空腹感，飢餓感，胸焼け，吐き気などの感覚には，迷走神経と交感神経を通る双方の求心性線維が関与しているようである（p.48，表14-1参照）．

内臓求心性線維は神経終末にある機械的受容器

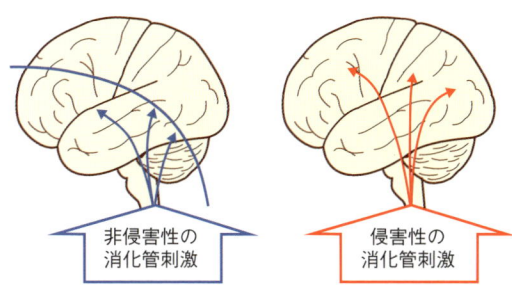

図16-12 消化管からの求心性情報の脳への連絡
通常,消化管からの情報は,脳幹,後脳,中脳へ伝えられるが,大脳皮質へは伝えられない(左図).侵害性の刺激は大脳皮質へ伝えられる(右図).(Thompson & Wingate[1]より改変)

あるいは化学的受容器を介して消化管の情報を中枢に伝える.神経終末部には温度感受性受容体(TRPV1)[*3],酸感受性イオンチャネル(ASICs)[*4]など各種イオンチャネルがあり,刺激の受容に関与しているらしい[6].TRPV1は熱刺激などに反応し,消化管の求心性線維の62～83%に発現している[7].このチャネルがノックアウトされた動物では,消化管の痛覚が減弱したり機械的刺激に反応しづらくなるようである.

消化管ホルモン

消化管の機能は神経性に調節されるばかりでなく,**消化管ホルモン** gut hormone[*5]によって液性にも調節される.消化管ホルモンには,消化管粘膜で生成分泌されるホルモン(狭義の消化管ホルモン)のほかに,各種の生理活性物質が含まれる.このうち,脳内と消化管の双方に含まれる物質は脳腸ホルモンとよばれ,ソマトスタチンやサブスタンスP,コレシストキニンなど種々の神経ペプチドが含まれる.1902年にBaylissとStarling(英)によってセクレチンが発見[8]されて以来,これまでに単離・同定されている消化管ホルモンは約20種類にのぼる.主な消化管ホルモンの名称と各々の分泌部位,分泌刺激,および主要作用をまとめ

て表16-1に示す.

消化管ホルモンの分泌機序

消化管ホルモンの多くは,摂食に伴い,消化管が消化産物の化学成分によって刺激されたり,消化管壁が機械的に刺激されると分泌される[*6].消化管ホルモンを生成分泌する細胞は,集合して内分泌腺を形成することなく,胃や腸の粘膜に個々に分散して存在する特徴がある.多くの消化管ホルモンは,**消化管内分泌細胞** enteroendocrine cellsの基底側で分泌されて血中に入り,循環血液によって標的細胞に達し,標的細胞の分泌機能や運動機能を刺激あるいは抑制する(**内分泌** endocrine,例:ガストリン,セクレチン,コレシストキニンなど).一部の消化管ホルモンは,血中に分泌されずに,直接内分泌細胞の周囲に拡散して近くの標的細胞に作用したり(**傍分泌** paracrine,例:ソマトスタチンなど),神経細胞の末端から放出されて標的細胞に作用する(**神経分泌** neurosecretion,例:VIP,サブスタンスPなど).

消化管ホルモンの脳への作用

消化管ホルモンは脳に作用して,摂食を調節する働きもある.摂食を調節する中枢は視床下部に存在する(p.205参照).食後に種々の消化管ホルモンが分泌されると,これらが血液脳関門を通過して直接視床下部に作用する場合もあるが,多くは消化管を支配する迷走神経性求心性線維の終末部に作用し,その情報が脳に伝えられることによって摂食行動が制御される(図16-13).迷走神経性求心性線維の消化管ホルモンに対する感受性の低下は,肥満や過食の成因の一つとも考えられている[9].

たとえば,食後に十二指腸や空腸から分泌されるコレシストキニンは,迷走神経終末に作用し,グルタミン酸やコカイン・アンフェタミン調節転写産物などの神経伝達物質を介して孤束核に満腹

[*3] p.135,表16-2 および p.212 を参照.
[*4] acid-sensing ion channels の略.
[*5] 胃腸管ホルモン gastrointestinal hormone ともよばれる.

[*6] 一部の消化管ホルモンは,自律神経や他のホルモンによっても,その分泌が調節されている.また,一部の消化管ホルモンは空腹に伴って分泌される.

表 16-1　消化管ホルモンの種類と特徴（斉藤，2009[j]）；Murphy & Bloom[12]に基づき佐藤[A]より改変）

物質名	主な分泌部位	分泌刺激	主要作用
ガストリン	胃前庭部 （十二指腸）	胃の伸展 ペプチド・アミノ酸 迷走神経刺激	胃酸分泌促進 胃粘膜成長促進
グレリン	胃 （膵Langerhans島）	空腹	食欲亢進，成長ホルモン分泌 胃酸分泌亢進 消化管運動亢進（空腹時） 消化管粘膜保護作用
GRP （ガストリン放出ペプチド・ボンベシン）	胃 十二指腸		ガストリン分泌促進 CCK分泌促進
ソマトスタチン	胃腸管粘膜 膵Langerhans島	酸	胃酸および膵液分泌抑制 種々のペプチドホルモン分泌抑制
膵ポリペプチド	膵臓	蛋白質 （脂肪・グルコース）	満腹，胃排出率抑制 膵液重炭酸イオン分泌促進 膵液酵素分泌促進
セクレチン	十二指腸 空腸	十二指腸の酸性化	膵液重炭酸イオン分泌促進 胆汁分泌促進 胃液分泌抑制
CCK （コレシストキニン）	十二指腸 空腸	脂肪および蛋白質の消化産物	膵液酵素分泌促進 胆嚢収縮 膵外分泌腺成長促進
モチリン	十二指腸 空腸	空腹	胃および十二指腸の運動促進（空腹時収縮）
インクレチン　GIP （胃抑制ペプチド・グルコース依存性インスリン分泌ペプチド）	十二指腸 空腸	グルコース アミノ酸 脂肪酸	グルコース刺激によるインスリン分泌の増強 胃酸分泌，胃運動抑制（大量投与時）
インクレチン　GLP-1 （グルカゴン様ペプチド-1）	空腸 回腸 大腸	グルコース	グルコース刺激によるインスリン分泌の増強
エンテログルカゴン	回腸	グルコース 脂肪	胃液および膵液分泌抑制 肝胆汁分泌促進
ニューロテンシン	回腸		胃酸分泌および胃内排出運動の抑制
PYY（ペプチドYY）	回腸 大腸		満腹
オキシトモジュリン	大腸		満腹
サブスタンスP	消化管全体		唾液分泌促進 平滑筋収縮
VIP （血管作動性小腸ポリペプチド）	消化管全体		血管拡張，胃液分泌抑制 平滑筋弛緩，インスリン分泌促進 膵液重炭酸イオン分泌促進
PACAP （下垂体アデニル酸シクラーゼ活性化ペプチド）	消化管全体		平滑筋弛緩，インスリン分泌促進 膵液重炭酸イオン分泌促進
エンケファリン類 エンドルフィン類	胃腸管 消化管全体		鎮痛 平滑筋収縮の抑制

表 16-2 迷走神経を介して摂食量を調節する末梢因子 （岩崎と矢田[9]より改変）

末梢因子	主な合成臓器・細胞	標的受容体	分泌亢進時期
1．摂食抑制に働く末梢因子			
CCK	腸内分泌 I 細胞	CCK1R	食後
GLP-1	腸内分泌 L 細胞	GLP1R	食後
PYY$_{3-36}$	腸内分泌 L 細胞	Y2 受容体	食後
レプチン（胃）	胃主細胞	レプチン受容体	食後
ネスファチン	腸内分泌 P 細胞，膵臓，胃，十二指腸など		＊
オレオエタノールアミド	小腸	TRPV1, PPARα, GPR119	食後
膵ポリペプチド	膵 PP 細胞	Y4R	食後
2．摂食亢進に働く末梢因子			
グレリン	胃 X/A 様細胞（齧歯類），胃 P/D1 細胞（ヒト）	GHSR	空腹時
アナンダミド	小腸	CB1R，（TRPV1）	空腹時

＊食後分泌変化は相反する報告が複数存在する．
TRPV1：transient receptor potential vanilloid 1, PPARα：peroxisome proliferator-activated receptor α,
GPR119：G-protein oupled receptor 119, GHSR：growth hormone secretagogue receptor, CB1R：cannabinoid 1 receptor

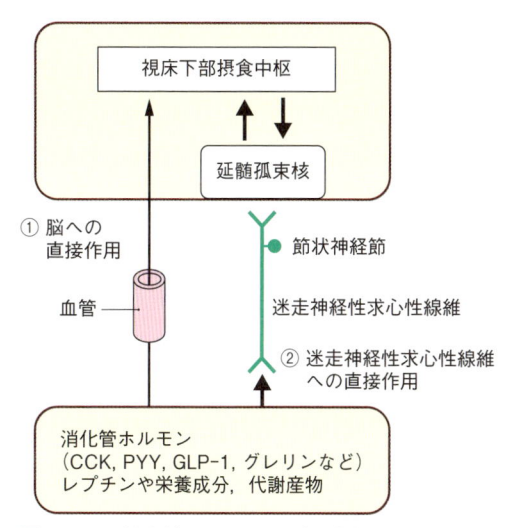

図 16-13 消化管ホルモンなどの末梢因子による摂食調節の 2 つの作用経路　CCK：コレシストキニン，PYY：ペプチド YY，GLP-1：グルカゴン様ペプチド 1（岩崎と矢田[9]より改変）

の情報を伝え，摂食を抑制すると考えられている（表 16-2；p.207 も参照）．食後に膵臓から分泌される膵ポリペプチドやネスファチン[*7]に関しても同様な摂食抑制機序が示唆されているが，迷走神経性求心性線維でネスファチンの受容体はまだ見つかっていない．レプチンも摂食抑制物質で，従来は専ら視床下部のレプチン受容体に作用するものと理解されてきたが，その後，レプチン受容体も迷走神経性求心性線維に存在することが報告された．迷走神経を遮断すると，レプチンによる摂食抑制は約 30％減衰し，レプチンを介する摂食抑制作用の一部も，迷走神経性求心性線維が担うものと考えられる[10]（p.207 参照）．

[*7] 2006 年に発見された摂食抑制ペプチド[11]

消化機能の調節：唾液腺

Clause 17

　唾液 saliva は**唾液腺** salivary gland で産生・分泌される．その量は 1 日約 1 l である（表 17-1）．主要な唾液腺に**耳下腺** parotid gland，**舌下腺** sublingual gland，**顎下腺** submaxillary gland があり（図 17-1），睡眠時以外は耳下腺と顎下腺で生成される唾液が 9 割を占める（表 17-2）．

唾液腺，涙腺，膵臓の特徴

　唾液腺の構造は同じ外分泌腺の涙腺や膵臓と類似し，腺房の**腺房細胞**と導管の**導管細胞**，それに**筋上皮細胞**から構成される（p.151，図 20-1 参照）．唾液と涙液の分泌は主に腺房部でなされ，導管部はそれを補助し，液体を外部に運び出す役割がある．実際，水の輸送機能を持つ**アクアポリン**とよばれる膜蛋白は，唾液腺と涙腺では腺房部に存在することがわかっている（図 17-2A，B）．これに対して，膵液の分泌は導管部で多い．そのためか，膵臓ではアクアポリンが腺房部のほかに導管部にも存在している（図 17-2C）．筋上皮細胞は，筋肉の収縮によって最初の分泌を促す役目がある．腺房細胞は**漿液細胞**と**粘液細胞**に二分され，漿液細胞からは水分や種々の蛋白質（唾液腺では消化酵素の**アミラーゼ**など）が，粘液細胞からは粘膜保護作用のある**ムチン**が分泌される．ヒトの唾液腺の場合，耳下腺は漿液細胞，舌下腺は主に粘液細胞，顎下腺は主に漿液細胞で構成されている．涙腺と膵臓の腺房細胞は主に漿液細胞である[2]．

　唾液腺，涙腺，膵臓のいずれも自律神経の支配を受けており，神経の活動に伴って，唾液，涙液，膵液が分泌される．それぞれの液体の組成は基本的には同じで，大半（唾液と涙液では 98〜99％）が水分からなり，わずかに蛋白質や電解質成分を含む．涙腺と唾液腺では，自律神経の支配様式も似ており，交感神経と副交感神経の二重支配は受けるものの拮抗支配を受けず，どちらも分泌を促すという特徴がある（p.69 参照）．ただし，水の

表 17-1　消化液の 1 日当たりの分泌量（Guyton & Hall[h] より）

	1 日量（ml）	pH
唾液	1,000	6.0〜7.0
胃液	1,500	1.0〜3.5
膵液	1,000	8.0〜8.3
胆汁	1,000	7.8
小腸分泌液	1,800	7.5〜8.0
ブルンネル腺分泌液*	200	8.0〜8.9
大腸分泌液	200	7.5〜8.0
合計	6,700	

*ブルンネル腺は十二指腸上部に分布する．

表 17-2　刺激時に各唾液腺から分泌される唾液の割合（全分泌量に対する％）（Aps & Martens[1] より）

	睡眠	無刺激	機械的刺激	クエン酸刺激
耳下腺	0	21	58	45
顎下腺	72	70	33	45
舌下腺	14	2	2	2
小唾液腺	14	7	7	8

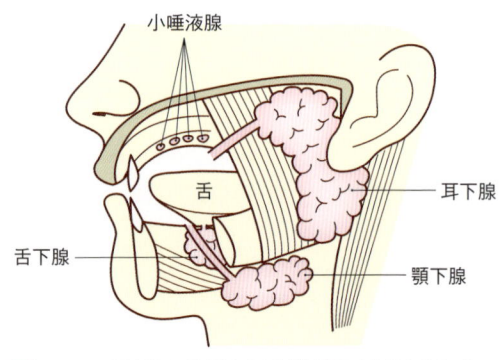

図 17-1　唾液腺の位置を示す模式図（佐藤ら[p] より）

17 消化機能の調節：唾液腺

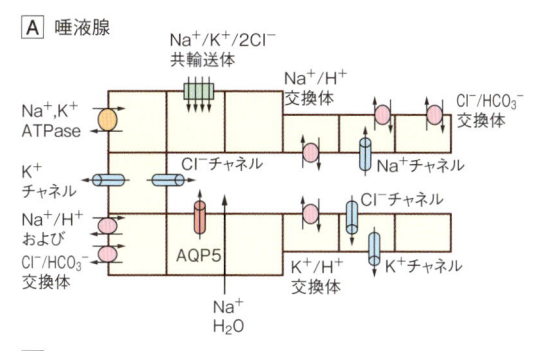

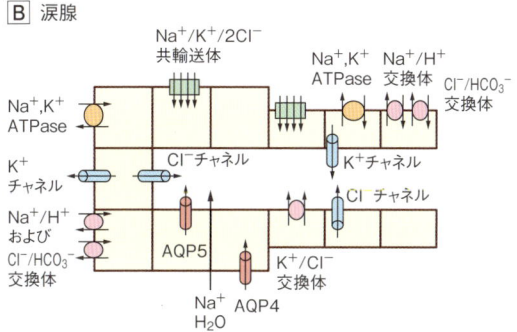

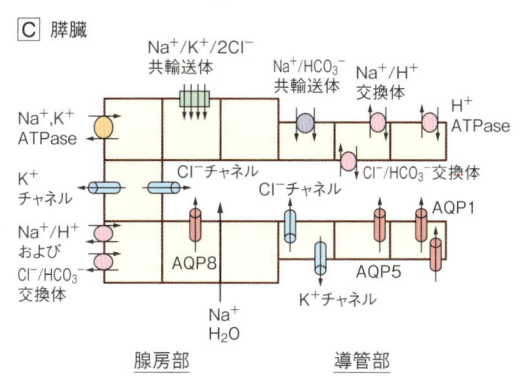

図17-2 唾液腺，涙腺，膵臓のアクアポリン（AQP）
（Delporte[2]より改変）

液分泌中枢とよぶ．上唾液核を出る節前ニューロンは，顔面神経から分岐して鼓索神経を通って顎下神経節に至り，そこで節後ニューロンにシナプス連絡した後に顎下腺と舌下腺に分布する．下唾液核を出る節前ニューロンは，舌咽神経を通って耳神経節に至り，そこで節後ニューロンにシナプス連絡して耳下腺に分布する．

　副交感神経が活動すると，蛋白質の少ない，さらっとした唾液（漿液性の唾液）が多量に分泌され，唾液腺血流も増加する（図17-4の左）．そのしくみは，副交感神経の活動に伴い，節後線維末端からAChが放出され，唾液腺細胞のムスカリン受容体に作用して（図17-5），水分を主体とする唾液分泌を促すというものである（細胞内情報伝達の詳細はp.34を参照）．ムスカリン受容体の中ではM_3受容体が重要で，唾液分泌減少に伴う口腔乾燥は，M_3刺激薬の服用で改善することが報告されている（p.70参照）．

　副交感神経節後線維末端からは，VIPも放出される．VIPは唾液腺の血管を著しく拡張させて唾液腺血流を増加させるとともに，唾液腺細胞に対するAChの作用を増強させて唾液分泌を促進する（p.43参照）．VIPの血管拡張作用にはNOも関与しているらしい[3]．

　水の分泌は浸透圧の勾配に起因するが，アクアポリンaquaporin（AQP）とよばれる水チャネルも関与する．アクアポリンは1992年に赤血球の膜で初めて発見され，その後，唾液腺を含む多くの外分泌腺に類似のチャネルが存在することが確認されている（図17-2）．唾液腺の場合にはAQP5が腺房細胞の細胞膜に存在し，水の移動に関わっているようである．ラットの鼓索神経を切断すると，顎下腺の重量が減少し，それに伴ってAQP5の蛋白質レベルも下がることから，AQP5の発現には副交感神経の活動が重要であると示唆されている[4]．一般に，唾液の分泌量は昼間に高く，夜間に低いが，唾液中のAQP5も昼間に濃度が高いことが示されている[5]．

分泌は，副交感神経の活動によるところが大きいので，副交感神経による支配が特に重要である．その場合，交感神経は蛋白質の分泌を促して組成を変えたり，副交感神経による分泌を補助する役割があるらしい．

副交感神経

　副交感神経節前ニューロンは，橋の上唾液核と延髄の下唾液核 inferior salivary nucleus に起始する（図17-3）．上唾液核と下唾液核を合わせて唾

第2章 ● 各種機能の自律神経による調節

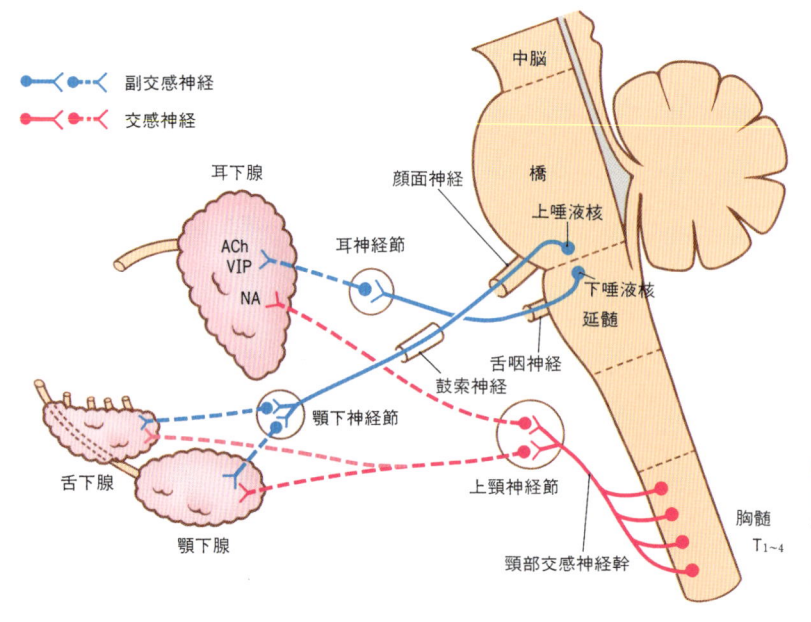

図17-3 唾液腺に分布する自律神経 交感および副交感神経節後線維末端から放出される神経伝達物質を耳下腺に代表して示す．（佐藤[A]より改変）

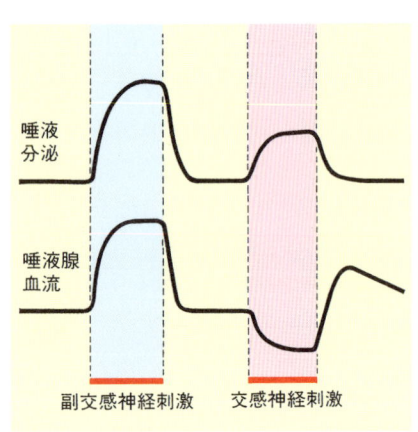

図17-4 自律神経の唾液分泌と唾液腺血流に及ぼす影響[A]

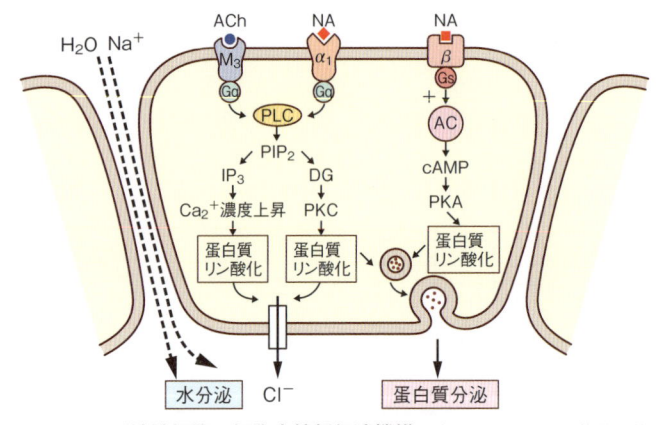

図17-5 唾液腺細胞の細胞内情報伝達機構 水はCl^-イオンの移動に伴う浸透圧により，唾液腺細胞間を腺腔へと移動する[7]．一部は唾液腺細胞膜のアクアポリン（水チャネル）を介すると考えられている．（佐藤[A]より改変）

交感神経

　交感神経節前ニューロンは第1～4胸髄に起始し，頸部交感神経幹を通り，上頸神経節でシナプスを介した後に，節後ニューロンの軸索は耳下腺と顎下腺に分布する（図17-3）．ヒトの舌下腺には交感神経はほとんど分布していない．それゆえ，舌下腺から分泌されるムチンは，副交感神経の活動に基づくのではないか，と近年では示唆されている[3,6]．

　交感神経が活動すると，蛋白質に富んだ粘稠な唾液が少量分泌される．そのしくみは，節後線維末端からNAが放出され[*1]，唾液腺細胞のαおよびβ受容体に作用することによって説明される（図17-5）．まず，α受容体への作用によりCa^{2+}系が作動して水分の分泌が増える．この水分泌は一過性で[7]，つづいて，β受容体への作用により

[*1] 唾液腺を支配する交感神経線維にはNPYやカルレチニンを含むものがあるらしい．

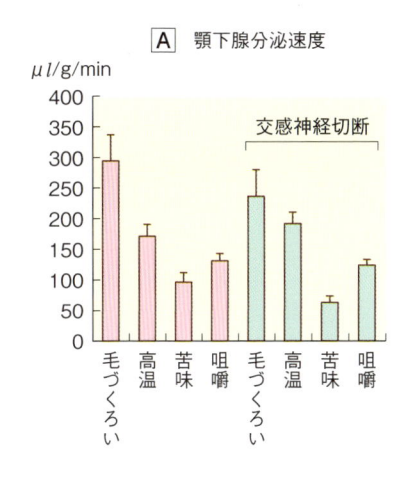

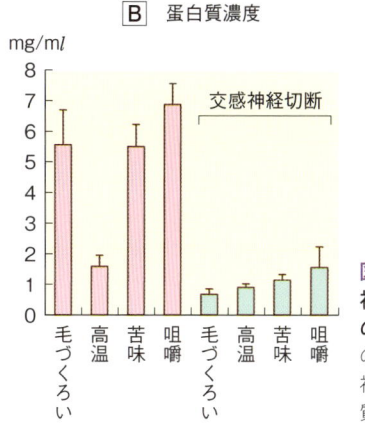

図17-6 種々の行動における交感神経切断前後のラット顎下腺唾液の分泌速度と蛋白質濃度 それぞれの行動による唾液分泌について，交感神経切断前後に分泌速度（A）と蛋白質濃度（B）を比較した．(松尾[8]より)

cAMP系が作動して，唾液中の蛋白質の分泌が促進される．交感神経刺激による唾液分泌促進は，この蛋白質分泌が主体と考えられている．

たとえば，動物では毛づくろいや苦み刺激，咀嚼運動によって蛋白質に富んだ唾液が分泌されるが（図17-6B），交感神経を切断すると，唾液の分泌速度はあまり影響されないにもかかわらず（図17-6A），唾液に含まれる蛋白質の濃度は激減することが報告されている（図17-6B）．一方で，高温にさらされたことによって分泌される唾液*2は蛋白質成分が少ないために，交感神経切断の影響をほとんど受けない．

ストレスで交感神経の活動が高まった場合には，唾液中のα-アミラーゼやクロモグラニンAが増加することから，これらの物質を測定し，ストレスマーカーとして利用しようとする試みがある．α-アミラーゼに関しては，耳下腺のβ受容体刺激で分泌が高まることが古くから知られており，このことも背景にある．ただ，図17-7 に示すように，ラットでは耳下腺から分泌されるアミラーゼの量は，交感神経と副交感神経を同時に刺激した場合にのみ多い．つまり，交感と副交感神経双方による相乗効果ととらえることができる．したがって，単純に交感神経のストレスマーカーとして用いるのはいまだ時期尚早と考える向きもある[9]．唾液に含まれる免疫グロブリンAに関し

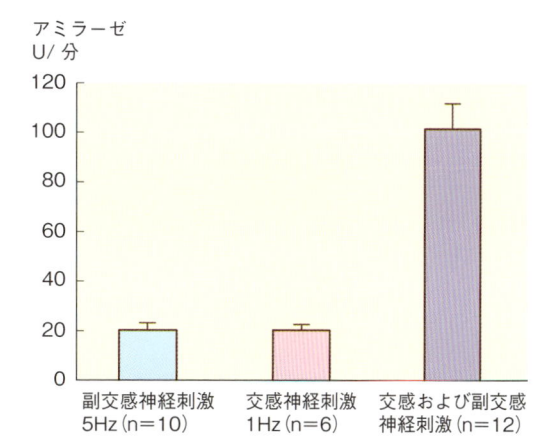

図17-7 耳下腺の自律神経刺激時に増加または相乗的に分泌される唾液アミラーゼ（ラット） PS: 副交感神経, S: 交感神経．(Askingに基づく Proctor & Canpenter[3]より)

ては，顎下腺においては交感神経の刺激で分泌が増えるが，耳下腺においては交感と副交感神経刺激による差が認められない（図17-8）．このように，唾液中の蛋白質は，分泌される部位や種差による違いもあるので，解釈に注意を要する．

なお，唾液腺血流は交感神経の刺激中減少し，刺激後一過性に増加することが示されている（図17-4 の右）．

唾液分泌の中枢性調節

唾液の分泌は，咀嚼や味覚といった摂食行動と関連が深い．食物により口腔粘膜が機械的に刺激されたり，味覚や嗅覚の受容器が刺激されると，

---

*2 汗腺を持たない動物では，唾液分泌は水分を蒸発させ，体温を低下させるという重要な役割がある．p.214参照．

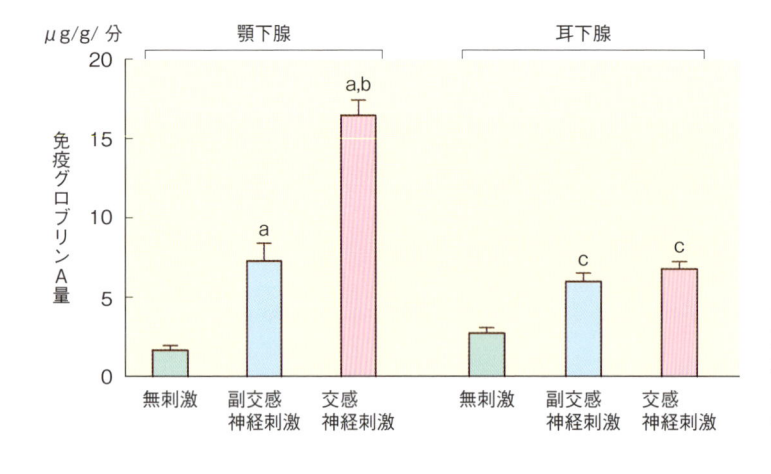

図17-8 唾液中の免疫グロブリンA量に及ぼす副交感神経と交感神経の刺激の効果（ラット） 免疫グロブリンAは唾液腺上皮細胞の産生物ではないが，自律神経の刺激により唾液中への分泌が増加する．a, c は無刺激に対して有意（P<0.05），b は副交感神経刺激に対して有意（P<0.05）な違いがあることを示す．（Proctor & Canpenter[3]より）

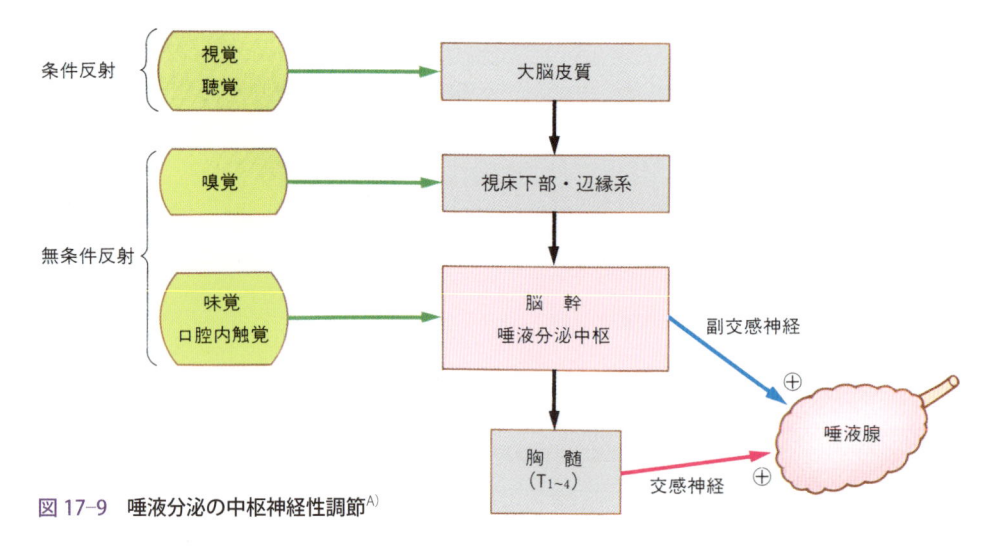

図17-9 唾液分泌の中枢神経性調節[A)]

その情報は求心性神経を通って，脳幹の孤束核，結合腕傍核を経由して**唾液分泌中枢**に伝達され，反射性に唾液分泌を起こす（図17-9）．食物刺激によって起こる唾液分泌反射は，生体が生まれつき持っている反射で，**無条件反射** unconditioned reflex である．この場合，味覚の中では，酸味による刺激が最も多量の唾液を分泌させ，甘味と塩味では，少量だが蛋白質に富んだ唾液が分泌されるようである[6)]．

唾液の分泌は，視覚や聴覚刺激などの本来は唾液分泌反射を起こすことのない刺激によっても，条件づけによって反射性に起こるようになる．たとえばイヌにベルの音とともに食物を与え続けると，ベルの音を聞いただけで唾液を分泌するようになる．この反射は Pavlov（ロシア，1902）によって見出され，**条件反射** conditioned reflex とよばれる．条件反射の成立には大脳，特に大脳皮質の関与が不可欠である．我々が，梅干しを見るだけで唾液が出るのは，この反射のためである．

恐怖などの不快な情動刺激は，視床下部・辺縁系を介して唾液分泌を抑制する．このような刺激と組み合わせることによって唾液分泌を抑制する条件反射も成立しうる．

唾液分泌の反射性調節

唾液は口腔領域への体性感覚刺激によっても起こすことができる．たとえば，麻酔した動物の下唇部を刺激すると唾液が分泌される．この場合，侵害性の刺激（ピンチ刺激）は，味覚や触刺激，

17 消化機能の調節：唾液腺

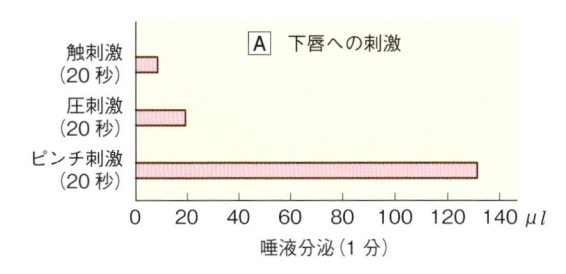

図 17-10 さまざまな刺激で誘発される唾液分泌（麻酔下ウサギ） A 20秒間の同側下唇への機械刺激の効果．B 20秒間の同側身体各部位へのピンチ刺激の効果．口部および顔面部へのピンチ刺激は，他の身体各部位のピンチ刺激よりも効果的であった．(Kawamura & Yamamoto[10]に基づく佐藤ら[11,f]より)

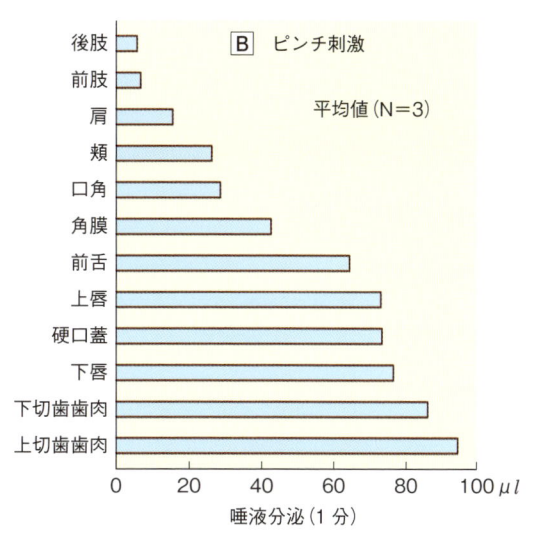

圧刺激よりも多量の唾液を分泌させる（図 17-10A）．刺激の部位も影響し，口腔の前方は他の顔面部より鋭敏である（図 17-10B）．体性感覚刺激による唾液分泌は，交感神経切除により約18％減少し，副交感神経切除により約80％減じるので，主に副交感神経を介する反射と考えられている[f,11]．唾液の分泌が減少している高齢者では，口腔付近のマッサージが唾液分泌を促す可能性がある．

Clause 18

消化機能の調節：胃

　胃 stomach の内壁には**胃液** gastric juice や消化管ホルモンを分泌する**胃腺** gastric gland がある（図18-1）．胃液（胃酸）の分泌量は1日1〜3 *l* で，主成分が塩酸 HCl であるため，強い酸性である（p.136，表17-1 参照）．食物が胃に入ると，蠕動運動によって胃液と混和され，主に蛋白質の消化が進む．やがて，流動性の**糜汁** chyme とよばれる粥状液となって，少量ずつ十二指腸に送られる．胃は小腸における本格的な消化に備える場ととらえることができる．

胃の運動の調節

　胃の運動は，平滑筋自体の性質（伸展されると収縮するという性質）や，胃壁に内在する壁内神経叢によって基本的に調節されているが，さらに自律神経や消化管ホルモン（ガストリン，セクレチンなど）が関与することによって，より適切に調節されている．

　胃支配の副交感神経節前ニューロンは，延髄の迷走神経背側核に起始し，**迷走神経**を通って胃の壁内神経叢に至り，そこで節後ニューロンにシナプス連絡して胃の平滑筋層に分布する．一般に，副交感神経は胃の緊張性を高めて蠕動運動を促進する（図18-2）．

　交感神経節前ニューロンは第6〜10胸髄に起始し，前根，白交通枝を通って交感神経幹に至る．大部分はここでシナプスを介さずに，内臓神経を通って腹腔神経節に達し，そこで節後ニューロンにシナプス連絡する．節後ニューロンの軸索は腹腔動脈に沿って胃の平滑筋層に分布し，胃の緊張性を下げて蠕動運動を抑制する（図18-2）．

受け入れ弛緩（胃-胃反射）

　食物の嚥下によって食道や胃が伸展されると，主に胃体部と噴門部が反射性に弛緩する．これを

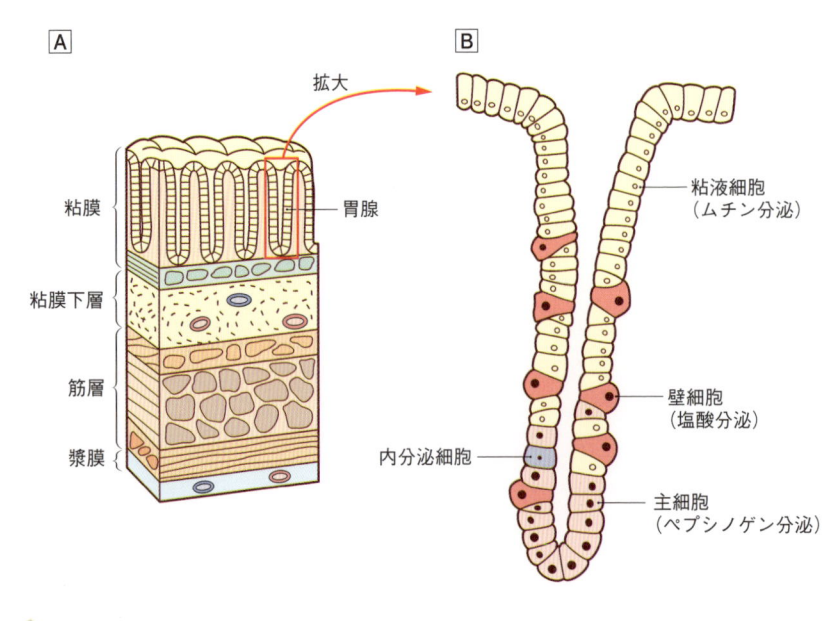

図18-1　胃壁と胃粘膜に存在する胃腺の構造
A 胃壁の構造．壁内神経叢は省略してある．B 胃腺の構造．（佐藤ら[p]より）

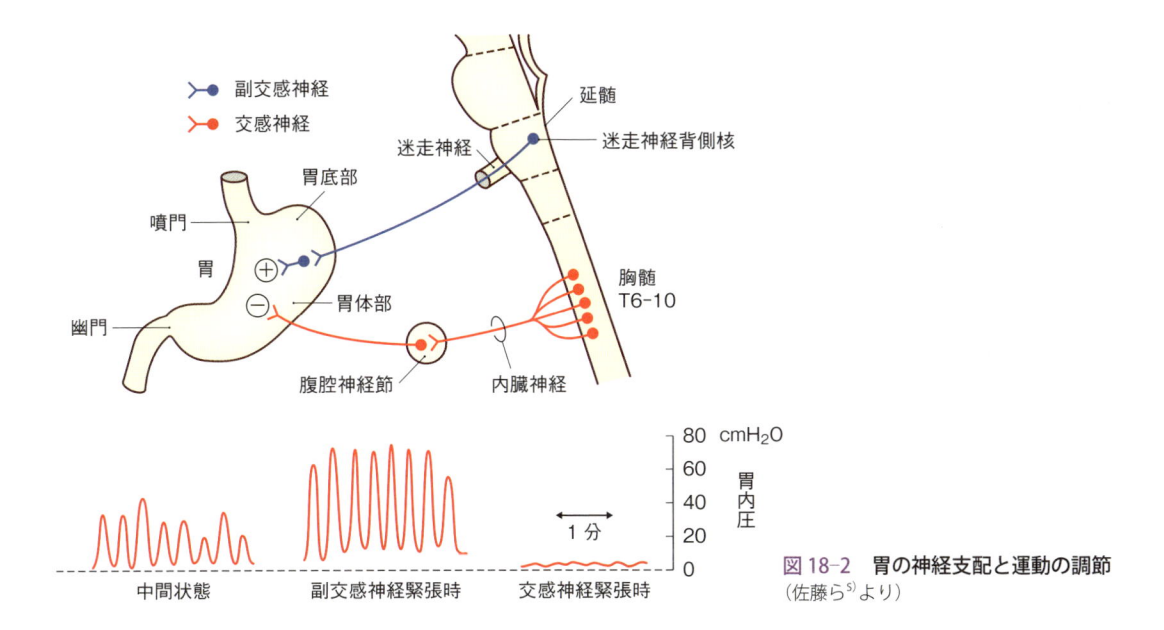

図18-2　胃の神経支配と運動の調節
（佐藤ら[5]より）

受け入れ弛緩 receptive relaxation とよぶ．この反射の求心路・遠心路はともに迷走神経である．この反射により，胃内圧をほとんど上昇させることなく，胃内容積を約1.5 l まで増やすことが可能である．

嘔吐

胃の内容物を急激に吐出する反射を**嘔吐** vomiting とよぶ．嘔吐は，咽頭，舌根，胃腸管粘膜などが機械的あるいは化学的に強く刺激されたり，脳圧の亢進，頭部の動きや回転（乗り物酔い），内臓の痛みなどによって起こる防御反射である．

延髄の**嘔吐中枢**が興奮すると，悪心，唾液分泌が起こり，食道および胃が弛緩して噴門が開く．ついで空嘔とよばれる痙攣的吸息運動が起こり，横隔膜と腹筋が収縮して腹腔内圧を著しく高め，胃の内容物を外へ吐き出す．この時声門は閉鎖して，吐物の気管内流入を防ぐ．延髄の第四脳室底の**最後野** area postrema には**化学受容器引金帯** chemoreceptor trigger zone とよばれる物質の透過性が比較的高い部位があり，ここが血中の化学物質によって興奮すると，延髄深部の嘔吐中枢に伝えられて嘔吐が起こる．アポモルフィンなどの催吐剤は化学受容器引金帯に働くことによって嘔吐を起こす．嘔吐は，毒性のあるものを食べた時にそれが吸収される前に排出するという防御的意味を持つ．

深い麻酔状態では，嘔吐時の声門閉鎖が抑制され，嘔吐した場合，吐物が気道に入り窒息や致死性の肺炎を引き起こすことがある．このため，手術予定の患者は，通常手術の8時間前より絶食とする．

空腹時収縮（飢餓収縮）

空腹時にヒトの胃運動を記録すると，20～40秒ごとに強い律動収縮が数分間にわたって起こる．これを**空腹時収縮** interdigestive contraction とよぶ．空腹時収縮を起こす物質としては，十二指腸より分泌される**モチリン**，あるいは胃から分泌される**グレリン**があげられている（p.134, 表16-1参照）．グレリンは1999年に児島・寒川により胃から単離・同定されたペプチド[1]であり，空腹を中枢に伝え，摂食を亢進させる（図18-3）．この場合，迷走神経性求心性線維が重要な役割を果たし，末梢投与したグレリンの摂食亢進作用は，迷走神経を遮断すると完全に解消され，グレリン受容体が迷走神経に存在することも明らかになっている（p.135, 表16-2参照）．胃全摘術後の低栄養・低体重はグレリンで予防できるらしい[3]．

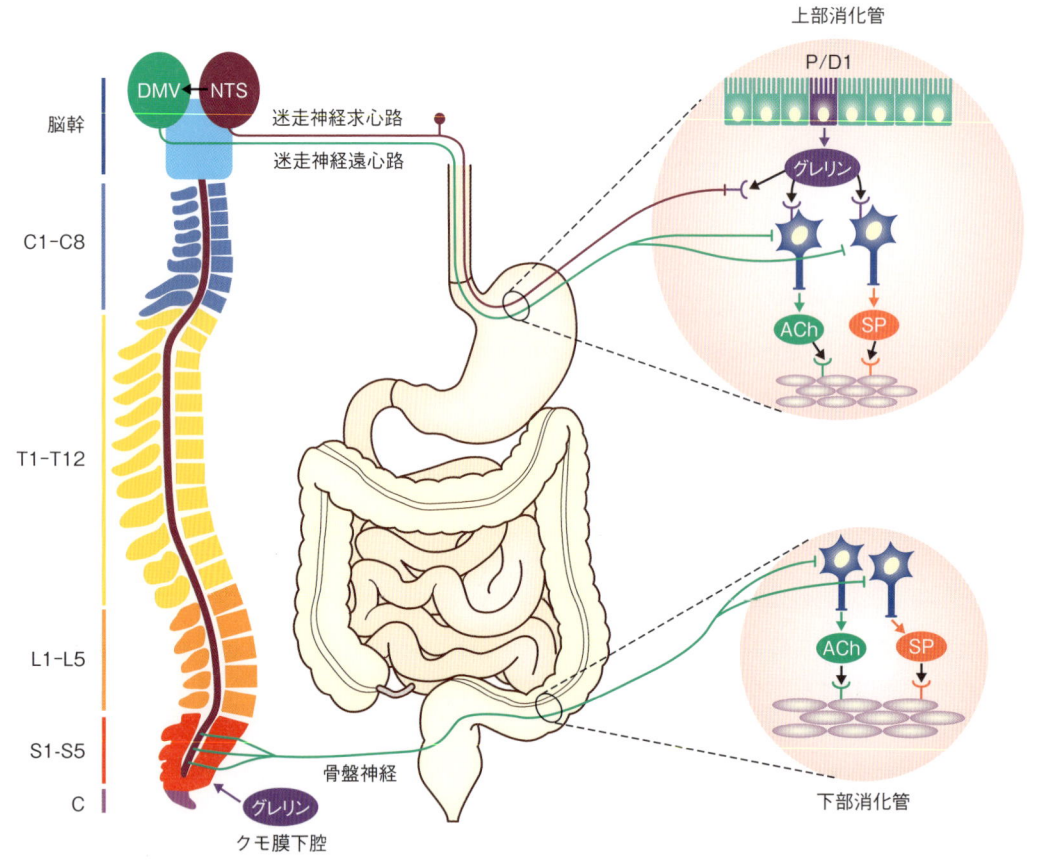

図18-3 グレリンの作用部位 DMV: 迷走神経背側核, NTS: 孤束核. 上部消化管のP/D1細胞からグレリンが分泌される. グレリンをクモ膜下腔内に投与した場合には下部消化管に分布する骨盤神経遠心路活動が高まることも知られている. (Avau, et al[2])より)

小腸-胃抑制反射

胃の内容物（糜汁）が十二指腸に流入してしまえば，胃の運動はもはや必要ではない．からだの調節とはうまくできているもので，糜汁によって小腸粘膜が化学的に刺激されたり伸展されると，胃の運動は神経性あるいはホルモン性に抑制される．たとえば，十二指腸に脂肪の多い食物が入ると，十二指腸の内分泌細胞から血中へ**胃抑制ペプチド** gastric inhibitory peptide（GIP）が分泌され，胃の運動が抑えられる（図18-10 の③参照）．

体性-胃反射

p.176 を参照のこと．

胃液の分泌の調節

副交感神経

副交感神経節後ニューロンは胃腺の分泌細胞や消化管ホルモンの**ガストリン** gastrin を分泌する**内分泌細胞（G 細胞）**などにも分布し（図18-4, 図18-7），胃液の分泌を促す（図18-5）．胃液の分泌機序は 2 つに分けて考えることができる．一つはガストリンを介さない系で，副交感神経節後ニューロンの末端から放出された ACh が，胃酸を分泌する**壁細胞**やペプシノーゲン[*1]を分泌する**主細胞**に直接作用して，胃液分泌を促すしくみである．もう一つは，ガストリンを介する系で，副交感神経節後ニューロンが幽門部の G 細胞からのガストリン分泌を促し（図18-4, 図18-6），ガストリンが壁細胞あるいは**腸クロム親和性細胞**

18 消化機能の調節：胃

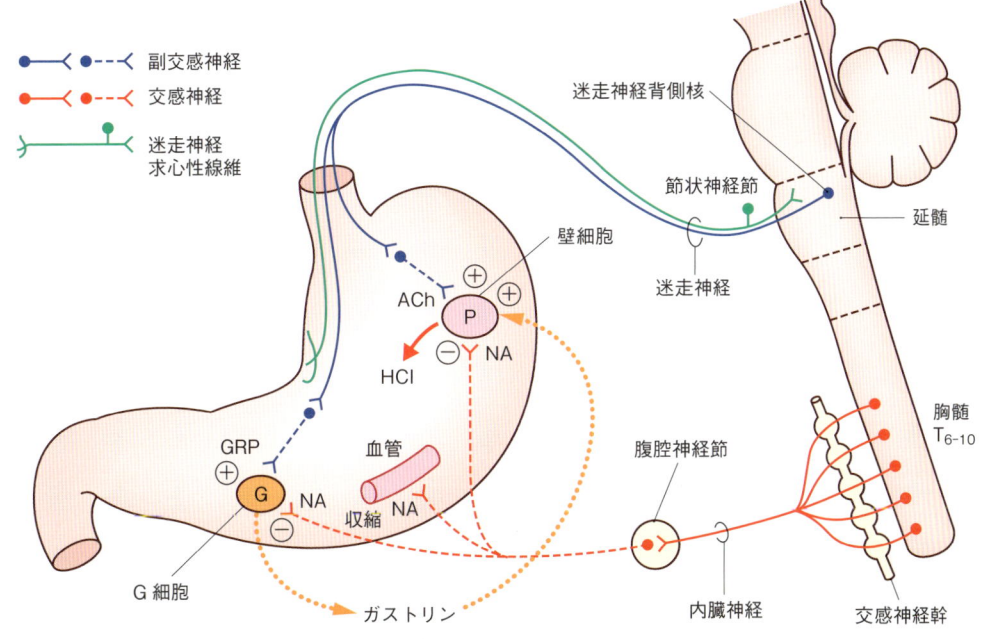

図18-4 **胃支配の自律神経とその胃液分泌に及ぼす作用** 胃支配の自律神経の起始部と，胃の壁細胞（P）・G細胞・血管への分布を示す（胃の平滑筋などへの分布は省略してある）．（佐藤[A]より改変）

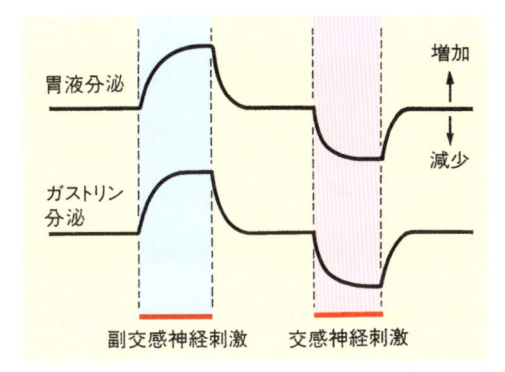

図18-5 **自律神経の胃液とガストリン分泌に及ぼす影響**[A]

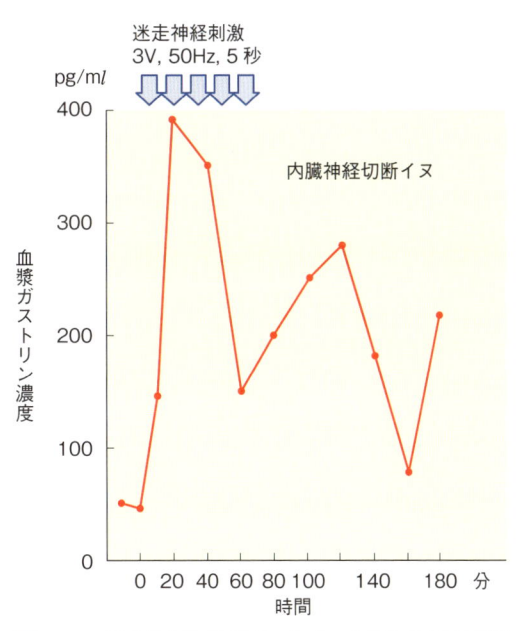

図18-6 **迷走神経刺激がガストリン分泌に及ぼす影響**（松尾[4]より）

enterochromaffin cell（ECL細胞）に作用して胃酸分泌を促すしくみである（図18-7）．この場合，副交感神経節後ニューロンから放出されてG細胞に作用する伝達物質は，**ガストリン放出ペプチド** gastrin releasing peptide（GRP）である．AChやガストリンが壁細胞の各々の受容体に作用すると，細胞内 Ca^{2+} 濃度の上昇，蛋白質キナーゼの活性化が起こり，プロトンポンプ（H^+, K^+-ATPase）によって H^+ が分泌される（図18-8）．一方で Cl^- も輸送体によって供給され，H^+ と反応して HCl（胃酸）となる．

*1 ペプシノーゲンは胃酸で活性化されると消化酵素のペプシンになる．

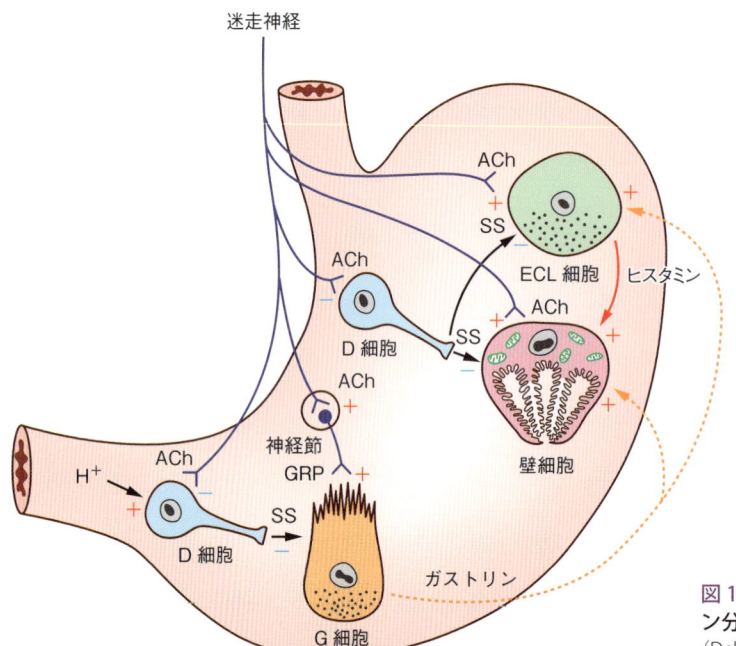

図 18-7 迷走神経が胃酸分泌，ガストリン分泌に及ぼす作用　SS: ソマトスタチン
(Debas & Carvajal[5] より改変)

ヒスタミン

　副交感神経節後ニューロンは**ヒスタミン** histamine を分泌する胃底部の ECL 細胞にも分布する（図 18-7）．ヒスタミンは ECL 細胞から分泌されると，壁細胞の H_2 受容体に作用し，胃酸を強力に分泌させる（図 18-8）．ヒスタミンによる酸分泌の生理的役割についてはまだよくわかっていないが，臨床では，胃酸の分泌機能を検査する際にしばしばヒスタミン投与が用いられる．また，ヒスタミンの受容体拮抗薬（シメチジン）は強い酸分泌抑制作用を示し，消化性潰瘍等の治療に用いられる．

　ECL 細胞からヒスタミンの放出を促すのは ACh とガストリンで，PACAP[*2]や VIP にもそのような作用があるといわれる．特に，ガストリンによるヒスタミンの放出は重要らしく，ごく最近，ガストリンの多くが壁細胞ではなく，主に ECL 細胞に作用するとの報告がある（図 18-9）．ECL 細胞からヒスタミンの放出を抑制しているのは D 細胞から分泌されるソマトスタチンである（図 18-7）．ソマトスタチンやプロスタグランジン E_2（PGE_2）には壁細胞に直接作用して胃酸の放出を抑制するしくみもある（図 18-8）．

交感神経

　交感神経節後ニューロンの軸索は，血管や分泌細胞，壁内神経叢のニューロンなどに分布し（図 18-4），胃液の分泌を抑える．これは，交感神経節後ニューロン末端から放出された NA が，胃粘膜血流を減少させて二次的に胃液分泌を低下させたり，直接，壁細胞や G 細胞に作用して胃液分泌を抑制するからである[*3]．

胃液分泌の反射性調節

　食事によって胃液の分泌は反射性に増える．胃液分泌は，感覚刺激の受容器の位置から，次の3つの相に区別される（図 18-10）．

　脳相（頭相） cephalic phase：食物によって味覚や嗅覚が刺激されたり，口腔内が機械的に刺激さ

[*2] 下垂体アデニル酸シクラーゼ活性化ペプチド（p.134 参照）

[*3] ガストリン分泌の交感神経性調節は複雑である．食事によるガストリン分泌は交感神経刺激で抑制されるが（図 18-4），基礎分泌はアドレナリンや NA で促進する[8〜10]．

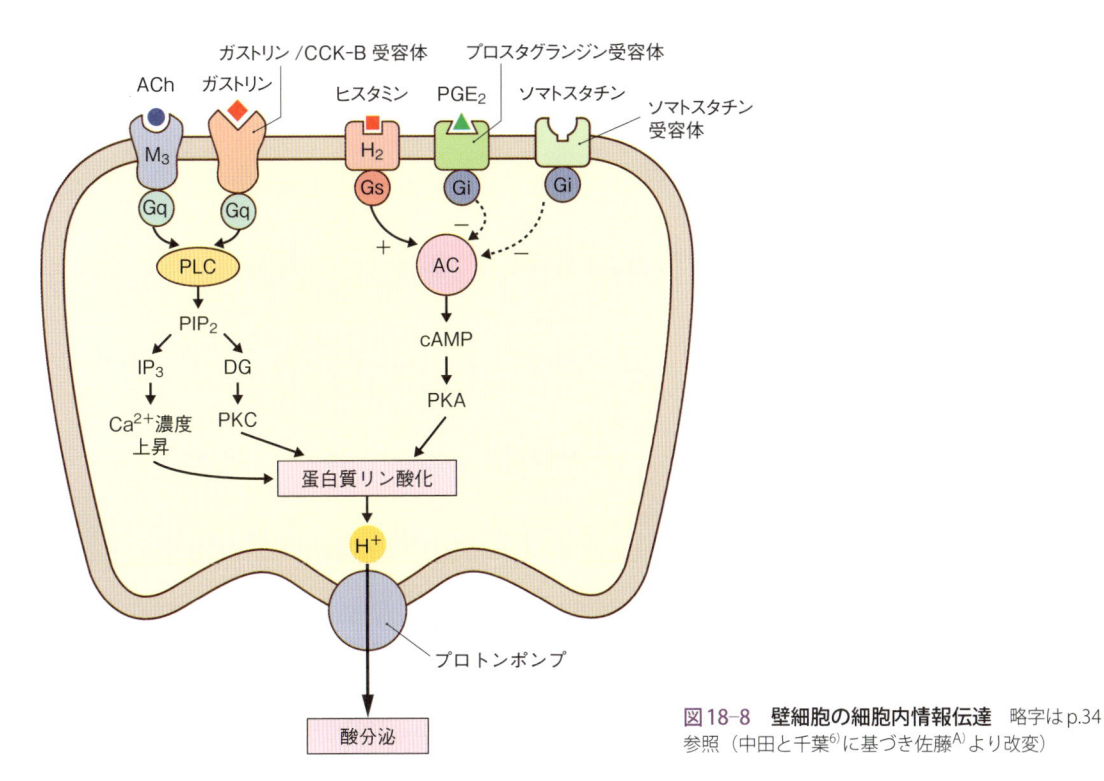

図18-8 壁細胞の細胞内情報伝達　略字はp.34参照（中田と千葉[6]に基づき佐藤[A]より改変）

図18-9 胃酸分泌の調節（Waldum, et al[7]より改変）

れると，その情報は求心性神経を通って延髄に伝えられ，（無条件）反射性に迷走神経遠心路を興奮させて，胃液分泌を促す．ガストリンも分泌されて壁細胞あるいはECL細胞に作用し，胃液をさらに分泌させる．食事に関する視覚や聴覚刺激による条件づけによっても胃液分泌が誘発される（p.140参照）．一方，不快な感覚刺激や恐怖などの心理的刺激は交感神経を興奮させて胃液の分泌を抑える．

胃相 gastric phase：食事の際に分泌される胃液の大部分が，胃相の分泌による．食物が胃に入り胃壁が伸展されると，壁内神経叢を介する局所性の反射回路および迷走神経を求心路・遠心路とする反射回路が働いて，胃液が分泌される．また，胃壁がアミノ酸やペプチドなどの蛋白質の分解産物，カフェイン，アルコールなどの化学物質によって刺激されると，直接壁細胞やG細胞に働いて，胃酸やガストリンの分泌を促す．一方，胃内容物が酸性化し，幽門部のpHが2.5以下になるとガストリン分泌は減少し，pH 1以下で完全に抑えられる．この機構によって胃酸の過剰分泌を防ぐ．

腸相 intestinal phase：十二指腸に胃の内容物（糜汁）が入ると腸相が起こる．腸相では，まず，十二指腸壁にあるG細胞からガストリンの分泌が促されて，胃酸の分泌が増える．この分泌はわずかで，腸相ではむしろ胃液分泌を抑制する機構が強い．すなわち，腸壁の伸展は壁内神経叢を介

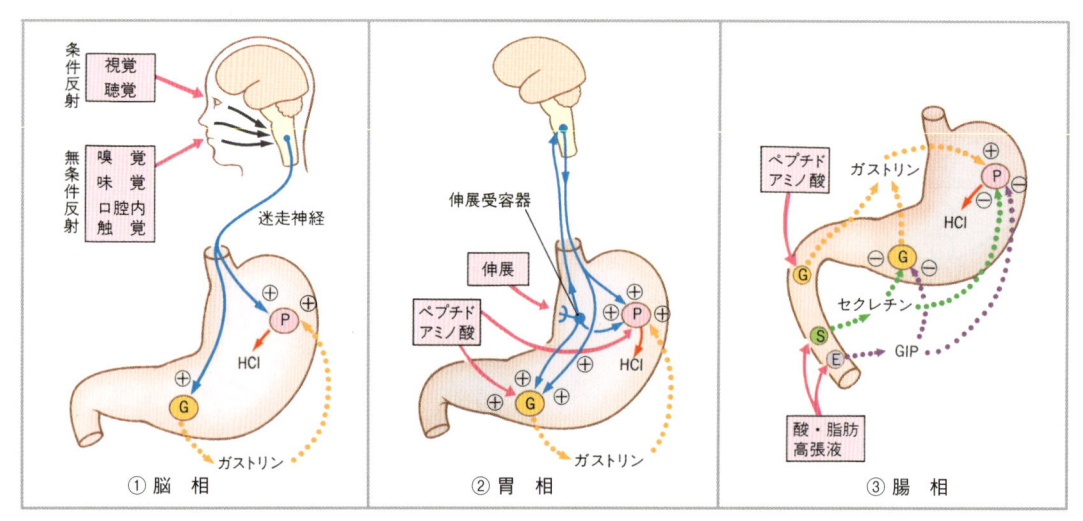

第2章 ● 各種機能の自律神経による調節

図18-10 食事による胃液分泌とその調節のしくみ[A)] 脳相と胃相における胃液分泌促進のしくみと腸相における胃液分泌促進と抑制のしくみについて主要な経路を示す．

する局所性反射によって胃酸の分泌を抑える．あるいは，**酸，脂肪，高張液**などの化学刺激が，腸壁から**セクレチン**，**GIP**などの消化管ホルモンを分泌させて，液性に胃酸およびガストリンの分泌を抑える．腸相における胃液分泌の抑制は，膵液の重炭酸イオンの分泌とともに，腸内の消化作用を助けるために重要である．なぜならば，十二指腸に分泌される膵液中の消化酵素は，弱アルカリ性で働くものが多いためである．

消化機能の調節：小腸

Clause 19

小腸 small intestine は，十二指腸 duodenum，空腸 jejunum，回腸 ileum と続く 2.5〜3 m に及ぶ管状臓器である．胃から送り込まれた糜汁は，小腸の運動と腸液の分泌により，さらに消化を受ける．腸液は重炭酸塩と粘液に富んだ弱アルカリ性の液で（p.136, 表 17-1 参照），酸性の糜汁を中和する役割がある．1 日の分泌量は 1.5〜3 l にも及び，多くの消化酵素を含む．十二指腸には膵臓の導管（膵管）および胆嚢からの総胆管が開口しており（p.154, 図 21-1 参照），膵液および胆汁が流入している．腸液は，こうした膵液中の消化酵素を活性化する作用もある．このように，小腸では腸液のみならず，膵液に含まれる消化酵素によっても食物の分解が進み，最終的に細かくなった栄養素は小腸粘膜より体内に吸収される．

小腸の運動と腸液の分泌は，主に壁内神経叢による調節を受ける．本項では，小腸の運動の調節について解説する．

小腸の運動

糜汁が胃から小腸に送り込まれると，小腸の運動が起こる．小腸の運動は，混和運動と移送運動の 2 種類に分けられる．**混和運動**は**分節運動**と**振子運動**からなる律動収縮により，移送運動は主に**蠕動運動**によって行われる．このほかに絨毛の収縮運動や回盲弁の開閉運動もみられる．

分節運動

輪走筋（p.128, 図 16-2 参照）の収縮によって起こる運動で，わずか数センチメートルの長さで収縮部と弛緩部が隣り合って現れ，ついで収縮部が弛緩し弛緩部が収縮するというものである（図 19-1A）．分節運動のリズムは小腸の下部の方がやや頻度が少なく，たとえば十二指腸では約 12 回/分であるが，回腸の終末部では約 9 回/分である．このため，小腸の内容物は徐々に下部に移動する．分節運動は腸内容の混和と糜汁が小腸壁と接触するのに役立ち，また血流の流れを促進す

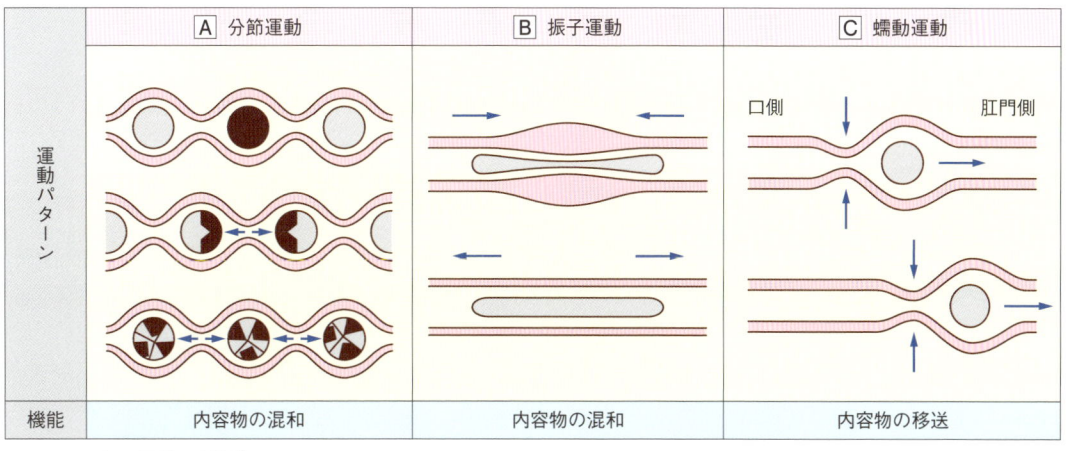

図 19-1　小腸運動の種類[B]

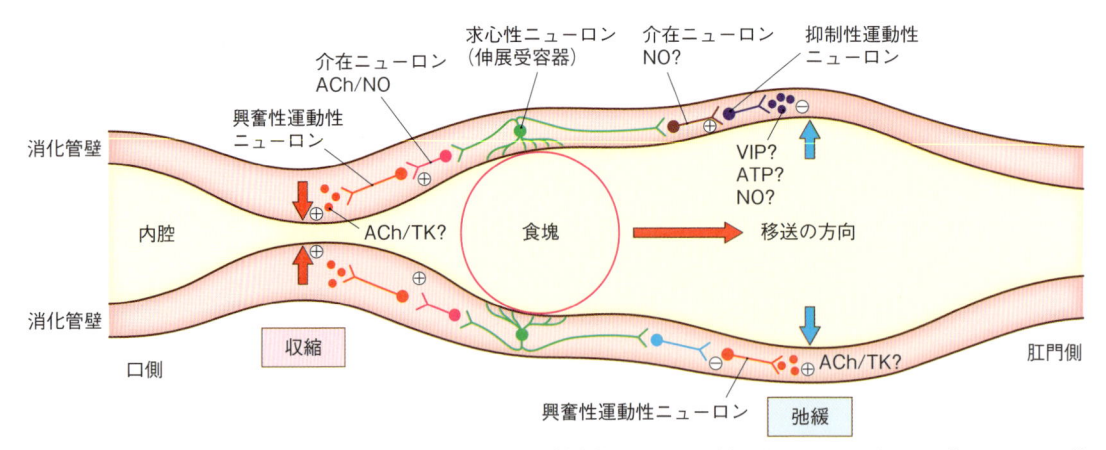

図 19-2　壁内神経叢を介する蠕動運動の調節（単純化して輪走筋への局所反射回路のみを示す）(Wood[3])に基づく佐藤[A])より改変）

る．分節運動の強さは，神経やホルモン，また腸管における内容物の量によって変化する．

振子運動

縦走筋（図 16-2 参照）の収縮により，腸管の縦方向に起こる伸縮運動である（図 19-1B）．内容物の混和に役立つ．

蠕動運動

蠕動運動は腸壁が伸展されるとその口側に輪状収縮が生じ，肛門側へ伝わっていく運動で，内容物の移送に役立つ（図 19-1C）．

空腹時の蠕動運動

空腹時には，大振幅の収縮が十二指腸で発生する．この収縮は，1〜2 時間かかって回腸末端まで伝播し，次の食事に備えて，腸内の食物残渣を押し出す．この様式の収縮は，空腹期伝播性強収縮運動 interdigestive migrating motor contraction (IMMC) とよばれ，十二指腸より分泌されるモチリンが関与しているらしい[1])．

壁内神経叢による蠕動運動の調節

小腸や大腸の一部が伸展されると，その口側が収縮し肛門側が弛緩して，内容物を肛門側に向かって移送する蠕動運動が起こる（腸の法則，図 19-1C）．この蠕動運動は，壁内神経叢を介して局所性に調節される．食塊により消化管壁が伸展されると，そこの求心性ニューロンが興奮し，この興奮は介在ニューロンを介して消化管を支配する運動性ニューロンに伝えられる．肛門側では抑制性の運動性ニューロンが興奮すると同時に興奮性の運動性ニューロンが抑制されて消化管壁の筋が弛緩し，口側では興奮性の運動性ニューロンが興奮して消化管壁の筋が収縮する（図 19-2）．その結果，食塊は消化管のより肛門側へと移動する．

抑制性運動性ニューロンには ATP 作動性のものがあり，NO の関与も示唆されている．興奮性運動性ニューロンにはコリン作動性のものがあり，タキキニンの関与も示唆されている[i,2])．介在神経にはコリン作動性のものと NO 作動性のものがあるらしい．このほかにも，壁内神経叢にはさまざまなポリペプチドを含むニューロンが免疫組織化学的手法により見出されているが，これらの物質の役割はまだ十分明らかにされていない．おそらく伝達物質あるいは伝達を修飾する物質として働くと思われる．

消化機能の調節：膵臓

膵臓 pancreas は十二指腸弯曲部に接する横長の腺器官である（図 20-1）．ほとんどが外分泌腺であるものの，一部は内分泌腺としても機能している点で，ユニークな臓器である（p.167 参照）．外分泌腺としては膵液 pancreatic juice を分泌して消化に関わる．膵液の分泌量は 1 日 1〜1.5 *l* で，消化酵素のほかに大量の**重炭酸イオン**（HCO_3^-）が含まれており，弱アルカリ性で，腸液とともに胃酸を中和する働きがある（p.136, 表 17-1 参照）．消化酵素は主に腺房細胞から，HCO_3^- や水分は主に導管細胞から分泌される（p.136 参照）．膵液の分泌は，胃液の分泌のように，自律神経と消化管ホルモンによって調節される．

副交感神経

膵臓支配の副交感神経節前ニューロンは，延髄の迷走神経背側核に起始し，**迷走神経**を通って膵臓に至り，膵臓組織中にある神経節の節後ニューロンにシナプス連絡する．節後ニューロンは膵外分泌腺の腺房細胞や導管細胞に分布する（図 20-1）．

副交感神経が興奮すると，膵液の分泌が増え，膵液中の酵素や HCO_3^- も増える．アトロピンを投与すると，酵素の分泌は著しく抑えられるが，HCO_3^- の分泌はあまり変化しない（図 20-2）．このことから副交感神経節後ニューロンから ACh と ACh 以外の伝達物質が放出され，ACh は腺房細胞からの酵素分泌を促し，ACh 以外の伝達物質

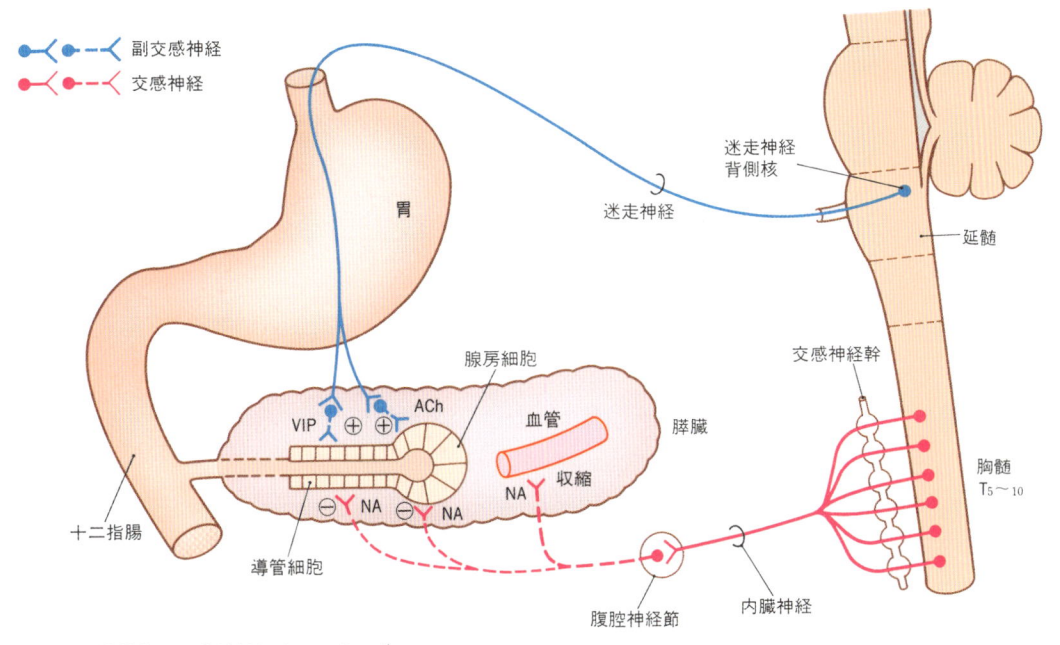

図 20-1　膵臓支配の自律神経とその作用[A]　膵臓支配の自律神経の起始部と膵外分泌腺の腺房細胞と導管細胞，血管への分布を示す．節後ニューロンの伝達物質，候補物質も示す．（脊髄に入力する内臓求心性線維は省略してある）

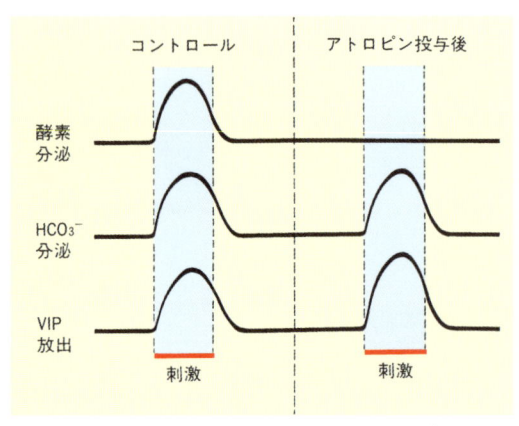

図20-2 副交感神経の膵液分泌に及ぼす影響[A)] 副交感神経（迷走神経）刺激による膵液の酵素およびHCO_3^-分泌，膵臓静脈血中VIP量の増加とアトロピン投与の影響

は導管細胞からのHCO_3^-分泌を促すと考えられる．膵臓支配副交感神経節後線維にはVIP含有線維が含まれており，副交感神経刺激で膵臓静脈血中にVIPが放出されることから，後者の伝達物質としてVIPが候補にあげられているが，ヒトでは明らかにされていない．

膵液の分泌は，十二指腸粘膜から分泌されるセクレチンやコレシストキニン（CCK）などの消化管ホルモンによっても亢進する．AChとCCKは細胞内Ca^{2+}濃度の上昇を介して，セクレチンはcAMP濃度の上昇を介して膵液の分泌を促す（図20-3）．CCKは膵臓支配の迷走神経性求心性線維の終末部にある受容体に作用して延髄に情報を送り，迷走神経-迷走神経反射を引き起こす経路もある（p.132, 図16-10; p.135, 図16-13 参照）．

交感神経

膵臓支配の交感神経節前ニューロンは第5～10胸髄に起始し，内臓神経を通って腹腔神経節に達し，そこで節後ニューロンにシナプス連絡する．節後ニューロンは主として膵臓の血管に分布し，一部，導管細胞や腺房細胞に分布する（図20-1）．

交感神経が興奮すると膵液分泌が減少する．これは，交感神経の活動によりNAやNPYが放出され，膵臓の血管が収縮して血流が減少し，二次的に膵液分泌が低下するためである．一部，交感神経が直接，膵外分泌腺細胞からの膵液分泌を抑制する作用もある．

膵液分泌の反射性調節

膵液も唾液や胃液同様，食事によって，その分泌が反射性に増える（図20-4）．

脳相：食物により口腔粘膜や味覚および嗅覚受容器が刺激されると，その情報は求心性神経を通って延髄に伝えられ，（無条件）反射性に迷走神経遠心路を興奮させて膵液の分泌を促す．食事に関する視覚や聴覚刺激も，迷走神経遠心路を介して条件反射性に膵液の分泌を増やす．

胃相：食物が胃に入り胃壁が伸展刺激されると，迷走神経-迷走神経反射回路が働いて膵液の

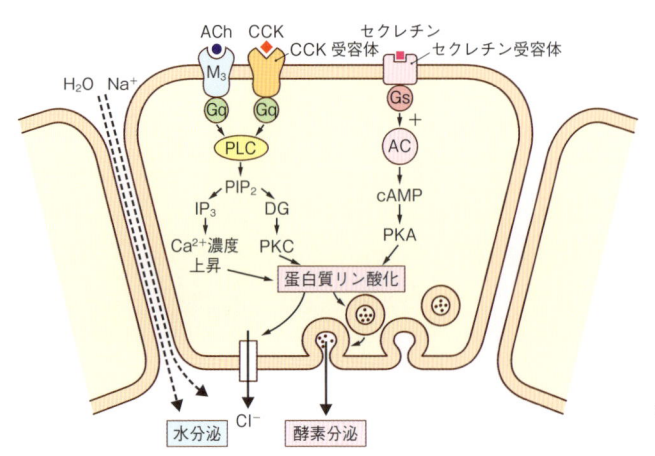

図20-3 膵臓の腺房細胞における膵液分泌の機序 略語はp.34参照（Johnson[1)]に基づく佐藤[A)]より改変）

20 消化機能の調節：膵臓

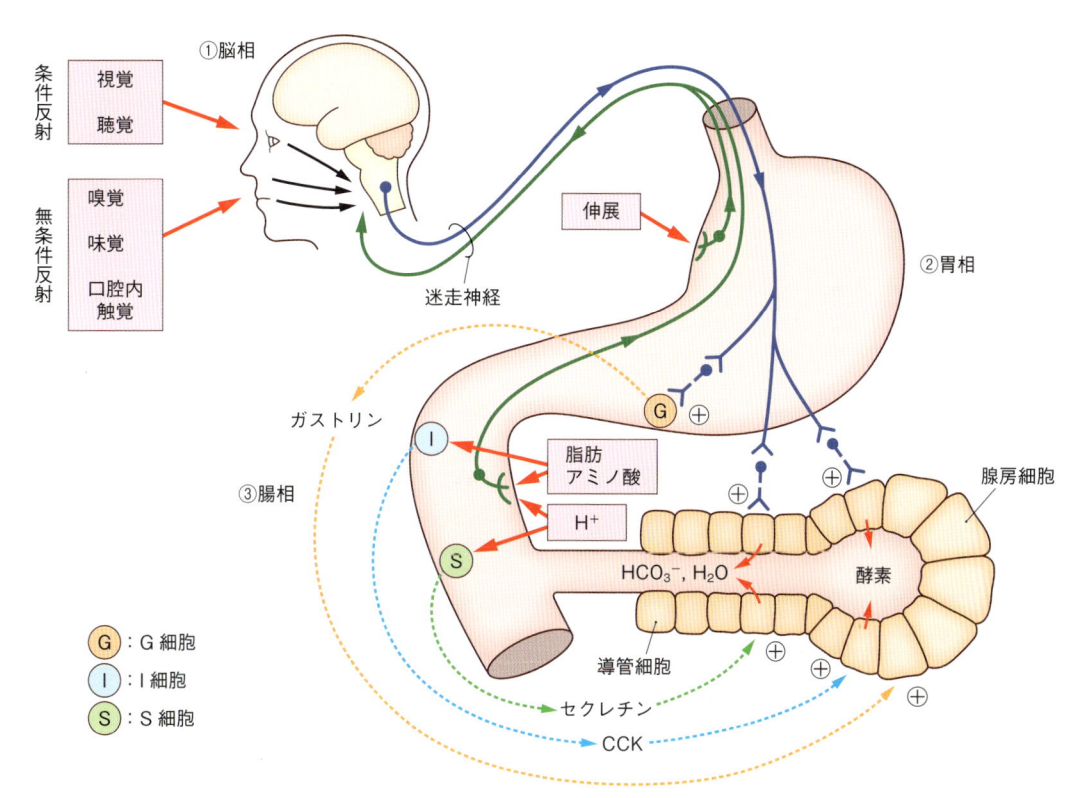

図20-4 食事による膵液分泌とその調節のしくみ[A)]

分泌が増える．また，胃壁のG細胞から分泌されたガストリンが，膵臓の腺房細胞からの膵液分泌を促す．

腸相：糜汁が十二指腸に移行して，腸壁を刺激すると，十二指腸壁のI細胞からCCKが，S細胞からセクレチンが分泌される．CCKは膵臓の腺房細胞に作用して酵素に富んだ膵液を分泌し，セクレチンは膵臓の導管細胞に作用してHCO_3^-に富んだ膵液を分泌する．

消化機能の調節：
肝・胆道系

Clause **21**

　肝臓 liver は，横隔膜直下に位置する実質性の器官で，胆汁の生成，血液の貯蔵，血液凝固因子の生成，生体防御作用，解毒作用，物質代謝など多様な機能を持つ．肝臓で生成された**胆汁** bile は**胆嚢** gallbladder に一時蓄えられ，胆嚢管，総胆管を経て十二指腸に排出される．総胆管の十二指腸開口部（Vater 乳頭，膵管と一緒になって開口する）には，輪走筋（平滑筋）からなる **Oddi 括約筋**がある（図 21-1）．Oddi 括約筋は空腹時には収縮しているが，食事を摂取すると弛緩し，胆汁が膵液とともに十二指腸に排出されて，消化を助ける．胆汁は消化酵素を含んでいないが，胆汁に含まれる胆汁酸塩は脂肪滴を乳化し，消化酵素の作用を容易にする．肝臓ならびに胆道系には，交感神経と副交感神経が分布し，各々の機能を調節する．

肝臓の自律神経調節

　交感神経は胸髄の中部〜下部から出て，腹腔神経節で節後ニューロンに連絡してから，肝臓の肝細胞に分布し，栄養素の代謝，胆汁の生成分泌などを調節する（図 21-1）．交感神経の活動が亢進すると，肝細胞におけるグリコーゲンの分解が促され，肝臓から血中に放出されるグルコースの量が増える（表 21-1，図 21-2；p.168，図 25-2B も参照）．交感神経刺激により，尿素放出およびケトン体生成の減少，酸素消費量の低下，胆汁酸分泌の低下なども起こる．これらの反応は NA が主に α 受容体に作用して起こる（図 21-3）．肝血管にも交感神経が密に分布しており，α 受容体を介して肝血管を収縮させ，肝血流を減少させる．

　副交感神経は延髄の迷走神経背側核に起始し，

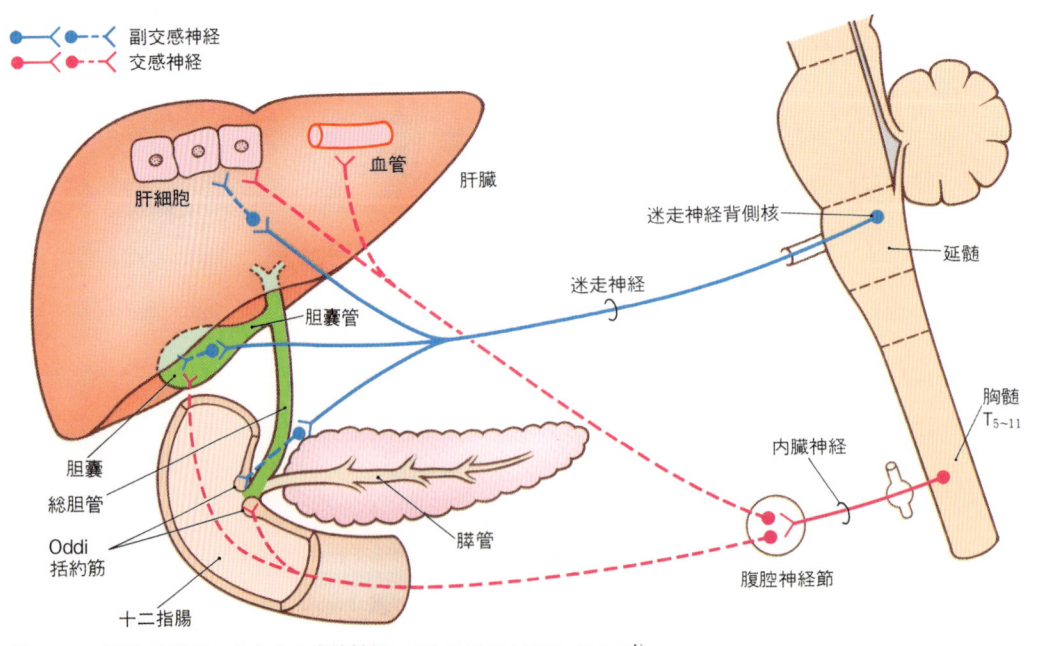

図 21-1 肝臓−胆道系に分布する自律神経 求心性線維は省略してある[A]．

154

21 消化機能の調節: 肝・胆道系

表 21-1　自律神経による肝機能の調節（Hartmann & Beckh[1]に基づく佐藤[A]より）

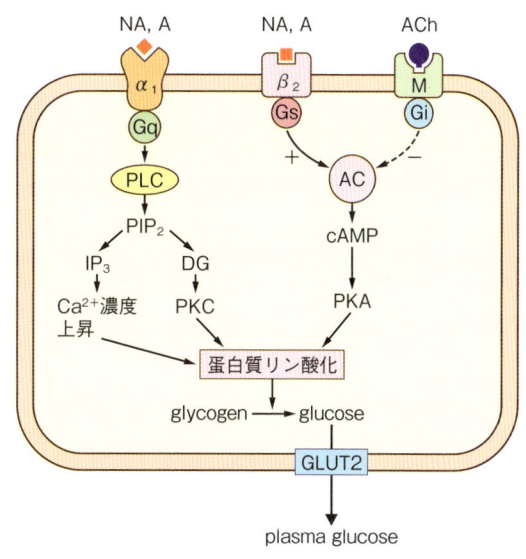

	肝機能	交感神経	副交感神経
代謝機能	グルコース放出	↑	↓
	グリコーゲン分解	↑	↓
	グリコーゲン合成	↓	↑
	尿素放出	↓	?
	グルタミン放出	↓	?
	アンモニア取込み	↓	?
	ケトン体生成	↓	?
	酸素消費量	↓	?
胆汁生成	胆汁量	↓	?
	胆汁酸分泌	↓	?

図 21-3　肝細胞のグルコース放出の調節（下重＆黒澤[3]より改変）

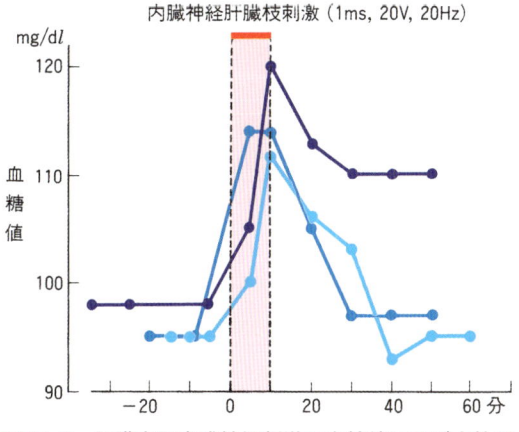

図 21-2　肝臓支配交感神経刺激の血糖値に及ぼす効果（ウサギ）　内臓神経肝臓枝の切断末梢端を電気刺激すると，血糖値が速やかに上昇する．（Niijima[2]に基づく佐藤[A]より）

迷走神経を通って肝臓に至り，節後ニューロンに連絡してから肝細胞に分布する（図 21-1）．副交感神経は，肝臓の通常のグルコース代謝にはあまり影響を及ぼさないが，血糖値が上がると副交感神経を介して肝臓のグリコーゲン合成が促され（表 21-1；図 25-2Bも参照），血糖値が下がる[4]．副交感神経には，グルカゴンによるグルコース放出を抑制する機序もある．

肝臓に分布する迷走神経には，多数の求心性線維も含まれており，肝臓の栄養素代謝の情報を中枢に伝えている．たとえば，肝門脈血中のグルコース濃度が下がると，迷走神経肝臓枝の求心性線維活動が増えることが知られている．

胆道系の自律神経調節

胆汁は食間にも持続的に肝臓から分泌されるが，空腹時にはOddi括約筋は収縮しているので，十二指腸には排出されず，胆嚢に蓄えられて濃縮されている．食事により胆汁が十二指腸に輸送されると，十二指腸粘膜からセクレチンやCCKが分泌される．セクレチンは肝臓に作用して胆汁の分泌を増やし，CCKは胆嚢を収縮させてOddi括約筋を弛緩させる（図 21-4B）．その結果，胆汁が一気に十二指腸に流れ込む．

このように，食事の摂取に伴う胆汁排出には，消化管ホルモンが重要な役割を果たすが，神経性の調節も関与する．神経性調節には自律神経性の調節に加えて，壁内神経叢を介する調節もあり，その調節機序に関してはまだ不明な点が多い[5]．

交感神経を刺激すると，胆嚢とOddi括約筋は弛緩する場合と収縮する場合とがある．弛緩作用はβ受容体を介して，収縮作用はα受容体を介して起こる（図 21-4A）．胆嚢にはα受容体の分布は少なく，また胆嚢におけるα作用はβ遮断薬投与後でなければ現れないので，通常の交感神経の作用はβ受容体を介する弛緩であると考えられる．

副交感神経を刺激すると，胆嚢は収縮する

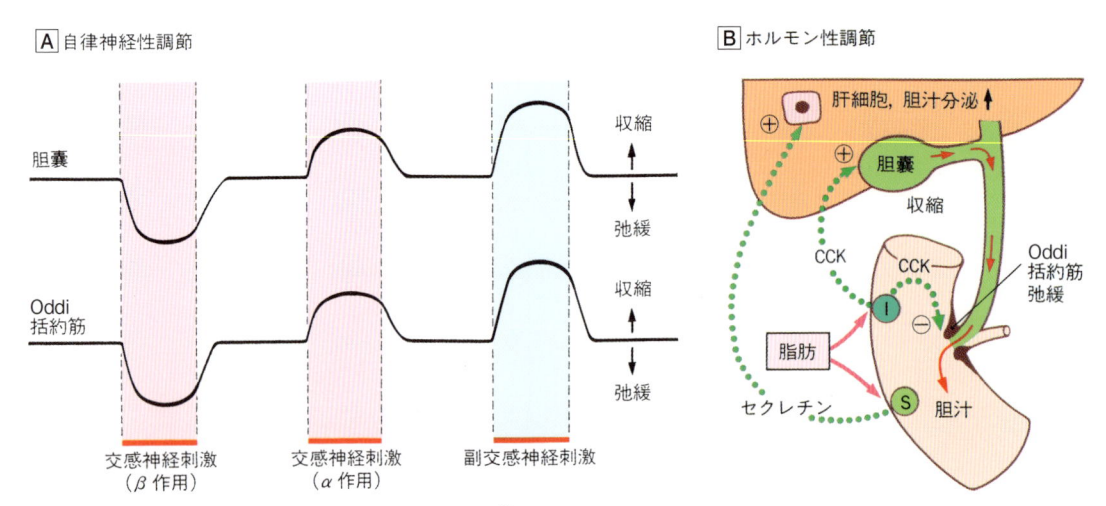

図 21-4　胆道系の自律神経性調節とホルモン性調節[A)]　[A]交感および副交感神経刺激による胆嚢とOddi括約筋の収縮性の調節．[B]消化管ホルモンによる胆嚢とOddi括約筋の収縮性，胆汁分泌の調節．

（図21-4A）．Oddi括約筋に関しては，従来は副交感神経により収縮すると報告されており（図21-4A），副交感神経は胆嚢とOddi括約筋の緊張性を維持する作用があると考えられてきた．実際，副交感神経の含まれる迷走神経を切断すると，胆嚢の緊張性が低下して胆嚢が肥大し，Oddi括約筋の抵抗も低下する．近年では，副交感神経はCCK同様に胆嚢を収縮させ，Oddi括約筋を弛緩させるといわれており，その場合，節後線維は非アドレナリン性抑制ニューロンと考えられている[i,o,6)]．

食物による嗅覚や味覚の刺激は，胆嚢の収縮を引き起こし，直ちに胆汁を排出させることから，ほかの消化液分泌の調節と同様，自律神経を介する脳相分泌が存在すると考えられる．また胃や十二指腸の刺激により，壁内神経叢を介して胆嚢が収縮することや，胆嚢を加圧すると，内臓の交感神経を求心路・遠心路とする交感神経性脊髄反射によりOddi括約筋が弛緩することも知られている．

Clause 22

消化機能の調節：大腸

　大腸 large intestine は直径約6 cm，長さ約100～150 cm の管状臓器で，**盲腸** cecum（先端に虫垂が伸びている），**結腸** colon（上行結腸，横行結腸，下行結腸，S状結腸）および**直腸** rectum に区分される（図22-1）．回腸から大腸への開口部には回盲括約筋が存在し，回腸が収縮すると回盲括約筋が弛緩して，糜汁が大腸に流入する．その後，糜汁から水分が抜けて固くなり，肛門から糞便として体外に排泄される．通常，1日当たり約150 g の便が排泄される．そのうち大体100 g は水分で，50 g が腸内細菌，消化されないセルロース，脱落した小腸上皮の残骸，胆汁色素および少量の塩などよりなる固形物である．

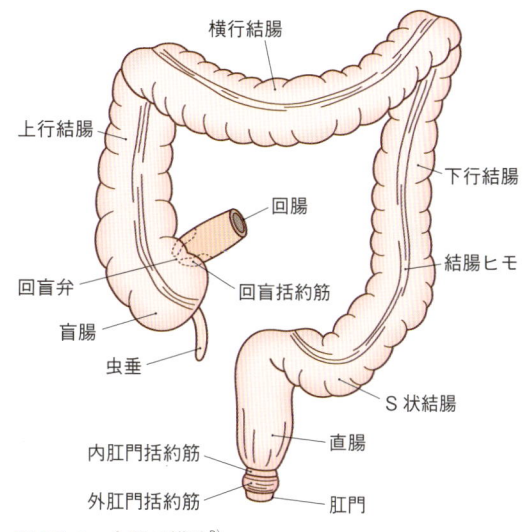

図22-1　大腸の構造[B]

大腸運動

　大腸では**分節運動**，**振子運動**，**蠕動運動**に加えて，**逆蠕動**とよばれる運動が行われる．大腸の口側では，分節運動や振子運動によって糜汁の撹拌がなされる（p.149，小腸の項参照）．さらに蠕動運動によって，糜汁は1～2 cm の速度で肛門方向へ輸送される．上行結腸では逆向きの蠕動すなわち逆蠕動がしばしば起こり，その結果，糜汁は押し戻され，その部位に長時間停滞することになる．こうして糜汁が留まるうちに，水分やNa$^+$が体内に吸収され，半流動性であった内容物はしだいに固形物となって直腸へ送られる．大腸には1日1～数回**大蠕動**とよばれる運動が起こる．この運動は横行結腸からS状結腸にかけての広範囲の平滑筋が同時に収縮して起こるもので，内容物は一気に直腸へ運ばれる．大蠕動はしばしば摂食後数分以内に起こるが，これは胃の充満によって起こる**胃-大腸促進反射**によるものである．

　大腸内には常に多数の細菌が寄生している．大腸菌をはじめとする腸内細菌は，糜汁を分解して，各種アミンを生成する．そのうちインドール，スカトールなどは糞便臭の原因となる．腸内細菌はこのほか，ビタミンKやビタミンB複合体（葉酸，ビオチン，チアミンなど）を合成する．

大腸運動の調節

　大腸の運動は小腸のように，主に壁内神経叢による調節を受ける（p.150参照）．また，自律神経の支配も受けており，副交感神経によって促進され，交感神経によって抑制される．大腸の口側は小腸と同じく，迷走神経（副交感神経）と内臓神経（交感神経）の支配を受け，遠位部は膀胱と同じく，骨盤神経（副交感神経）と下腹神経（交感神経）の支配を受ける（p.11, 129参照）．

　直腸の終末部には内・外肛門括約筋があり，肛門管はこの2つの筋肉によって通常は閉鎖されて

第2章 ● 各種機能の自律神経による調節

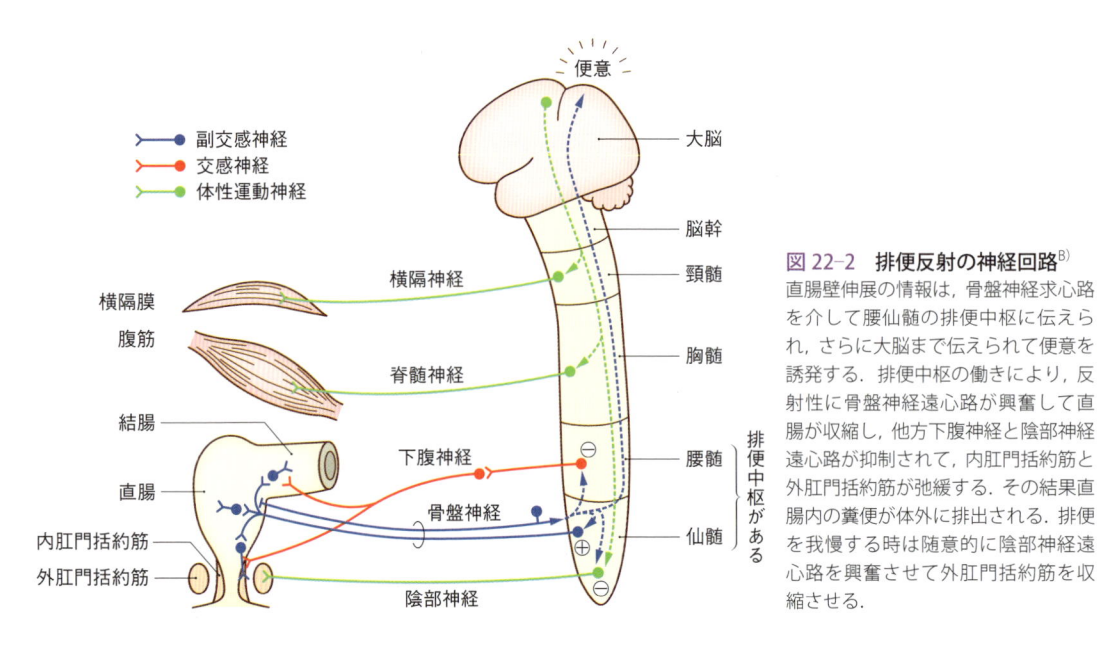

図 22-2　排便反射の神経回路[B]
直腸壁伸展の情報は，骨盤神経求心路を介して腰仙髄の排便中枢に伝えられ，さらに大脳まで伝えられて便意を誘発する．排便中枢の働きにより，反射性に骨盤神経遠心路が興奮して直腸が収縮し，他方下腹神経と陰部神経遠心路が抑制されて，内肛門括約筋と外肛門括約筋が弛緩する．その結果直腸内の糞便が体外に排出される．排便を我慢する時は随意的に陰部神経遠心路を興奮させて外肛門括約筋を収縮させる．

いる．**内肛門括約筋** internal anal sphincter は平滑筋であり，交感神経で収縮，副交感神経で弛緩する．一方，**外肛門括約筋** external anal sphincter は骨格筋であり，随意神経である**陰部神経**（運動神経）に支配されるため，意思によって収縮・弛緩を調節することができる．

排便反射

排便の調節は排尿の場合と似ており，自律神経および体性神経の調節を受ける．その詳細は次項で触れるため，ここでは概略にとどめる．

直腸に消化残渣が送り込まれ直腸壁が伸展されると，その情報は大脳に伝えられ便意を催すと共に，**排便反射** defecation reflex が起こる．排便反射は，直腸壁の伸展により腰仙髄の排便中枢を介しS状結腸，直腸が収縮し，内肛門括約筋および外肛門括約筋が弛緩することによって起こる（図22-2）．また随意的に息をこらえて横隔膜および腹筋を収縮させて腹圧を高め，排便を容易にする．この際に胸腔内圧も上昇して，初めは血圧が

一過性に上昇し，続いて静脈還流の減少によって血圧が低下する．このため，心臓血管系の疾患を持つ人が排便の際にあまり力みすぎると，心臓血管系に負担がかかり，脳卒中や心臓発作を起こすことがある．このように，排便時には，大腸の自律神経性調節と，腹筋・横隔膜・肛門括約筋の体性神経性調節が協調的に行われている．

腰仙髄の排便中枢は，通常上位中枢（大脳皮質や視床下部）から下行性経路を介して抑制性の制御を受けている[*1]．上位中枢の損傷によって抑制が失われたり，排便中枢自体が損傷されたりすると，大便失禁が起こる．また，排便が長期間起こらない状況が続くと，糞便が大腸内にとどまり水分吸収が続くため，便は硬くなりさらに排泄されにくくなる．便秘は大腸運動の低下によって起こる．便秘の場合，小腸で消化されにくい食物繊維を摂取すると，これらの食物が大腸壁を伸展して大腸運動を促し，排便を起こしやすくする．

[*1] 脳幹の橋にも排便中枢があり，腰仙髄の中枢を統御していると考えられている[1]．

排尿調節

Clause 23

　尿は常時腎臓から膀胱に送られている．**膀胱** bladder が弛緩して尿道が閉鎖していると，膀胱内に尿がたまる（**蓄尿**）．ある程度たまると，膀胱が収縮し尿道が弛緩して，尿は体外に排出される（**排尿**）．このように，蓄尿と排尿は膀胱と尿道の協調的な働きによって営まれ，両者は神経性に調節される．

　膀胱壁は**排尿筋** detrusor muscle とよばれる発達した平滑筋層よりなる．尿道の起始部には平滑筋よりなる**内尿道括約筋** internal urethral sphincter が，尿道の末梢側には横紋筋よりなる**外尿道括約筋** external urethral sphincter がある．排尿筋と内尿道括約筋は，交感神経（**下腹神経**）と副交感神経（**骨盤神経**）により，外尿道括約筋は体性神経（**陰部神経**）によって支配される．いずれも遠心性神経と求心性神経を含む（図23-1）．

副交感神経

　副交感神経節前ニューロンは仙髄 S2〜S4 の中間質に起始し，骨盤神経を通って膀胱の近傍にある骨盤神経節あるいは膀胱壁内にある神経節に至り，そこで節後ニューロンに連絡して膀胱全体に広く分布する．節後線維は膀胱のムスカリン受容体（主に M_3 受容体[1]）に作用して排尿筋を収縮させる．副交感神経による膀胱収縮には，一部 ACh と共存する ATP も関与するといわれている（図23-2）．副交感神経は尿道にも分布し，NO を介して内尿道括約筋を弛緩させるとの報告もある[2,1]．

交感神経

　交感神経節前ニューロンは，胸腰髄の T11〜L2 の中間質に起始し，下腸間膜神経節で節後ニューロンに連絡し，下腹神経を通って膀胱・尿道に分

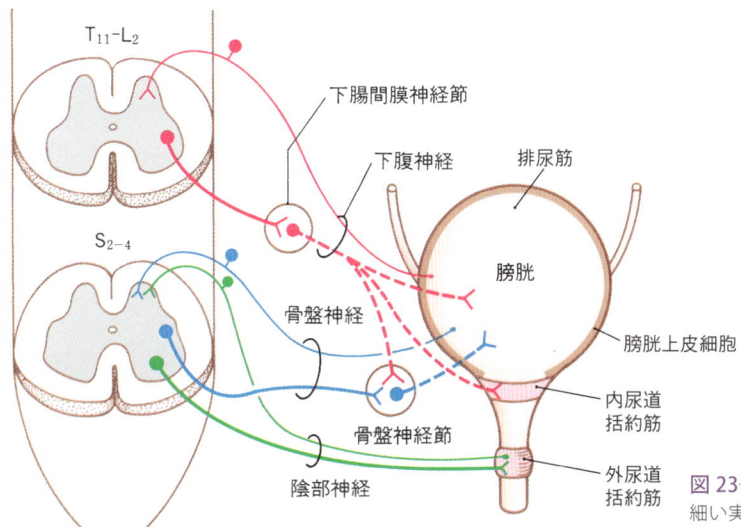

図23-1　膀胱と尿道の神経支配の模式図
細い実線は求心路を，太い実線と破線は遠心路を示す[A]．

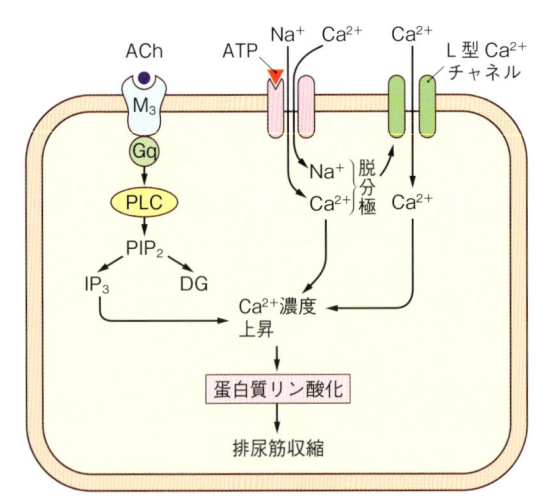

図23-2 副交感神経による排尿筋収縮のしくみ
(Fry, et al[1]に基づき作図)

布する．交感神経遠心性線維は排尿筋を弛緩させ，膀胱三角部・内尿道括約筋を収縮させる．これは前者にはアドレナリン作動性β受容体が，後者にはα受容体が密に存在するためである（図23-3）．交感神経の一部は骨盤神経節にも分布し，副交感神経の節前から節後ニューロンへのシナプス伝達を抑制することにより，膀胱の弛緩を助ける（p.16，図3-5参照）．

図23-3 ヒトの尿路における受容体の分布　相対的分布密度を大まかに示す．α受容体は，α₁タイプ，β受容体はβ₂タイプと考えられる．(Caine[3]に基づく佐藤[A]より)

体性神経

外尿道括約筋を支配する運動神経は，仙髄のS2～S4の前角のOnuf核に起始し，陰部神経を通って外尿道括約筋に達する（図23-4）．陰部神経は，ニコチン受容体を介して外尿道括約筋を収縮させる．

求心性神経

膀胱には骨盤および下腹神経の求心性線維も分布し，膀胱壁の伸展および収縮の情報を中枢に伝える．骨盤神経の求心路は生理的な情報を，下腹神経の求心路は膀胱の過度な伸展や痛みに関する情報を伝える．尿道支配の陰部神経も尿道からの求心性情報を伝える．これらの情報は脊髄や脳幹の排尿中枢に伝えられ，排尿機能を反射性に調節

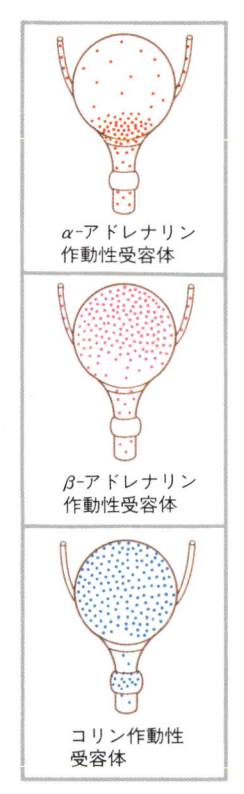

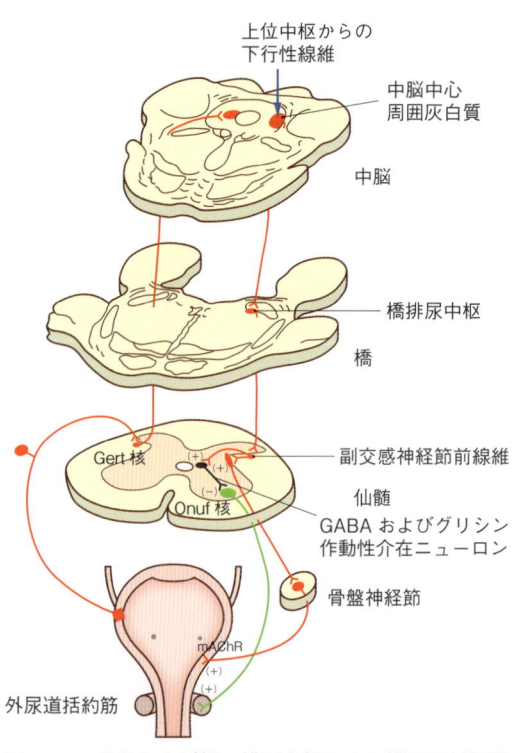

図23-4 仙髄および橋の排尿中枢による排尿反射調節
(Beckel & Holstege[5]より改変)

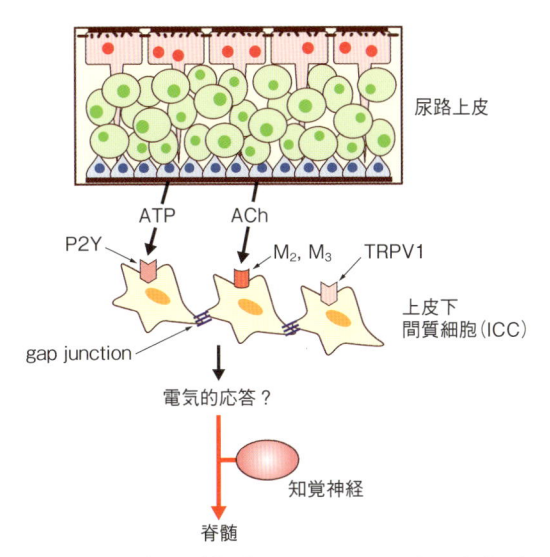

図23-5 上皮下間質細胞 interstitial cell of Cajal（ICC）の模式図 膀胱伸展によって尿路上皮からATPやAChなどの物質が放出されると，上皮下ICCにP2Y, M₂, M₃受容体やTRPV1受容体が発現し，gap junctionで結合される上皮下ICCが活性化され，上皮下層に存在する知覚神経を興奮させる。（吉村[4]より）

する．求心性情報の一部は大脳皮質に伝えられ，**尿意**を起こす．

近年，膀胱の上皮細胞が化学的刺激や伸展刺激によって反応し，ACh や ATP を放出することが明らかになっている．ACh や ATP は上皮下間質細胞（Cajal の間質細胞[*1]）の受容体に作用し，その情報を膀胱の求心性線維に受け渡すようである（図 23-5）．上皮細胞による ACh や ATP の放出は加齢に伴って増加することから，高齢者での尿意切迫感との関連性が示唆されている[4]．

排尿中枢

骨盤神経と陰部神経が出力する仙髄を**仙髄排尿中枢**とよび，排尿調節に重要である．仙髄排尿中枢は，脳幹の橋吻側部にある**脳幹排尿中枢**（橋排尿中枢 pontain micturition center, PMC）の支配を受けている（図 23-4）．橋吻側部を破壊された動物は，排尿によって膀胱内の尿を空にすることができなくなる．またこの部位の電気刺激は，強い排尿収縮を起こす．仙髄と脳幹の排尿中枢は，さらに視床下部や大脳の上位中枢による支配を受ける．基本的な蓄尿および排尿機能の調節には仙髄と脳幹の排尿中枢が重要であるが，意志による排尿には大脳皮質が，恐怖などによる失禁には大脳辺縁系や視床下部が関与すると考えられる．乳幼児では大脳による排尿の抑制機構が未発達なため，ある程度尿がたまると自然に尿が漏れ出てしまう．

蓄尿および排尿の神経性調節と排尿反射

膀胱にカテーテルを挿入して，膀胱内圧を測りながら水を注入していくと，図 23-6 上に示すような曲線が得られる．これを**膀胱内圧曲線**とよぶ．最初は少しの容積増加に対して内圧も少し増加するが，その後はしばらく容積が増加しても内圧はほとんど変化しない．しかし，容積が300〜400 ml 付近になると排尿筋が収縮し始め，排尿を決意すると内圧は急激に上昇して排尿が起こる．

膀胱内圧曲線で示されるような排尿の過程は，膀胱や尿道を支配する神経系の働きによる．膀胱に尿が貯留し始めると，その情報は主として骨盤神経の求心路を通って仙髄の排尿中枢に伝えられ[*2]，反射性に下腹神経を介して膀胱を弛緩させ，内尿道括約筋を収縮させる．そのため膀胱内圧があまり上昇せずにある程度の尿がたまる．同時に，反射性に陰部神経が興奮して，外尿道括約筋を収縮させ，尿がもれ出るのを抑える（図 23-7，蓄尿時）．膀胱内の尿量が150〜300 ml くらいになると**尿意**（排尿に関する感覚）を感じるようになるが（初発尿意），通常は大脳皮質からの指令により，外尿道括約筋を著しく収縮させて排尿を抑えることができる．膀胱内容量が350〜500 ml くらいになると，骨盤神経の求心路の活動は活発になり尿意は著しく強くなる（図 23-6）．求心路の情報はいったん中脳中心灰白質に入力した

[*1] Cajal の間質細胞は排尿筋層にも存在し，その場合は排尿筋の自発性活動に関係している．

[*2] 腰仙髄の排尿中枢ともいう．

第2章 ● 各種機能の自律神経による調節

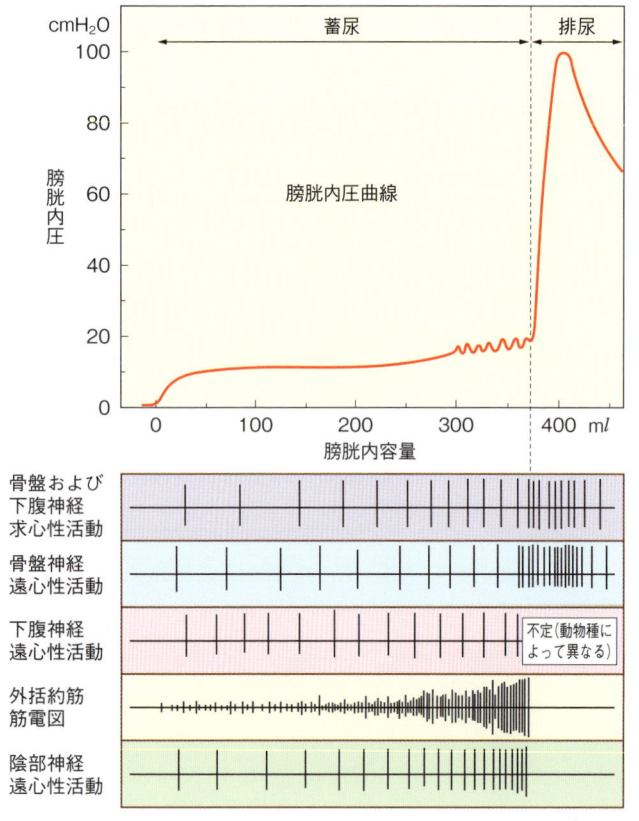

図23-6 蓄尿および排尿の神経性調節のしくみ
膀胱内圧曲線，膀胱求心性神経活動，膀胱・外括約筋支配遠心性神経活動，外括約筋筋電図を模式的に示す[A,B]．

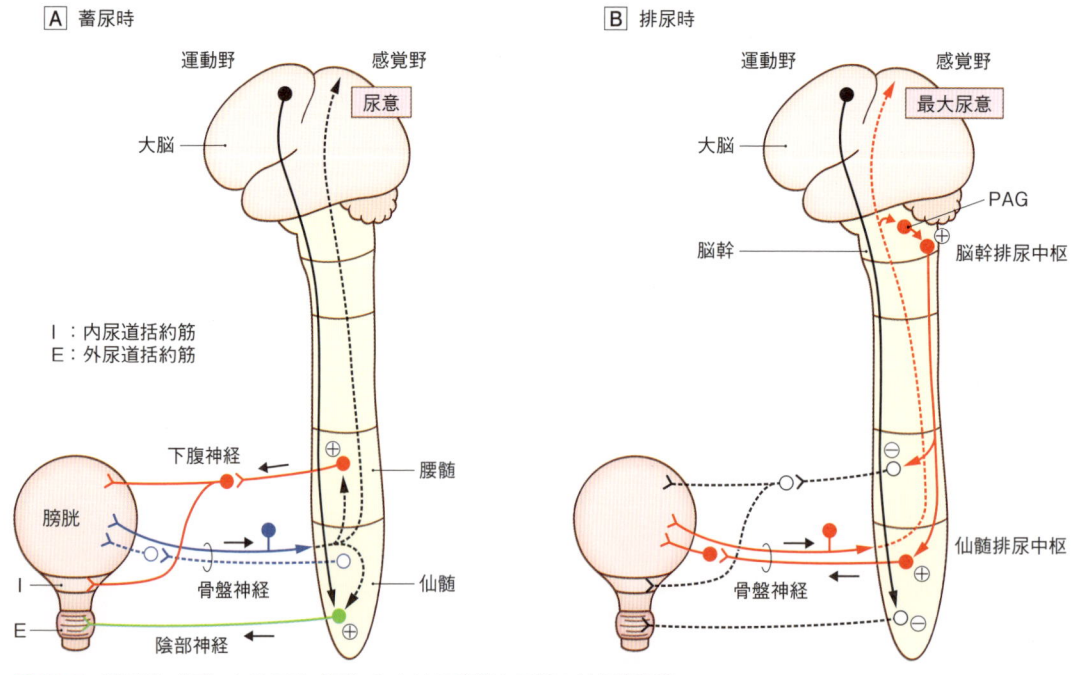

図23-7 蓄尿時（A）と排尿時（B）における膀胱と尿道の神経性調節
PAG: 中脳中心灰白質（佐藤[B]より改変）

162

後[4]，脳幹の排尿中枢が興奮して骨盤神経の遠心性活動を亢進させ，膀胱は強力に収縮する．同時に下腹神経と陰部神経の遠心路の活動は低下し，内および外尿道括約筋が弛緩して尿は体外に排泄される（図23-6，排尿時）．外尿道括約筋の活動は，排尿直前に最大となり，排尿が始まると括約筋の活動は消失し，尿道は弛緩する．

排尿の障害

膀胱と尿道を支配する神経が障害されると，膀胱の機能が障害されて排尿困難や尿失禁をきたす．このような状態を神経因性膀胱とよぶ．たとえば慢性脊髄損傷患者では，膀胱や尿道に関する情報が脳に伝わらず，尿意を消失してしまう．また脳の指令が脊髄に伝わらないため，意志による排尿も不可能になり，尿失禁をきたす．このような状況において，会陰部（仙髄支配部）の皮膚に加えた刺激により，不完全ながらも排尿をもたらすことが可能になることが示され，脊損患者の排尿調節に重要な役割を果たし得る（p.176参照）．

汗腺の調節

Clause 24

汗腺 sweat glands には**エクリン腺**と**アポクリン腺**とがある（図 24-1）．エクリン腺はほぼ全身の皮膚に分布し，希薄な汗を分泌し，分泌能が高い．一方，アポクリン腺は腋窩や外陰部など特定の部位に分布し，脂っぽい汗を分泌し，分泌能も低い．これらの汗腺は交感神経による支配を受ける．

ヒトの体温調節の際に重要な役割を果たしているのはエクリン腺であり，本項ではその神経支配様式と神経性調節について解説する．

交感神経の分布

全身に分布するエクリン腺の交感神経支配様式には，皮膚分節ほどではないがおよその分節性がみられる．顔面・頸部の汗腺は T1〜4，上肢は T2〜9，体幹は T4〜12，下肢は T10〜L2 由来の交感神経によって支配される（図 24-2）．

エクリン腺支配の交感神経節後ニューロンは，一般の交感神経節後ニューロンとは異なり，ほとんどが ACh を放出するコリン作動性神経である[*1]．ACh が汗腺の分泌細胞のムスカリン受容体（M_3）に作用すると，細胞外 Ca^{2+} が細胞内に流入して細胞内 Ca^{2+} 濃度が上昇し，その結果，汗が分泌される．

汗腺周囲の交感神経には ACh に加えて，VIP も存在する（図 24-3）．ACh は主に分泌細胞からの汗分泌を，VIP は主に汗腺周囲の血管の平滑筋を弛緩させると考えられる．汗腺周囲神経の終末内には，このほか CGRP，NPY，ATP，カテコールアミンなども見出されている．NO も汗の分泌を修飾するようである．

[*1] エクリン腺の一部とアポクリン腺にはアドレナリン作動性神経も分布する．

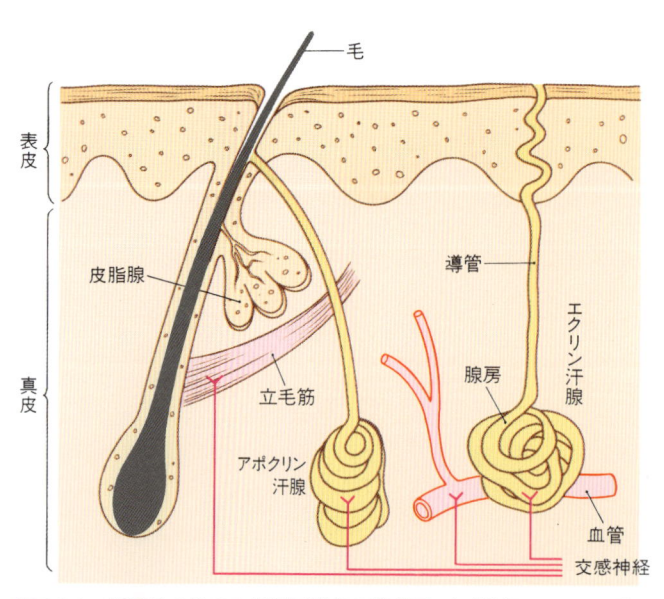

図 24-1　汗腺その他の皮膚付属器官の模式図　交感神経はエクリン腺，アポクリン腺，立毛筋，血管に分布する[A]．

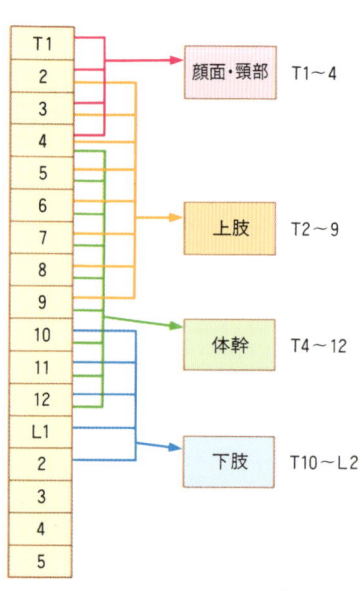

図 24-2　汗腺の交感神経支配[A]

24 汗腺の調節

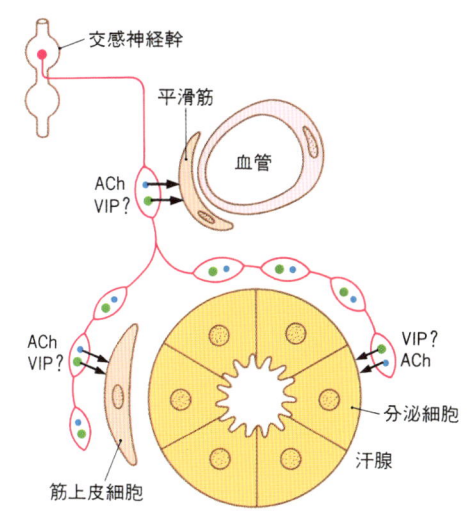

図 24-3 汗腺支配交感神経からの ACh と VIP の放出
汗腺支配交感神経からは ACh と VIP が放出され，前者は主に汗分泌を促し，後者は血管平滑筋を弛緩させる．ACh は直接分泌細胞に作用したり，筋上皮細胞への作用を介して分泌細胞に影響を及ぼす．（Lundberg, et al[2]に基づく佐藤[A]より）

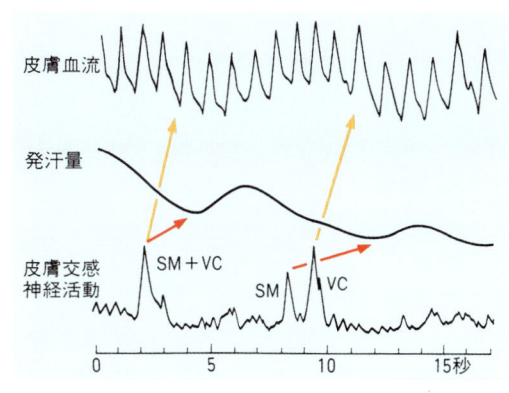

図 24-4 マイクロニューログラフィーによるヒトの皮膚交感神経活動の記録　発汗神経（SM）と血管収縮神経（VC）の活動が混在している．（間野[3]に基づく佐藤[A]より）

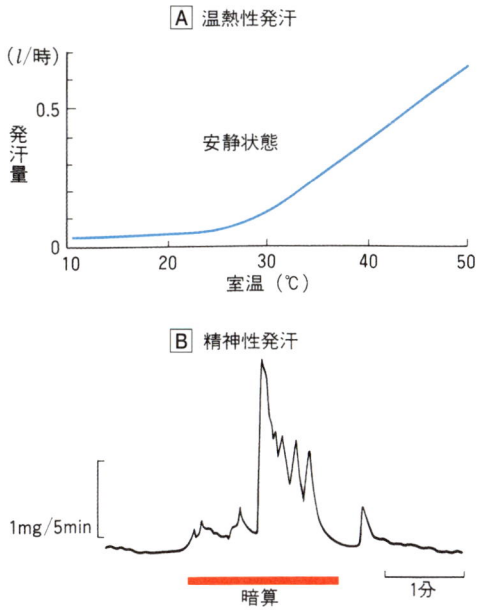

図 24-5 温熱性発汗（[A]）と精神性発汗（[B]）
（坂口ら[4]に基づく佐藤[A]より）

汗腺支配の交感神経（発汗神経）は，皮膚血管支配の血管収縮神経などとともに脊髄神経に混在している．マイクロニューログラフィーによりヒトの皮膚交感神経活動を導出すると，発汗量増加に先行する発汗神経活動と，皮膚血流の減少に先行する血管収縮神経活動が記録できる（図 24-4）．マイクロニューログラフィーや発汗量の直接的・間接的測定は交感神経活動を反映するため，交感神経機能の臨床検査に応用されている．

発汗の神経性調節

外気温が上昇すると発汗がさかんになるが，そのほかにも種々の刺激で発汗が起こることが知られている．

温熱性発汗

環境温の上昇や体温の上昇などの温熱刺激で起こる発汗を，温熱性発汗とよぶ．温熱性発汗は手掌と足底を除く全身の有毛部でみられ，視床下部の体温調節中枢によって統御される（p.213 参照）．環境温が上がると，温熱性発汗による発汗量が増える（図 24-5A）．その結果，汗が蒸発する際に体熱の放散が促され，体温の上昇を防ぐ．このように，発汗により熱放散を効率的に行えるのはヒトのみである[1]*2．

精神性発汗

精神的に緊張した場合など，精神的刺激やスト

---

*2 猿も一部は発汗による熱放散を行う．馬の発汗機能が高いとする報告もある．

レスで起こる発汗を精神性発汗とよぶ．精神性発汗は，手掌や足底など全身で起こる一過性の発汗で（図 24-5B），大脳皮質や辺縁系・視床下部が関与する．精神性発汗は手掌や足底に適当な湿り気を与え，作業しやすくすると考えられる．この発汗は，精神状態を把握するのに都合がよい．

味覚性発汗

辛いものを食べた時など，食べ物の刺激で起こる発汗を味覚性発汗とよぶ．額や鼻など顔面で誘発され，顔面の紅潮を伴う．脳幹の味覚中枢を介する自律神経反射で，辛み成分に含まれるカプサイシンが神経を刺激するために起こるといわれている．

半側発汗（皮膚圧-発汗反射）

発汗は皮膚の圧迫刺激によっても反射性に変化する．高木は，一側の側胸部および側殿部に圧迫刺激を加えると，刺激を加えた側のそれぞれ上半身・下半身の発汗が抑制され，反対側の上半身・下半身の発汗が促進されることを明らかにした（図 24-6）．半側発汗の神経経路には，体性感覚刺激によって自律神経に起こる体性-自律神経反射の脊髄反射が関与すると考えられる．

その他の発汗

汗腺や発汗量，汗の成分は，性別や年齢，生まれた地域や環境，サーカディアンリズムや運動などさまざまな影響を受ける[m]．たとえば，男性では汗腺が大きく，発汗量が女性より多い．更年期以降の女性では発汗が増えるケースも知られてい

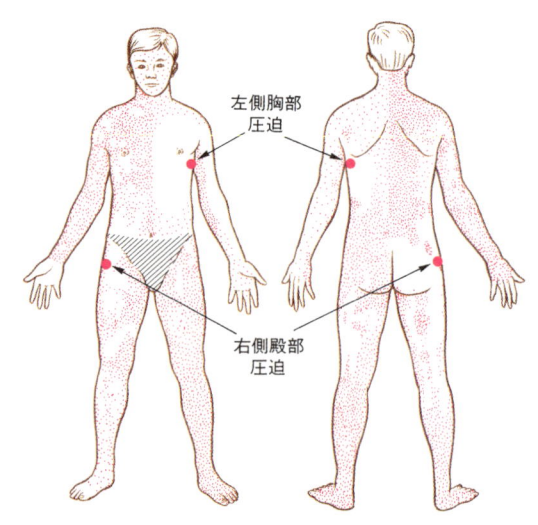

図 24-6 半側発汗 左側胸部と右側殿部に圧迫刺激を加えた時の発汗量変化．赤点密度で発汗量を示す．（高木による小川[5]の図に基づく佐藤[A]より）

る．一方，高齢者では若年者と比較して汗腺当たりの発汗量が少なく，温熱性発汗が不十分な場合には，高体温に陥り，熱中症に罹患しやすくなる．高齢者では，汗腺のAChに対する反応性の低下も示唆されている[6]．

代償性発汗（反射性発汗）は胸部交感神経系遮断術後の合併症として起こり，遮断領域以外に多汗がみられる．たとえば，高位の交感神経（第2胸部）を遮断した場合，頭部や顔面からの発汗が失われ，代わりに背中や胸，大腿部からの発汗が亢進する．代償性発汗の機序に関しては詳細は明らかでないが，脳温を上げないための視床下部を介したフィードバックによるとの説がある[7]．

内分泌腺の調節：血糖調節

Clause 25

ホルモン hormone とは一般に**内分泌腺** endocrine glands にある内分泌細胞から体液中に分泌され，主として血行を介して特定の細胞に達し，微量で特異的な効果を及ぼす物質をいう．内分泌腺には下垂体，甲状腺，副甲状腺，膵臓，副腎，卵巣，精巣，松果体などがある（図25-1）．消化管や腎臓は特定の内分泌腺を持たないが，器官内に散在する内分泌細胞からホルモンを分泌する．

ホルモンの分泌は通常は上位ホルモン（視床下部や**下垂体**ホルモン）による階層的支配，血中のホルモン濃度によるフィードバック調節によって適切に保たれており，その調節は比較的緩徐で長期にわたる場合が多い．ホルモンの分泌は自律神経による調節も受ける（表25-1）．自律神経は生体の緊急時などに迅速にホルモン分泌を調節することができる．生体はこのしくみによって，いち早く周囲の状況に備えることができる．

本項では，血糖調節を例に，自律神経による膵臓のホルモンと副腎髄質ホルモンの調節について解説する．

血糖値を調節するホルモン

血糖値は，正常安静時には約 60～100 mg/dl に維持されている．食事による糖摂取や運動による

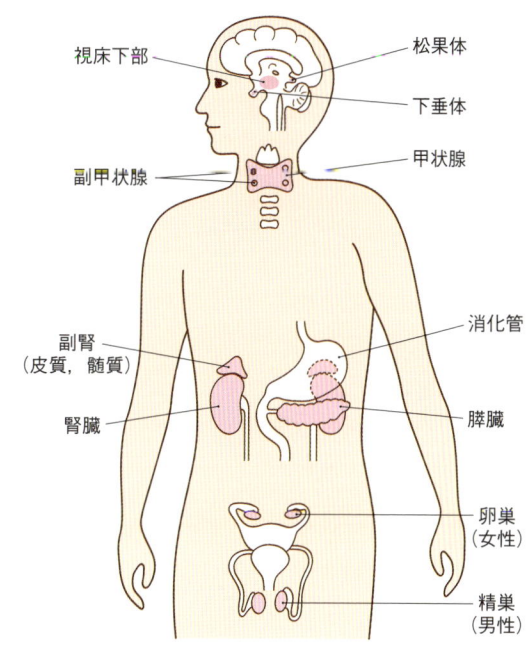

図 25-1 主要な内分泌腺 男性の精巣と女性の卵巣を同時に図示してることに注意．（佐藤ら[p]より）

表 25-1 ホルモン分泌の自律神経性調節（佐藤[B]より改変）

内分泌腺	ホルモン	半減期	交感神経の作用	副交感神経の作用
松果体	メラトニン	約50分	↑（β受容体）	−
副腎髄質	カテコールアミン	約2分	↑（ニコチン受容体）	−
副腎皮質	コルチゾール，コルチコステロン	約1時間	↑	−
腎臓	レニン	約80分	↑（β受容体）	−
胃	ガストリン	約10分	↑↓※	↑
膵臓	インスリン	約5分	↓（α₂受容体） ↑（β受容体）	↑（ムスカリン受容体）
	グルカゴン	約4分	↑（β受容体）	↑（ムスカリン受容体）
卵巣	エストラジオール	50分	↓（α₂受容体）	−

−は神経支配がない，もしくは作用不明．※ p.146 脚注3参照．

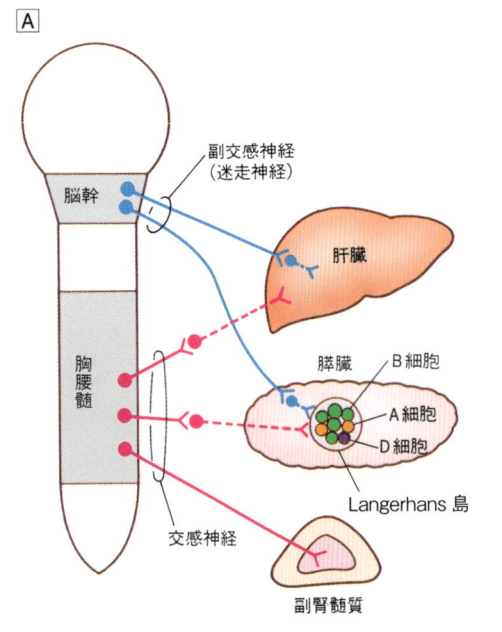

第2章 ● 各種機能の自律神経による調節

図 25-2 肝臓，膵臓 Langerhans 島，副腎髄質に分布する自律神経（A）とその作用（B）（A において，脊髄に入力する内臓求心性線維は省略してある）（佐藤A）より改変）

糖利用など血糖値を変動させる因子が多数あるにもかかわらず，血糖値がある範囲内に保たれるのは，糖代謝調節に関与する多数のホルモンが存在し，それらの分泌が制御されているからである．

糖代謝に関与するホルモンには，血糖値を上昇させるものもあれば，低下させるものもある．**膵臓の Langerhans 島（膵島）から分泌されるグルカゴン**や，**副腎髄質から分泌されるカテコールアミン**は，血糖値を上げる代表的なホルモンである．ほかにも，成長ホルモンやプロラクチン，甲状腺ホルモンなど，生体内には多くの血糖値を上げるホルモンが存在する．食べ物の不足していた時代には，血糖値の低下は生命を危険に陥れかねないことから，長い進化の過程を経て，生体には多くの角度から血糖値を上げようとするしくみが備わったのであろう．血糖値を上げようとするホルモンが多い一方で，血糖値を低下させるホルモンは，Langerhans 島から分泌される**インスリン**のみである．インスリンは血中にあるグルコースの細胞取り込みを促す重要なホルモンで，分泌が低下すると血糖増加にもかかわらず，細胞はエネルギーを使えない状況に陥る．

Langerhans 島からのインスリンやグルカゴンの分泌，副腎髄質からのカテコールアミンの分泌は，自律神経による調節を受ける．また，p.154 で述べたように，肝臓における糖代謝も自律神経による調節を受ける．

Langerhans 島と副腎髄質の自律神経調節

Langerhans 島は膵臓全体の 1～2％ を占めるに過ぎないが，膵臓の血流の 10～20％ を受ける．インスリンやアミリンを分泌する B（β）細胞が最も多く（約 60～75％），ほかにグルカゴンを分泌する A（α）細胞，ソマトスタチンを分泌する D（δ）細胞がある．わずかに膵ポリペプチドやグレリンを分泌する細胞もある．

膵臓を支配する交感神経と副交感神経は（p.151, 図 20-1 参照），Langerhans 島の各細胞にも分布する（図 25-2A）．ストレスなどで交感神経活動が亢進すると，グルカゴンの分泌が促され，インスリンの分泌が抑えられて（B 細胞の α_2 受容体を介する[*1]）（図 25-2B），血糖値が上がる．

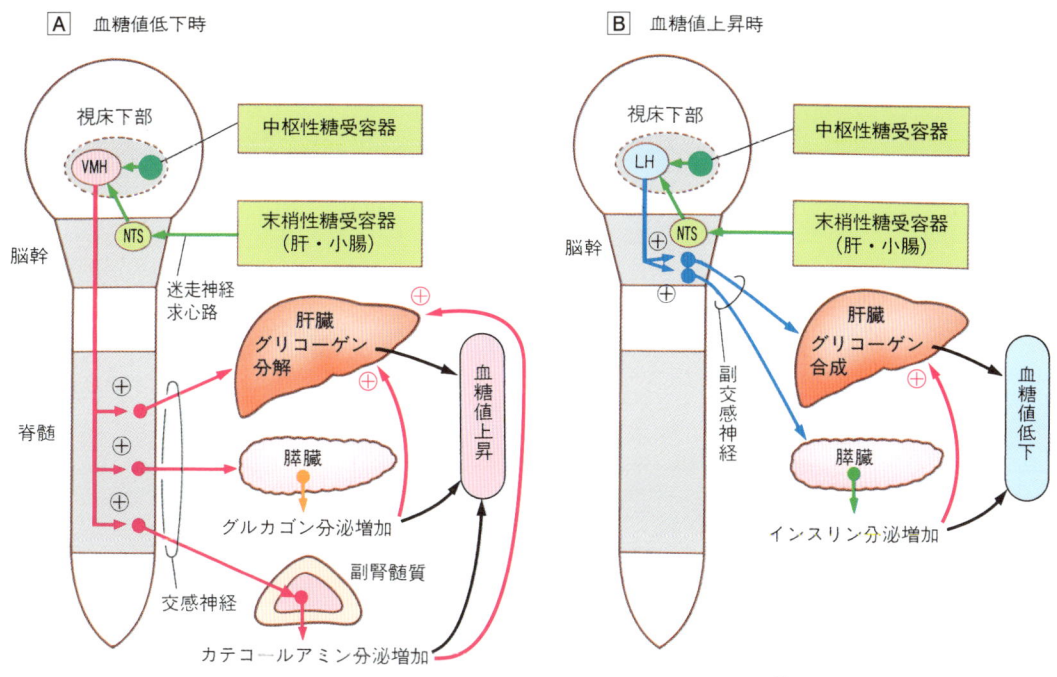

図25-3 視床下部血糖調節中枢によって統御される自律神経を介する血糖調節反応[A] LH: 摂食中枢, VMH: 満腹中枢, NTS: 孤束核

一方，副交感神経活動が亢進すると，インスリンの分泌が促されて（図25-2B），血糖値が下がる．ただし，副交感神経は，血糖値を上げるグルカゴンの分泌をも促進させるといわれている[1]．麻酔した動物に，皮膚への非侵害性機械的刺激を与えた場合には，交感神経と副交感神経の双方を介してグルカゴン分泌が反射性に増加する可能性が示唆されている[2]（p.180，28項 体性-内分泌反射を参照）．

副腎髄質を支配する交感神経は，胸髄下部〜腰髄上部から出て節前ニューロンが直接，副腎髄質細胞に分布する（図25-2A；p.217 も参照）．交感神経活動が亢進すると，カテコールアミンの分泌が促進されて（図25-2B），血糖値が上昇する．グルカゴンとカテコールアミンには，肝臓におけるグリコーゲンの分解を促進するしくみもあり（図25-3A），交感神経は全身的に血糖値を上昇させる方向に働くといえる．

自律神経を介する血糖調節

血糖値の変化は直接，Langerhans 島からのインスリンやグルカゴン分泌を変化させるが（表25-2の③④），それに加えて，上述した肝臓，Langerhans 島，副腎髄質支配の自律神経遠心性活動をも変化させる．たとえば血糖値が上がると，肝臓や膵臓支配の副交感神経活動が増加し（表25-2の②），血糖値が下がると，副腎髄質支配の交感神経活動が増加する（表25-2の①）．このような血糖値変動に伴う自律神経活動の調節は，**視床下部の血糖調節中枢**で統御されている（p.206 参照）．

血糖値が低下した場合には，血糖調節中枢の満腹中枢からの指令により交感神経系が作動し，肝臓でのグリコーゲン分解が促進，膵臓からのグルカゴン分泌が増加，副腎髄質からのカテコールアミン分泌が増加する．その結果，血糖値は上昇してもとのレベルに戻る（図25-3A）．一方，血糖値が上昇した場合には，摂食中枢からの指令により副交感神経系が作動し，肝臓でのグリコーゲン合成が促進，膵臓からのインスリン分泌が増加

---

*1 交感神経のインスリン分泌に対する作用には，一部，B細胞のβ受容体を介する促進もある．

第2章 ● 各種機能の自律神経による調節

表25-2 血糖値変動の自律神経遠心性活動に及ぼす作用（①，②）と膵臓からのホルモン分泌に及ぼす直接作用（③，④）[A]

	①交感神経副腎枝	②副交感神経（迷走神経） 膵臓枝	②副交感神経（迷走神経） 肝臓枝	③グルカゴン分泌	④インスリン分泌
血糖値上昇	↓	↑	↑	↓	↑
血糖値低下	↑	↓	↓	↑	↓

↑増加，↓減少

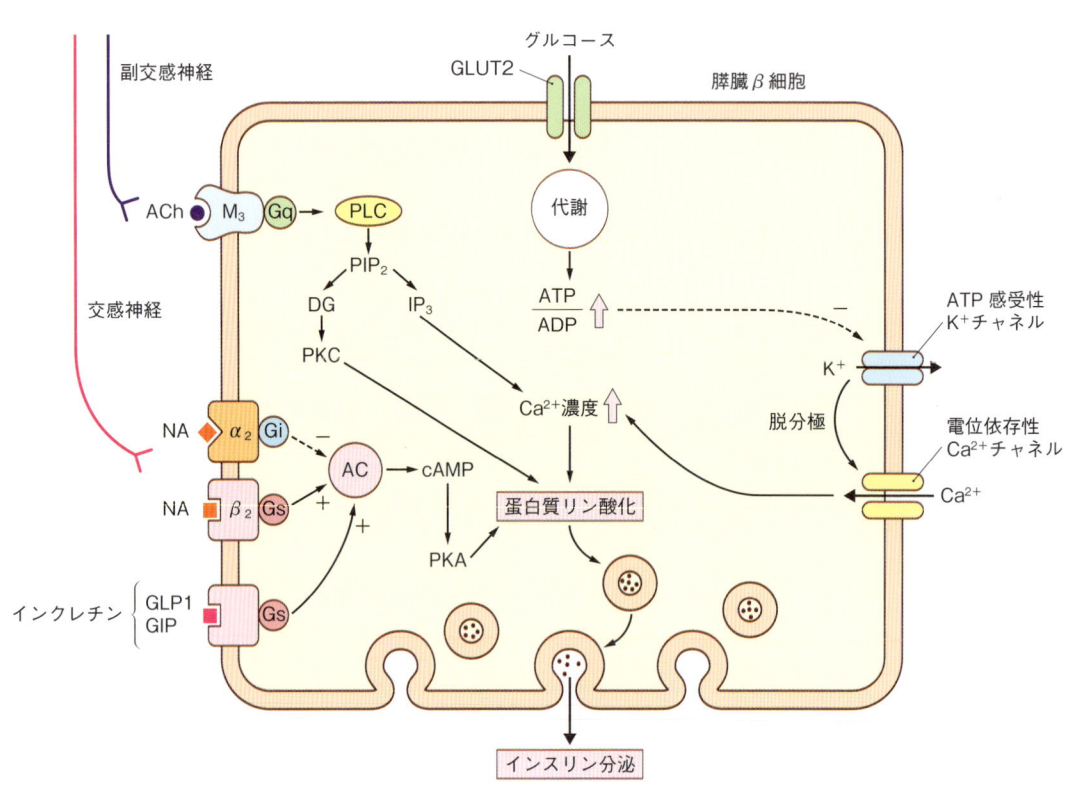

図25-4 グルコースによる膵インスリン分泌に対する自律神経およびインクレチンの修飾作用（山根と稲垣[3]より改変）

し，その結果，血糖値は低下してもとのレベルに戻る（図25-3B）．

その他のインスリン分泌調節

インクレチン incretin とは食事に際して消化管から分泌され，インスリンの分泌を促すホルモンの総称である．インクレチンは，腸管内に達した糖質や脂質などの栄養素の刺激によって分泌される．インクレチンのうち，上部小腸（十二指腸・空腸）から分泌されるGIPと下部小腸（空腸・回腸）や大腸から分泌されるGLP-1がよく知られており（p.134，表16-1参照），これらは膵臓のB細胞のインクレチン受容体に作用し，細胞内のcAMPを上昇させて，インスリンの分泌を促進する（図25-4）．インクレチンによるインスリン分泌は食後インスリン分泌の半分以上を占め，インクレチン関連薬は糖尿病の治療薬として効果を発している[3]．

インスリンは食事をして高血糖になると分泌されるが，食事に先立って分泌されることも近年になり報告されている[4]（脳相の分泌）．この場合，分泌されたインスリンは，脳内のインスリン受容体に作用して摂食抑制を起こすらしい．こうした脳相でのインスリン分泌は，高血糖の予防に役立つと考えられている．

免疫機能の調節

Clause 26

　身体を取り巻く外界には，さまざまな病原菌やウイルスが存在して体内に侵入してくるが，生体には，これらの感染源から自らを守る**免疫系** immune system の働きが備わっている．免疫機能はホルモンによって調節を受けることが古くから知られている．たとえばストレスがかかると，副腎皮質からコルチコイドが分泌されて，免疫機能は著しく抑制される（p.215 参照）．免疫機能は自律神経による調節も受けており，本項ではそのしくみについて解説する．

免疫組織の自律神経支配とその作用

　免疫系に関与する組織（リンパ器官）として，**胸腺** thymus，**脾臓** spleen，**骨髄** bone marrow，**リンパ節** lymph node などがある．胸腺と骨髄はリンパ球を産生する場であり，一次リンパ器官とよばれる．脾臓やリンパ節はリンパ球が免疫を起こす場であり，二次リンパ器官とよばれる．これらのリンパ器官には交感神経が分布する（図 26-1）．交感神経はリンパ器官の血管を支配し，血流を変化させることにより間接的に免疫機能を調節する．また，リンパ球の多い実質にも分布し，リンパ球に直接作用して免疫反応に影響を与える．たとえば，脾臓交感神経を電気刺激すると，脾臓の血流が減少するばかりでなく，脾臓 NK 細胞の活性も低下する．

　リンパ球には，アドレナリン受容体のほかに ACh の受容体，さらに種々の神経ペプチドの受容体も存在する．これらの受容体を介して，NA や ACh などの伝達物質，各種神経ペプチドやホルモンは免疫系のさまざまな機能を変化させる．しかし，その作用は NA ひとつを例にとってみても，免疫機能の指標や刺激される受容体の種類，作用時期によって，免疫機能を抑える場合と賦活化する場合とがあり，単純ではない（表 26-1）．交感神経節後ニューロンからは NA が放出され，NA は主に β_2 受容体を介して，一般に抑制性に作用する．ACh はムスカリン受容体を介して促進性に作用，マクロファージのニコチン受容体を介して抑制性に作用すると報告されている[1]．ただし，副交感神経が免疫組織に直接分布することは解剖学的には証明されていない．

神経-内分泌-免疫系の相関

　乾布摩擦をすると風邪を引きにくいとか，不安や精神的ストレスによって病気にかかりやすくなるといわれるように，種々の感覚刺激や情動が免疫機能に影響を与えることは容易に推測できる．実際，体性感覚刺激やストレスは，自律神経系や内分泌系を介して免疫機能を調節するしくみがある（図 26-2）．さらに，免疫細胞から分泌される**サイトカイン**は，視床下部-下垂体系や自律神経系に影響を及ぼすことが明らかになっている．

　たとえば，麻酔動物の皮膚に侵害性刺激を加えると，脾臓交感神経活動が増加し，その結果，脾臓 NK 細胞の活性が低下する（図 26-3）．また，サイトカインの一種であるインターフェロン α を麻酔動物の脳内に投与すると（脳室内投与あるいは視床下部の視索前野への局所投与），やはり脾臓交感神経活動が増加し，脾臓の NK 細胞活性の低下が起こる（図 26-4）．いずれの反応も，脾臓交感神経を切断すると消失することから，交感神経を介する反応である．免疫細胞で産生されたインターフェロン α がまず視索前野に作用し，次に室傍核，そして交感神経を介して NK 細胞の活性を下げると考えられている[2]．

第 2 章 ● 各種機能の自律神経による調節

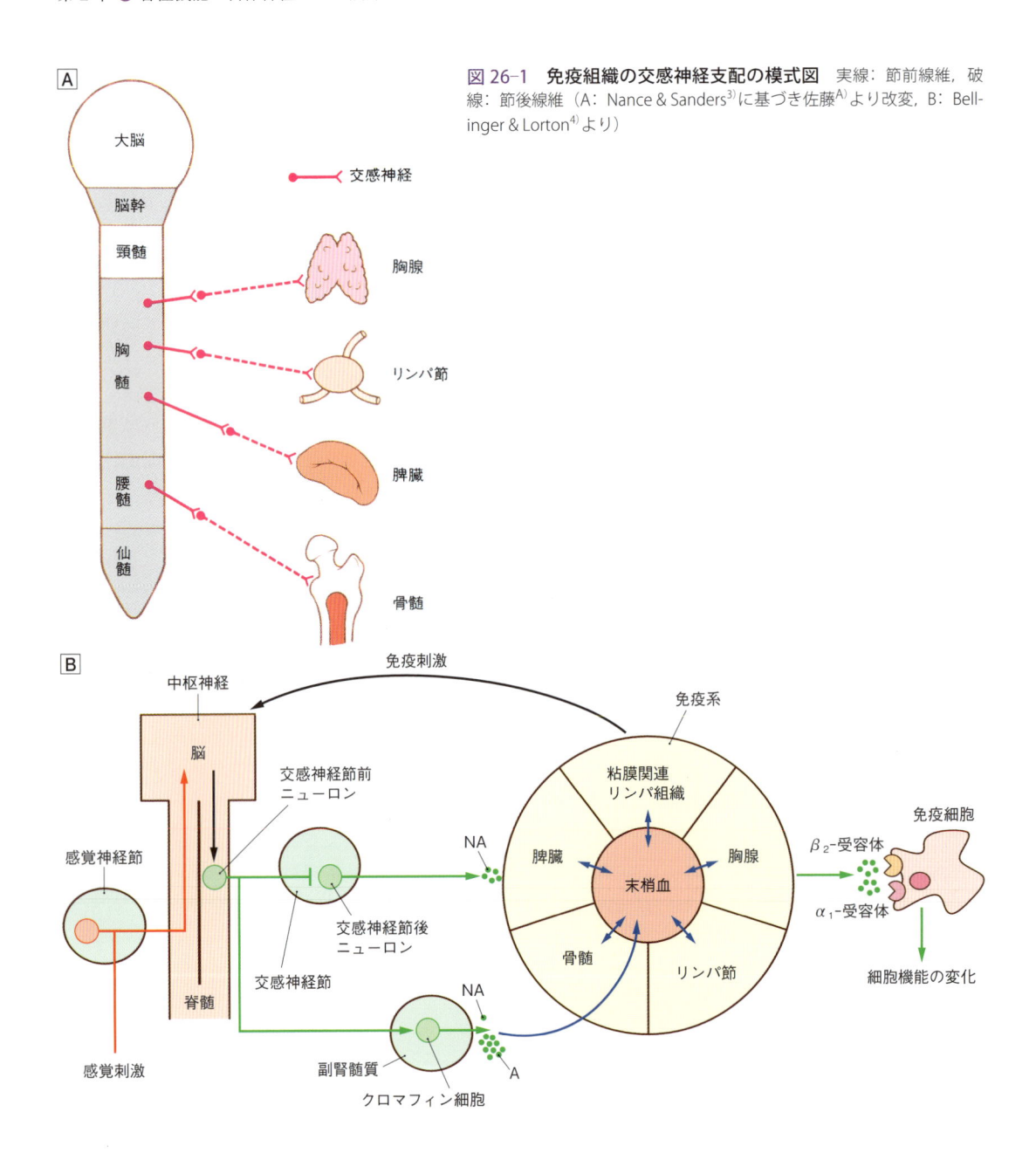

図 26-1 免疫組織の交感神経支配の模式図　実線：節前線維，破線：節後線維（A：Nance & Sanders[3]に基づき佐藤[A]より改変，B：Bellinger & Lorton[4]より）

表 26-1　自律神経系の伝達物質の免疫機能に及ぼす効果（堀ら[5]；井村ら[6]；中村[7]に基づく佐藤[A]より）

伝達物質	受容体	主な免疫機能			
		細胞傷害性 T 細胞活性	NK 細胞活性	抗体産生能	その他
ノルアドレナリン アドレナリン	α 受容体			↑	リンパ球幼若化反応 ↑
	β 受容体	↓	↓	↓ （誘導期↑）	リンパ球幼若化反応 ↓
アセチルコリン	ムスカリン受容体	↑		↑	
	ニコチン受容体				単球増殖能 ↓

26 免疫機能の調節

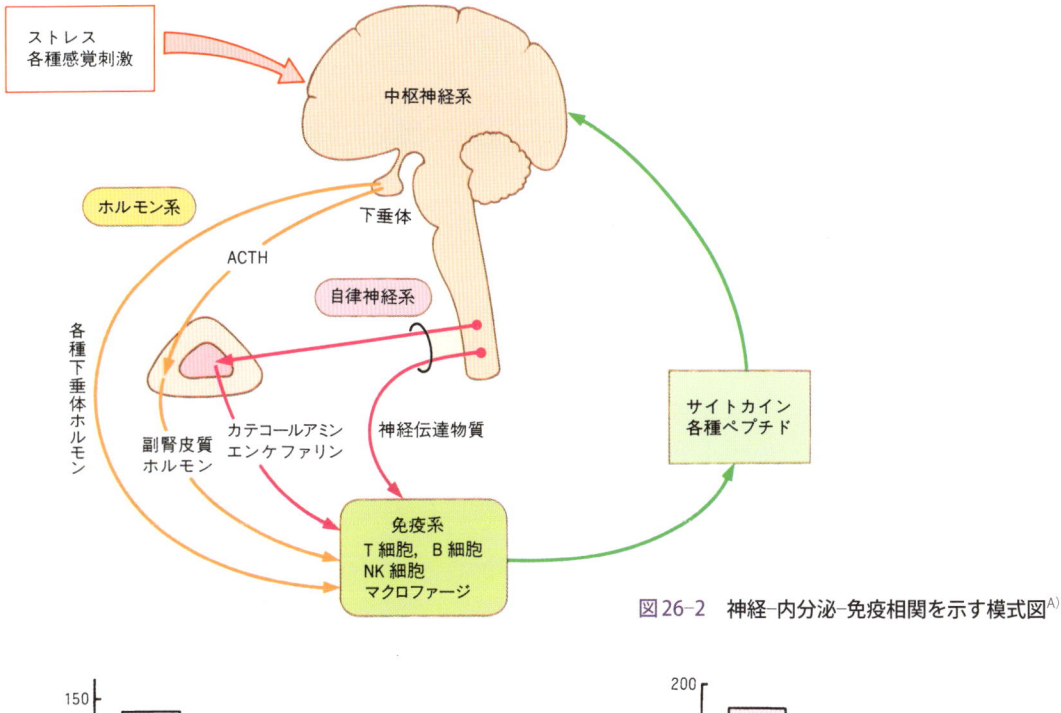

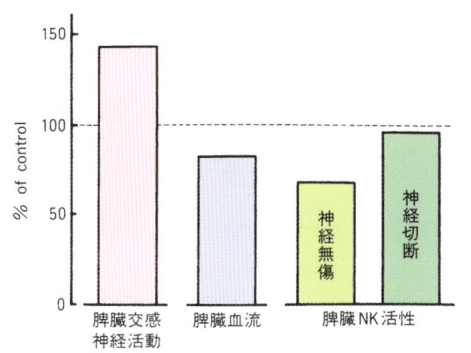

図26-2 神経-内分泌-免疫相関を示す模式図[A]

図26-3 皮膚侵害性刺激による脾臓の交感神経活動，血流，NK活性の変化（麻酔ラット） 後肢足蹠に侵害性ピンチ刺激を30分間加えた．NK活性の反応は脾臓神経切断により消失した．（Kimura, et al[8]に基づく佐藤[A]より）

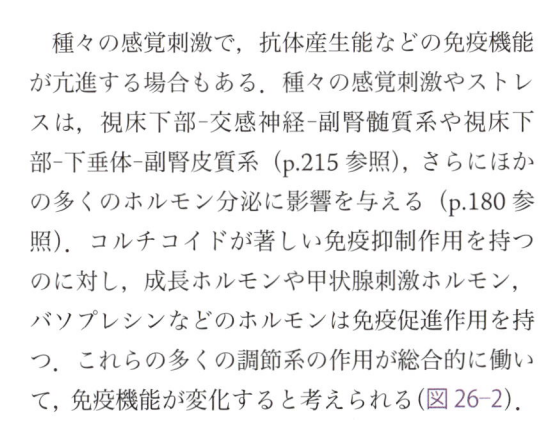

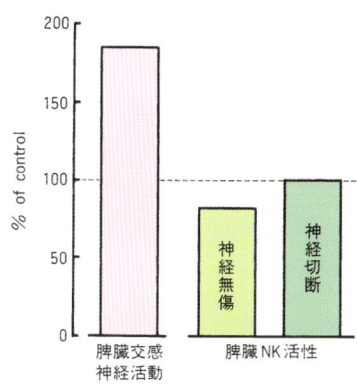

図26-4 IFNα脳内注入による脾臓の交感神経活動，NK活性の変化（麻酔ラット） インターフェロンα（IFNα）を視索前野に200単位局所投与（神経活動記録の場合）した．NK活性の反応は，脾臓神経切断により消失した．（Katafuchi, et al[9]；Take, et al[10]に基づく佐藤[A]より）

種々の感覚刺激で，抗体産生能などの免疫機能が亢進する場合もある．種々の感覚刺激やストレスは，視床下部-交感神経-副腎髄質系や視床下部-下垂体-副腎皮質系（p.215参照），さらにほかの多くのホルモン分泌に影響を与える（p.180参照）．コルチコイドが著しい免疫抑制作用を持つのに対し，成長ホルモンや甲状腺刺激ホルモン，バソプレシンなどのホルモンは免疫促進作用を持つ．これらの多くの調節系の作用が総合的に働いて，免疫機能が変化すると考えられる（図26-2）．

脾臓の自律神経調節

自律神経による免疫機能の調節は脾臓で詳しく調べられている．交感神経節前ニューロンは胸髄（T5～T9）に起始し，腹腔神経節で節後ニューロンにシナプス連絡して脾臓に分布する（図26-1）．

脾臓の免疫調節に，副交感神経が重要であるとの報告もある．Traceyらによれば，炎症組織で産生されたサイトカインの情報は，迷走神経性求心

性線維を通って延髄に伝えられ，迷走神経性遠心性線維を介して脾臓交感神経に接続し，脾臓の炎症反応を抑える[1,11]．しかし，Martelliらによると，エンドトキシンによる脾臓交感神経の活動亢進は，大内臓神経（交感神経）の切断で抑制できても迷走神経の切断では抑制できない[12]．エンドトキシンによって脾臓で産生されるTNF-αも迷走神経切断の影響を受けない．こうした実験結果から，少なくとも脾臓においては迷走神経の関与は否定的である．

Clause 27

体性感覚刺激による自律神経機能の調節

自律神経機能の調節には，情動などの脳の指令による調節と，末梢の感覚受容器（内臓感覚と体性感覚）からの反射性調節がある．精神性発汗など脳の指令による調節や，血圧の圧受容器反射など内臓感覚から起こる反射については古くからよく知られている．一方，皮膚や筋などの**体性感覚**[*1]によって起こる**体性-自律神経反射**については比較的研究が遅れていた．体性-自律神経反射とは，体性感覚刺激による情報が体性求心性神経を介して中枢神経系に伝えられて統合され，その結果，自律神経系を通って内臓機能を反射性に変化させる反応である（p.60参照）．

日本をはじめとする東洋の国々では，按摩や鍼灸など皮膚や筋への刺激によって身体の不調を軽減する手技療法が古くから行われている．それらの療法は，身体各部の痛みを和らげたり，血流を改善して凝りを除いたり，内臓機能を調整する効果がある．マッサージ・温冷湿布を含むこれらの物理療法の効果には，体性-自律神経反射が関与している場合が多い．体性感覚刺激は各種自律神経系の効果器に反射性反応を誘発する．本項では体性-循環反射と体性-胃反射，体性-排尿反射について，麻酔動物で得られた結果を紹介する．

循環の調節

循環調節は，皮膚や骨格筋の刺激によっても反射性に行われる．たとえば，皮膚の冷受容器が寒冷によって興奮すると，皮膚を支配する交感神経の活動が反射性に高まるため，皮膚血管が収縮して皮膚血流が減少する一方，内臓の血管を支配する交感神経活動が低下し，内臓血管が拡張して，

[*1] 皮膚や粘膜，筋，腱，関節からの感覚を体性感覚と総称するが，特殊感覚（視覚，聴覚，嗅覚，味覚，平衡感覚）も広義には体性感覚に含められる．

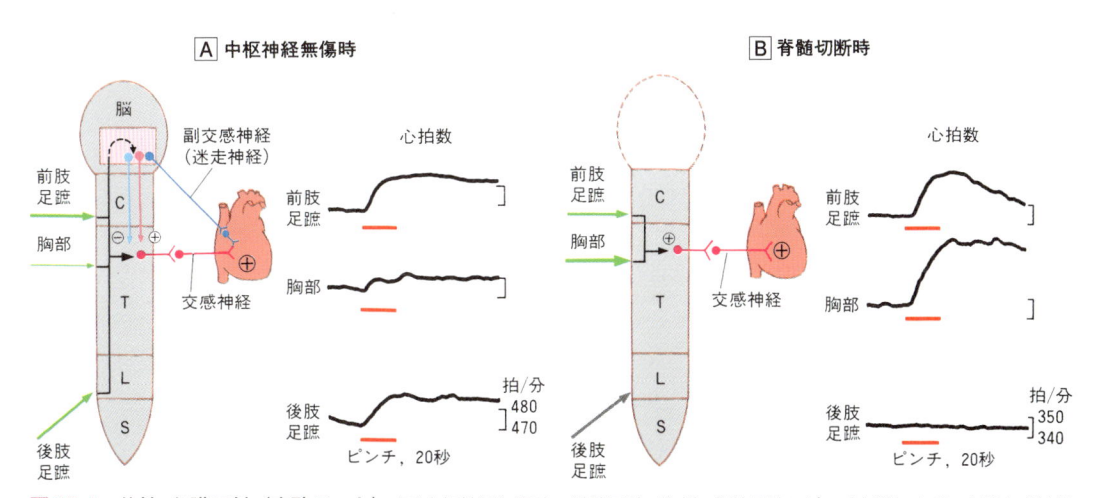

図 27-1　体性-心臓反射（麻酔ラット） A 中枢神経無傷時．前肢足蹠，胸部，後肢足蹠のピンチ刺激により，心臓交感神経活動が増加して心拍数が増える．前肢及び後肢の刺激による反応が大きい．B 脊髄切断時．前肢足蹠と胸部の刺激で心拍数が増加するが，後肢の刺激は効果がない．胸部の刺激による反応は，中枢神経無傷時よりも著しく大きい．（Kimura, et al[1]）に基づく佐藤[A]）より）

第2章 ● 各種機能の自律神経による調節

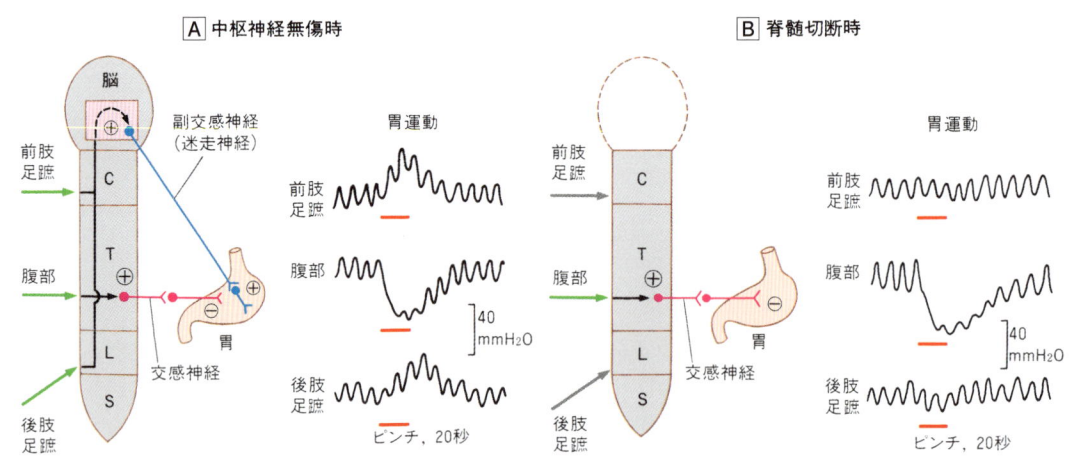

図27-2 体性-胃反射（麻酔ラット） Ⓐ中枢神経無傷時．腹部のピンチ刺激により，胃支配交感神経活動が増加して胃運動が抑制される．前肢および後肢足蹠の刺激では，胃支配副交感神経活動が増加して胃運動が亢進する．Ⓑ脊髄切断時．腹部の刺激で胃運動が抑制されるが，前肢および後肢の刺激は効果がない．(Kametani, et al[2])に基づく佐藤[A])より)

腹部内臓の血流が増加する．これらの反射は体温の調節と維持に役立つ．

麻酔して意識を取り除いた動物の皮膚領域に，ピンセットでつまむ侵害性刺激を加えると，直ちに心拍数が速くなり（図27-1A），血圧が上昇して骨格筋の血流が増える．これは，侵害性刺激によって体性感覚神経が興奮し，心臓支配の交感神経の遠心性活動が亢進して心拍数が増加するためである．このような自律機能の変化によって，より多くの酸素やエネルギーが血流によって筋肉に運ばれることになり，有害な刺激から逃げたり，防衛したりする際に必要なエネルギーを供給するのに役立つと考えられる．

胃の運動の調節

麻酔した動物の腹部とその周辺領域に，皮膚の侵害性刺激を加えた場合には，胃の幽門部にみられる蠕動運動は抑制される（図27-2A）．腹部の皮膚と筋に鍼刺激を加えた場合にも胃の運動は抑制される．この抑制は，体性感覚神経を求心路とし，交感神経胃枝を遠心路とする反射であり，交感神経の遠心性放電の反射性増加に起因する．この抑制反応には腹部の刺激が特に有効である．四肢の刺激では，むしろ胃の運動が軽度に促進されることが多い．こちらの反応は，胃支配の迷走神経の活動が反射性に高まることによる．

排尿の調節

麻酔して意識を取り除いた動物の会陰部に皮膚刺激を加えると，膀胱にあまり尿がたまっていなくても，骨盤神経を反射性に興奮させて膀胱を収縮させることができる（図27-3）．

体性-自律神経反射のしくみ

体性-自律神経反射には，中枢内経路を**脳幹**と**脊髄**に持つものが知られている．脳幹に反射中枢を持つ反射の場合には，入力する求心性神経の分節の影響を受けず（**全身性反射**，図27-4A），反射の大きさは求心性線維の分布密度に依存する傾向がある．一方，脊髄に反射中枢を持つ脊髄性の反射の場合，入力する求心性神経の分節と遠心性神経の分節が同じあるいは近い場合にのみ反射が起こる．つまり脊髄性反射は強い脊髄分節性を示す（**分節性反射**，図27-4B）．

脳幹を介する全身性反射は四肢の刺激で顕著に現れ，脊髄性の分節性反射は体幹部の刺激で明確にみられる．その理由は，四肢の支配神経に由来すると思われる．上肢（前肢）および下肢（後肢）に分布する運動ニューロンは，それぞれ頸髄や下

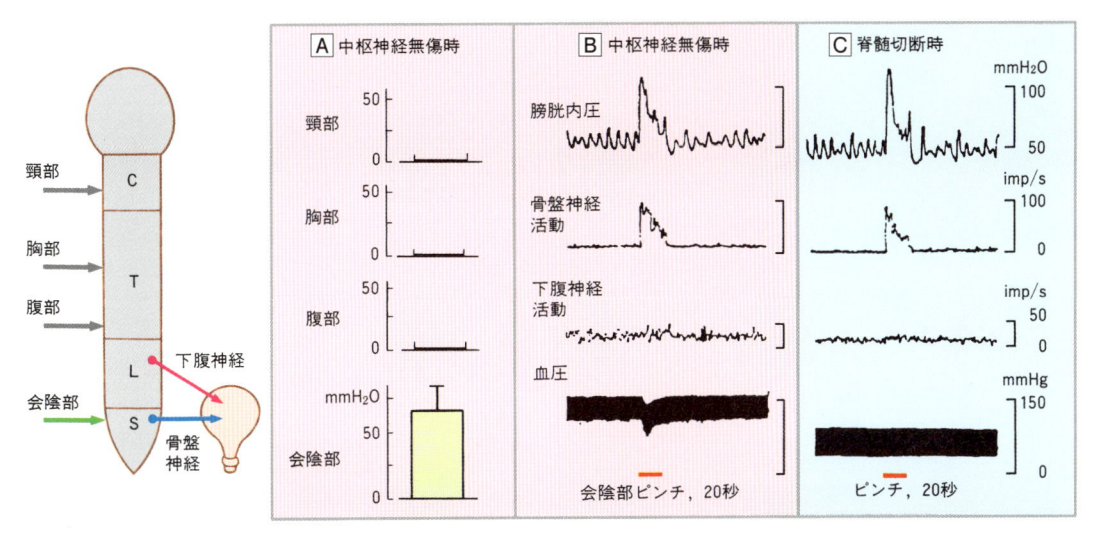

27 体性感覚刺激による自律神経機能の調節

図27-3 体性-膀胱反射 膀胱内にあまり尿がたまっていない時に，会陰部皮膚にピンチ刺激を加えると，膀胱支配骨盤神経（副交感神経）の活動が反射性に増加して膀胱内圧が上昇する（B）．この反応は，会陰部刺激でのみ起こる（A）．脊髄を切断した後も，会陰部刺激によってまったく同様の反応が誘発されるので（C），この反応は脊髄性反射であることがわかる．(Sato, et al[3]；Sato, et al[4]に基づく佐藤[A]より)

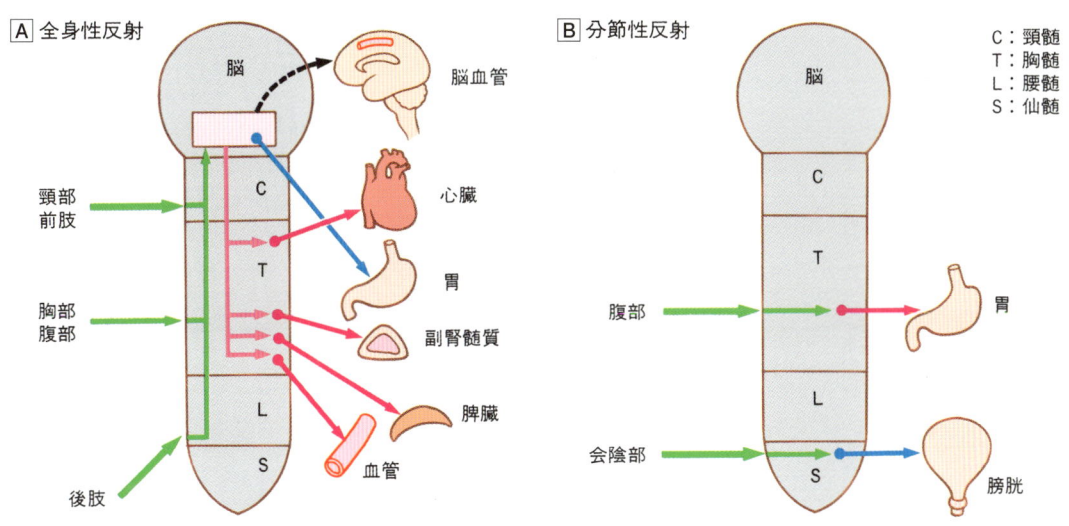

図27-4 体性-自律神経反射の全身性反射と分節性反射[A] Ａ全身性反射．全身の種々の部位の刺激によって脳を介して起こる反射．心臓，血管，副腎髄質機能などでみられる．特に前肢および後肢の刺激で大きな反応が起こる特徴がある．前肢あるいは後肢の刺激は，頭蓋内神経を介して脳血管にも，迷走神経を介して胃にも反応を起こす．Ｂ分節性反射．特定領域の刺激によって脊髄を介して起こる反射．腹部刺激で起こる胃運動抑制反射，会陰部刺激で起こる膀胱収縮反射などがある．

部腰髄（腰髄～仙髄上部）に密集しており，頸部膨大・腰仙部膨大を形成している（図27-5の黄色の部位）．このため，四肢を刺激すると，その情報は求心性神経を介して頸部膨大と腰仙部膨大に入力し，そこに存在する四肢の運動ニューロンにシナプスを形成して，強力な脊髄運動反射を誘発

することができる．そのような脊髄運動反射の代表例は腱反射である．

頸部膨大と腰仙部膨大の脊髄分節領域には，自律神経節前ニューロンはほとんど存在しない．このため，四肢を刺激しても脊髄性の体性-自律神経反射は起こりにくい．四肢からの求心性情報

177

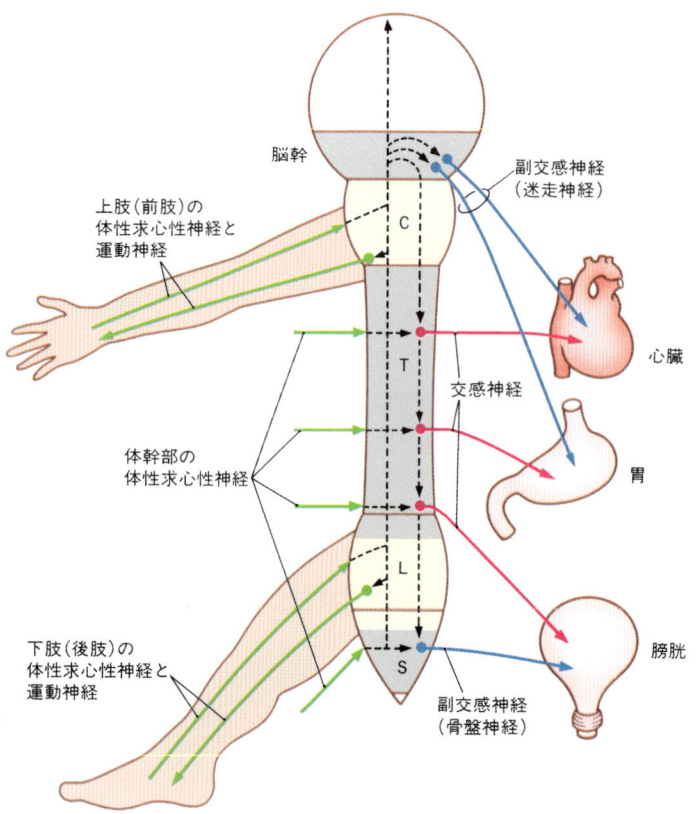

第2章 ● 各種機能の自律神経による調節

図27-5 体性-自律神経反射と体性-運動反射の比較の模式図　四肢および体幹部の刺激によって起こる体性-自律神経反射の経路と，四肢の刺激によって四肢に起こる運動反射の経路を示す．中枢神経内のシナプス，自律神経節後ニューロンへのシナプスは省略してある．自律神経遠心性ニューロンが出力する中枢神経系領域を灰色で示し，四肢支配の体性神経が由来する頸髄膨大と腰仙部膨大を太く黄色で描いてある．四肢の刺激は上脊髄性の体性-自律神経反射を誘発しやすく，体幹部の刺激は脊髄性の体性-自律神経反射を誘発しやすい．
(Sato, et al[r]より改変)

は，一端上行して脳幹に伝わり，統合されて自律神経を介して全身性反射を起こすことが多い（図27-4A，27-5）．

一方，胸部や腹部などの体幹部の刺激は，脊髄性の体性-自律神経反射を誘発しやすい（図27-4B，27-5）．これは，体幹部の脊髄神経求心性神経が入力する脊髄分節には，自律神経節前ニューロンが存在する（図27-5の灰色の部位）ためと思われる．胸髄～腰髄上部には交感神経節前ニューロンが，仙髄中間部には副交感神経節前ニューロンが存在するので，これらの脊髄分節に入力する体性求心性神経は，自律神経節前ニューロンに脊髄反射経路を形成することができるのであろう．

脳幹による反射と脊髄性の反射を体性-胃反射を例に紹介する．四肢の刺激は，脳幹を介して，胃支配の副交感神経の活動を増加させて胃運動を亢進する（図27-2A）．これに対して，腹部の刺激では，直接胃支配の交感神経の活動が増加され

て胃運動が抑制される．腹部による脊髄性の反射は脊髄を切断しても残るが，四肢による反射は脳幹を介しているので脊髄を切断すると観察できなくなる（図27-2B）．

自律神経機能検査と体性-自律神経反射

自律神経系の機能を検査する生理学的検査法の中には，体性-自律神経反射を惹起して，その反応を測定することにより，自律神経機能を調べるという方法がある．その例を2つあげてみる．

Aschnerの眼球圧迫試験：患者を閉眼させて，眼球を眼瞼上から指で圧迫した時に起こる反射性徐脈を調べる検査．眼球を圧迫すると，その体性感覚情報は三叉神経を介して脳幹に伝えられ，反射性に迷走神経を興奮させ，その結果心拍数が低下する．徐脈の程度から副交感神経の緊張度を知ることができる．

寒冷昇圧試験：患者を安静臥位にして血圧・心

拍が安定になった後，一側の手を手関節の上まで4℃の氷水に1分間入れ，その際の血圧の変化を反対側の腕で測定する検査である．皮膚の冷侵害受容器からの体性感覚刺激によって，反射性に交感神経の活動が亢進して血圧が上昇する．血圧上昇の程度や反応の持続時間により，血管運動神経の緊張度がわかる．たとえば本態性高血圧患者では，本試験での昇圧反応が著しく亢進する．

Clause 28

体性感覚刺激による内分泌機能の調節

皮膚や筋,関節への体性感覚刺激は,反射性に自律神経機能を変化させる一方で,内分泌機能をも変化させる（体性-内分泌反射）.体性感覚刺激によって分泌に変化が生じるホルモンには,オキシトシン,バソプレシン,成長ホルモン,性ホルモン,甲状腺ホルモン,副腎皮質ホルモン,副腎髄質ホルモン,膵臓のホルモンなど多数が知られている.ここでは,体性-内分泌反射の例として,射乳反射と体性-副腎髄質反射をとりあげる.

射乳反射

射乳反射は,授乳期の女性の乳頭への吸引刺激により乳汁が射出される反射である.乳児が母親の乳頭を吸引すると,乳頭皮膚の受容器が興奮し,その情報は体性感覚神経を介して中枢に伝えられ,視床下部の視索上核と室傍核のオキシトシンニューロンを興奮させて,下垂体後葉からオキシトシン分泌が増大する.血中のオキシトシンは乳腺に達して乳腺筋上皮細胞を収縮させ,母親の乳房から乳汁が体外に射出される（図28-1）.

乳頭への吸引刺激は,下垂体後葉からのオキシトシン分泌ばかりでなく,下垂体前葉からのプロラクチン分泌をも促す.プロラクチンは乳腺での乳汁の合成,分泌をさかんにする.したがって乳頭への体性感覚刺激は,授乳期間の乳汁分泌を維持するのにも役立つといえる.

乳汁の産生量はもともと個人差が大きいが,さらにさまざまなストレスによっても変動する.母親が強い不安やストレスを感じると,大脳皮質から視床下部への抑制がかかり,産生量が抑えられることがある（図28-2）.幸い人間は人工乳を開発したため,子供は人工乳でも母乳と同様に健康に育つことができる.ミルクの違いよりも,深い

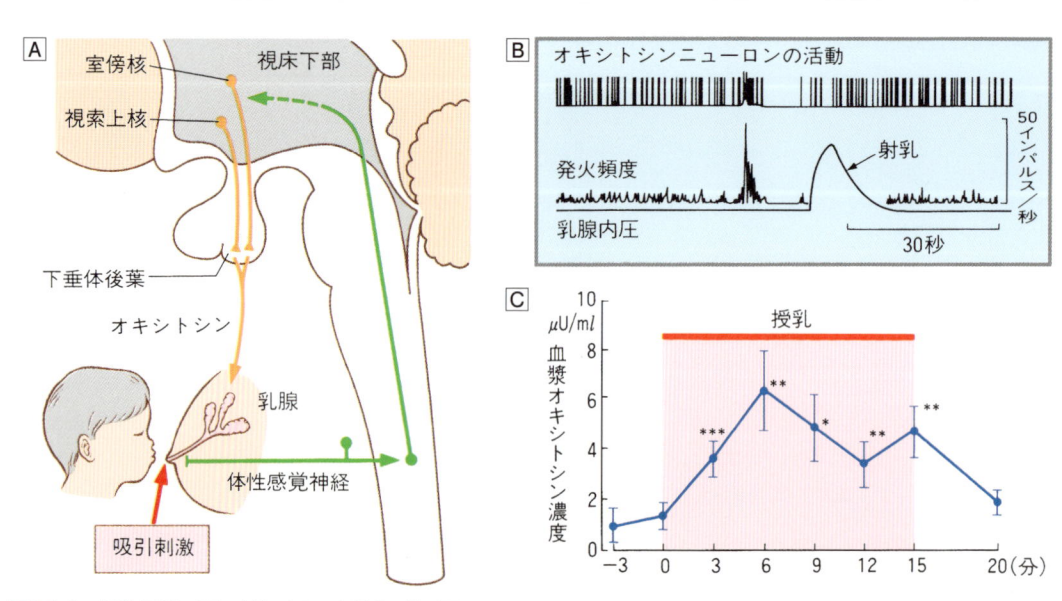

図28-1 射乳反射 A 反射経路を示す模式図[A]. B オキシトシンニューロンの活動の増加の後に射乳が起こる（麻酔ラット）. C 射乳による血中オキシトシン濃度の増加（ヒト）.（B: Poulain & Wakerley[1]; C: Weitzman, et al[2]に基づく佐藤[A]より）

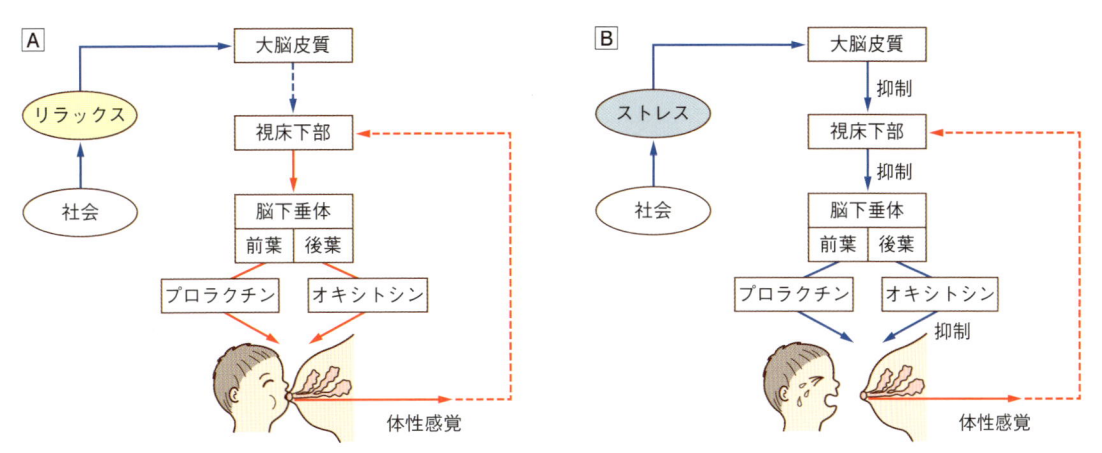

図 28-2 乳汁産生に及ぼす精神的影響 A 母親がリラックスした状態．B 母親が精神的ストレスを感じている状態．
（佐藤[3]より）

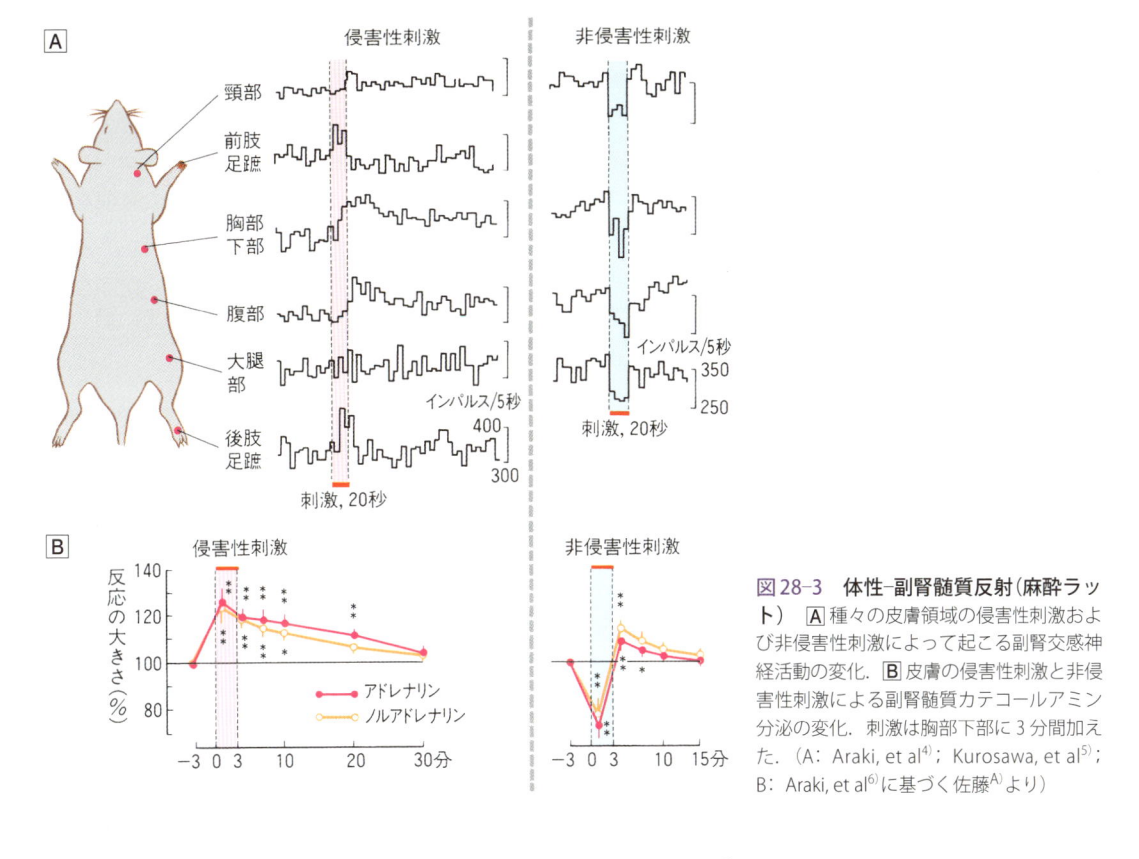

図 28-3 体性−副腎髄質反射（麻酔ラット） A 種々の皮膚領域の侵害性刺激および非侵害性刺激によって起こる副腎交感神経活動の変化．B 皮膚の侵害性刺激と非侵害性刺激による副腎髄質カテコールアミン分泌の変化．刺激は胸部下部に3分間加えた．(A: Araki, et al[4]; Kurosawa, et al[5]; B: Araki, et al[6]に基づく佐藤[A]より)

愛情を注ぎ，安心して育てることが子供にとっては大切である．

体性−副腎髄質反射

麻酔した動物の種々の皮膚領域に侵害性機械的刺激を加えると，副腎交感神経活動が増加して副腎からのカテコールアミン分泌が増加する．他方，ブラシで擦る非侵害性機械的刺激を加えると，刺激中に副腎交感神経活動が低下して，副腎カテコールアミン分泌も低下する（図28-3）．

Clause 29

神経除去性過敏

　自律神経は安静時にも常に活動している（p.20参照）．その活動に伴って神経線維末端から常時，神経伝達物質が放出され，効果器の機能も伝達物質の絶え間ない働きによって維持されている．自律神経が何らかの原因で切断あるいは障害されると，神経の自発性活動は消失し，その神経によって支配される効果器は自律神経に対する直接の反応性を失う．ところが時間が経過するに従い，以前に自律神経の支配を受けていた効果器は，受容体を介して循環血液中の種々の化学物質に対して過敏に反応するようになる（図29-1）．この現象を**神経除去性過敏** denervation supersensitivity とよぶ．

　神経除去性過敏の例は，顔面に分布する交感神経の障害によって縮瞳・眼瞼下垂などの症状を呈する **Horner 症候群**[*1]において観察される．本症候群では，交感神経が障害されて散瞳筋が麻痺する一方，副交感神経の働きで縮瞳筋は正常に働くため縮瞳をきたす．ただし，交感神経支配を受けていた散瞳筋に神経除去性過敏が生じるので，正常では作用を示さない低濃度のアドレナリンを点眼投与すると瞳孔が著しく散瞳する（図29-2）．

神経除去性過敏の特徴

　神経除去性過敏は自律神経の**節後線維が切断あるいは障害**された場合に著しく，節前線維の切断後では軽度である．ネコの眼の瞬膜は頸部交感神経の支配を受け，この神経が興奮すると収縮する．ネコの左側交感神経節後線維の切除，右側交感神経節前線維の切除を行い，アドレナリン静脈内投与による瞬膜の収縮反応を経時的に調べると，節後線維切除を行った左側で著しい（図29-3）．

[*1] Horner 症候群：ほかに顔面の発汗低下と紅潮を伴う．

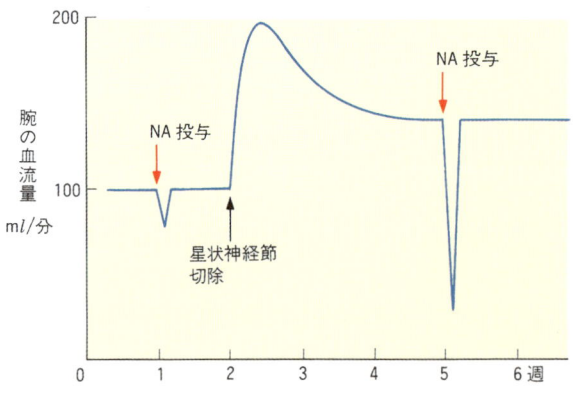

図 29-1　交感神経切除前後における NA 投与の腕の血流量に及ぼす影響（Guyton & Hall[h]に基づく佐藤[A]より）

図 29-2　Horner 症候群におけるアドレナリン点眼投与の瞳孔に及ぼす影響[A]

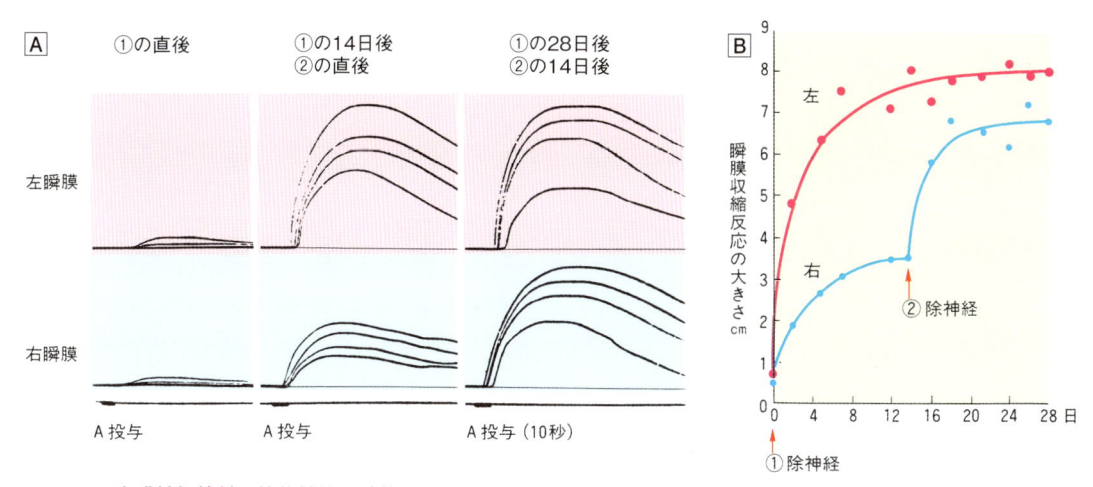

図29-3 交感神経節前，節後線維切除後のアドレナリン投与による瞬膜収縮反応（ネコ） Ａ アドレナリン（A）原液の1/100,000希釈液を0.25, 0.5, 0.7, 1.0 mlずつ静注した時の瞬膜収縮反応．①で左側節後線維と右側節前線維を切除，②でさらに右側節後線維切除．Ｂ A希釈液1.0 ml静注した時の瞬膜収縮反応の経時変化（Hampel[1]に基づく佐藤[A]より）

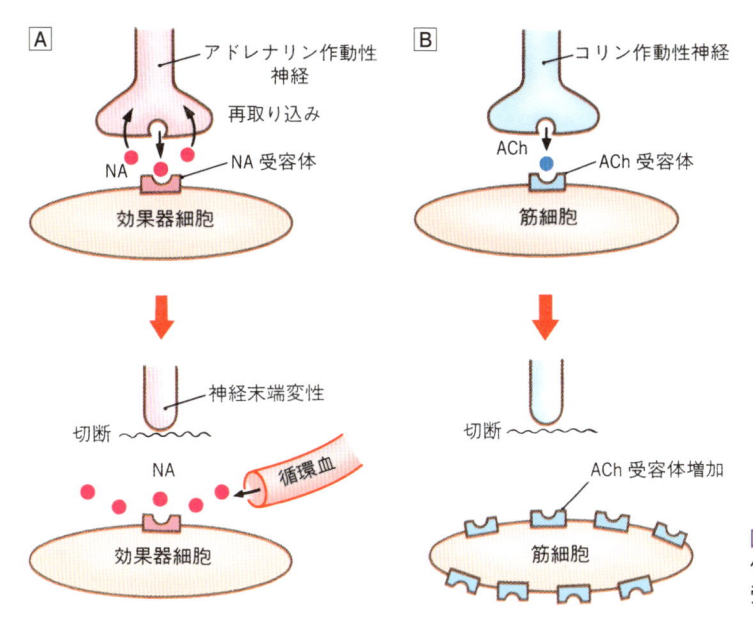

図29-4 除神経前後のアドレナリン作動性神経終末の変化（Ａ）とACh受容体の変化（Ｂ）[A]

神経除去性過敏の機序

神経除去性過敏の機序として，複数の因子の関与が考えられている．

- **シナプス前終末の変化**：神経切断により神経末端が変性すると，アドレナリン作動性神経末端で行われていた，NAの再取り込みによる不活性化が行われなくなる．そのため循環血中のNAやアドレナリンがより長時間，除神経された効果器の受容体に作用する（図29-4A）．

- **受容体の変化**：骨格筋支配運動神経を切断すると，骨格筋細胞膜に存在するACh受容体の数が増加し（up-regulation），終板部だけではなく細胞全体に分布するようになる．副交感神経切除

第2章 ● 各種機能の自律神経による調節

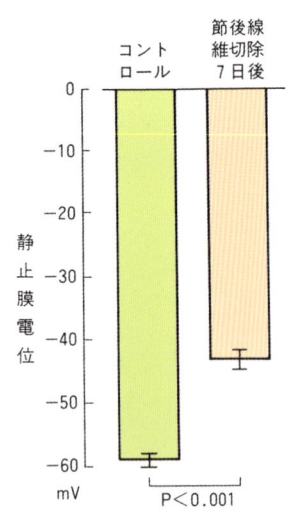

図29-5 除神経による平滑筋の静止膜電位の変化 モルモット輸精管において．(Fleming, et al[2)]に基づく佐藤[A)]より)

では，心臓の副交感神経節細胞の表面全体がAChに対して感受性を示すようになる．したがって自律神経のコリン作動性神経においても，除神経によって効果器あるいは節後細胞の受容体数が増加すると推察される(図29-4B).

・**膜電位の変化**：平滑筋の静止膜電位は，除神経後，神経切除前より上昇（脱分極）して興奮の閾値に達しやすい状態になる（図29-5).

・細胞膜のCa^{2+}透過性や細胞内Ca^{2+}の有効性が変化するという報告もある．

軸索反射

Clause 30

　反射は通常，受容器-求心性神経（求心路）-反射中枢（統合中枢）-遠心性神経（遠心路）-効果器からなる反射弓を介して起こる（図30-1A）が，反射とよばれるものの中に，中枢神経系が関与しない反射も一部ある．一つの神経細胞体から出た軸索が末梢側で枝分かれして，その軸索側枝の1本が求心路，他の1本が遠心路として働いて反射に似た現象を起こすことがあり，これを**軸索反射** axon reflex とよぶ（図30-1B）．

皮膚の感覚神経の軸索反射

　軸索反射の代表例は，皮膚の感覚神経の刺激の際に認められる．皮膚を尖ったもので強くこすると，こすられた場所が充血して赤くなり（**赤色反応**），次いでその周囲が斑点状に**紅潮**してくる．さらに数分経つと充血部に沿って皮膚が盛り上がってくる（**腫脹**）．これらの反応（**皮膚の三重反応**）はいずれも交感神経遮断後も発現するので，交感神経は関与していない．このうち赤色反応は，刺激の血管に対する直接作用によって起こる血管拡張である．一方，皮膚の紅潮や腫脹は，局所麻酔薬の投与や皮膚神経の切断後に消失することから，皮膚の感覚神経の軸索反射によって起こると説明されている．

　皮膚に侵害刺激が加わると，侵害性情報を伝える一次求心性神経が興奮する．その興奮は順行性に伝導して中枢神経系に伝えられて痛みの感覚を起こすと同時に，別の軸索側枝に沿って逆行性にも伝導する．その結果，軸索側枝末端から侵害受容性求心性神経の化学伝達物質と考えられる，サブスタンスPやニューロキニン，CGRPやVIPなどの神経ペプチドが放出される．これらの物質が皮膚血管に作用して血管を拡張させ，紅潮反応を起こす．これらの化学物質は同時に，皮膚の肥満細胞にも作用してヒスタミンを遊離させる．ヒスタミンはまた皮膚の侵害刺激の肥満細胞への直接作用によっても遊離される．このヒスタミンによって皮膚血管の透過性が亢進して腫脹が起こる（図30-2）．

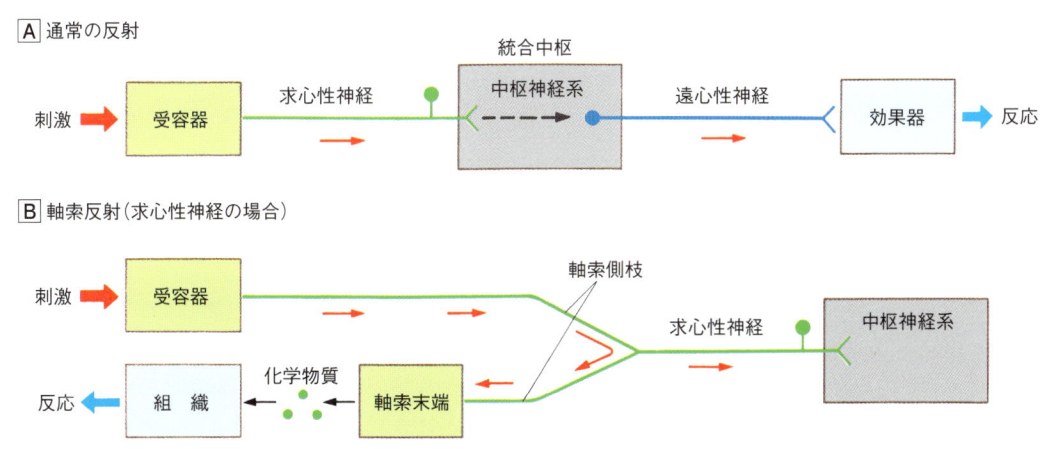

図30-1 通常の反射（A）と軸索反射（B）の違い[A)]

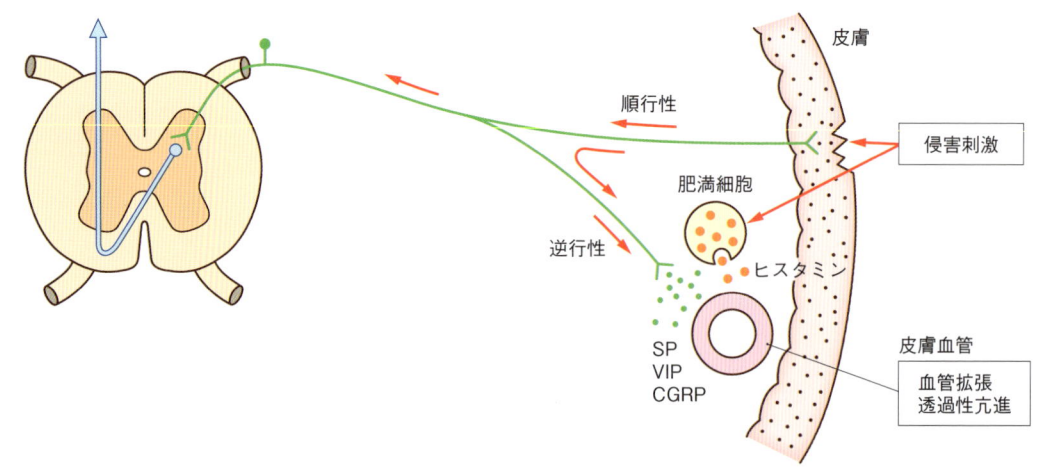

図 30-2　軸索反射による皮膚血管の拡張[A)]

自律神経系の軸索反射

軸索反射は自律神経系においても見出されている．

発汗の軸索反射：皮膚の刺激で汗腺支配交感神経（発汗神経）の節後線維末端が刺激されると，その刺激が節後線維の別の軸索側枝に伝えられ，その部位の汗腺に発汗を起こすことがある．

喘息と軸索反射：軸索反射が喘息の発症に関与するという考えが提唱されている（図30-3）．気道上皮の損傷によって気道に分布する迷走神経性求心性線維が露出されると，求心性線維の特に無髄線維であるC線維が，ブラジキニンなどの炎症時に生成される物質によって刺激される．その結果，軸索反射によって迷走神経求心性線維の軸索側枝末端から，サブスタンスPやニューロキニン，CGRPなどが放出される．これらの物質は気道粘膜の血管を拡張させたり，血管透過性の増大，気道平滑筋の収縮，気道の腺分泌亢進などを引き起こす．その結果，喘息の症状が発現する．

胃の求心性線維と軸索反射：ラットにおいて，ブラジキニンで胃の内臓求心性線維を刺激すると，軸索反射によってサブスタンスPが放出され，これが胃壁内のコリン作動性ニューロンを興奮させて平滑筋を収縮させると考えられる現象が見出されている（図30-4）．

物理療法と軸索反射：物理療法の治療効果に軸

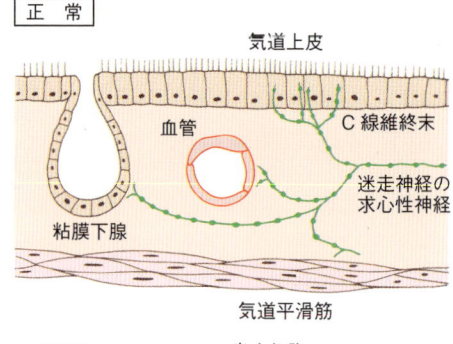

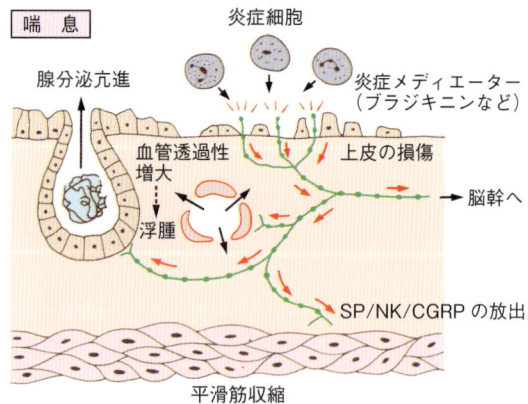

図 30-3　気道の迷走神経求心性神経の軸索反射による喘息発症の機序（Barnes[1)]に基づく佐藤[A)]より）

索反射が関与する可能性も考えられている．物理療法で用いる皮膚や筋の刺激によって体性感覚神経の軸索反射が起こり，刺激領域周辺の組織の血流が改善されるらしい．さらに，内臓感覚神経と皮膚・筋の体性感覚神経が同じ一次感覚ニューロ

ンから枝分かれしている事実も報告されており（dichotomizing sensory fibers），皮膚や筋の刺激による内臓機能の変化に軸索反射が関与する可能性もある．

自律神経節内反射：自律神経節を統合中枢とし，内臓からの求心路が神経節に入り，そこで統合された出力が神経節から遠心路として内臓に出ていくことが知られており，自律神経節内反射とよばれている．

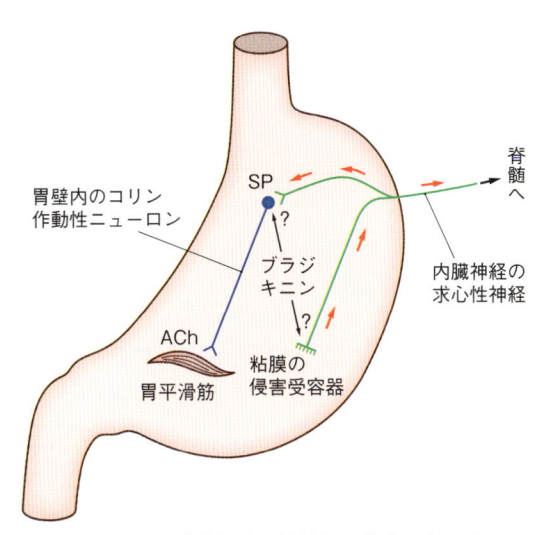

図30-4 胃の内臓神経求心性神経の軸索反射による胃平滑筋の収縮 迷走神経を切断したラットにおいて，自律神経節遮断薬，α，β受容体遮断薬を投与した状態で，胃にブラジキニンを注入すると収縮が起こる．この反応はアトロピンやサブスタンスP（SP）拮抗薬の投与，内臓神経の変性後には消失する．そのため内臓求心性神経の軸索反射によってサブスタンスPが放出され，それが胃壁内のコリン作動性興奮性ニューロンを刺激して，胃平滑筋を収縮させると考えられる．（Delbro, et al[2)]に基づく佐藤[A)]より）

自律神経と痛み

Clause 31

関連痛

内臓に疾患がある場合，傷害されている内臓から離れた特定の体表面（皮膚や筋）に感覚過敏や痛みを起こすことがある．このような異常感覚を**関連痛** referred pain とよぶ．関連痛は病変部の内臓器官からの感覚情報（内臓求心性線維）と皮膚からの感覚情報（体性求心性神経）が後根を通って同じ脊髄分節に入力している場合に起こることが多い．関連痛の起こる部位は病変部位によって特異的であるため，臨床診断上重要である．

たとえば心筋梗塞や狭心症の発作が起こると，胸部が締めつけられるような痛みを覚え，さらには左胸および左腕内側部に痛みを感じることが多い（p.86，図5-11参照）．虫垂炎では最初，臍の周囲に関連痛が現れ，炎症が虫垂周囲の腹膜や腹壁へと進行すると，虫垂の位置に激しい痛みを感じるようになる（図31-1）．尿管結石の際には股の付け根に放散する痛みがある．

関連痛の起こる機序について，古くはMackenzie（1893）の促通説で説明されていた．当時は，脊髄に入力する内臓求心性線維は直接，脊髄視床路には連絡せず，入力した脊髄分節に刺激焦点を作り出すと考えられた．このため体性求心性神経が連絡する脊髄視床路のニューロンの閾値が低下し，そのインパルス数が増加して皮膚に痛みを起こすというのである．その後，内臓求心性線維も脊髄視床路に連絡することがわかり，Rush（1947）が促通説を修止して収束説を提唱し，現在に至っている．

収束説によれば，関連痛を伝える内臓求心性線維と体性感覚を伝える体性求心性神経は同じ脊髄視床路のニューロンに収束する．体性感覚の痛みは日常よく経験するので，大脳は脊髄視床路を伝導してきたインパルスを受け取ると，体性感覚の痛みであると学習している．そのために，内臓求心性線維の情報によって脊髄視床路ニューロンが興奮した場合でも，通常経験することの多い体性感覚の痛みとしてとらえてしまうのである（図31-2）．

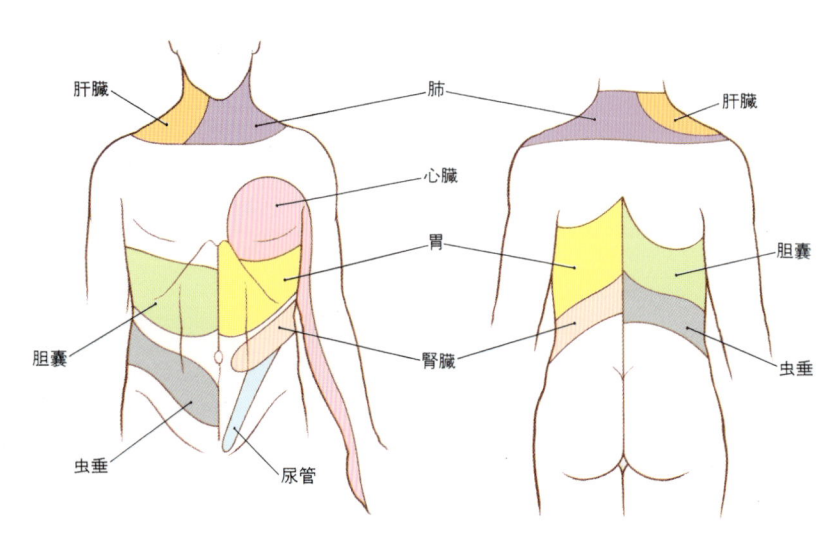

図31-1　関連痛　体表面における各種内臓器官の関連痛の発生する領域．（House & Pansky[1]に基づく佐藤[A]より）

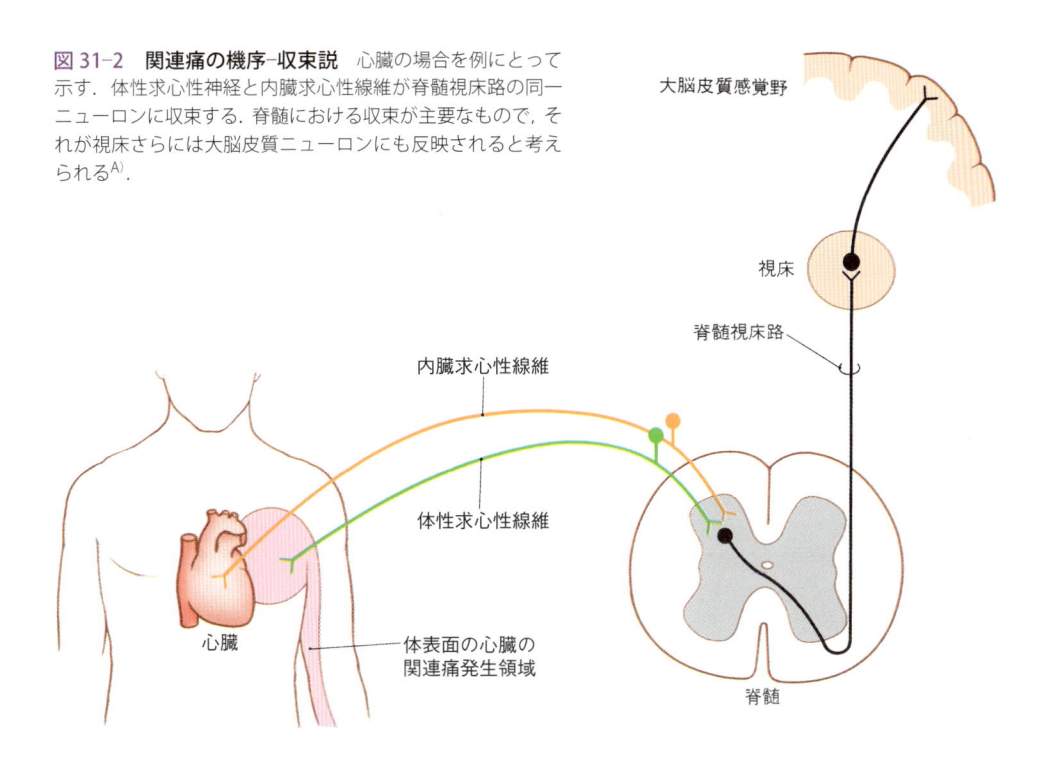

図 31-2　関連痛の機序−収束説　心臓の場合を例にとって示す．体性求心性神経と内臓求心性線維が脊髄視床路の同一ニューロンに収束する．脊髄における収束が主要なもので，それが視床さらには大脳皮質ニューロンにも反映されると考えられる[A]．

　事実，脊髄灰白質の脊髄視床路ニューロン，あるいはⅠおよびⅤ〜Ⅸ層のニューロンの中に，内臓感覚情報と体性感覚情報をともに受けているものが見つかっている．たとえば，心臓からの内臓感覚情報と上肢・上腕部の体性感覚情報を受けている脊髄視床路ニューロンが報告されている（図31-3）．さらに脊髄視床路ニューロンが連絡する視床ニューロンでも，内臓感覚情報と体性感覚情報を受けているものが見出されている．

　現在，脊髄視床路には，外側脊髄視床路と内側脊髄視床路の2つの経路があることがわかっている[2,3]．このうち，外側脊髄視床路は痛みがどこで起きているかという情報を担っており，最終的に大脳皮質の体性感覚野にその情報を送る．いわゆる関連痛としての部位の情報はこの経路を介するものである．一方，内側脊髄視床路は痛みに伴う不快感など情動的な情報を担い，大脳辺縁系の帯状回，あるいは島皮質にその情報を伝えている．内臓の傷害に伴う痛みは，予期できる場合があるが，痛みの予期の恐怖の際に，島皮質の活動が高まることが報告されている．内臓の痛みによって生じる怒りあるいは罪悪感といった感情も島皮質

を介しているものと推測され，痛みに伴う心身症の症状に関連しているようである．

交感神経系と痛み

　外傷によって四肢の末梢神経が傷害された場合，時には激痛が長い間持続することがある．この燃えるような痛みはMitchell（1864）によって**カウザルギー（灼熱痛）**として紹介された．痛みのほかに，傷害部位の血流異常など交感神経系機能の異常がみられる．Evans（1946）は交感神経を遮断すると，痛みを含めた諸々の症状が軽減することを認め，交感神経系の活動過剰が関与する痛みという概念のもと，**反射性交感神経性ジストロフィー** reflex sympathetic dystrophy（RSD）とよぶようにした．この疾患名は長年使われてきたが，1990年代に入り，この慢性疼痛症候群の中には交感神経系の活動過剰が必ずしも起きていないものもあることがわかり，現在では**複合性局所疼痛症候群** complex regional pain syndrome（CRPS）とよぶに至っている．したがって，CRPSと称する疾患の中には，局所麻酔薬や交感神経遮断薬の

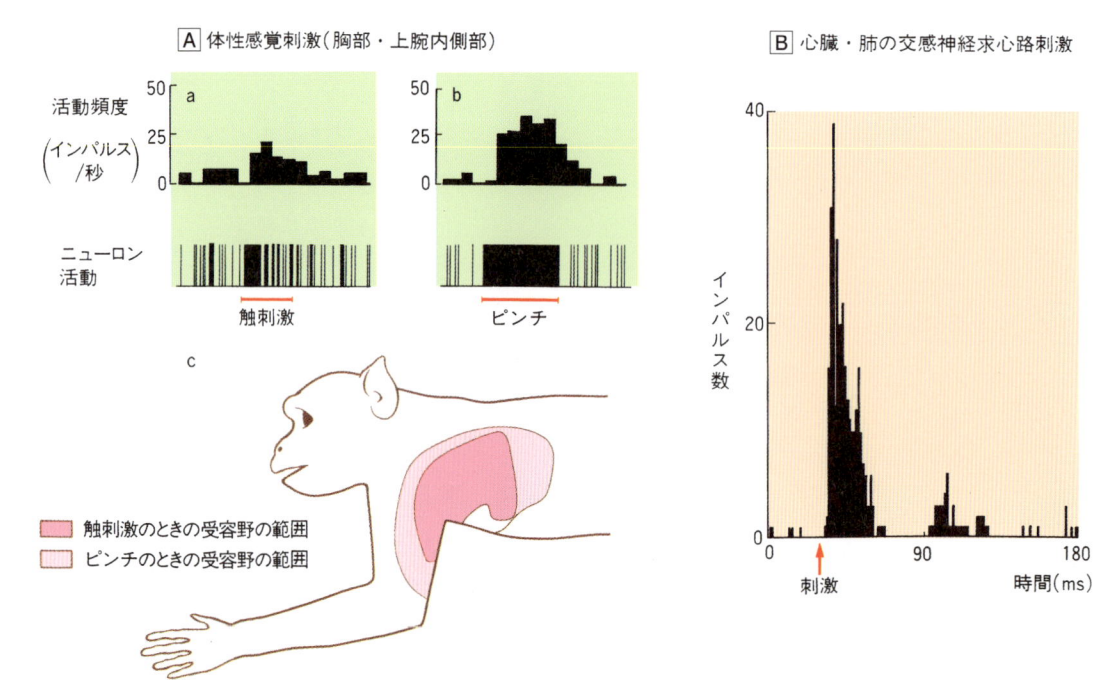

図31-3 脊髄視床路ニューロンの活動 Ａ胸部の体性感覚刺激によって興奮するニューロンの活動記録．触刺激（a, 4.5秒）および皮膚・筋のピンチ刺激（b, 6.5秒）による反応の例と，このニューロンの受容野（c）を示す．Ｂ同じニューロンが心臓・肺からの交感神経求心路刺激にも反応する．ニューロン活動の刺激後時間ヒストグラム（50回加算）を示す．（Ammons, et al[4]）に基づく佐藤[A]）より）

投与により交感神経系を遮断した場合，痛みを含めた症状が軽減されるものと軽減されないものとがある．

CRPSのうち，明らかな末梢神経の傷害を伴わないものをCRPS-1型とよび，これは従来のRSDに相当する．これに対して，CRPS-2型は従来のカウザルギーに相当し，明らかな末梢神経の傷害をきっかけに起こる．CRPS-2型は神経原性の痛み症候群と考えられるが，CRPS-1型の発症のメカニズムには不明な点が多い．

CRPSの主な症状としては，①外傷などの傷害領域での痛み，②血流および発汗調節障害（皮膚温上昇や発汗，経過すると皮膚温低下・チアノーゼなど），③皮膚，皮膚の付属器官，深部組織の栄養障害（浮腫，爪の変形，増毛あるいは毛髪脱落，筋萎縮，関節の拘縮・骨粗鬆症など），④運動障害，などがある．このうち運動障害は，痛みによる二次的なものらしい．

Jänig（独，1985〜）はかねてより，CRPSの成因に体性-交感神経反射が一部関与しているという仮説を提唱している（図31-4の赤線）．すなわち，①外傷により求心性神経の活動が異常となる，②求心性神経から脊髄内へのシナプス伝達機能が変化する，③異常な情報は脊髄内で処理され，反射性に交感神経遠心路を介して傷害部位の血流，発汗に異常をもたらす，④交感神経遠心性線維はさらに傷害部位からの求心性線維活動に影響を及ぼす．これらの過程が複雑に絡み合って悪循環するうちに，痛みや組織の栄養障害が起こるという考えである．この場合には，傷害領域への交感神経の活動を遮断すると，この悪循環が断ち切られることになる．

ただ，Jänigの仮説では説明のできない症例も多く，CRPSの交感神経機能異常は末梢神経の異常というよりは上位中枢の異常による連関現象として捉えられる傾向もある[5,6]．CRPSの発生機序にストレスや免疫反応が介在するなどの説もある．

31 自律神経と痛み

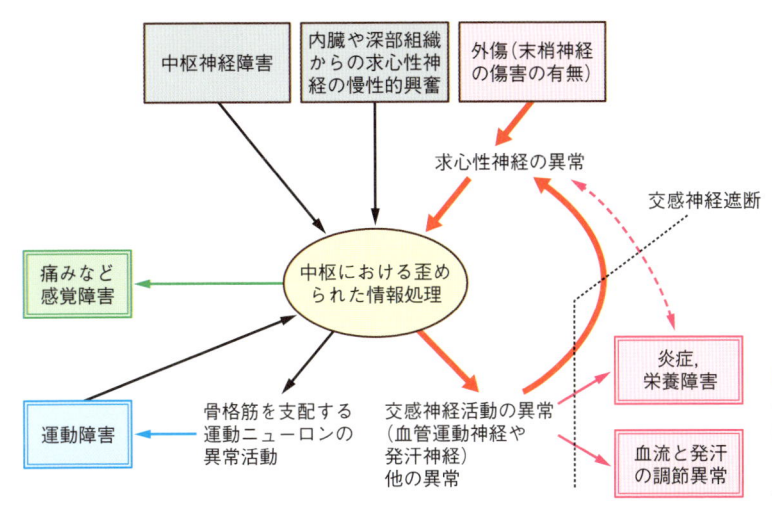

図 31-4　CRPS の成因仮説　外傷の他にある種の内臓疾患や中枢神経障害で起こる場合もある．求心性神経と交感神経の連関過程を赤い太線で示す（Jänig[1]に基づき佐藤[A]より改変）

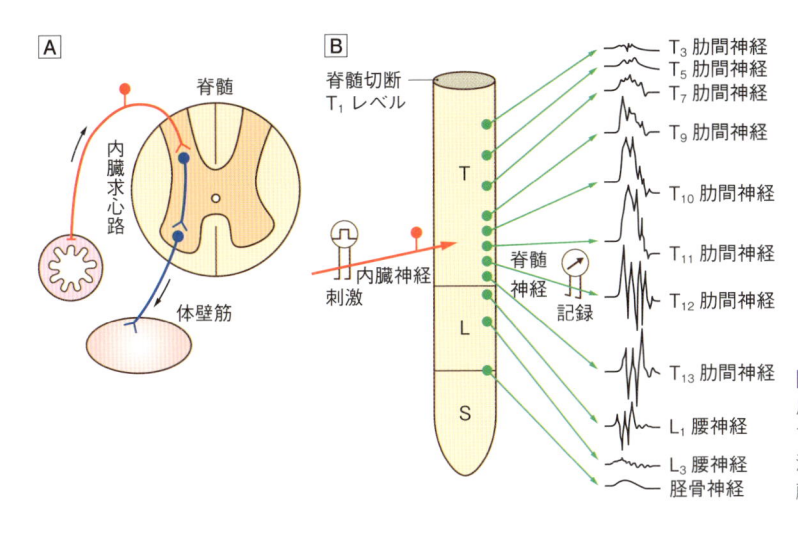

図 31-5　内臓-体性反射　[A]脊髄反射弓の模式図[B]．[B]内臓神経刺激で各種脊髄神経に誘発される反射性活動電位．（Downmann[7]に基づく佐藤ら[B]より）

筋性防御

　内臓の病変によって起こる内臓-体性反射（p.60参照）もある．たとえば，内臓の炎症や過度の伸展あるいは虚血などにより，激しい腹痛が起こると，無意識に腹筋を緊張させ，さらに腹部を押さえたり体を折り曲げてその痛みをこらえようとする．これは，内臓あるいは腹膜からの求心性情報が脊髄に入力し，その近傍の脊髄分節内の運動神経系の運動ニューロンを多シナプス性に興奮させて，腹筋を収縮させるからである（図 31-5A）．特に内臓の炎症が壁側腹膜（体性感覚神経支配）に達する時，たとえば急性虫垂炎で腹膜炎を併発した場合など，腹筋緊張が著しい．この反射は内臓を防御する点で合目的的であり，筋性防御とよばれる．

　内臓神経を電気刺激して体壁を支配する運動神経に誘発される反射電位を記録すると，内臓神経が主に入力する胸髄下部の脊髄分節から出力する運動神経において，反射電位は最も大きく，閾値は低い（図 31-5B）．この事実はこの反射が脊髄分節機構が強いことを示している．

自律神経機能の反射性調節のまとめ

Clause 32

表 32-1　自律機能の調節 (佐藤[i]より)

機能		受容器と求心路	中枢	遠心路と効果器 (反応)	備考
循環	(1) 圧受容器反射	頸動脈洞 　圧受容器⊕ ── 舌咽神経 大動脈弓 　圧受容器⊕ ── 迷走神経	延髄	迷走神経 (P) ⊕ ─ 心臓 (徐脈, 心収縮力低下, 心拍出量減少) 交感神経 (Sy) ⊖ ─ 副腎髄質 (カテコールアミン分泌減少) 　　　　　　　　　　血管 (拡張)	[1] これは呼吸反射 (過呼吸) に伴う二次的な反応である。 [2] このほかに, 交感神経の興奮と迷走神経の抑制を介する頻脈 (Bainbridge反射) も存在する。
	(2) 化学受容器反射	頸動脈小体の 　化学受容器⊕ ── 舌咽神経 大動脈体の 　化学受容器⊕ ── 迷走神経 延髄の化学受容器⊕	延髄	迷走神経 (P) ⊖ ─ 心臓 (頻脈, 心拍出量増加)[1] 交感神経 (Sy) ⊕ ─ 血管 (収縮)	
	(3) 心房受容器反射	静脈と 心房間の ── 迷走神経 　伸展受容器⊕	延髄と 視床下部	交感神経 (Sy) ⊖ [2] 視床下部-下垂体系⊖ ─ 腎臓 (尿量増加) (バソプレシン分泌抑制)	
	(4) 潜水反射	鼻腔粘膜の 　受容器 ── 三叉神経	延髄	迷走神経 (P) ⊕ ─ 心臓 (徐脈, 心拍出量減少) 交感神経 (Sy) ⊕ ─ 血管 (収縮)	
呼吸	(1) Hering-Breuer 反射	肺の 　伸展受容器⊕ ── 迷走神経	脳幹	体性運動神経 (So) ── 呼吸筋 (吸息抑制)	
		肺のJ受容器⊕ ── 迷走神経	脳幹	体性運動神経 (So) ── 呼吸筋 (呼息抑制)	
	(2) 化学受容器反射	頸動脈小体の 　化学受容器⊕ ── 舌咽神経 大動脈体の 　化学受容器⊕ ── 迷走神経 延髄の化学受容器⊕	脳幹	体性運動神経 (So) ── 呼吸筋 (呼吸数・換気量増加)	
	(3) くしゃみ反射	鼻粘膜の 　受容器⊕ ── 三叉神経 　　　　　　　　嗅神経	延髄	体性運動神経 (So) ── 呼吸筋 (くしゃみ)	
	せき反射	気道粘膜の 　受容器⊕ ── 迷走神経	延髄	体性運動神経 (So) ── 呼吸筋 (せき)	
消化	(1) 唾液分泌	口腔粘膜 ── 三叉神経 舌　　　　　 顔面神経 咽頭粘膜　　 舌咽神経 胃腸管粘膜 ── 迷走神経 　の受容器⊕	延髄 (上唾液核・下唾液核) と胸髄	顔面神経 (P) ⊕ ─ 舌下腺 　　　　　　　　　　顎下腺 舌咽神経 (P) ⊕ ─ 耳下腺　(唾液分泌促進) 交感神経 (Sy) ⊕ ─ 全唾液腺	[1] 上部食道括約筋, 咽頭括約筋は弛緩する。 [2] その他, 腸管, 子宮, 腎臓などの腹腔臓器, 心臓, 迷路, 眼からの求心性入力も嘔吐を起こす。情動刺激も間脳, 辺縁系を介して嘔吐を起こしうる。 [3] その他, 悪心, 発汗, 流涎, 心悸亢進, 顔面蒼白などが起こる。 [4] この反射によって, 胃が弛緩することを「受け入れ弛緩」とよぶ。
	(2) 嚥下反射	口蓋　　　　 三叉神経 舌根　　　　 舌咽神経 咽頭後壁 ── 迷走神経 　の受容器⊕	延髄	三叉神経 (So) ⊕ 舌咽神経 (P) ⊕ ─ 舌, 咽頭, 口蓋, 喉頭の諸筋 (収縮)[1] 迷走神経 (P) ⊕ 舌下神経 (So) ⊕ 迷走神経 (P) ⊕ ─ 食道 (蠕動)	
	(3) 嘔吐反射	上部消化管粘膜[2] 　の受容器⊕ ── 迷走神経 　　　　　　　　交感神経 延髄最後野の 　化学受容器引金帯⊕	延髄	迷走神経 (P) ⊕ ─ 咽頭, 口蓋の筋 (収縮)[3] 迷走神経 (P) ⊖ ─ 食道 (弛緩) 内臓神経 (Sy) ⊕ ─ 胃 (弛緩) 体性運動神経 (So) ⊕ ─ 横隔膜 (収縮) 　　　　　　　　　　　　腹筋 (収縮)	
	(4) 胃-胃反射[4]	胃伸展受容器⊕ ── 迷走神経	延髄	迷走神経 (P) ⊕ ─ 胃 (弛緩)[4] 抑制性線維	
	(5) 小腸-胃反射	小腸 　伸展受容器⊕ ── 内臓神経	胸髄	内臓神経 (Sy) ⊕ ─ 胃 (弛緩)	

192

32 自律神経機能の反射性調節のまとめ

表 32-1 続き

機能		受容器と求心路	中枢	遠心路と効果器（反応）	備考
排泄	(1) 蓄尿	膀胱壁の伸展受容器⊕ — 骨盤神経	腰仙髄	下腹神経（Sy）⊕ — 膀胱（弛緩）／内尿道括約筋（収縮） 陰部神経（So）⊕ — 外尿道括約筋（収縮）	[1] 求心性情報は大脳皮質にも伝えられ，腹筋・横隔膜の収縮および会陰筋・肛門挙筋の弛緩などの随意運動が同時に起こる． [2] 大脳皮質運動野の興奮により腹筋・横隔膜の収縮などの随意運動が同時に起こる．
	(2) 排尿	膀胱壁の伸展受容器⊕ — 骨盤神経	脳幹と腰仙髄[1]	骨盤神経（P）⊕ — 膀胱（収縮） 下腹神経（Sy）⊖ — 内尿道括約筋（弛緩） 陰部神経（So）⊖ — 外尿道括約筋（弛緩）	
	(3) 排便	直腸壁の伸展受容器⊕ — 骨盤神経	腰仙髄[2]	骨盤神経（P）⊕ — 直腸（収縮） 陰部神経（So）⊖ — 外肛門括約筋（弛緩）	
生殖	(1) 勃起反射	陰茎亀頭の触受容器[1] — 陰部神経	仙髄	骨盤神経（P）⊕ — 内陰部動脈（拡張） 陰部神経（So）⊕ — 陰茎横紋筋（収縮）	[1][2] このほか，視覚・聴覚・嗅覚などの特殊感覚入力も有効である． [2] さらに腟からの入力も有効である．
	射精反射	陰茎亀頭の触受容器[1] — 陰部神経	腰仙髄	下腹神経（Sy）⊕ — 精管の平滑筋（蠕動）／内尿道括約筋（収縮） 陰部神経（So）⊕ — 坐骨海綿体筋，球海綿体筋，外尿道括約筋（収縮）	
	(2) 射乳	乳頭の触受容器[2]⊕ — 体性感覚神経	視床下部（視索上核・室傍核・弓状核）	視床下部-下垂体系⊕（オキシトシン・プロラクチン分泌） — 乳腺筋上皮（収縮）／乳腺（乳汁生産）	
体温調節	(1) 環境温上昇時	皮膚の温受容器⊕ — 体性感覚神経 前視床下部の温感受性ニューロン⊕	視床下部	交感神経（Sy）⊖ — 皮膚血管（拡張） 交感神経（Sy）⊕ — 汗腺（発汗）[1] 視床下部-下垂体前葉系⊖（TRH-TSH系） — 甲状腺（分泌低下） 視床下部-下垂体後葉系⊕（バソプレシン分泌） — 腎臓（尿量減少）	[1] 発汗能力の弱い動物では，呼吸を促進して，熱放散を促す． [2] 数が少なく，有力な受容器とは考えられていない．
	(2) 環境温低下時	皮膚の冷受容器⊕ — 体性感覚神経 視床下部の冷感受性ニューロン[2]⊕	視床下部	交感神経（Sy）⊕ — 皮膚血管（収縮）／立毛筋（収縮）／副腎髄質（分泌促進） 体性運動神経（So）⊕ — 骨格筋（収縮；ふるえ） 視床下部-下垂体前葉系⊕（TRH-TSH系） — 甲状腺（分泌促進）	
血糖調節	(1) 血糖上昇時	肝臓の糖受容器⊖ — 迷走神経 小腸の糖受容器⊖ — 内臓神経 視床下部のグルコース受容ニューロン⊕／グルコース感受性ニューロン⊖	視床下部	迷走神経（P）⊕ — 肝臓（糖生産抑制）／膵臓β細胞（インスリン分泌促進） 交感神経（Sy）⊖ — 肝臓（糖生産抑制）／副腎髄質（カテコールアミン分泌抑制）	
	(2) 血糖低下時	肝臓の糖受容器⊕ — 迷走神経 小腸の糖受容器⊕ — 内臓神経 視床下部のグルコース受容ニューロン⊖／グルコース感受性ニューロン⊕	視床下部	交感神経（Sy）⊕ — 肝臓（糖生産促進）／膵臓α細胞（グルカゴン分泌促進）／副腎髄質（カテコールアミン分泌促進） 迷走神経（P）⊖ — 肝臓（糖生産促進）／膵臓β細胞（インスリン分泌抑制）	
瞳孔	対光反射[1]	網膜の受容器⊕ — 視神経	中脳	動眼神経（P）⊕ — 瞳孔括約筋（収縮）	[1] 眼に入る光量を調節する反射

⊕：促進，⊖：抑制，Sy：交感神経，P：副交感神経，So：体性運動神経

第3章 ● 生きることと自律神経系

本章では，生きる行動の基本に自律神経の求心路と遠心路が深く関わっていることについて理解を深める

サーカディアンリズム

Clause 1

視交叉上核

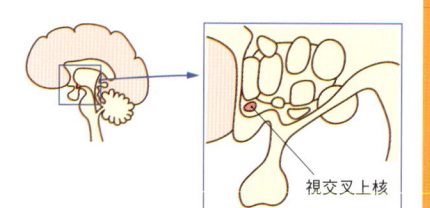

サーカディアンリズムとは

　人間を含む動物には，昼夜の日内リズムとは少し異なる独自のリズムがある．このことはAschoff（独，1962）の時間隔離実験[1]から明らかにされた．

　Aschoffはヒトの体温調節[*1]に関する研究をしていた時に，体温が24時間の日内リズムを持つことに気づき，生体のリズムに目を向けるようになった．いろいろな環境条件を変えて，ネズミや小鳥，ニワトリなどの行動リズムを観察すると，その動物たちに，24時間から少しずれる独自の**サーカディアンリズム** circadian rhythm[*2]があることを見出した[2~4]．サーカディアンリズムとは，「およそ（circa）1日の長さ（dies）のリズム」という意味で，光とは関係なく，動物に生まれながらに備わっている体内のリズムである．Aschoffは24時間からずれるサーカディアンリズムがヒトにもあるのではないかと考え，自ら光と時計のない地下室で1週間生活をしてみた．その結果，光と時間の情報がなければ，1日につき約1時間，起床・就寝など生体のリズムが遅れていくことを発見した（図1-1）．その後，多くの研究者によりヒトのサーカディアンリズムは24～25時間であることが確認された．朝，もう少し寝ていたいと思うのは，本来ヒトに備わっているサーカディアンリズムに即した生理的な現象かもしれない．

　サーカディアンリズムは遺伝子に組み込まれており，遺伝的に子孫に受け継がれていく．現在ではサーカディアンリズムに関する遺伝子は**時計遺伝子**とよばれ，哺乳類ではClock, Bmal, Per, Cryの4種類が知られている．

体内時計

　サーカディアンリズムは，視床下部前方に位置する**視交叉上核** suprachiasmatic nucleus（SCN）で形成される．このため，視交叉上核は**体内時計** internal clockあるいは**生物時計** biological clockとよばれる．視交叉上核を破壊すると，種々の自律機能あるいは生体の行動にみられるリズムが消失する（Stephan & Zucker，米，1972[5]；Moore & Eichler，米，1972[6]；井深 & 川村，1975[7]）．

　視交叉上核は，それ自体がリズムを生み出す発信器としての役割を持つと同時に，光に反応するしくみを持つ．視交叉上核は網膜から近い距離にあり，**網膜視床下部路** retinohypothalamic tractを経て網膜から光の入力を受ける（図1-2および図1-4Bも参照）．網膜には光を感受するための特殊な受容体（メラノプシン）があり，この光の情報に基づいて，視交叉上核の活動は昼間に高く，夜間に低くなる．光は24時間を上回る内因性のサーカディアンリズムを，24時間という昼夜の日内リズムに修正する重要な因子である．

　リズム異常の患者に対して，光照射による治療が施行される場合がある．たとえば自閉症児では，健常児と比較して起床・就寝の時間が不整であることがあり，こうしたケースでは，昼間に太陽光を十分に浴びることでリズムの異常が改善されることが報告されている[8]．

日内リズムと自律機能

　24時間からなる日内リズムは，血圧，心拍，体温，ホルモン分泌など，ほとんどの自律機能にみ

[*1] p.211, 図5-1 参照．
[*2] 概日リズムともいう．

1　サーカディアンリズム

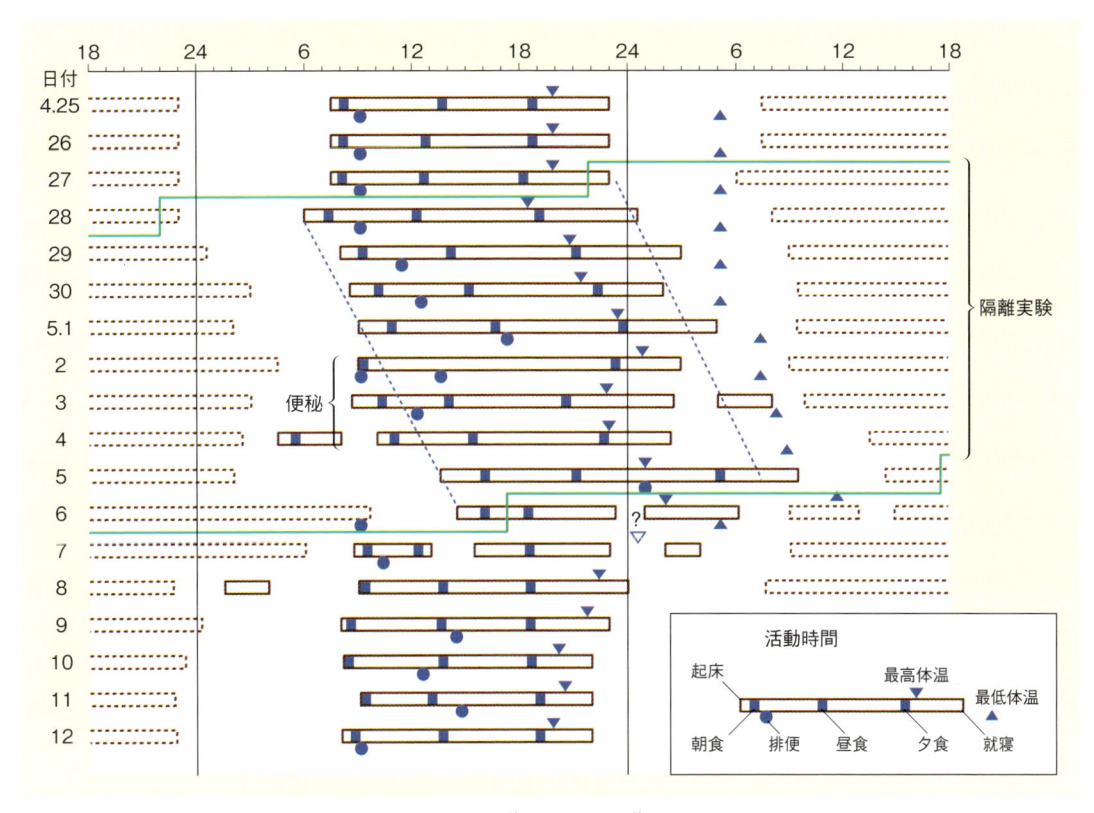

図1-1　Aschoffのフリーランリズム（Aschoff & Wever[1]に基づく本間[9]より）

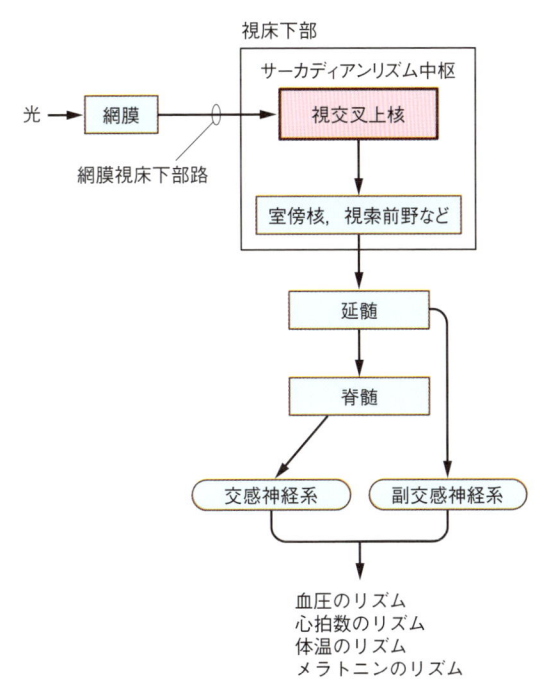

図1-2　視交叉上核による自律機能のリズム制御機構を示す模式図（有田[a]；Bujis[10]を参考に作図）

られる（図1-3）．自律神経の活動に着目してみると，夜間は交感神経の活動が低下する．このことはさまざまな生体の機能に影響を及ぼす．たとえば，体温の日内リズムは，夜間から早朝にかけて低く，日中は高い．日中の代謝亢進や身体活動で高まった体温は，夜間の熱放散によって平常体温に戻る．熱放散は末梢の皮膚血管の拡張によって起こる．皮膚血管を支配している交感神経性血管収縮神経活動が夜間に低下すれば，皮膚血管が拡張して熱放散が進み体温も下がる*3．

　アトピー性の皮膚疾患の痒みは，夕方から夜間に悪化しやすい．これは入浴や布団に入ることによって体が温まったり，ほっとすることによって痒みが増すためと一般に説明されている[11]．一方，運動をして汗をかいた時，刺激物を食べたりお酒を飲んだ時，ストレスを感じた時にも痒みが

---

*3 夜間の体温低下には，身体活動の低下による熱産生の低下や発汗，メラトニン分泌亢進なども関わっている．

197

第3章 ● 生きることと自律神経系

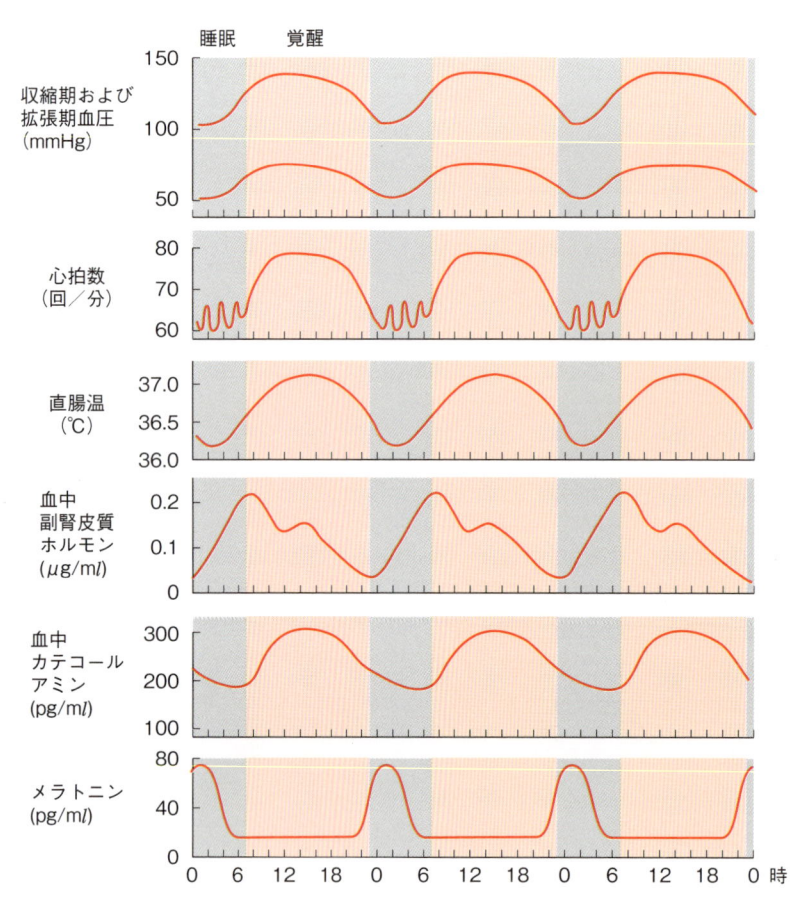

図1-3 種々の自律機能のサーカディアンリズム
(佐藤ら[p]より)

増すことが知られている．

アトピー性皮膚炎の治療にはステロイドが高い有効性を示す．ステロイドは体内でも生成されている（p.210, 216参照）．体内では副腎皮質ホルモンあるいはコルチゾールとよばれ，その分泌は午前4〜7時にかけて高く（図1-3），免疫を抑える作用がある（p.171参照）．治療に際して医薬品を用いる場合には，こうした生体ホルモンのサーカディアンリズムによる分泌をも考慮する必要があろう[12]．なお，ステロイド剤はさまざまな疾患で処方されるが，投与し過ぎた場合，本来体の中で作られるはずの副腎皮質ホルモンが生成されにくくなるので，服用には厳重な注意が必要となる．

副腎皮質ホルモンはなぜ朝方に分泌が増えるのだろうか．それは，副腎皮質ホルモンの持つ血糖値上昇作用と関連がありそうである．長い睡眠から目覚める朝は血糖値が最も低下しているので，

この低下をホメオスタシスによって補うべく，朝方に分泌が増えている可能性がある．

夜間に分泌が増えるホルモンもある．成長ホルモンやプロラクチン，メラトニンなどである．「寝る子は育つ」とは生理的に考えても理にかなったことわざである．

生体機能のリズムの神経制御

視交叉上核には片側約8,000個のニューロンが密集し，バソプレシン，VIP，NPY，ニューロテンシンを含有するニューロンが同定されている．GABAとグルタミン酸も重要な伝達物質である．これらのニューロンはそれぞれにサーカディアンリズムを刻んでおり，その活動のピークは個々で異なるらしい[f,13]．たとえばヒトでは，視交叉上核のバソプレシンニューロンの活動が昼間に高く，

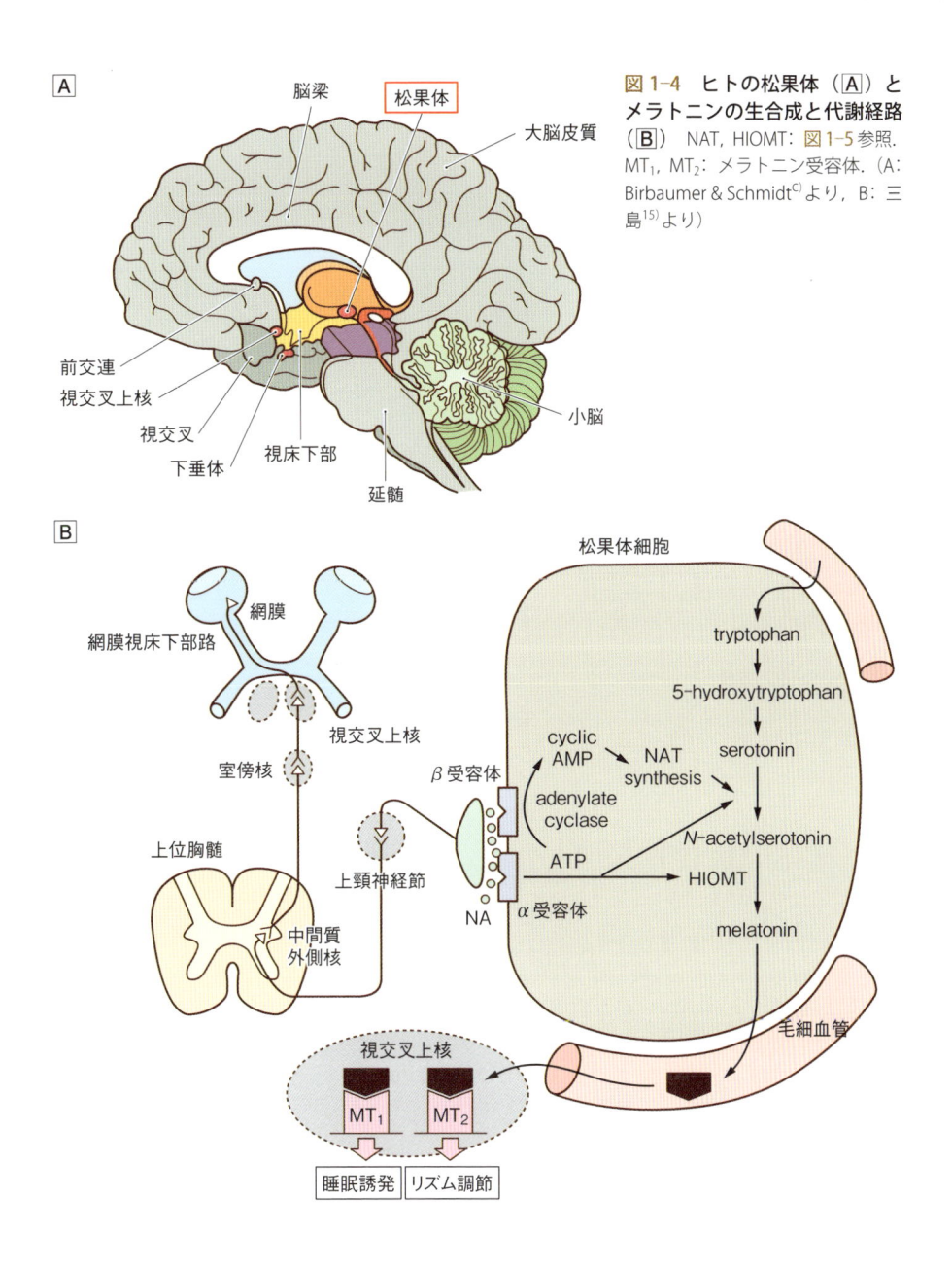

図 1-4 ヒトの松果体（A）とメラトニンの生合成と代謝経路（B） NAT, HIOMT: 図 1-5 参照. MT_1, MT_2: メラトニン受容体. (A: Birbaumer & Schmidt[c] より, B: 三島[15]より)

夜間に低い．この傾向は若い人に顕著だが，50 歳を過ぎると明確な変動を欠くようになるとの報告がある[14]．

視交叉上核のニューロン群は視床下部内のほかの領域に投射し，自律神経機能や内分泌機能に周期的な変動をもたらす（図 1-2）．たとえば，視交叉上核から室傍核への投射は，副腎皮質ホルモンの分泌リズムや心拍数など自律機能のリズムに関与する．自律反応のリズムには視床下部外側野を介する経路も指摘されている．視交叉上核から視索前野への投射は睡眠覚醒[*4]や体温のリズムに重要とされる．飲水のリズムは視交叉上核から終板脈管器官への投射，摂食のリズムは視交叉上核から室傍核・背内側核・視床下部外側野への投射による可能性が示唆されている[14]．

[*4] 睡眠覚醒や摂食のリズムは，視交叉上核以外で形成されるとの報告もある．

第3章 ● 生きることと自律神経系

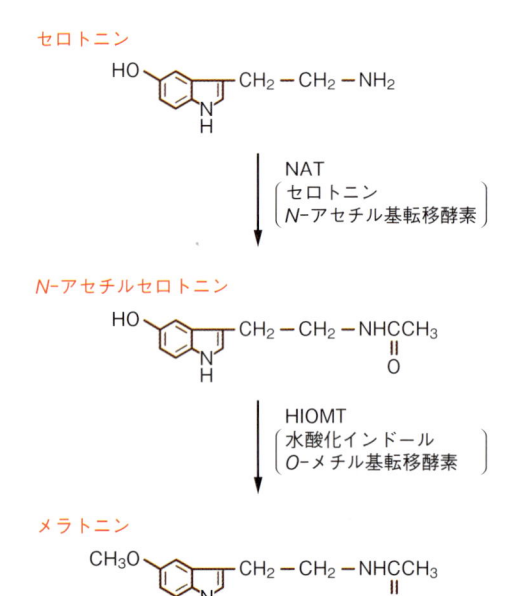

図1-5 メラトニンの生合成

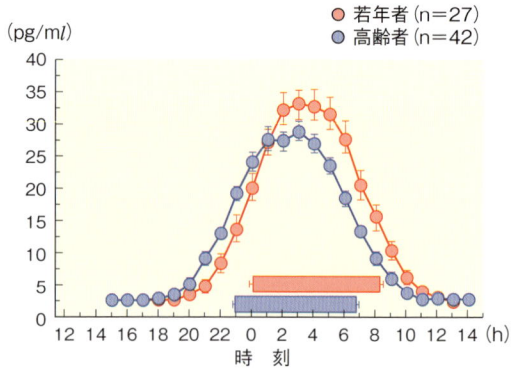

図1-6 若年者と高齢者の血中メラトニン分泌の日内変動
横軸上のカラムは睡眠時間を示す．（三島[15]より）

メラトニン

　メラトニンも視交叉上核が形成するリズムの影響を受けるホルモンの一つである．メラトニンに特徴的なのは，その分泌が光に強く支配されている点である．

　メラトニンは松果体でセロトニンから合成され（図1-4, 図1-5），夜間に分泌が増える（図1-6）．光の情報は視交叉上核のVIPニューロンを介し，室傍核，脊髄の中間質外側核，交感神経を経て松果体に伝えられる（図1-4B）．この一連の過程には抑制系が一つ介在し，夜間にメラトニンが分泌されることとなる．分泌されたメラトニンは血液あるいは脳脊髄液によって脳内の広範な領域に分布するメラトニン受容体に作用し，さまざまな生理機能に昼夜のリズムをもたらす．

　たとえば，メラトニンが視交叉上核に存在するメラトニン受容体に作用すると，視交叉上核の活動が抑えられて生理的な眠気が生じるといわれている．このため睡眠ホルモンとよばれることもある．メラトニンによる眠気の誘発は，メラトニンを発見したLerner[*5]（米）自身が見出している[16]．夜間の体温低下もメラトニンを介する経路があるようだ．日が昇って網膜に光が当たるとメラトニンの分泌が抑えられ，我々は目覚めに転じる[a]．メラトニンの分泌は高齢者では低下し，分泌の時間帯は前へずれる（図1-6）．こうした変化が，高齢者での睡眠障害あるいは早起きといった習慣につながる可能性が示唆されている[a,15]．

　メラトニンは光によるサーカディアンリズムの位相の修正にも関わっており，睡眠障害や時差ぼけなど，種々のリズム障害でメラトニンは効果を発揮し，一時は夢の薬と謳われたほどである．

　メラトニンの分泌は季節性の周期にも重要である[f]．動物では夜が長くなってメラトニンの分泌が増えると，冬眠の支度に入る．季節による動物の繁殖行動も，メラトニンを介する可能性がある．

[*5] Lernerは1959年にウシの松果体からメラトニンを抽出した．1960年に始めてヒトにメラトニンを注射し，穏やかな鎮静効果があることを観察した．

睡眠と覚醒

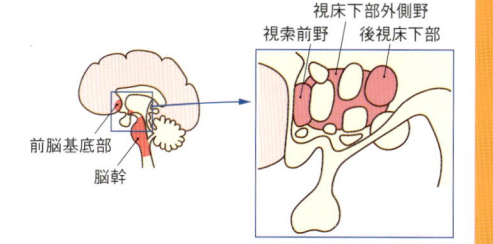

Clause 2

どんなに起きていようと思っても，いずれは寝てしまうもので，起きだめ，寝だめはできない．時実は，ヒトはどれくらい眠らずにいられるものなのかを1966年に調べている[1]．それによれば，被験者の断眠記録は101時間であった．2日間はなんとか起きていられるが，3日目になると自分の意志で起きていることは非常に困難になったという．

睡眠の研究

我が国における睡眠の研究は明治時代に遡る．当時，睡眠は脳の働きによると考えられていたが，石森國臣はイヌを5日間断眠させ，その脳内から睡眠物質を初めて抽出した[2]．Pieron（仏）もその頃に睡眠物質を抽出している[3]．その後，Berger（独）による**脳波**の発見があり[4]，睡眠は定性的かつ定量的に測定できるようになっていった．

Bergerはもともとは宇宙や天文に興味を持っている少年だったが，心と脳のしくみに関心を抱くようになり，脳の活動を調べるようになる[5]．苦労の末，1902年にはイヌで，1924年には初めてヒトで脳の活動を脳波として捉えることに成功する．さらにBerger自身と息子の脳波を何度も測定し，100人を超える患者の脳波を確認し，得られたデータを1929年に論文にまとめている．しかし世間の反応は冷たく，Berger自身も精神を病み自死している．脳の活動を記録できるという彼の研究を追随し，その意義を世界に広めたのはAdrian（英，p.49参照）である．AdrianはBergerの見つけたα波にBerger波という名をつけて，彼の業績をたたえている．fMRIやPETといった今日の医療技術の進歩は，Bergerの労のもとにあろう．

Bergerは，眠っている時の脳波が起きているときの脳波とは異なることに気づいていた．起きている時の脳波は速い低振幅波だが，眠りにつくと，脳波はゆっくりとした高振幅波になる．おそらく，眠る時に脳の活動が下がるため，脳波にこうした違いが生じるものと推測された．

1951年の冬，ふとした偶然から，寝ている時にも脳波が速くなる時期があることが明らかとなった．いわゆるREM（rapid eye movement）睡眠の発見で，REM睡眠といわれるのは，脳波が速波化するこの睡眠中の時期に，まぶたの下で眼球がきょろきょろ動くからである．その晩，「覚醒時の眼球運動」というテーマに取り組んでいた大学院生のAserinsky（米）は，8歳になる息子を被験者にすべく研究室に呼び寄せ，眼球付近の皮膚に電極を取り付けて眼球運動を測定しようとしていた[6〜8]．Aserinskyは息子に寝ないように注意を促すと，自らは隣室で眼電図をチェックし始めた．しばらくして眼電図の振れを確認し，息子が起きているものと思って部屋をのぞくと，ぐっすりと寝ていたそうである．寝ているのに眼電図が振れているとはいったいどういうことなのか．Aserinskyははじめ，機械の故障を疑ったという．実はこの時，彼は息子の脳波も測定しており，眼電図が振れる際に脳波も覚醒傾向にあることがわかった[9]．この不思議な現象の重要性を，師であるKleitman（図2-1）に論され，Aserinskyは覚醒から睡眠へと研究テーマを変えていく[10]．Kleitmanのもう一人の学生であったDement（米，1957）は，REM睡眠時に夢を見ることを報告し[11]，Jouvet（仏，1959）はREM睡眠の発現に脳幹の橋が重要であること，REM睡眠の際に筋肉の緊張がなくなることなどを見出し，この睡眠の意義について追求していくようになった（p.204参照）[10,12]．

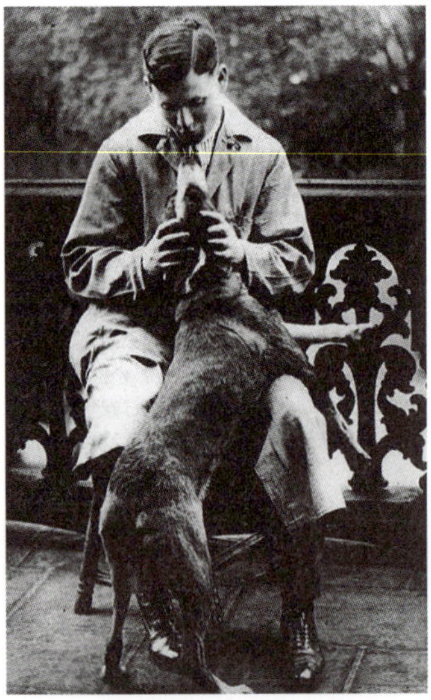

図2-1 Nathaniel Kleitman[10]
（1895〜1999，米）

石森國臣とPieronが唱えた睡眠物質はその後，相次いで見つかった．その一つ，プロスタグランジンD_2（PGD_2）は，早石らが1983年に見つけたものである[13]．PGは天然界に30種類以上あり，体内のほとんどの組織に存在して，多彩な生理活性を示すことが知られていた．ところがPGD_2の生理活性がわからずじまいであった．早石はPGD_2が脳内に存在することを突き止め，PGD_2の作用が脳内に特有な機能に関わっているのではないかと推測してみた[14]．そして，微量のPGD_2をラットの脳内に注入してみたところ，ラットはすやすやと眠り始めたという．PGD_2による睡眠は自然の生理的な睡眠とまったく区別がつかないらしい．ちなみに数あるPGのうち，睡眠誘発作用があったのはPGD_2のみだったという．早石の発見はラットにおけるものだったが，その後，睡眠病患者では，脳脊髄液中のPGD_2が増えることが報告され，ヒトの睡眠でもPGD_2が重要であることが明らかになっている．

生体内でPGD_2は，脳内の受容体に結合し，その情報は**アデノシン**によって睡眠中枢に運ばれて眠りを引き起こすらしい．アデノシンは現在，最も重要な睡眠物質の一つと考えられている．この物質は，長時間起きていると徐々に脳内にたまるようになる[15]．覚醒に伴って脳内のニューロン活動にグルコースが消費されると，ATPが分解されてアデノシンが増えるといわれている．カフェインはアデノシンの拮抗物質であるため，コーヒーを飲むと睡眠のシグナルが睡眠中枢に届きにくくなって眠れなくなるそうだ．

睡眠中枢と覚醒中枢

睡眠あるいは覚醒の中枢という概念が初めて唱えられたのは19世紀の終わり頃である[10]．その頃インフルエンザが猛威をふるい，そのウイルスに感染して，不眠あるいは過度の眠気を訴える人々がいたそうだ．von Economo（オーストリア）が調べてみると，不眠の患者は視床下部〜中脳の前部が，過度の眠気を起こす患者は視床下部〜中脳の後部がそれぞれウイルスによって損傷されていた．そこで彼は，睡眠と覚醒を起こす中枢が，それぞれに脳内の特有な場所に存在すること，2つの中枢がなんらかの化学物質を介して睡眠と覚醒を調節しているのではないかと推測した．

それから約百年が過ぎ，現在では**睡眠中枢** sleeping centerが主に視床下部前部の腹外側視索前野に存在することが判明している[16]．この領域にあるGABAニューロンの活動は，睡眠時，あるいは断眠による睡眠欲求の高まりにつれて活発になる．睡眠中枢のGABAニューロンは，覚醒に関連するさまざまな領域に投射して，覚醒を抑制する（図2-2B）．一方，腹外側視索前野も覚醒領域から抑制を受けており，睡眠と覚醒は単独で起こるのではなく，両中枢の相互抑制的関係によって成り立っている．

覚醒にはACh，NA，セロトニン，ヒスタミン，オレキシン，PGE_2など多くの物質が関与しており，**覚醒中枢** awaking centerはこれらのニューロンが起始する広い領域にまたがる（図2-2A）．ひとくくりに覚醒といえどもいろいろな覚醒状態があり，それぞれのニューロンは異なった役割を担っているようである．大脳皮質の覚醒に最も関与している物質はAChであり，コリン作動性ニューロンが存在する橋と前脳基底部を電気刺激

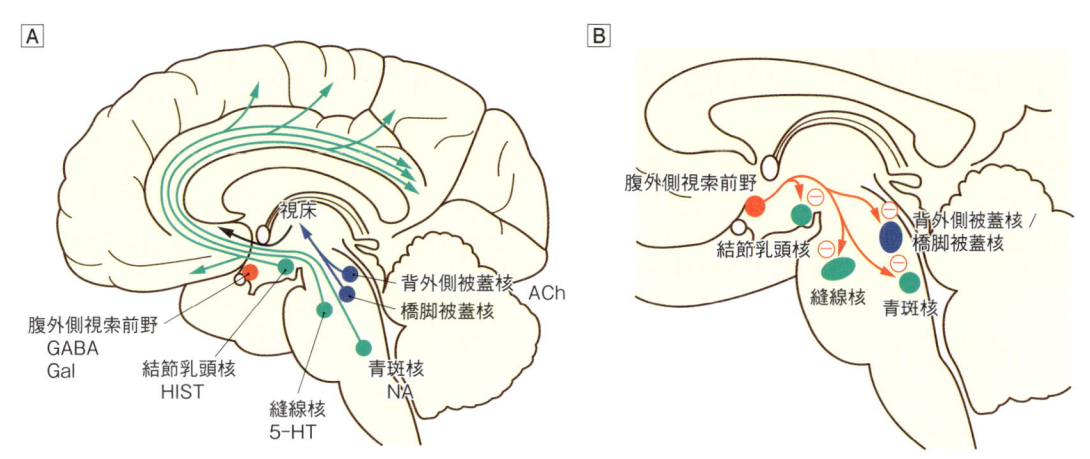

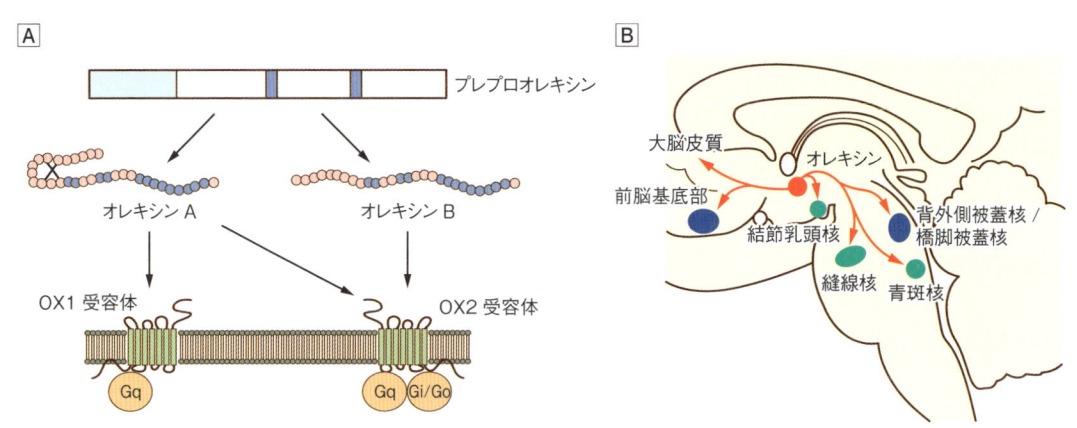

図 2-2　睡眠・覚醒リズム調節の神経機構　A 上行性覚醒系，B 腹外側視索前野から上行性覚醒系の主な核への投射．
HIST: ヒスタミン，Gal: ガラニン（Saper, et al[17]より改変）

図 2-3　オレキシンとオレキシン受容体（A），オレキシン神経の存在部位と投射先（B）　オレキシン A とオレキシン B は共通の前駆体（プレプロオレキシン）から生成される．オレキシン受容体には OX1 受容体と OX2 受容体がある．OX1 受容体はオレキシン A に選択的であり，OX2 受容体はオレキシン A とオレキシン B の両者と結合する．（A: 桜井[18]より改変，B: Saper, et al[17]より改変）

すると，大脳皮質が賦活化することがわかっている．NA 作動性ニューロンは注意を喚起するアラームシステムで，セロトニンニューロンは覚醒時のリズミカルな行動で活性化されるらしい．結節乳頭核のヒスタミンニューロンも覚醒に関与し，抗ヒスタミン薬の入った風邪薬や抗アレルギー薬の服用により眠くなるのは，このニューロンの活動が抑えられるためである．

　覚醒に大きく関わるオレキシンニューロンは，視床下部外側野に起始する．オレキシンは，もともとは摂食を促す物質として発見された[19,20]*1．摂食する際には起きていなければならないことを考えると，オレキシンにこの二つの働きがあっても不思議ではない．満腹になると眠くなる現象にも関与が示唆されている[21,22]．ナルコレプシーは

---

*1 オレキシン（別名ヒポクレチン）は 1998 年に 2 つの研究グループが独立に発見した．柳沢と桜井らはオーファン受容体のリガンドとしてオレキシン（オレキシン A とオレキシン B）を見出し，その摂食促進作用にちなんで，orexin（食欲を意味する）と命名した[19]．DeLacea（米）らは視床下部に特異的に発現するペプチドとして見出し，消化管ホルモンのセクレチンに類似することからヒポクレチン（ヒポクレチン 1 とヒポクレチン 2）と名付けた[20]．オレキシン A とヒポクレチン 1，オレキシン B とヒポクレチン 2 は同一のペプチドである．

居眠り病ともよばれ，その原因がオレキシンニューロンの変性・脱落であることが1999～2000年にかけて証明された[23-27]．視床下部外側野のオレキシンニューロンは覚醒に関係するすべての領域に投射があり，興奮性の効果をもたらす（図2-3）．

睡眠・覚醒はサーカディアンリズムを持つことから，睡眠・覚醒中枢と視交叉上核との連絡系の解析が進められている．体内時計である視交叉上核からは，腹外側視索前野のGABAニューロン，後部視床下部のヒスタミンニューロン，視床下部外側野のオレキシンニューロンへ投射が認められている（p.199参照）．一方，睡眠・覚醒のリズムには，視交叉上核以外に存在する概日振動体からの支配が関係しているとの報告もある[28]．

睡眠・覚醒と自律神経系

覚醒状態が一定でないように，睡眠の状況も一定ではない．一晩のうちには，さまざまな深さの睡眠パターンが繰り返される．深い睡眠はゆっくりとした脳波を伴うことから徐波睡眠[*2]とよばれ，交感神経全般のトーヌスが下がり，手足の血管抵抗や血圧，心拍，呼吸，体温など身体活動に必要な自律機能全般が低下する．このとき副交感神経全般のトーヌスは逆に高まり，胃腸管の活動が亢進し，エネルギーの蓄積が行われる．睡眠から覚醒に移行すると，交感神経のトーヌスは徐々に上昇し，身体活動に適した状況が作られる．

覚醒時と同じような脳波を持つREM睡眠は，睡眠全体の約25％を占める．REM睡眠時，ヒトは夢を見ており，眼球の動きは頭の中でその夢を追っているために起こるといわれている[29]．心拍，呼吸，血圧などにも不規則な変化が起こり，男性では勃起も伴う（図2-4）．また，骨格筋が全般に弛緩して，金縛り状態になる．恐ろしい夢でうなされても，身体が思うように動かないのはこのためである．REM睡眠は通常一晩に4～5回あ

図2-4 脳波に基づくヒトの睡眠相とそれに伴う生体機能の変動 EOG：眼電図，REM：急速眼球運動，EMG：首の筋肉の筋電図，心拍数と呼吸は1分あたり，PE：陰茎勃起（相対的長さ）．C（2）相のβはβ紡錘波をさす．(Schmidt, et al[t]より改変)

り，このうち起きる直前のREM睡眠はやや長く，ヒトはこの時に見た夢を覚えているらしい．REM睡眠は覚醒と睡眠の狭間にあり，睡眠と覚醒のサイクルがまだ形成されていない新生児期に多くみられる[*3]．その役割は，記憶の形成あるいは学習，本能に関与するのではないかと推測されている．また，REM睡眠時には脳波が覚醒傾向にある一方で筋肉が弛緩することから，REM睡眠は身体（筋肉）を休めるための睡眠と捉えることができる．これに対し，脳の活動が収まる徐波睡眠は，脳を休ませるための睡眠と位置づけられる．

[*2] non REM睡眠ともいう．

[*3] 新生児では50％を占める．REM睡眠の割合は大人に比べて子供で多いため，子供で観察されやすい傾向にある．

摂食と摂食の抑制

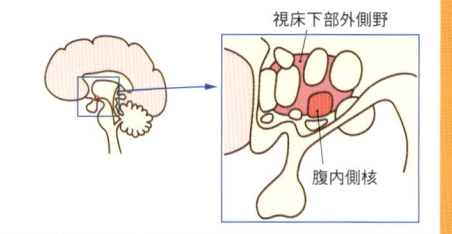

Clause 3

すべての動物は生きるために食を求め，食を求めることは生きる意欲につながる．空腹になると"食べたい"という欲求（食欲）が生じ，**摂食行動** feeding behavior が起こる．逆に満腹になると，食欲が消失し，食べるのをやめる．ちなみに**空腹** hunger と**食欲** appetite は異なる．ライオンはどんなに空腹でもトマトは食べないという．トマトを見ても食欲が湧かないのである．

摂食中枢と満腹（摂食抑制）中枢

脳に障害がある患者では食欲に異常が認められる場合があることから，脳による食欲の調節は古くから考えられていた．1942年，Hetherington & Ranson（米）は，その調節の主体が視床下部にあることを示した[1]．彼らはHessが行った視床下部の電気的刺激実験（p.220参照）を応用し，視床下部の内側部にある**腹内側核** ventromedial hypothalamus（VMH）周辺を破壊すると，動物が過食に陥り，自由に食べられるようにしておくと，餌を食べ続けて肥満になることを発見した（図3-1B）．この部位はその後，摂食行動を抑える中枢であることがわかり，現在では**満腹中枢** satiety center とよばれている．満腹中枢を電気刺激すると，動物は摂食行動をとらなくなる．

Hetheringtonらの報告を受けて，1951年にはAnand（インド）& Brobeck（米）がラット94匹とネコ2匹を用い，視床下部内の他の場所（**視床下部外側野** lateral hypothalamic area，LHA）を局所的に破壊すると，動物は食物を拒否して飢餓に陥ることを見出した[2]（図3-1A）．Anandらは脳内には摂食を司る中枢が存在するという概念を打ち出し，視床下部外側野を**摂食中枢** feeding center と位置づけた[2,3]．外界の食物に対して特別注意を払わずに静かに横たわっていたネコが，摂食中枢を電気刺激すると，頭を持ち上げ，注意深くなり，立ち上がって餌を捜し，餌のあるところへ行って食べ始める．食べている途中で電気刺激をやめると食べるのをやめる．

摂食中枢や満腹中枢の破壊あるいは刺激による摂食行動の変化は，自律神経系と密接な関わりがある．たとえば，ラットの満腹中枢を破壊した場合には，膵臓支配の迷走神経活動が亢進する一方で内臓交感神経活動が低下し，インスリンの分泌が増えることが見出されている[4]．したがって，満腹中枢が破壊されると，迷走神経を介してインスリンの分泌が増加し，その結果，血糖値が下がるため，動物は空腹を感じ，多食になると考えられる．満腹中枢の破壊は唾液や胃液分泌をも増加させることがわかっており，こうした自律機能の変化も多食を促す要因となるのであろう．なお，摂食中枢を破壊した動物では，自律神経機能にちょうど逆のことが起こり，迷走神経活動の低下とインスリン分泌の低下が認められている．

血糖調節中枢

摂食行動を誘発あるいは抑制する中枢は視床下部に存在するが，その中枢を駆動させるための引き金は，体内のエネルギー源となる糖質や脂質の量である．血糖値の変化は，肝臓など末梢の器官に備わっている血糖受容器で感受されて，その情報は内臓求心性線維により脳内へと運ばれる[5]．Mayer（英）は，脳内においても血糖値の変化を感受するしくみがあることを唱え[6]，Anandは視床下部の摂食中枢と満腹中枢に，グルコースに反応する特殊なニューロンが存在することを見出した[3,7]．大村はそのようなニューロンを詳しく検証

第3章 ● 生きることと自律神経系

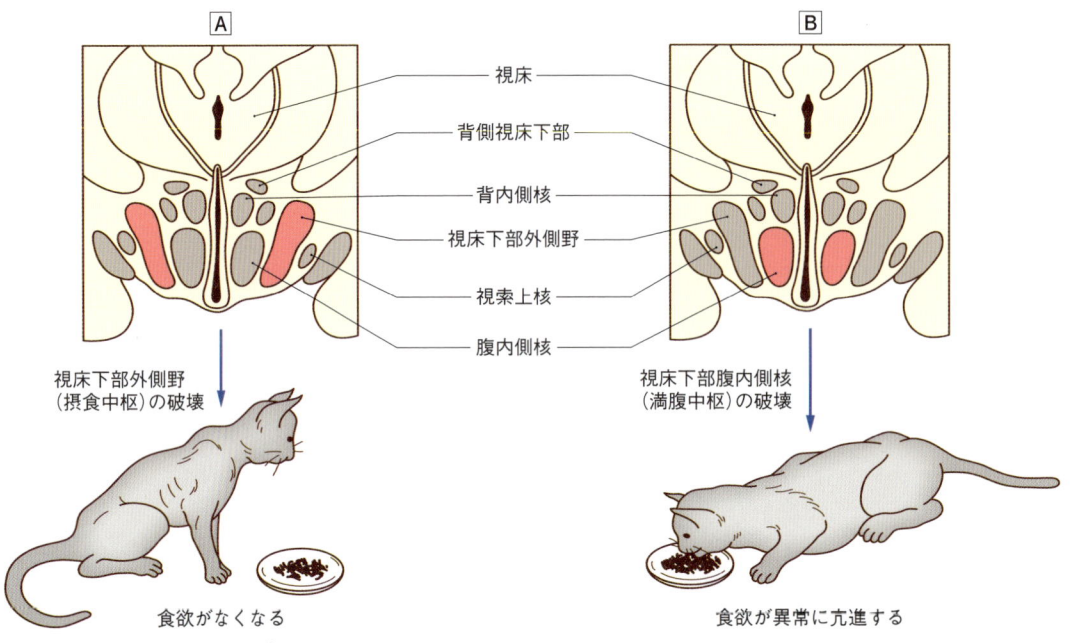

図中ラベル：
- 視床
- 背側視床下部
- 背内側核
- 視床下部外側野
- 視索上核
- 腹内側核

A: 視床下部外側野（摂食中枢）の破壊 → 食欲がなくなる
B: 視床下部腹内側核（満腹中枢）の破壊 → 食欲が異常に亢進する

図 3-1 摂食中枢と満腹中枢[8]

するために，グルコースを直接ニューロンに投与できる微小電極を編み出し，2種類の異なるタイプのニューロンが存在することを実証した[8,9]．一つはグルコースの投与によって活動が抑えられるニューロンで，**グルコース感受性ニューロン** glucose-sensitive neurons とよばれ，摂食中枢に存在する．このタイプは，血糖値が下がると活動が促進される*1．もう一つは，グルコースの投与によって活動が促進されるニューロンで，**グルコース受容ニューロン** glucose-receptive neurons とよばれ，満腹中枢に存在する．このタイプは血糖値が上がると活動が促進される*2．各々の中枢で血糖値に関する情報が処理されると，その情報が大脳皮質に送られ，空腹感あるいは満腹感として認識される．その結果，再び摂食中枢と満腹中枢を介して摂食行動あるいは満腹行動を起こし，摂食量が調節される．同時に，自律神経系や内分泌系を介して血糖値を安定に戻す（p.169 参照）．体内の血糖値を適正に保つことから，摂食中枢・満腹中枢は**血糖調節中枢**ということもできる．

摂食の神経制御

摂食中枢は視床下部外側野以外にも，視床下部の**弓状核** arcuate nucleus にある．体内のエネルギー源が欠乏すると，胃腸管内容物の減少に応じて，胃からグレリン，腸管からモチリンなどの摂食亢進物質が分泌され，その情報は血液あるいは内臓求心性線維を介して延髄・視床下部に伝えられる．その結果，摂食中枢内のグルコース感受性ニューロンの活動が上昇し，弓状核内側部ではニューロペプチドY（NPY）が産生され，視床下部外側野ではオレキシンやメラニン凝集ホルモン（MCH）が産生される*3．これらの物質が摂食行動を促して，食物の摂取量が増えると考えられている．実際，NPYをネズミの脳室内に投与すると，猛烈な勢いで食べ始める[10,11]．オレキシンやMCHを脳室内に注入しても摂食行動が誘発され[12,13]，絶食させられたネズミではオレキシンと

---

*1 グルコース感受性ニューロンは，遊離脂肪酸やインスリンでも促進される．
*2 グルコース受容ニューロンは，遊離脂肪酸やインスリンで抑制される．

*3 弓状核内側部では Agrp（agouti 関連蛋白質）も産生される．

MCHの産生量が上昇している．

情動性の摂食あるいは食物の選択には，視床下部より上位の中枢が関わっている．たとえば，食べ物の好き嫌いには大脳辺縁系の扁桃体から摂食中枢への連絡が関与する（p.221 参照）．また，大脳辺縁系の側坐核は大脳皮質や扁桃体，中脳からの入力を受けており，おいしくて食べ過ぎてしまうしくみに関係するようである．ヒトは大脳皮質が発達しているために，大脳皮質から摂食中枢へ多くの連絡がある．食べ物がもったいないからといって満腹なのに食べたり，美容のためにと空腹にもかかわらず食べるのをあえて我慢したりする．ストレスによる肥満や拒食症は，大脳皮質の発達しているヒトならではの病態であろう[14]．

満腹（摂食抑制）の神経制御

満腹中枢も，腹内側核のほかに，弓状核外側部や室傍核に認められる．満腹になると，消化管からさまざまな摂食抑制物質が分泌され，血液あるいは内臓求心性線維を介して延髄・視床下部の満腹中枢に伝えられ，グルコース受容ニューロンの活動が上昇する．すると，弓状核外側部でα-メラニン細胞刺激ホルモン（α-MSH）などの物質[*4]が産生され，室傍核ではCRHが産生されて満腹感が起こり，摂食抑制に導くらしい．縫線核のセロトニンニューロンにも摂食を抑制する働きがある[i)]．

摂食量の調節には，1回の食事の量を制限し，胃腸管に負担をかけないようにするような短期間の調節と，体重を一定レベルに維持するような長期間の調節とがある．摂食に伴って速やかに血中レベルが変化するグルコースや遊離脂肪酸，消化管ホルモンの情報は短期間の調節に重要である[*5]．たとえば食後，消化管から分泌されるコレシストキニンには，食べた量に応じて満腹感をもたらし，摂食行動を抑えて，一度に食べ過ぎるのを防ぐ働きがある．

体内に蓄積した脂肪量は，長期間の摂食量調節に重要である．体脂肪量が増えると脂肪細胞より**レプチン** leptin[*6]が血中に分泌され，脳に到達して延髄や視床下部のレプチン受容体に作用する．その結果，食欲がなくなって摂取量が減る．また，エネルギー消費を促し，体重を減少させる．レプチンの由来である leptos はギリシャ語でまさしく「痩せる」を意味する．レプチンを産生できないマウスでは著しい過食と肥満が認められる．ヒトでもレプチン遺伝子の異常あるいはその受容体の異常は著しい肥満を呈する．ちなみに，空腹時に胃から分泌されるグレリンは，視床下部においてレプチンと拮抗し，レプチン耐性の肥満ではグレリンの拮抗薬が効くようである．

食欲は夏に低下することから，体温調節中枢も摂食量に関与するしくみがあると考えられる．実際，体温調節中枢を温めると摂食行動は抑制される．食後，体が温かくなるのは，主に摂取した食物の代謝に伴う産熱による．食後の眠気は視床下部外側野のオレキシンニューロンの活動低下によることが示唆されている（p201, 2項 睡眠と覚醒を参照）．

[*4] 弓状核外側部では，CART（カフェイン-アンフェタミン調節転写産物），POMC（プレオピオメラノコルチン）などの物質も産生される．

[*5] アミノ酸の関与も示唆されている．

[*6] 167個のアミノ酸からなるポリペプチドホルモンで，1994年に脂肪組織で発見された．

渇きと体液の調節

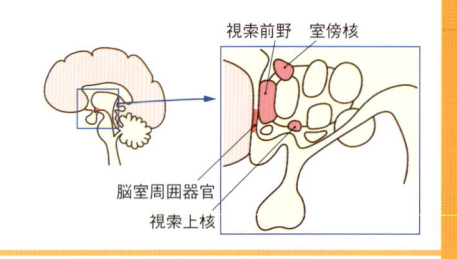

Clause 4

　必要以上に多くの水分を摂取しても，暑さで多量の汗をかいても，身体の水分量や浸透圧はほとんど変わらない．腎臓はこうした体液の調節に非常に大切な役割を果たしている．また，脳の視床下部は常時，身体の水分量や濃度をチェックして，水分や塩分の調節をする指令を出し，体液の平衡を保っている．

バソプレシンによる水分排出の調節

　体内の浸透圧が上がると浸透圧受容器が興奮し，その情報は視床下部の**視索上核**や**室傍核**に伝えられて**バソプレシン**が生成され，下垂体後葉から分泌される（図4-1A）．バソプレシンの主な生理作用は水分の保持で，腎臓に作用して尿量を抑え，体内の浸透圧を一定に保つ方向に働く．尿量を抑えることから**抗利尿ホルモン** antidiuretic hormone（ADH）ともよばれる．循環血液量の減少もバソプレシンの分泌刺激となる（図4-1B；p.95も参照）．

　バソプレシンの分泌リズムは夜間に高くなっており，睡眠中は尿意を感じにくいしくみとなっている．ただ，高齢者では夜間での分泌が低下しており，これが夜間頻尿の一因と考えられている[1]．それでは，寒い冬よりも暑い夏の方が尿意を感じにくいのはなぜだろうか．これは，夏は汗で体液量が減少しているので，これ以上は水分の喪失を防ごうと，知らず知らずのうちにバソプレシンの分泌機能が高まり，尿量が抑えられているためである．

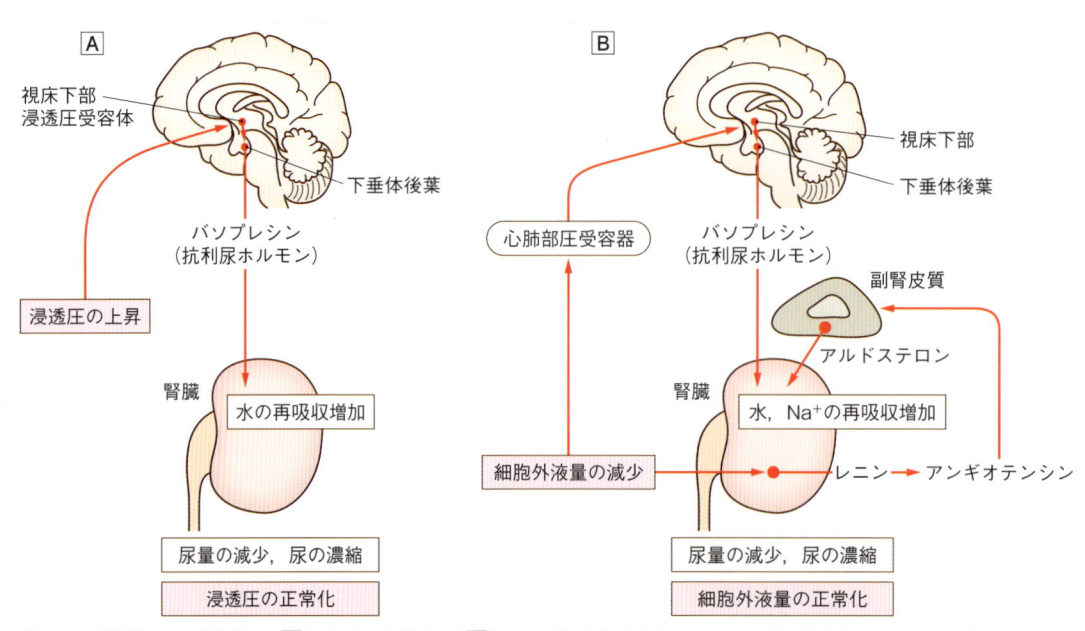

図4-1　腎臓による浸透圧（A）と細胞外液量（B）の調節　A，Bともに渇きの感覚が生じることによる水分摂取の増加については省略している．（佐藤ら[5]より）

4 渇きと体液の調節

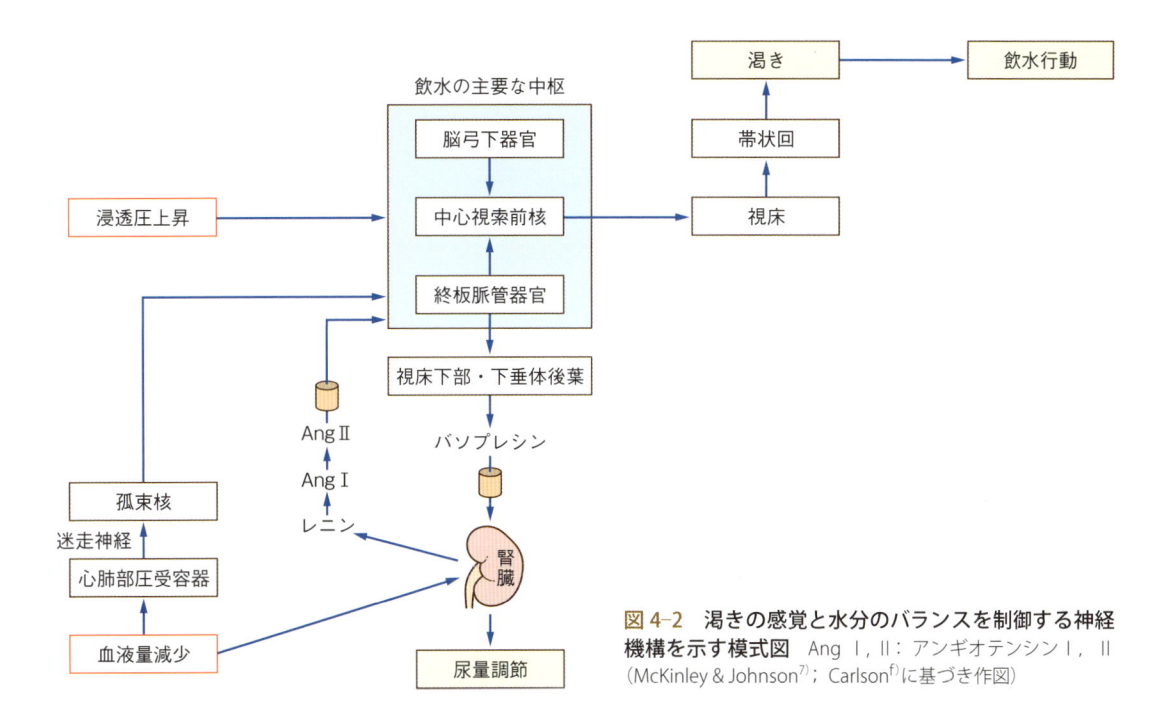

図4-2 渇きの感覚と水分のバランスを制御する神経機構を示す模式図　Ang I, II：アンギオテンシン I, II（McKinley & Johnson[7]；Carlson[f]に基づき作図）

渇きの感覚による水分摂取の調節

激しい運動などで多量の汗をかいたり，塩辛いものを食べると，**渇き** thirst の感覚が起こって，"水を飲みたい"という欲望が生じ，それによって水を飲むという行動が起こる．生体の水分摂取は，こうした渇きの感覚によって主に調節されている．

1952年，Andersson（スウェーデン）は渇きの感覚を起こす浸透圧受容器が脳内に存在するという仮説を立て，ヤギの視床下部の第三脳室付近に高張食塩水を微量注入してみた[2]．すると，ヤギは水を飲む行動を起こし，この部位は**飲水中枢** drinking center とよばれるようになった．Anderssonはその後，1頭のヤギを半年間にわたって実験観察し，環境の変化が飲水中枢および飲水行動に及ぼす影響についても報告している[3]．現在では，脳室周囲器官の**終板脈管器官**や**脳弓下器官**，**視索前野の中心視索前核**が飲水に主要な中枢とされる．動物でこの領域を刺激すると，直ちに水を飲み始め，刺激が終わるまで飲み続ける．逆にこの部位を破壊すると水を飲まなくなる．

小泉と山下は，浸透圧受容器が**視索上核**と**室傍核**にも存在することを示している[4]．室傍核と飲水中枢の脳弓下器官との間には直接の線維連絡があり[5]，飲水中枢に加えて室傍核や視索上核も水分調節全般に重要とされる．

渇きの感覚の脳内経路

浸透圧の上昇は，主に終板脈管器官と脳弓下器官にある浸透圧受容器で感受され，視索前野に送られて統合処理され，渇きの感覚と飲水行動を起こす（図4-2）．

ヒトに濃い食塩水を静脈内投与すると，上述の飲水中枢に加えて，前帯状回をはじめとする複数の脳内領域の活動が高まることが報告されている[6]．この場合，被験者が水を飲むと前帯状回の活動が速やかに解消されるので，前帯状回の活動は渇きの感覚を反映しているようである．飲水中枢の情報は視床を経由して帯状回に入力し，そこで渇きの感覚を生み出している可能性がある．

血液量減少に伴う渇きの感覚は，循環系の心肺部圧受容器（p.94参照）や腎臓の圧受容体（傍糸球体細胞）を介して起こる（図4-1B, 4-2）．心肺部圧受容器の情報は内臓求心性線維によって延髄

209

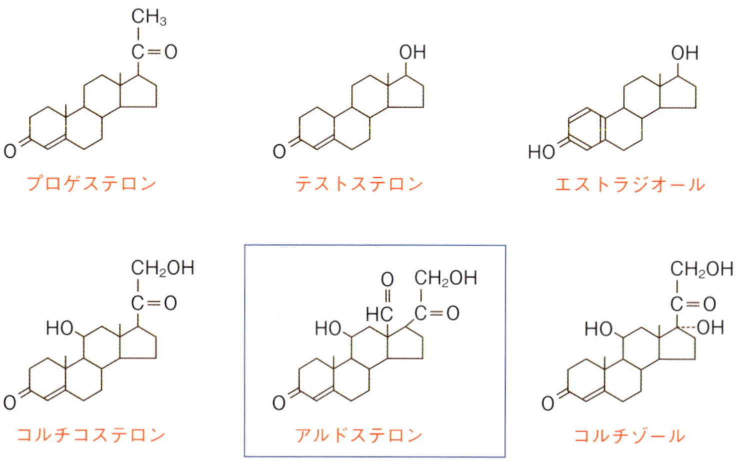

図4-3 ステロイドホルモンの化学構造

の孤束核，さらに飲水中枢へと伝わり，口渇を起こす．この場合，内臓求心性線維によって一刻も早く身体内部の状況を脳に伝えることができる．血液量の減少は腎臓の圧受容体でも検知される．その場合，レニン-アンギオテンシン系の賦活化に伴って増えるアンギオテンシンⅡは，終板脈管器官や脳弓下器官にあるアンギオテンシン受容体に作用し[*1]，視索前野を経て口渇を起こす．

浸透圧受容器や圧受容器のほか，咽頭や上部消化管の受容器からの情報も飲水調節に重要な役割を持つ．水を飲むと咽頭や上部消化管が刺激され，その情報が内臓求心性神経を通して中枢に伝わり，渇きの感覚が抑えられて飲水をやめる．この効果は15〜30分の一次的なものであるが，短期間の飲水調節として重要である．なぜなら，摂取した水が吸収されるには時間がかかるので，体液の浸透圧や体液量が正常に戻るまで飲み続けると，水分の取りすぎになってしまうからである．

塩分の調節

体内の電解質で最も多いのは塩分であるが，ヒトの塩分に対する欲求はまれである．それは体内に，水分と同じように塩分濃度を一定に保つシステムが存在し，通常は不足するほどの事態を招か

ないからである．しかし，夏の暑い季節，わき出る汗を水分だけで補おうとすると，汗には塩分が含まれているので，体内の浸透圧が低下してしまう．このような時には，塩分を適度に含んだ水分の補給が望ましい．塩分の体内への吸収を促すためには糖分を含んだものもよいといわれる．しかし汗をなめてみればわかるが，塩辛いものであって決して甘いものではない．糖分を過度に含んだ飲料は控えるべきである．昔の人は真水を飲み，塩をなめて体液を調節したようである．

塩分濃度を一定に維持するしくみは**副腎皮質**にある．通常，塩分濃度が下がれば副腎皮質からステロイドホルモンの一つである**アルドステロン**が分泌され（図4-3），腎臓に作用してNa$^+$の再吸収を促す．逆に，塩分濃度が上がればアルドスロンの分泌は抑えられて，余剰のNa$^+$が尿中に排泄される．

塩分の恒常性を保つ上で，副腎皮質の果たす役割は非常に大きく，副腎皮質疾患でアルドステロンが分泌されなくなった場合には，ヒトは死にものぐるいで塩を求めるようになる．その欲求が満たされない場合には致死的な状況すら招く．ヒトを含む動物にこのような塩分欲求があることは，Richter（米，1936）が初めて報告しており，副腎を除去されたラットでは塩分が不足し，通常ではあり得ないような高濃度の食塩水を求めるようになる[8,9]．

[*1] リラキシン，心房性ナトリウム利尿ペプチド（ANP）などのホルモンも脳弓下器官の受容体に作用する．

Clause

5

体温調節

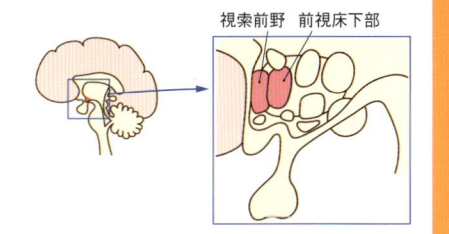

体温

体の深部が環境温の影響を受けにくいのに対し，体の表面は外気温の影響を非常に受けやすい．各々を**核心温度** core temperature，**外殻温度** shell temperature と呼んで区別している（図5-1）．核心温度は一般に最も環境温の影響を受けにくい直腸温で，外殻温度は皮膚温で代表される．腋窩温は皮膚温であるが，腋窩で5分以上測定することによって外気温に影響されにくくなり，核心温度の目安として用いることができる．

外気温がある程度変化しても，核心温度はほぼ一定に保たれる．また，外殻温度も外気温に影響されるとはいえ，通常はある一定の生理的範囲内に保たれる．これは外気温の変化に応じて，生体に体熱の産生（**産熱**）と放散（**放熱**）を調節するしくみが備わっているからである．

温度受容器

皮膚の温度受容器

外気温の変化は皮膚の**温度受容器** thermoreceptor によって感受される．温度受容器には**冷受容器** cold receptor（冷点）と**温受容器** warm receptor（温点）とがあり，冷受容器は25〜30℃付近で，温受容器は40〜45℃付近で最も高頻度で発火する（図5-2A）．15℃を下回る場合，あるいは45℃を上回るような場合には温度感覚というよりは痛覚として感じ取られ，身体への警鐘となる．冷受容器の方が温受容器よりも数は多く，広範に分布する（表5-1）．口元が比較的水温に敏感なのは，冷受容器が口の周囲に最も密に存在するためと考

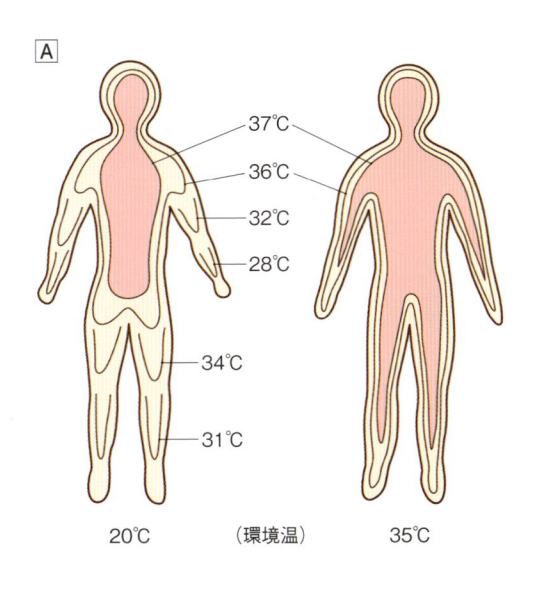

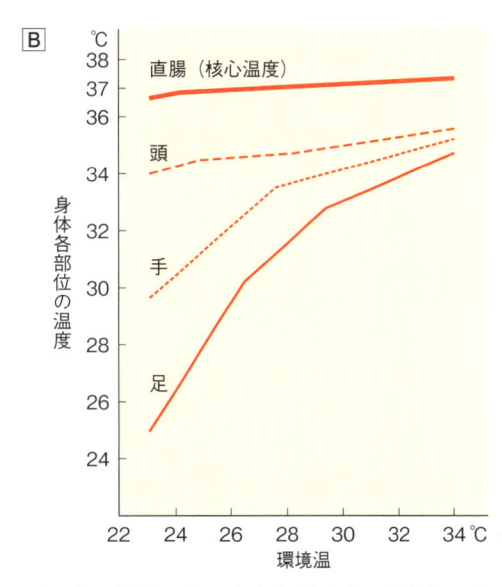

図5-1 体温の部位差 Ⓐ環境温20℃と35℃における体温の部位差．赤い部分が核心温度で，寒冷時に縮小する．Ⓑ種々の環境温における裸の人間の身体各部位の温度．直腸や頭部の温度は環境温が変動しても比較的安定に保たれるが，手や足の温度は環境温に伴って変動する．（A: Achoff[5]；B: Hardy, et al[6]に基づく佐藤ら[8]より）

第3章 ● 生きることと自律神経系

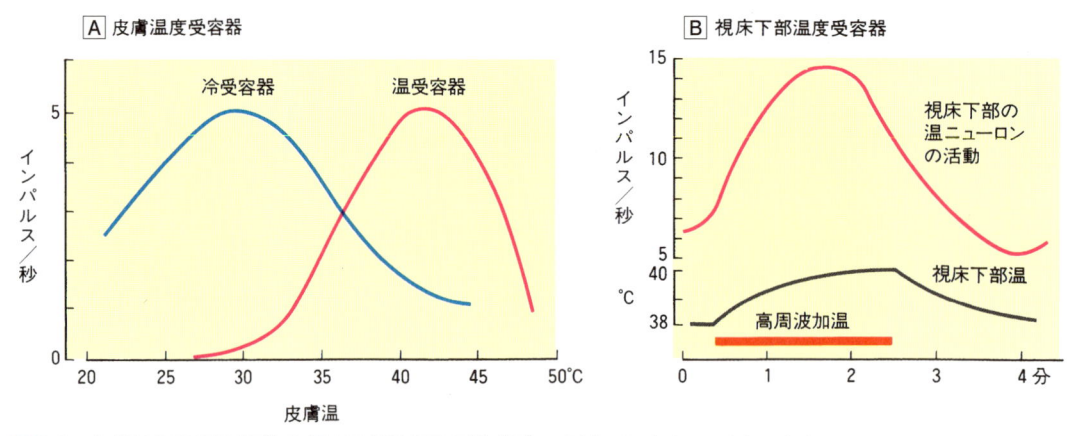

図5-2 皮膚温度受容器（A）と視床下部温度受容器（B）の反応 A 皮膚温と皮膚の冷受容器と温受容器の活動の関係. B 視床下部加温で活動数が増加する視索前野の温ニューロン.（A: Kenshalo[7]; B: Nakayama, et al[8]に基づく佐藤[A]より）

表5-1 冷点および温点の分布頻度（1 cm² あたり）
（入来, 1996[j]より）

	冷点	温点
前額	5.5〜8	
鼻	8〜13	1
口	16〜19	
顔面	8.5〜9	1.7
胸	9〜10.2	0.3
腹	8〜12.5	
背	7.8	
上腕	5〜6.5	
前腕	6〜7.5	0.3〜0.4
手甲	7.4	0.5
掌	1〜5	0.4
指, 掌側	2〜4	1.6
指, 背側	7〜9	1.7
大腿	4.5〜5.2	0.4
下腿	4.3〜5.7	
足背	5.6	
足底	3.4	

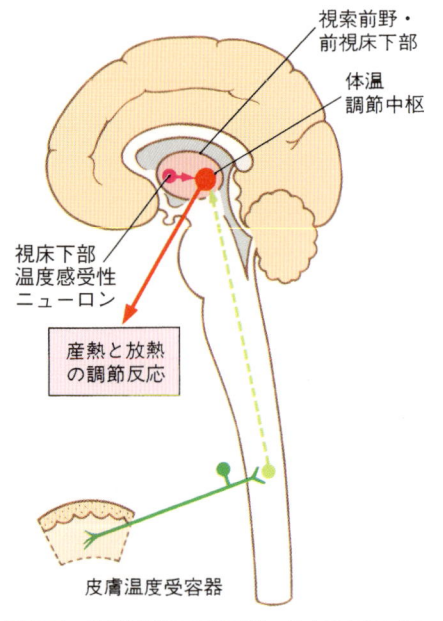

図5-3 体温調節の反射回路 温度受容器と体温調節中枢のつながりを示す.（佐藤[A]より改変）

えられる.

　冷受容器と温受容器は構造的には, 末梢神経（Aδ線維あるいはC線維）の自由神経終末である. その分子構造は, 1997年に唐辛子の主成分であるカプサイシンを用いて調べられ, TRP（transient receptor potential）チャネルとよばれるようになった[1]. TRPチャネルにはいくつかの種類があり, 冷痛覚や熱痛覚にも関与するらしい[2]. 皮膚の温度受容器によって感受された情報は, 視床下部の体温調節中枢に伝えられる（図5-3）. 動物では, 温度受容器から体温調節中枢への経路は, 橋の外側結合腕傍核を経由することが報告されている[3,4].

中枢の温度受容器

　体内の深部温の変化は, 視床下部最前方の**視索前野** preoptic area あるいは**前視床下部** anterior hypothalamus に存在する**温度感受性ニューロン**

thermosensitive neuron によって感受される．温度感受性ニューロンには深部温の上昇に伴って発火頻度が増加する温ニューロンと，深部温の低下によって発火頻度が増加する冷ニューロンとがあるが，多くは温ニューロンである（図5-2B）．深部温に関する情報も体温調節中枢に伝えられる．

体温調節中枢

体熱の産生と放散の平衡を保つ中枢は**体温調節中枢** thermoregulatory center とよばれ，温度感受性ニューロンの存在する**視床下部視索前野**[*1]と**前視床下部**にある．この領域を破壊された動物は熱放散の機序が働きにくくなり，高温環境下で体温が異常に上昇する．また，この部位を加温すると，皮膚血管拡張・呼吸促進など熱放散反応が起こり，逆に冷却すると皮膚血管収縮・ふるえなどの熱産生反応が起こる[*2]．皮膚や深部の温度情報は体温調節中枢で統合処理され，自律神経系，内分泌系，体性神経系を介して産熱や放熱機構が調節される．動物では，体温調節中枢からの遠心路は，腹内側核や延髄の縫線核を経由することが報告されている[3]．その際，熱産生反応は体温調節中枢の GABA 作動性ニューロンの脱抑制によって起こるようである．

暑熱時の体温調節反応（図5-4）

外気温29℃前後の温度付近では裸体のヒトの産熱は最小であり，皮膚血管の収縮と拡張によって放熱が調節されて，暑さも寒さも感じない．外気温がこれより上昇すると，皮膚の温受容器からの情報が視床を介して大脳皮質感覚野に伝えられて，暑さを感じるようになる．皮膚からの情報は視床下部の体温調節中枢にも伝えられる．また，

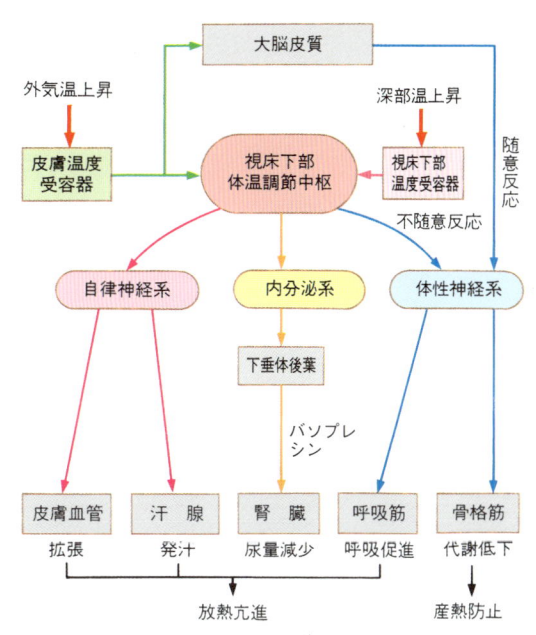

図5-4 暑熱時の体温調節機序[A]

視床下部の温度感受性ニューロンも深部温の上昇を感受する．視床下部の体温調節中枢はこれらの情報を統合処理し，次のような反応を誘発する．
① 皮膚の血管が拡張して，放熱が亢進する．これは，皮膚血管支配の交感神経性血管収縮神経活動が抑えられるためである[*3]．
② 同時に発汗が起こり，放熱が亢進する．これは，汗腺支配の交感神経活動が亢進するためである．
③ 発汗による水分の排泄がさかんになると，下垂体後葉からバソプレシンの分泌が増える．すると尿としての水分排泄が減り，からだ全体としての水分喪失量が抑えられる．また汗の塩分濃度が下がり，渇きの感覚が生じるために水分を摂取するようになる（p.208 参照）．
④ 高温環境では，脱衣や運動量低下，食欲不振などの体温調節行動も起こる．運動量や食欲の低下は余計な産熱を防止する．
⑤ 動物では呼吸の促進が起こる．イヌなど多くの動物では，皮膚の表面が毛で覆われており，体幹に汗腺がないため，体表面からの放熱が難し

[*1] 正中視索前野が重要とされる．
[*2] 後視床下部を刺激するとふるえが起こることから，前視床下部は熱放散をつかさどる温熱中枢，後視床下部は熱産生をつかさどる寒冷中枢とする考え方があったが，現在ではむしろ視索前野と前視床下部が体温調節に中心的な役割を果たすと考えられている．

[*3] 近年では暑熱時の皮膚血管拡張に，交感神経性血管拡張神経の関与も明らかにされている（p.112 参照）．

い．これらの動物は外気温が高まると，口を開けて勢いよく外気を吸ったり吐いたりし，気道から放熱を行う．

このように外気温が上がると，熱放散の促進と熱産生の抑制が起こり，体温の上昇を抑え，核心温度を正常に維持しようとする機構が働く．しかし外気温がさらに高まり，生理的調節の限界を超えると高体温になる．体温（直腸温）がおよそ43°Cになると蛋白質の変性が起こり，死に至る．

寒冷時の体温調節反応（図5-5）

外気温が下がると，皮膚の冷受容器からの情報が視床を介して大脳皮質感覚野に伝えられて，寒さを感じるようになる．皮膚からの情報は視床下部の体温調節中枢にも伝えられ，統合処理された結果，次のような反応を誘発する．

① 皮膚血管支配の交感神経性血管収縮神経活動が亢進して，皮膚の血管が収縮する．これにより体表からの放熱が抑えられる．
② 立毛筋支配の交感神経活動が亢進して，立毛が起こる．ヒトでは俗に「鳥肌」とよばれる状態である．鳥やけものでは立毛により体表をおおう空気層が厚くなり，服を着るような状態が作られて放熱の防止に役立つ．
③ 副腎髄質支配の交感神経活動が亢進して，副腎髄質ホルモン（アドレナリン）の分泌が増える．また，視床下部-下垂体前葉-甲状腺系の作動により，甲状腺ホルモンの分泌も増える．アドレナリンと甲状腺ホルモンの分泌によって，肝臓などの内臓における産熱（非ふるえ産熱）が高まる．新生児では，肩甲骨間などにある褐色脂肪組織での産熱も高まる．
④ 無意識のうちに運動神経が興奮して「ふるえ」

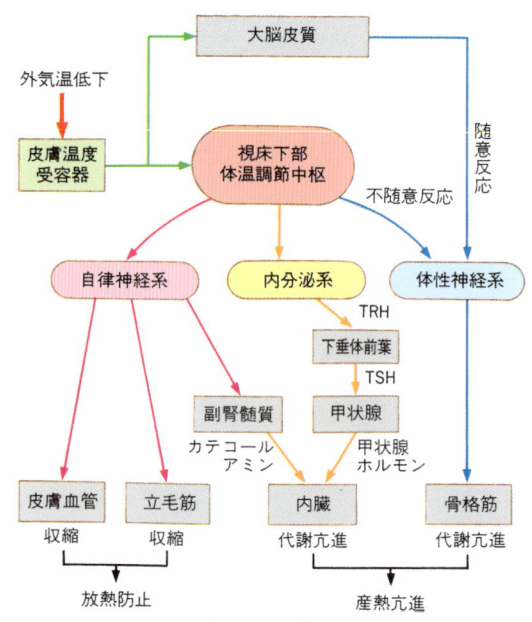

図5-5 寒冷時の体温調節機序[A]

が起こり，産熱が亢進する．
⑤ 意識的に厚着，運動をするなど，体温調節行動も起こる．食事をとる行動も産熱につながる．

このように外気温が下がると，熱放散の抑制と熱産生の亢進が起こり，体温の低下が抑えられて核心温度は正常に維持される．外気温が著しく低く，全身が冷却されるような場合には，皮膚血管の収縮が長く続いて，皮膚の血流が持続的に減少し，皮膚組織が損傷されてあかぎれやしもやけ，凍傷が起こる．しかしそれでも皮膚温を低下させて体内の熱喪失を防ぐことが，生命を護る上でより重要となる．外気温が生理的調節の限界を超えると低体温に陥る．体温（直腸温）が33〜34°Cになると意識が失われ，25〜30°Cでは心筋に細動が起こる．

ストレス

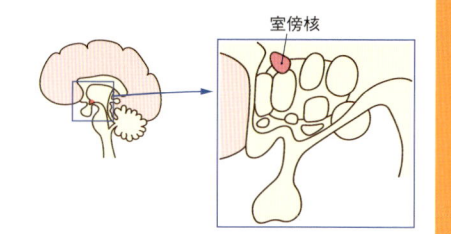

Clause 6

ストレスとは

　現代社会の中で我々はさまざまなストレスにさらされながら生きている．ストレスという言葉は，本来は力によって物体に生ずるゆがみを意味する工学用語であるが，Selye（1907-82，カナダ）は生体に刺激が加えられた際に生体に生ずる反応（歪み）を**ストレス**，外から加えられる刺激を**ストレッサー**と名付けた（現在ではストレッサーの意味でもストレスということが多い）．Selye は，ストレス時に生じる生体反応として，胸腺・リンパ組織の退縮，胃・十二指腸潰瘍，副腎肥大の三大徴候に着目し，ストレスにより生体の抵抗力が弱まったり強まったりすると考えた．

　ストレスを引き起こす刺激には，温熱・外傷・騒音などの物理的なもの，不快な臭いのような化学的なもの，感染などの生物学的なものがある．また，人間関係や仕事の悩みといった心理・社会的なものなどもあり，実に多様である[*1]．こうしたストレスは視床下部をはじめとする中枢神経系で統合・処理され，情動や覚醒水準などの高次神経機能に変化をもたらすとともに，自律神経系，内分泌系，免疫系，運動系を介して全身的なさまざまな反応を誘発する．

　ストレスに対処する方法には，自らストレスの対象に立ち向かうか（fight），その対象からいち早く逃れるか（fright），あるいは諦めて対象が消えるのをじっと待つ（freeze）かがある（図6-1）．先の2つは防衛反応とよばれ，交感神経系の非常に強い活動が基本にある．瞳孔散大，心機能促進，

[*1] 生体に有害な影響を与えるような不快なストレス（ディストレス distress）もあれば，適度な緊張感を与えるような快適なストレス（オイストレスあるいはユーストレス eustress）もある．

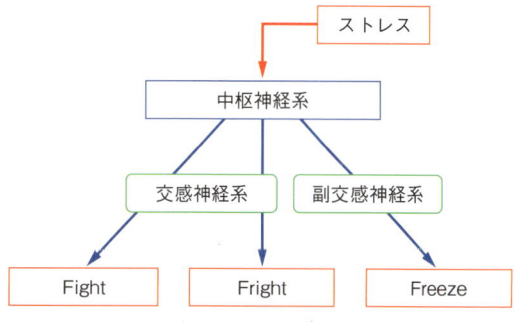

図6-1　ストレス時の反応 （佐藤[1]より）

気道拡張，消化管機能抑制など闘争，逃避に都合のよい態勢が作られる（p.12 参照）．これに対して，諦めるパターンでは副交感神経が極度に活動して心拍と血圧が低下し，代謝が減る．ストレスに対してすくんでしまうことから，死にまね反応ともいわれる．クマムシは水がなくなると，死んだように極端に代謝を減らし生き延びるという．いずれのパターンも生き抜くために必要な適応反応である．

視床下部-下垂体-副腎皮質系

　Selye はストレス時に起こる**副腎皮質** adrenal cortex の肥大反応を調べ，この反応が脳内の未知の物質によるものと考えた．この物質は1981年 Vale（米）によって単離・同定され[2]，**副腎皮質刺激ホルモン放出ホルモン** corticotropin-releasing hormone（CRH）とよばれるようになった．CRH を産生する細胞は脳内に広く分布するが，なかでも視床下部の室傍核に多く存在し[3]，室傍核がストレスの中枢とよばれる所以でもある．ストレッサーが生体に加えられると，最初に室傍核から CRH が分泌され，次に下垂体前葉から**副腎皮質刺激ホルモン** adrenocorticotropic hormone

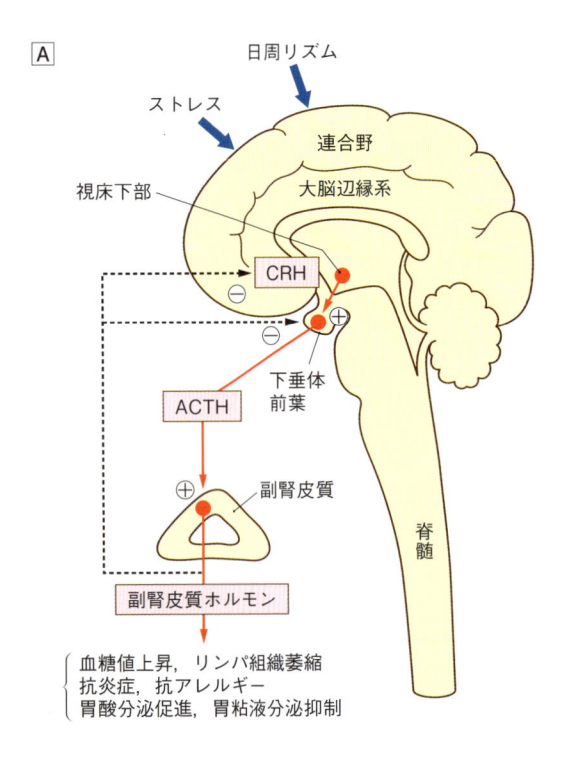

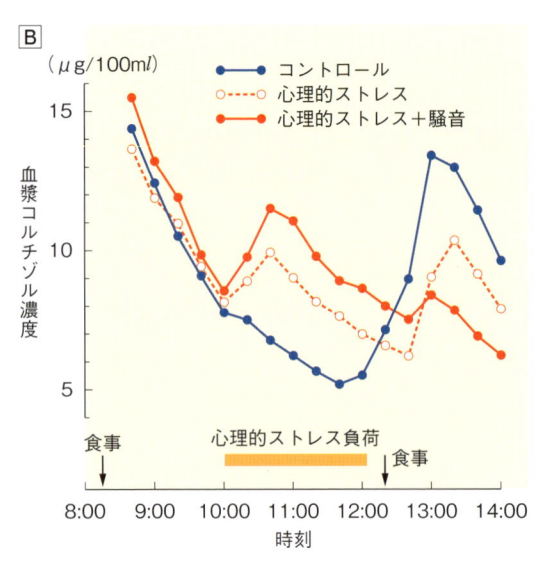

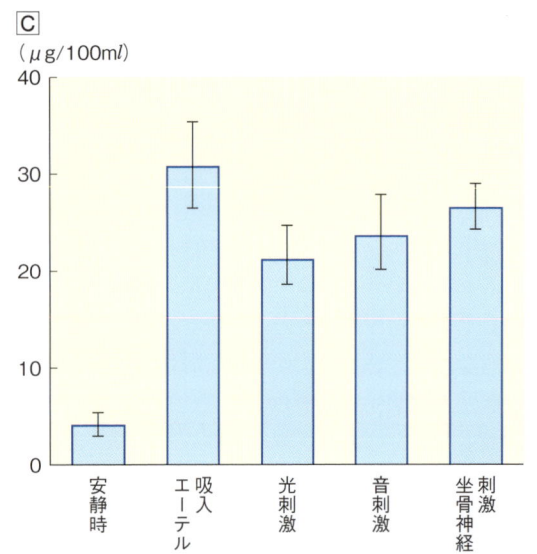

図6-2 ストレスによる視床下部-下垂体前葉-副腎皮質系の反応 Ａ 反応回路の模式図. Ｂ ヒトにおけるストレスの血漿コルチゾル濃度に及ぼす影響. Ｃ ラットにおけるストレスの血漿コルチコステロン濃度に及ぼす影響 (A: 佐藤[9]より, B: Brandenberger, et al[4]; C: Feldman[5]に基づく佐藤[9]より).

(ACTH),さらに副腎皮質から**副腎皮質ホルモン**が分泌される(図6-2).この一連の流れを**視床下部-下垂体-副腎皮質系** hypothalamus-pituitary-adrenal axis (HPA軸)という.

副腎皮質ホルモンは血糖値を上げ,抗炎症・免疫抑制作用を示して,生体がショック状態に陥るのを防ぐ.通常,副腎皮質ホルモンの分泌にはサーカディアンリズムがあるが(p.198参照),ヒトに心理ストレスを加えると,このサーカディアンリズムに関係なく副腎皮質ホルモンが増えることが知られている(図6-2B).動物でも強い臭いを持つエーテルを吸入させたり,光や音刺激を加えたり,坐骨神経を刺激するなど,さまざまなストレッサーを加えると,副腎皮質ホルモンが増える(図6-2C).

ストレスは視床下部-下垂体-副腎皮質系のみならず,いろいろなホルモンの分泌にも影響を及ぼす.たとえば,仔ラットに母ラットから引き離すストレスを加えると,下垂体前葉からの成長ホルモンの分泌が低下して,身体発育が障害される(p.230,図9-3参照).また,ラットにケージから別のケージに移すという移動ストレスを加える

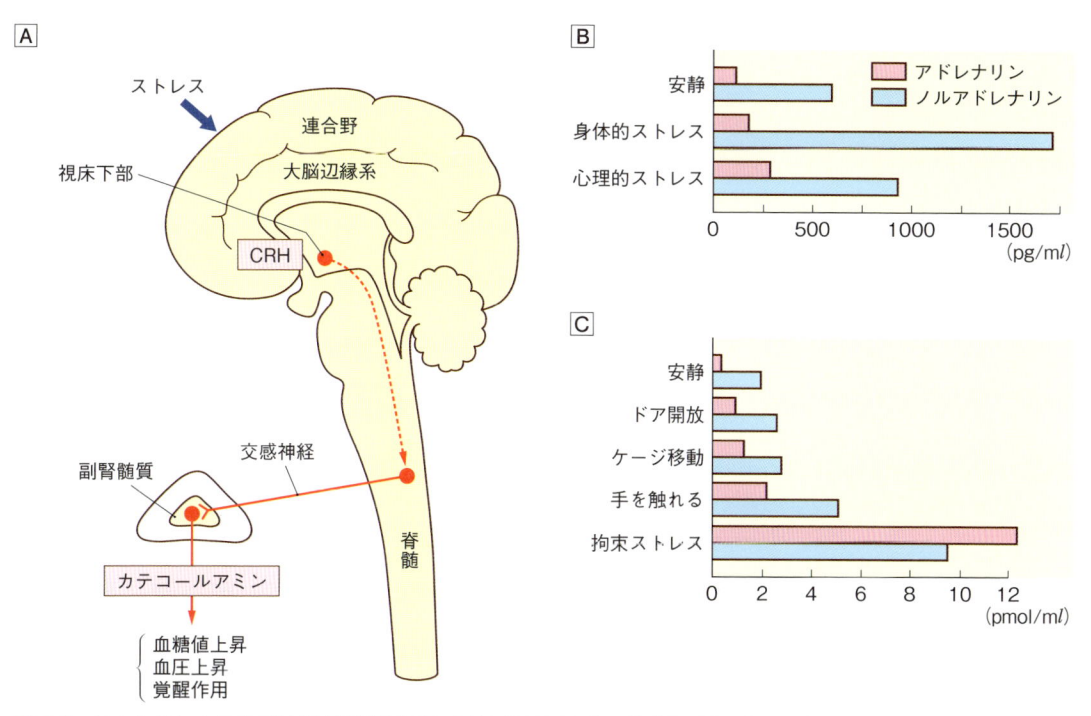

図6-3 ストレスによる交感神経–副腎髄質系の反応　A 反応回路の模式図．B ヒトにおけるストレスの血漿カテコールアミン濃度に及ぼす影響．C ラットにおけるストレスの血漿カテコールアミン濃度に及ぼす影響．（A：佐藤[9]より，B：Dimsdale & Moss[8]；C：Kopin[9]に基づく佐藤[9]より）．

と，下垂体前葉からの性腺刺激ホルモンの分泌は最初増加するが，その後著しく低下し，ストレスによって性機能も低下する可能性がある．さらに，鍼刺激などある種の侵害性ストレスは鎮痛効果を誘発することが知られているが，その鎮痛効果は，ストレスにより下垂体前葉からACTHが分泌される際に，同時にβ-エンドルフィンやエンケファリンのような内因性鎮痛物質（オピオイド）が遊離されるためと考えられている[6]．このほかにも，ストレスによって下垂体後葉からのバソプレシンや甲状腺からの甲状腺ホルモン，膵臓からのグルカゴンやインスリンなどの分泌も変化することが報告されている．こうしたストレス負荷に伴うホルモン分泌変化の多くがCRHを介しているらしい．近年，縫線核のセロトニンニューロンが間接的ではあるものの，室傍核のCRHニューロン*2に影響を与えることが明らかになり，うつ病や不安障害の病態に関与する可能性が出てきている[7]．

交感神経–副腎髄質系

ストレス時の生体反応については，必ずしもSelyeが述べただけでなく，Cannonも緊急反応という現象として報告している（p.13，219参照）．彼は，ネコにイヌを振り向ける実験を通して，生体に不快な刺激が加えられると，**交感神経–副腎髄質系**が作動してカテコールアミン（アドレナリンやNA）が分泌され，それらによって緊急事態への身体的な対応がなされることを見出した．

副腎髄質 adrenal medulla は主に胸髄（T5〜T9）から出る交感神経節前ニューロンの支配を受けている（図6-3A；p.168も参照）．交感神経節前ニューロンがストレスにより刺激されると，神経終末からAChが放出され，副腎髄質内にあるクロム親和性細胞*3のニコチン受容体に作用して，カ

---

*2 CRHはこの場合，脳内神経伝達物質として作用するので，corticotropin-releasing factor（CRF）と称されることもある．

テコールアミンが分泌される[10]*4.

たとえばラットのケージを移動したり，手を触れたり，拘束などのストレスを加えると，血中のアドレナリンとNAが増える（図6-3C）．ヒトの場合，身体的ストレスではNA，心理的ストレスではアドレナリンが増える傾向にある（図6-3B）．

CRHを脳室内に投与すると，血圧の上昇，心拍数の増加をきたすが[11]，同時に副腎髄質からのカテコールアミンの分泌も増え，血糖値も上昇する[12,13]．これはCRHによって，副腎交感神経の活動が増加するためである．このように，CRHは視床下部-下垂体-副腎皮質系のみならず交感神経-副腎髄質系の賦活化にも関与している（図6-3A）．

ストレスでは脳内のNAも増える．脳幹の青斑核にはNAニューロンが多く存在し，青斑核はストレスに対するアラームシステムとよばれている[a]．生体が不快な刺激にさらされた際，このシステムが駆動して覚醒水準を上げ，注意を喚起する．青斑核を刺激するとストレスに対する恐怖反応が増強し，青斑核を破壊すると恐怖反応が抑制される．このことから，青斑核がストレスに伴う情動反応に関係していることがわかる．青斑核のNAニューロンは直接的ではないにしても，室傍核のCRHニューロンに影響を及ぼす．一方，室傍核のCRHニューロンは青斑核のNAニューロンに直接投射しているようである[a]．

交感神経-副腎皮質系

副腎皮質ホルモンの分泌が，視床下部-下垂体-副腎皮質系により調節されることはよく知られているが，副腎髄質と同じように，交感神経による支配も受けていることはあまり知られていない．このことを最初に示したのは，沖中重雄（1952）である．彼は麻酔したイヌの内臓神経（交感神経）を刺激すると，副腎皮質ホルモンの分泌が増えることを観察した[14]．この反応は内臓神経刺激を加えた側の副腎でのみ起こり，反対側では起こらないことから，視床下部-下垂体系とは独立した神経性調節によるものと考えられた．この貴重な研究はまったく省みられなかったが，約半世紀を経て，ACTHと副腎皮質ホルモンの分泌変化が必ずしも一致しないということがわかり，ACTH以外の神経性調節の可能性に欧米の研究者らも目を向けるようになった[15]．現在では，副腎髄質と同じように副腎皮質にも交感神経が分布し，交感神経の電気刺激によって，ACTHに対する副腎皮質ホルモン分泌が増強されることが判明している[10,15]．交感神経を介する副腎皮質ホルモンの分泌も，ストレス時に重要である．

ストレス耐性と母性

Meaney（カナダ）らは，幼少時に十分な母性行動を受けることが，生涯にわたって，その人のストレス反応あるいはストレス耐性に重要であるとの見解を示している．彼らは，生後10日間の間に，舐められたり毛づくろいされたりして大切に育てられた仔ラットと，十分な養育を受けなかった仔ラットとを，成体になってから比較した．その結果，大切に育てられたラットが成体になってからストレスにさらされると，副腎皮質ホルモンによるフィードバックがより促進されて，血中のACTHがより少なくなり，ストレスに対してより穏やかに対処できることを見出した[16]．一方，十分な養育を受けなかったラットは，海馬のグルココルチコイド受容体遺伝子のプロモーター領域が高度にメチル化されており，ストレス耐性が減少することも示されている．幼少時の飼育環境あるいはストレスが記憶に影響するとの報告もある[f,17]．

---

*3 クロム親和性細胞に由来する腫瘍（褐色細胞腫）が発生すると，副腎髄質ホルモンの分泌が過剰になり，高血圧，心悸亢進，発汗，頭痛，悪心，嘔吐などの症状が出現する．
*4 カテコールアミンの過剰な分泌が長期にわたって続くと，循環系に不可逆的変化をきたし，高血圧や動脈硬化の原因になると考えられる．

情動
——喜怒哀楽と行動

Clause 7

大脳辺縁系
視床下部

　人には快と不快の感情がある．動物にも生まれたばかりの赤ん坊にもそのような気持ちがある．本能が満たされれば我々は喜び，満たされないと不満を覚える．このような，快や不快，喜びや悲しみ，怒り，恐れ，驚きといった**感情**と，それに伴う発汗などの**生理的変化を情動** emotion と呼ぶ．喜びに心が弾む，あるいは恐ろしさのあまり鳥肌が立つなど，感情に伴い心血管系をはじめとする種々の自律機能に変化が起こる（図7-1）．情動という言葉は感情と混同して用いられることが多いが，情動とは身体の生理的反応あるいは行動を伴うものである．

情動行動

　人は情動に基づいて何らかの行動を起こす．たとえば血糖値が下がると不快になり，なにかしらの食べ物を摂取しようとする．情動はこの例にみるように，食物摂取や水分摂取，種の保存（性行動），危険から身を守る（防衛反応）など，本能行動の動機となる．

　躍り上がって喜ぶあるいは恐怖に身を凍らせるなど，情動によって，自らの気持ちを表現するような行動をとることもある．こうした行動は**情動行動**とよばれ，自分の立場を仲間に伝え，それに対応する行動を相手に促すという，一種の信号としての働きがある．喜んで相手に近寄ったり，恐れて相手から逃げたり，怒って相手を攻撃するなど，情動行動はさまざまである．視床下部を破壊すると，本章2～4項で述べてきたように種々の本能行動は起こらなくなるが，情動行動も起こらなくなる．一方，視床下部を電気刺激すると，刺

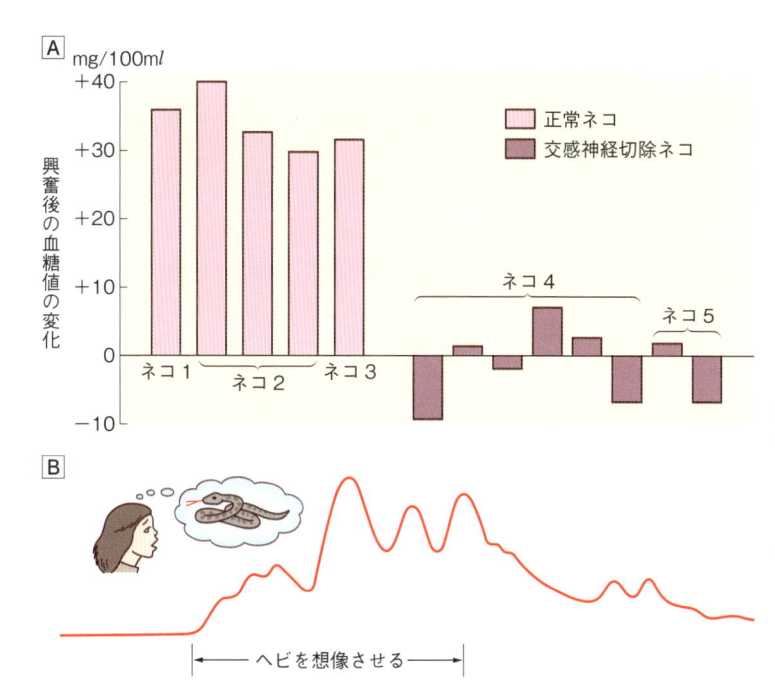

図7-1　情動による自律機能の反応
A Cannon（1932）の実験成績．ネコを情動的に興奮させると，血中のグルコース濃度が増加する．この反応は交感神経幹を除去した動物では起こらない．**B** こわがりの学生にヘビを想像させた際のGSR（皮膚電気反応）．恐怖心によって発汗が起こったことを示す．
（A: Cannon[6]；B: Witherspoon[7]に基づく佐藤ら[8]より）

激部位によって異なった情動行動が誘発されるようになる．視床下部には種々の本能行動や情動行動を引き起こす中枢が存在するが，実際にその時々の状況に応じて適切な行動をとることができるのは，上位の大脳辺縁系で統合された指令が，視床下部を制御していることによる（図7-2）．

視床下部と防衛反応

『種の起源』の著者として知られるDarwin（英，1872）は，『ヒトと動物の情動の表現』の中で，情動の表現には脳が重要であると述べている[1]．このことを実験的に示したのはGoltz（独，1892）である．時実によると[2]，Goltzは大脳皮質が情動の発現に関与していると考え，イヌの大脳皮質をすべて取り去ってみた．大脳皮質がなければ，情のないイヌになると思われたが，「大脳皮質のないイヌ」は情がなくならなかった．主人のことがわからなくなって，餌を自力で見つけることはできなくなったが，餌を口に入れると普通に食べ，痛みを加えると吠えた．さらに，普通なら何でもないような刺激で激しく怒るようになった．怒るといっても，ただ怒っているように見えるだけで，相手にかみつくなどするわけではない．CannonとBard（米，1928）はこのような怒りを「見かけの怒り」とよび，その発現に間脳が重要であることを示した[3,4]．

Hess（スイス，1928，1943）は「見かけの怒り」が，間脳の中でも視床下部の刺激によって誘発できることを示した．ネコの視床下部のある部位を刺激すると，毛を逆立て，眼瞼を開き，耳介を平にし，爪や歯をむき出してうなる（図7-3A）．この時同時に血圧上昇，瞳孔散大などの自律性反応も起こる（図7-3B）．この反応は防衛反応とよばれ，後部視床下部のオレキシンニューロンがその出力を担っているようである[5]．

大脳辺縁系と情動

大脳辺縁系も情動の発現に重要な役割を果たしている．特に扁桃体は情動の鍵となる部分であり，破壊されるとある動物では従順になって何をしても逆らわなくなる．図7-4に示すヒトの例で

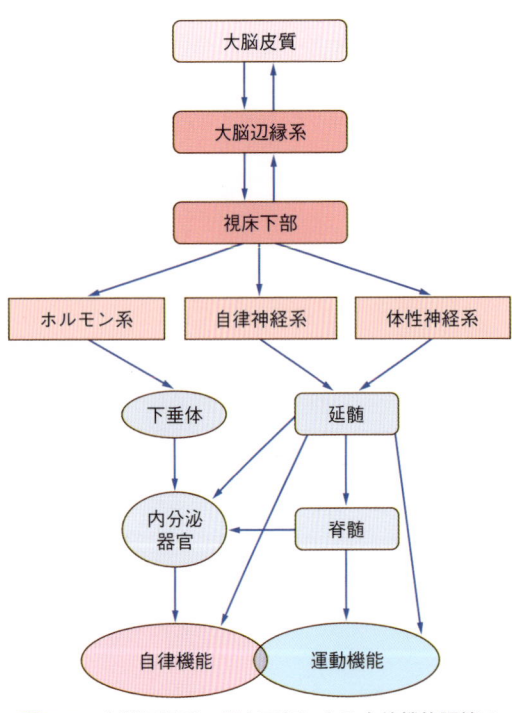

図7-2 大脳辺縁系・視床下部による自律機能調節の模式図（佐藤[8]より）

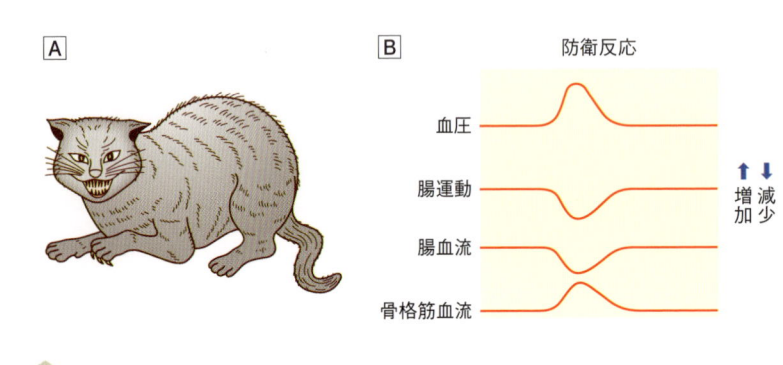

図7-3 防衛反応時の自律機能の調節 ネコで視床下部の防衛部位とよばれる部位を刺激すると，見かけの怒り反応（A）とともに，血圧上昇，骨格筋血流増大などの逃避や闘争などの行動に適した生体反応（B）が誘発される．（A：Hess[10]に基づく 佐藤ら[8]より）

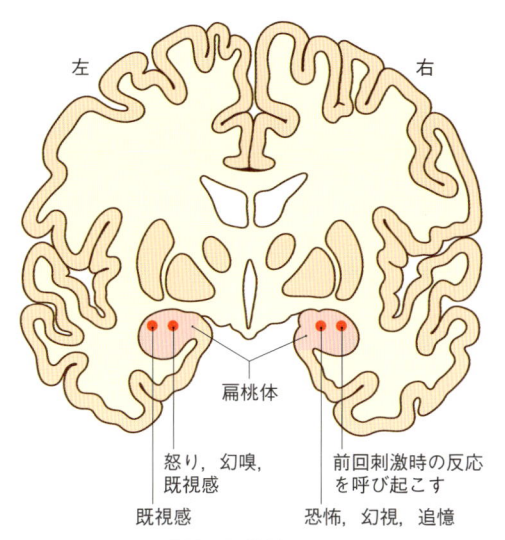

図7-4 20歳の男性の扁桃体を電気刺激した際に，被験者が体験した感覚(Gloor[11]に基づく佐藤ら[8]より)

は，扁桃体の刺激により怒りや恐怖感が呼び起こされている．扁桃体を脳外科的に刺激した時にも不安，恐れの感覚を生じることが知られている．

扁桃体がこのような負の情動[*1]に関連することは，1939年の一つの報告がきっかけとなって認識されるようになった．Klüver & Bucy（米）は，サルの扁桃体を含む側頭葉を両側性に破壊すると，物事の危険性の認識が低下し，何でも口に持っていくようになることを見出した[13]．このサルは恐れの感情も示さなくなり，ヒトに触れられるも良し，噛みつかれた蛇にさえも再び近づくようになったという．その後，このような恐怖反応の減弱は扁桃体に限局した破壊でも起こることが明らかにされた．側頭葉損傷を持つヒトでも同様な症状を呈し，Klüver-Bucy症候群とよばれている．ヒトでは恐怖感がなくなるなど情動行動が著しく障害されることに加えて，口唇症状・思考脱線・性的異常なども認められ，それらは扁桃体の損傷の結果として生じるものと考えられている．

通常，扁桃体の活動は他人に睨まれると上昇するので，扁桃体には他人から注がれている嫌な表情を読み取る機能があるとされる．実際，先天的に両側の扁桃体が障害されているUrbach-Wiethe病では，恐れ，怒り，嫌悪といった他者の負の表情を読み取ることが困難となる[b]．近年になり，オキシトシンをあらかじめ投与しておくと，睨まれても扁桃体の活動は上昇しなくなることが報告された[9]．扁桃体にはオキシトシン受容体が多く，オキシトシンはそこに作用して，扁桃体で生じる恐怖や不安を打ち消すらしい．このようなオキシトシンの抗不安作用は出産後の母親で強く現れるが，一般の人でも認められ，自閉症の改善につながるという報告も現れている[12]．

身体のいろいろな感覚器官で受容された情報は，大脳皮質の感覚野に伝えられ，さまざまな感覚を生み出す．同時に，扁桃体にも入力して外部刺激の意味づけをする．たとえばその刺激が好きか嫌いか，恐ろしいか恐ろしくないか，歓迎すべきか拒否すべきか，などといった情報を作り上げる．食べ物を選択したり，おいしい食べ物を目の前にすると食欲がそそられるのは，扁桃体を含む大脳辺縁系に，食べたものがおいしかったかどうかという記憶が保存されているためと考えられる．

扁桃体で一旦統合された情報は，扁桃体の中心核という部位から視床下部や脳幹に出力され，視床下部では情報が再び統合され，自律神経系，内分泌系，運動系などの情動反応を引き起こす（図7-2，図7-5）．ウサギでは恐怖刺激によって徐脈が起こるが，この反応は中心核から脳幹の迷走神経背側核への投射によるものらしい．中心核から中脳中心灰白質への投射は，恐怖感に基づくすくみ反応（freezing）に関係する．

Hessの防衛反応は，扁桃体の刺激によっても誘発されうる．扁桃体の摂食行動を誘発する部位を刺激すると，血圧上昇，腸運動の促進，呼吸促進，散瞳などが起こる．扁桃体以外にも，帯状回のある部位の刺激では，骨格筋の弛緩による運動抑制とともに徐脈，血圧低下，立毛，呼吸抑制など，ある種の動物が緊急時に示す死にまね反応に似た反応が起こる．中隔核の刺激は，快感をもたらすとともに，徐脈，血圧低下，呼吸抑制，胃酸分泌・腸運動の抑制などを起こす．

[*1] 情動に関する生理学的研究は怒りや恐怖に関するものが多い．

第3章 ● 生きることと自律神経系

電気刺激が入るようにしておいた（図7-6A）．電極がある特定の部位にある時には，ラットは好んでペダルを押し続ける．最初のうちはある確率で偶然ペダルを踏んでいるが，ペダルを踏むことによって生じる電気刺激がラットにとって好ましい感覚を生じると，これを学習して積極的にペダルを押すようになる．このような脳の電気刺激を**自己刺激**，自己刺激効果を持つ脳の部位を**快中枢**あるいは**報酬系**とよぶ．その部位は，中脳，視床下部，大脳辺縁系から大脳皮質に至る広い領域にまたがっており，ドパミン作動性ニューロンやNA作動性ニューロンが束になって中脳から視床下部を通って大脳辺縁系や大脳皮質へ投射する内側前脳束とよばれる線維系と，走行がよく一致する．特に中脳の腹側被蓋野に起始し，大脳辺縁系の側坐核に投射するドパミン作動性ニューロン[*2]が快感に重要と考えられている（図7-6B）．

快中枢は，ほめられた快感をもとに勉強するなど，人にやる気を起こさせる一方で，さまざまな薬物によっても刺激され，薬物依存症を生み出す．たとえばコカインは側坐核に作用し，アルコールは腹側被蓋野に作用すると考えられている（図7-6B）．

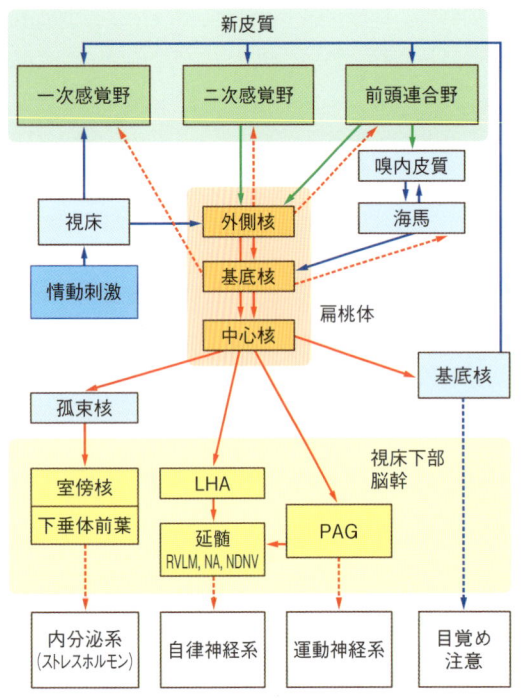

図7-5 扁桃体と情動反応 LHA：視床下部外側野，RVLM：吻側延髄腹外側野，NA：疑核，NDNV：迷走神経背側核，PAG：中脳中心灰白質（Schmidt, et al[t]より）

快の情動

OldsとMilner（米，1954）は，脳内の特定な部位を刺激すると快の情動が生じることを初めて示した[14]．彼らは，ラットの脳に電極を埋め込み，ラットが自分でペダルを踏むとその電極から

[*2] 大脳辺縁系内に放出されるドパミン量が多すぎると，統合失調症の症状を発現すると考えられており，実際にドパミン受容体遮断薬には抗精神病薬に使われるものがある．

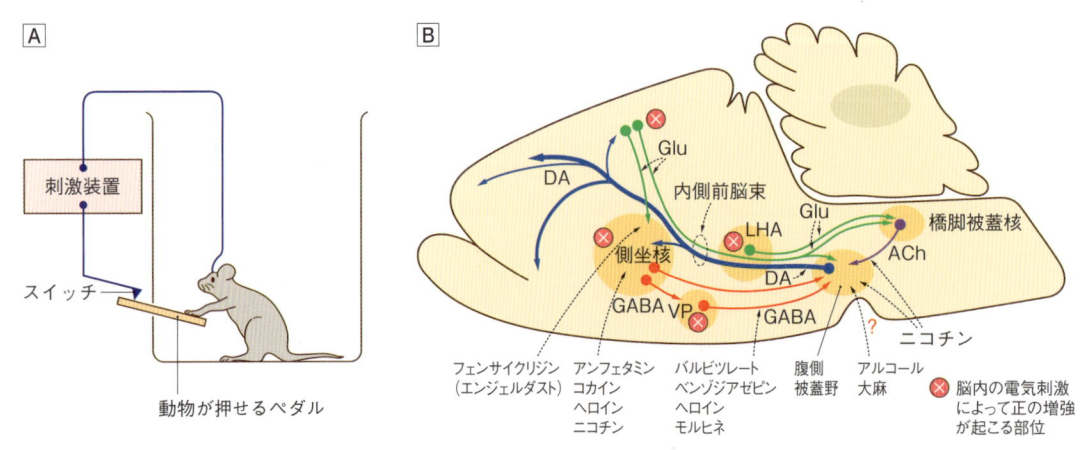

図7-6 ラットの自己刺激法による快情動反応 A 自己刺激実験の模式図，B 脳内の報酬系．LHA：視床下部外側野，VP：腹側淡蒼球（A：佐藤ら[B]より，B：Schmidt, et al[t]より改変）

222

快中枢とは逆に，ペダルを押すのを避けるようになる部位もある．そうした部位は動物にとって嫌悪の刺激になると考えられ，不快中枢あるいは懲罰系とよばれている．

感情

情動は**感情** feeling of emotion を伴う．感情は極めて個人的な事柄であり，しかも動物に感情を尋ねることはできないので，感情の生理学的研究は難しい．James（米，1884）[15] と Lange（デンマーク，1885）[16] によれば，感情とは，末梢の感覚が脳に伝えられた結果に生じる二次的なものである．彼らはこの理論にのっとって，「人は悲しいから泣くのではなく，泣くから悲しい」という名言を残している．生体に生理的変化が起こらなければ感情は生じないという意味でもあり，たとえば，熊に出会った時，驚いて逃げるのではなく，逃げるという身体の変化がまず起きて，それから驚くという考えである．これに対して Sherrington は，身体の末梢器官から脳への感覚を断たれた動物においても情動反応が起こりうることを明らかにしている[17]．Cannon も「見かけの怒り」の実験に見るように，情動に基づく生理的反応は脳の刺激だけで十分に起こることを論証し，末梢からの感覚は情動反応を起こすのに必要ではないと反論した．

情動反応に感覚は必須ではないにしても，感情の形成にも末梢の感覚は必要ないのだろうか．Carlson 著『脳と行動』[1] によれば，脊髄損傷で末梢の感覚を喪失したある患者において，怒りの感情が弱まったそうである．音楽愛好家だった男性が身体の片側の交感神経を切断したところ，音楽に対する情動反応が減少したとの報告もある．Ekman（米）や Damasio（ポルトガル）は，感情の形成には，表情筋の収縮や体性感覚など末梢からの感覚が影響するとの見解を示している[18,19]．つらくても笑顔でいるといくらか気持ちが救われたり，深呼吸をして肩の力を抜くと，焦る気持ちを静めることができるのも，そのような影響によるものと思われる．

感情は表情にも現れる．それは不随意的である場合が多い．たとえば，安心すると表情はやわらぎ，いらいらすると細やかな仕草もなくなって，声の調子が荒れたり険のある顔つきにもなる．自然のほほえみは，作り笑いと明らかに異なる．人を含む多くの動物では，このような表情や姿勢の変化，非言語的な音声などを用いて他者とのコ

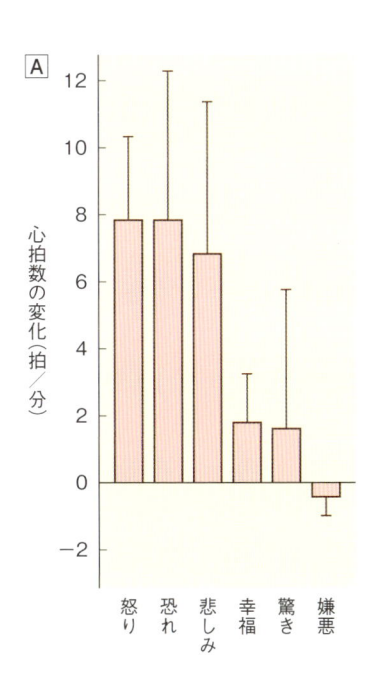

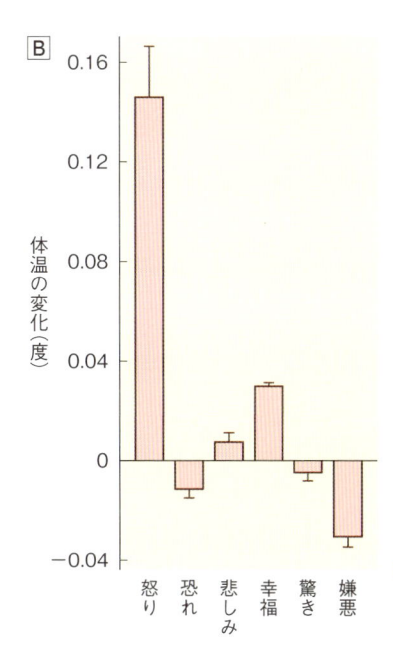

図7-7 ヒトの情動表出における自律神経反応（Ekman, et al[19] に基づく木村ら[20] より）

ミュニケーションを図って生きていく．Darwinあるいは Ekman は子供の観察と世界中の人々との交流に基づいて，感情に伴う表情の表出は人類共通で生得的なものであるとしている．Ekman によれば，怒りや恐れ，悲しみ，幸福などの表情あるいは感情と，心拍数や体温などの自律機能には関連がみられる（図7-7）．たとえば，心拍数は怒りの表情により増加し，嫌悪の表情で下がる．

他者の気持ちを推し量ろうとする際，我々は視覚や聴覚をふんだんに使って，相手の些細な表情の変化をも見逃すまいとする．「目は口ほどにものを言う」とはよくいったもので，このような場合には，言葉は時に邪魔とさえなり得る．他者の気持ちを理解する脳内経路として，右半球や扁桃体，前頭前野などの関与が指摘されている[f]．発育の過程において，多様な人々と顔を合わせる経験は，前頭前野の発達に結びつくものと思われる．その意味で，成長過程の子供たちは手軽な電子機器の画面に頼りすぎない生活をすることが望まれる．一方，前頭前野が未発達な乳幼児においても，母親の目の色一つで怯えや安堵感を抱く．忠犬ハチ公の例にみるように，前頭前野が発達していない動物でも，情が通じているように見受けられる．ただ，機械であるロボットには情はない．高齢者の場合，たとえせん妄症状を示すようになっても，介護をする人の機嫌の善し悪しはよくわかるようである．情のこもった介護は，一時的であるにせよ，彼らの認知機能を回復させうる．「情」が基本となり，知・情・意が互いに影響し合って，豊かな人間性を形成するものと思われる．

性差と性行動

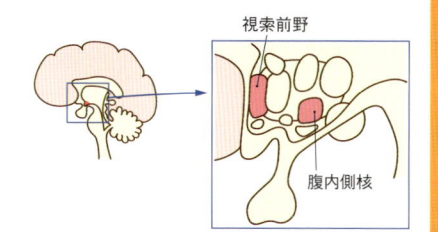

Clause 8

　鮭は生まれた川を遡って受精し，命をつないで寿命を終える．一方，哺乳動物は生殖期，子の命を育む期間，自己の躍動期を経て寿命を終える．たとえば飼育ネズミの生殖期は生後2ヵ月～1年ほど，寿命は最長3年ほどである．ヒトの場合も最長120年の寿命のうち，生殖に適した期間は比較的短い．身体の成長に伴い，視床下部に存在する性中枢のニューロンが活動を始めると，性ホルモンの分泌が増えて生殖器の成熟を促し，ヒトは思春期を迎える．異性を見たり，近くに感じると，性的衝動を生じやすくなる．エストロゲンやテストステロンをはじめとする性ホルモンなどの内的因子や，外的な身体刺激，社会的環境因子，これらを感受・統合するニューロン群は性行動に重要な影響を及ぼす．

　サーカディアンリズム，睡眠，摂食，情動など，これまで述べてきた生体内の現象は，男女に共通のしくみで成り立っていた．男女では異なる行動様式もあり，性行動と母性行動に代表される．男女差が認められるのは，脳に性差があるためと考えられる．脳の性差は男女に違いをもたらし，男女は互いを補い合って生きている．

性の分化

　ヒトの性染色体にはXとYの2種類があり，女性は1対のX染色体を持っているのに対し，男性はXとYの染色体を1本ずつ持っている．減数分裂の結果，受精卵のもととなる女性側の卵にはX染色体が1本含まれ，男性側の精子にはXもしくはYのどちらかの染色体が含まれる．精子にX染色体が含まれていれば，受精卵の性染色体はXXであるため，子供は遺伝的に女性となる．精子にY染色体が含まれていれば，受精卵の性染色体はXYであるため，子供は遺伝的に男性となる．このように，子供の性別を決める因子は父親側にある．ちなみに，男性では思春期以降，生涯を通じて新鮮な精子が日々作られているが，女性では卵は出生時にすでに生成の第一段階が完了しており，誕生後に数が増えることはない．思春期を迎えると，およそ1ヵ月に1度，数ある卵の中から1個が排卵し，この排卵は更年期以降には起こらない．女性は自らが生まれた瞬間から，限られた寿命を持つ命の源となるべくものを体内に秘めているわけである．

　遺伝的に決められた性と身体の性別は一般には一致するが，身体の生殖器に性差をもたらすのは**アンドロゲン**とよばれるホルモンである．胎児の副腎の近くにある性腺は，もともとは男性も女性も同一で，未分化な状態にある．遺伝的にY染色体があれば，この性腺の一部が**精巣**に分化し始める．その時期は胎生7週頃で，まだ母親が妊娠に気づかない頃である．精巣からはアンドロゲン（主にテストステロン）が分泌されて，あらゆる男性生殖器の分化発達を促すようになる．Y染色体がないと未分化な性腺は精巣に分化しないので，アンドロゲンも分泌されず，代わりに女性生殖器が分化発達するようになる．

脳の性差

　胎生期に分泌されるアンドロゲンは脳にも作用し，身体のみならず，脳の性差をも生み出す．脳に性差があることは，1971年にネズミで初めて報告され[1]，その後，ヒトでも確認されるようになった．脳の内部には，性ホルモンに対して感受性の高い場所が存在し，**性的二型核**とよばれる．性的二型核は視床下部では**内側視索前野**，大脳辺

第3章 ● 生きることと自律神経系

A 男性が得意な課題　　B 女性が得意な課題

図8-1　認知機能の性差　A 男性の得意な課題．上段：左のブロック図形と同じものを選ぶ課題．下段：一番左の図のように1枚の紙を折ってパンチの穴を開けた場合，パンチの穴の位置は右側のどの図のようになるかを当てる課題．B 女性が得意な課題．上段：左の家のパターンと同じものを選ぶ課題．下段：なくなった物を見つける，あるいは一連の物の配置換えを見つける課題．（Kimura[6]より改変）

縁系では扁桃体や分界条床核に存在する．内側視索前野の性的二型核の細胞数と容積は，男性で女性の約2倍ほどになる[2]．分界条床核の性的二型核も男性の方が大きい[3]．同性愛の男性では内側視索前野の性的二型核が女性のように小さいといわれており，この細胞が特に女性に対する性的欲求を感じるニューロンであることが推測されている．一方，内側視索前野の性的二型核の前方に位置する前腹側脳室周囲核は，動物の雌の方が雄より大きく，排卵誘起部位とされている[4]．

一般に男性ホルモンとよばれるアンドロゲンだが，実は女性でも若干生成されている．男性では主に精巣で生成されるが，女性では副腎皮質と卵巣で生成される．女性の腋毛と陰毛は，こうして分泌されたアンドロゲン（主にアンドロステンジオン）の作用による．先天性副腎過形成という遺伝的疾患を持つ女性の場合には，胎生期に副腎皮質で大量のアンドロゲンが作られ，身体あるいは脳が男性化する場合がある．副腎皮質ホルモンはストレス下で分泌が高まることから，妊婦へのストレスが脳の分化に影響を及ぼすという，統計に基づく報告もある[5]．

脳の性差は総じて，男女で得手・不得手を生み出す．Kimura（カナダ，1992）によれば，男性はブロックなど物体の回転や移動を頭の中で考える空間認知課題や数学的推理課題などを得意とし，

女性はパターンを同定する時間が男性より速かったり，指定された部位にピンを差し込む手作業などを得意とする傾向がある（図8-1）．おもちゃの好みにも性差がある．Alexander（米，2003）はヒトとサルの子供でおもちゃの好みを調べ，一般に男児や雄の仔ザルは車など動いたり動かすことのできるものを好み，女児や雌の仔ザルは人形などいたわり慈しむことのできる対象を好む傾向にあることを示唆している[7,8]．このような男女の認知機能あるいは嗜好の違いは，個人が置かれている社会環境に大きく左右されるが，生まれながらの性差が影響していることを示唆するデータもある．たとえば，生後1～2日目にして，男児は動くモービルを好んで見つめ，女児は自分に注がれる女性の顔を見つめたりする[9]．一般に，女児の方が言葉の発達が早いともいわれる．

性中枢と性行動

ネコやサルの視床下部**内側視索前野**にテストステロンを微量注入したり，電気刺激すると，雄ではマウンティング，勃起，射精などが起こる．逆にこの部位を破壊すると，異性を前にしても性行動が起こらなくなる[10,11]．このような実験事実から，内側視索前野は雄の性行動の中枢（性中枢）といわれる．ここにはテストステロンを感受する

8 性差と性行動

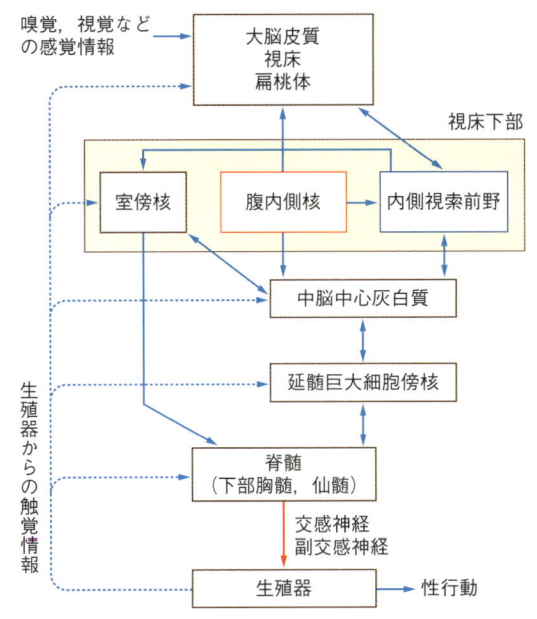

図 8-2 性行動の神経機構 腹内側核は雌の性行動に重要である．(Marson[12] より改変)

力している．生殖器の触覚に関する情報は，中脳中心灰白質や扁桃体を経て内側視索前野に入力するらしい．内側視索前野ではこれらの情報が統合処理され，脊髄に出力し，勃起，射精など一連の性行動を起こす (p.123 参照)．中脳中心灰白質と延髄の巨大細胞傍核は通常，性行動を抑制しているが，内側視索前野にはこれらの抑制を解いて性行動を誘発するしくみがあるようだ．雄の性欲あるいは性行動に関与するニューロンとしては，分界条床核と扁桃体のバソプレシンニューロン，室傍核のオキシトシンニューロンなどがあげられている[13,14]．

視床下部の**腹内側核**は雌の性行動に重要な役割を果たしている[15] (図 8-2)．Pfaff と佐久間は雌のラットでこの核を刺激すると，ロードーシスとよばれる雌の性反射が誘発されることを見出した[16]．雌の性行動はエストロゲンとプロゲステロンで誘発されるが，腹内側核を両側性に破壊すると，エストロゲンとプロゲステロンを投与してもロードーシスを示さなくなる．腹内側核にはエストロゲン受容体，プロゲステロン受容体，オキシトシン受容体があり，これらの受容体が関与して性行動を誘発するらしい．

ニューロンがあり，テストステロンが増えると主にここに作用して性欲を起こし，性行動を誘発する．

雄の内側視索前野には，大脳皮質や大脳辺縁系を介してさまざまな情報が入る (図 8-2)．たとえば，性行動に重要な役割を果たす嗅覚の情報は，嗅球や鋤鼻器から扁桃体を経て内側視索前野に入

母性行動

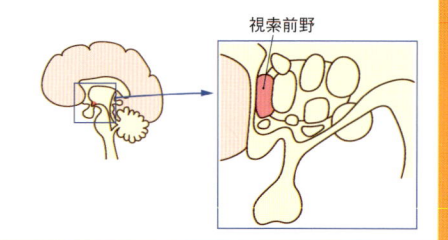

Clause 9

　人間の赤ん坊は，十月十日を母親の胎内で過ごすにもかかわらず，非常に未熟な状態で生まれてくる．できることといったら寝ることと乳を飲むこと，それに排泄することくらいだろうか．哺乳動物の中には，生まれてまもなく自分の肢で立ち上がり，母親の乳首を探り当てられないと生きることすら叶わない動物も多いことを思うと，ヒトの子はじつに手のかかる生き物である．幸い，赤ん坊は本能が満たされない場合には，力強く泣いて訴える術を持っている．その声に周囲が耳を傾けて初めて，子は生きることができる．

　母親は子供に深い愛情を注ぐ．時には寝食を犠牲にしてでも，子供の面倒に専念しようとする．そのような生命を育む行動を**母性行動** maternal behavior あるいは**養育行動** parental behavior とよび，人間を含めてあらゆる哺乳動物にみられる．母性行動は出産後の母親に非常に強いが，父親や子に関わる周囲の人にも生命を慈しむ行動がみられ，ホルモン以外にも環境の影響が重要である．日本の歴史を辿ると乳母，傅役(ふやく)，養父母に育てられた子の逸話は枚挙に違がない．ヒトの大脳皮質は生涯にわたって発達することから，周囲の慈しみが次世代に与える影響は大きい．

母性行動の誘因

　これまでの齧歯類の実験結果に基づけば，母性行動を誘発する主な要因は2つある[1]．一つは分娩，もう一つは新生仔と同居するという刺激である．ラットやマウスの典型的な母性行動には，仔を傷つけないように口でくわえて巣に集める，仔をなめてきれいにする，哺乳，保温，巣作りなどがある．出産後の母親ラットは仔が生まれるとすぐにこれらの行動をとり始め，たとえ自分の生んだ仔でなくとも分け隔てなく育てあげるという．この場合，出産直前にエストロゲンおよび乳腺刺激ホルモンであるプロラクチンの血中レベルが上昇するので，これらのホルモンが母性行動を促す大きな要因と考えられる[2]．

　未経産の雌の場合には，新生仔と一定の時間を共に過ごすことによって母性行動を起こすようになる．一緒に過ごす時間が長ければ長いほど母性行動は誘発されやすく，また，いったん引き出された母性は長く続くという．未経産の雌を新生仔と対面させると最初のうちは無視するらしい．やがて仔をくわえて巣に運ぶようになり，仔を保温したりなめたり，哺乳以外のすべての母性行動をとるようになる[3]．こうした母性行動を起こすのに必要な同居期間は約5日間で，雌ラットの性腺や下垂体を摘出しても誘発できることから，ホルモンは誘因ではないらしい．

　新生仔と一緒に過ごせば，未経産の雌ほどではないにしても，雄でも母性行動を誘発できるようになる[3]．

母性行動の神経回路

　1974年，Numanらは母親ラットの視床下部にある**内側視索前野**を損傷した場合，巣作りと子育ての両方が損なわれることを見出し，母性行動を起こす中枢が内側視索前野にあることを明らかにした[4]．実際，内側視索前野にエストロゲンやプロラクチンを注入すると母性行動が誘発される[5]．エストロゲンやプロラクチンは，内側視索前野にあるこれらのホルモンの受容体に作用して母性行動を誘発すると考えられている[5-7]．

　内側視索前野は前項でもとりあげたように，雄の性中枢の存在する場所である．母性行動の中枢

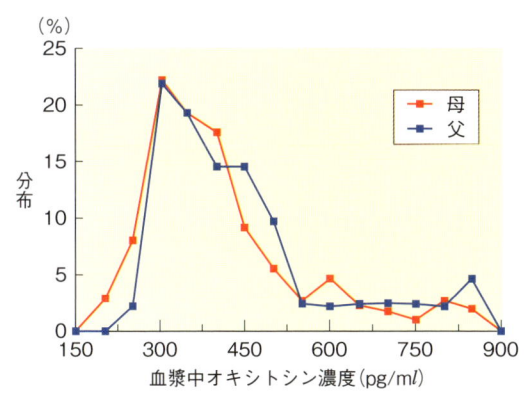

図9-1 母親と父親の血漿中オキシトシン濃度の分布
x軸は75 pg/m*l*毎のグループを示し，各範囲の最高値で表す．y軸は各グループの人数を全人数に占める割合で示す．（Feldman[17]より）

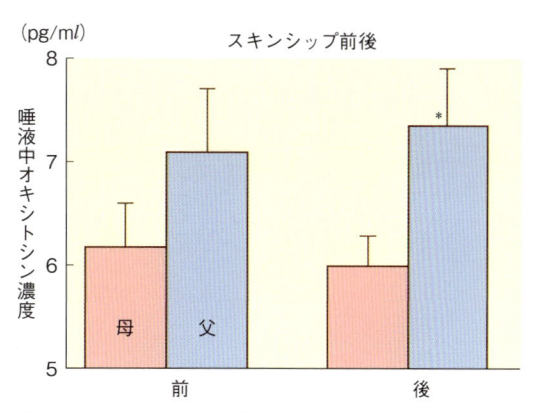

図9-2 スキンシップ前後の母親と父親の唾液中オキシトシン濃度の変化　平均値とSEを示す．*p＜0.05（Feldman[17]より）

は内側視索前野の中でも背側部にあると報告されているので[8,9]，雄の性中枢と完全に一致するわけではないようだ．ただ，多くの動物で，母性行動が雌に強く現れる一方で，性行動が雄に強く現れることを考え合わせると，両行動の中枢が同じ内側視索前野に位置している[10]ことは，あたかも雌雄による役割がそこで分けられているかのようで，興味深い知見である．性行動を促すテストステロンが，母性行動を弱めるとの報告もある[11,12]．

内側視索前野からは室傍核をはじめとする多くの脳領域に出力がある．そうした神経回路は母性行動に付随するさまざまな反応に関連するようである[6]．たとえば，内側視索前野から中脳腹側被蓋野を介し，大脳辺縁系の側坐核に至る経路は，母親が子と一緒に過ごしたくなるしくみに関係するようである（p.222参照）．不安や恐怖感を生み出す中脳中心灰白質へは，内側視索前野からGABAを介する抑制がかかっており，この経路は，母親の不安を鎮める働きがあるようだ．内側視索前野から外側中隔や中脳中心灰白質，あるいは室傍核を介しての扁桃体への投射は，子を敵から護るための攻撃行動に関係するらしい．

オキシトシンの関与

エストロゲンやプロラクチンに加え，オキシトシンも母性行動に重要な物質であることがわかってきている．妊娠・出産・授乳時には，脳内の広い領域でオキシトシンが生成され，主に内側視索前野のオキシトシン受容体に作用して母性行動を促すようである[6]．実際，オキシトシンを未経産の雌ラットの脳室内に注入すると母性行動が惹起される．逆に，オキシトシン生成細胞を破壊すると母性行動は抑制され，オキシトシン欠損マウスやオキシトシン受容体欠損マウスでは母性行動を適切にとることができない[13,14]．

オキシトシンは，一般に乳汁分泌や子宮収縮を起こすホルモンとして広く知られている（p.180参照）．女性だけのホルモンと思っている人も多いであろう．確かに，母親は出産に伴って一時的にオキシトシンの産生が亢進する．しかし，妊娠や出産はオキシトシンの産生に絶対的な条件ではない．オキシトシンは男性でも生成され，近年では，父子間を含む人間同士の信頼関係を深める作用があるといわれている[15,16]．

図9-1は生後数ヵ月の赤ん坊を育児している両親の血漿中のオキシトシン濃度を示す．実に，父親でも母親とほぼ同じ濃度で含まれる．父親の場合，赤ん坊に触れ，一緒に遊んだりするとオキシトシンが増えるらしい（図9-2）．おそらく，ほかの養育者においても，日々の子供との接触を介してオキシトシン生成が高まり，それが子供を慈しむ行動の一因となるのであろう．

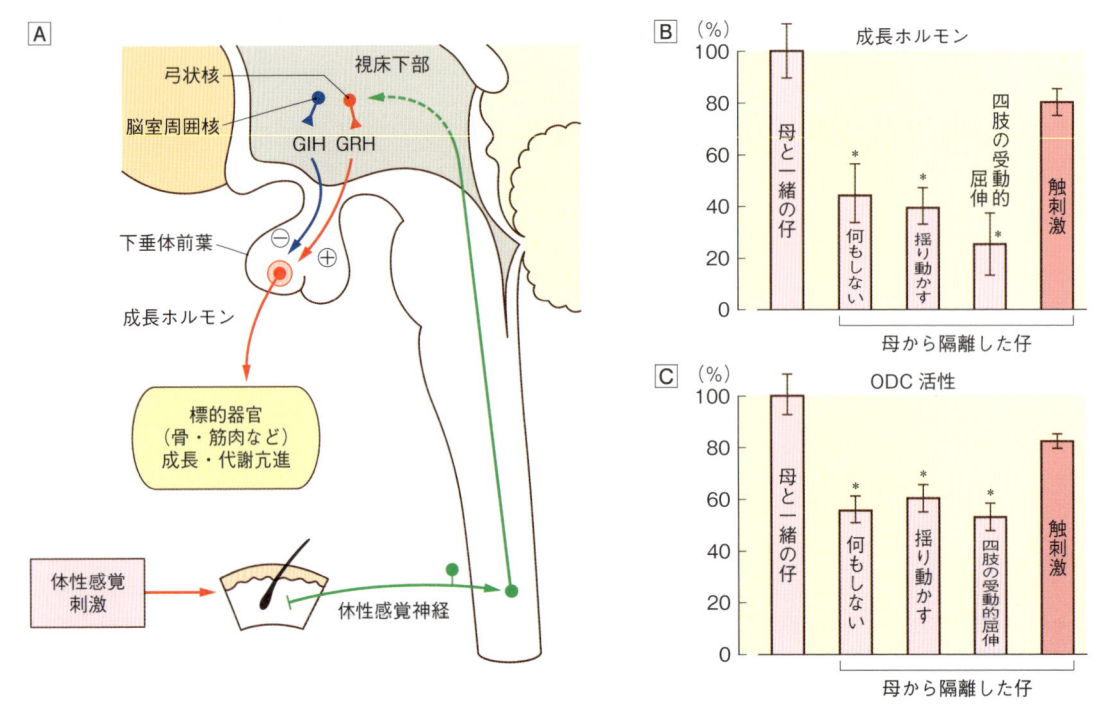

図9-3 体性-成長ホルモン分泌反射　A 反射経路を示す模式図．成長ホルモンの分泌は弓状核ニューロンにより分泌される成長ホルモン放出ホルモン（GRH）によって促され，脳室周囲核のニューロンより分泌される成長ホルモン抑制ホルモン（GIH）によって抑制される．体性感覚刺激は体性感覚神経により中枢神経系に伝えられ，弓状核および脳室周囲核に作用することにより成長ホルモンの分泌を調節すると考えられる[A]．B&C 離乳前の仔ラットの成長ホルモンとODC活性に及ぼす母ラットからの解離と触刺激の影響．(B, C: Pauk, et al[18]に基づく佐藤[A]より)

loving touchと子供の発達

　子供とのスキンシップ（動物の場合は毛繕いなどのグルーミング）は親側だけでなく，子供側の心身の発達にも影響する．母親による触刺激，あるいはそれに似た快い触刺激（loving touch）は，新生児の成長ホルモンの分泌を促すことから，初期の発育に特に重要である（図9-3A）．生後8～10日の仔ラットを母親から引き離すと，そのままでは成長ホルモンの分泌が低下し（図9-3B），蛋白質合成に重要なオルニチン脱炭酸酵素（ODC）の活性も低下する（図9-3C）．この際，仔ラットを揺り動かしたり，四肢を屈伸させたり，皮膚にブラシで擦る触刺激を与えると，触刺激を与えた群でのみ，成長ホルモン分泌とODC活性の低下が起こらない．このしくみは**体性-内分泌反射**によるもので（p.180参照），米国では，未熟児への皮膚刺激によって体重の増加が早まったことが報告されている[19]．

　視覚や聴覚の発達が十分でない新生児期においては，触刺激が心や身体の発達に大きな影響を持つ．触刺激の発達に対する重要性は，Harlow（米，1958）によるサルの実験で明らかにされた[20]．生後まもない仔ザルを母親から離し，金網と毛布の模型を与えると，仔ザルは好んで毛布の模型にまとわりつく（図9-4）．また金網の模型しか与えられなかった仔ザルは，成長してから他のサルを恐れるなど正常な社会生活ができなくなったという．Montagu（英，1971）は触覚経験を早期に遮断された子供には，その代償として指しゃぶりや耳や鼻や髪を引っぱったりする行為が誘発されると指摘し，子供を撫でたり，抱きしめたり，愛撫することによる触のコミュニケーションが，統一のとれた人間性の発達に欠かせないことを強調している[21]．その点，添い寝やおんぶといった日本に古くから伝わる形態は，子供の触刺激を満たし

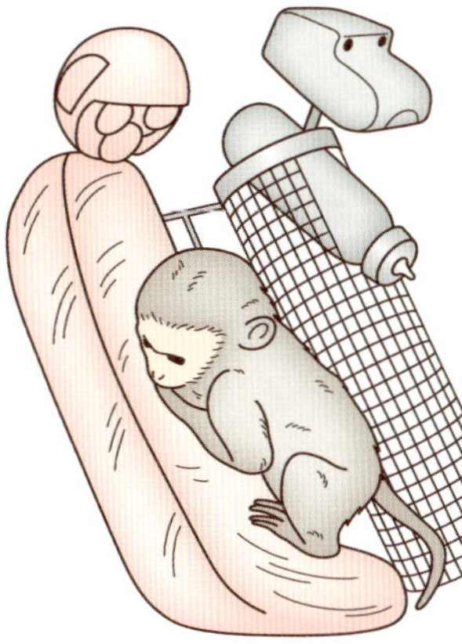

9 母性行動

図9-4 Harlowの実験　ミルク瓶のついている金網製の模型を与えられても，毛布の模型にぴったりと寄り添うサルの赤ん坊．（Tinbergen[22]に基づく佐藤[23]より）

ており，新生児に心地よいものである[23]．

　人間にしろ，動物にしろ，幼い時の保育環境は，子供の生涯の精神と身体の健康に大きな影響を及ぼす．母性行動の多い親に育てられた動物は不安やストレスが少なくなり（p.218参照），親になった時に自分の仔の世話をよくするという[7]．母性行動は自分の子供のみでなく，次世代の子供達にまで影響するという意味でも極めて重要である．

　時実によれば[24]，人間の赤ん坊は，保育あるいは教育の環境次第で何にでもなり得る．ネコの子はネコにしかならない．鳥の子も鳥にしかならない．でも人間は，オオカミに育てられれば，姿形はたとえ人間であってもオオカミになってしまう．そのことはオオカミに育てられた少女の例からうかがい知ることができよう[*1]．オオカミとまではいかないにしても，赤ん坊は日本で育てられれば自然と日本語を話すようになり，英語圏で育てられれば英語を話すようになる．どんな動物よりも脳が未熟で生まれる人間の赤ん坊は，良いも悪いも，あらゆる可能性を秘めており，周囲の環境，とりわけ対人間との関係が，一人前の人間を形成していく上で重要である．

[*1] 1920年インドのゴダムリという小さな村でオオカミの洞窟から救い出された少女達は言葉を全く話さず，夜中に遠吠えをし，4本足で走り，他の子に歯をむき出したという．野生児達が捨て子にされた自閉症児ではないかと推論する説もある[25]．

母性とは

　母性とは本来，生来的に備わった本能の一つと思われる．そのことは，母性行動の中枢が，ほかの本能の中枢と同じく，視床下部に存在することからも推測できる．あるいは，多くの動物，そして長い人類の歴史からもうかがい知ることができよう．

　脳には性差があり，人形を愛撫する行動が女児により強く認められることから（p.226参照），母性も女性でより強いことが推察できる．一方，育児に従事する両親のオキシトシン濃度が同程度となる事実が示すように，共感脳が高度に発達している人間の場合，母親だけでなく，子育てに関わる周囲の人間が持つ，児に対する愛こそが母性と言っても過言ではない．チャップリンの「キッド」あるいはモンゴメリーの「赤毛のアン」にもあるように，周囲の人による子供を慈しみ育む行動は，時に生みの母親もかなわないほど強くて暖かい．周囲の人間が育児を行う際には，本能をつかさどる視床下部や大脳辺縁系に加えて，より上位にある大脳新皮質の介入が重要と思われる．そのような養育行動は，ある意味，非常に人間的なものと捉えることもできよう．

　人は，いつ頃，母性に目覚めるのだろうか．ネズミの母親が持つような強い母性が，出産と同時に芽生えるものだろうか．母性とは，むしろ日々の暮らしの中で形成されていくものと感じられる．

編者後書：

　本書を執筆するにあたり，母性について詳しく記載されている教科書が少ないことに気づき，自律神経系からやや離れた内容であっても，母性について詳しく述べることにした．

　自らの子育てを振り返ると，現代社会の多くの母親同様，私も仕事に追われている時間が長かった．母親に強い愛着を覚える幼児にとって，一緒に過ごせないことはつらい．母親の忙しさを察して，寂しさを口に出せない幼児もいるだろう．そんな幼児の心のうちを知る手掛かりは，母親を陰からじっと見つめる眼だろうか．たとえ最初のう

231

ちは気がつけなくても，どこかで，ふと，そのまなざしに気づいてやれれば，母親としてはとても幸せなのかもしれない．できればその魔法のような瞬間が，まだ子供が自分を必要としている時期であってほしい．

　幸い，人間の保育期間はあらゆる動物の中で最も長い．子育てに遅すぎるということはないのかもしれない．不思議なもので，母親は，幼子がどれほど大きく成長しても，なおかつ自らよりも子の幸せを願いつづけるものである．

　ところで，自分の子の幸せを願うことはできても，自らとは関係のない子の幸せのために自分あるいは自分の子の利害を犠牲にできるかというと，これは以外と難しい．他者による子供への慈しみは，同じ母性に基づいているのかもしれないが，人間愛という言葉で置き換えられはしないだろうか．人間愛は母性とは異なり，本能ではない．文化あるいは教育にもよるであろうが，優しさの上にも強い心と信頼と，他者をも思いやれる心の広さが相まって生まれるものではないだろうか．そんな慈愛に満ちた人との小さな思い出を紹介して，本書の締めくくりとさせていただきたい．

　米国で小学校に入学した私には，その地に一人，祖父とよべるような人がいた．Chandler Brooks という生理学者で，あまたの日本人生理学者を育て上げた．子供のいない Brooks はまだ幼い私が訪ねると決まって私の傍に座り，紙に漫画を描きだして楽しそうに自作の物語を聞かせてくれた．それは二人だけの空間で，たしか Chandler というクマが主人公で，人の情の機微を子供向けにおもしろおかしく語ってくれたような，遠い日の私の原体験である．Brooks は Cannon の直弟子にあたり，Cannon 夫人は児童文学者であったというから，Brooks も何かしらその影響を受けていたのかもしれないが，いずれにせよ私は彼と，いつも少し離れたところから私に透き通るように柔らかな眼差しを向けてくれていた彼の夫人に，人間愛の原点をみたように思う．

文　献

全体の主要引用・参考文献
- A) 佐藤昭夫．やさしい神経生理学「自律神経系」．Clin Neurosci. 1992；10(6)〜1996；14(9)．
- B) 佐藤昭夫，佐藤優子，五嶋摩理．自律機能生理学．金芳堂；1995．

全体の引用・参考文献
- a) 有田秀穂．脳内物質のシステム神経生理学．中外医学社；2006．
- b) 有田秀穂．人間性のニューロサイエンス—前頭前野，帯状回，島皮質の生理学．中外医学社；2011．
- c) Birbaumer N, Schmidt RF. Biologische psychologie. Berlin：Springer-Verlag；2010．
- d) Boulpaep EL, Boron WF, 著．泉井亮，総監訳．カラー版ボロン ブールペープ生理学．西村書店；2011．
- e) Brunton LL, et al, ed. 高折修二，他監訳．グッドマン・ギルマン薬理書〈上〉—薬物治療の基礎と臨床 第12版．東京：廣川書店；2013．
- f) Carlson NR．カールソン神経科学テキスト 脳と行動．第4版．丸善；2013．
- g) Ganong WF．医科生理学展望（ギャノング生理学）．原書15〜24版．丸善；1992-2014．
- h) Guyton AC, Hall JE．ガイトン生理学．原著8〜11版．エルゼビア・ジャパン；1991-2010．
- i) 標準生理学．第2〜8版．医学書院；1993-2014．
- j) Jänig W. Integrative action of the autonomic nervous system：Neurobiology of homeostasis. London：Cambridge University Press；2006．
- k) Koizumi K, Sato A. Pflügers Arch. 1972；332：283-301．
- l) Mathias CJ, Bannister SR, ed. Autonomic failure: A textbook of clinical disorders of the autonomic nervous system. 5th ed. Oxford：Oxford Univ Press；2013．
- m) Robertson D, ed. 高橋昭，間野忠明，監訳．ロバートソン自律神経学．原著第2版．エルゼビア・ジャパン；2007．
- n) Robertson D, et al, ed. Primer on the autonomic nervous system. 3rd ed. Academic Press；2011．
- o) 坂井建雄，河原克雅，編．カラー図解 人体の正常構造と機能．第2版．日本医事新報社；2012．
- p) 佐藤昭夫，佐伯由香，編．人体の構造と機能．第2版．医歯薬出版；2003．
- q) 佐藤昭夫，佐藤優子．人間科学概論．人間総合科学大学；2000．
- r) Sato A, Sato Y, Schmidt RF. Rev Physiol Biochem Pharmacol. 1997；130：1-328．
- s) 佐藤優子，他．生理学．第2版．医歯薬出版；2003．
- t) Schmidt RF, et al. Physiologie des Menschen: mit Pathophysiologie. 31st ed. Berlin：Springer-Verlag；2010．
- u) 佐藤昭夫，監訳．スタンダード人体生理学．Tokyo：Springer-Verlag；1994．(Schmidt RF, Thews G, ed. Human physiology. 2nd ed, 1989, Springer-Verlag, Berlin.)
- v) 田中千賀子，加藤隆一，編．NEW薬理学．改訂6版．南江堂；2011．
- w) Tortora GJ．トートラ 人体の構造と機能．第2版．丸善；2007．
- x) 宇尾野公義，入來正躬，監修．最新自律神経学．新興医学出版社；2007．

各項の追加引用・参考文献
1章 自律神経系の概要
1. 研究の歴史
1) 時実利彦．脳と保育．雷鳥社；1974．
2) 時実利彦．目でみる脳—その構造と機能．東京大学出版会；1969．
3) Bernard C, 著．三浦岱栄，訳．実験医学序説．岩波書店；1970．
4) 平野鉄雄，新島旭．脳とストレス．共立出版；1995．
5) Claude Bernard Bilingual Website. http://www.claude-bernard.co.uk/
6) 舘鄰，舘澄江，訳．からだの知恵—この不思議なはたらき．講談社；1981．(Cannon WB. The wisdom of the body. 1932.)
7) Singer C, Underwood EA, 著．酒井シヅ，深瀬泰旦，訳．医学の歴史．朝倉書店；1986．
8) Valenstein ES. Brain Cogn. 2002；49：73-95．
9) Comroe JH, 著．諏訪邦夫，訳．心臓をめぐる発見の物語．中外医学社；1987．
10) 山嶋哲盛．日本科学の先駆者 高峰譲吉—アドレナリン発見物語．岩波書店；2001．
11) 高橋昭．自律神経．2013；50：162-9．
12) Astrup P, Severinghaus JW, 著．吉矢生人，森隆比古，訳．生理学の夜明け．真興交易医書出版部；1989．
13) 呉建，沖中重雄．自律神経系総論．金原出版；1934．
14) 岩田誠．病院医学の誕生．医学書院ホームページ．http://igs-kankan.com/article/2013/06/000716/
15) ノーベル財団ホームページ．http://www.nobelprize.org/nobel_prizes/medicine/laureates/1936/loewi-bio.html
16) Lion Den ホームページ．http://www.lionden.com/homeostasis.htm
17) 坂井建雄．謎の解剖学者ヴェサリウス．筑摩書房；1999．
18) 時実利彦．脳の話．岩波書店；1962．
19) 大塚正徳．神経精神薬理．1997；19：7-12．
20) Todman DH. Eur Neurol. 2008；60：215-6．
21) Nilsson S. Autonomic nerve function in the vertebrates. Berlin：Springer-Verlag；1983．
22) Pick JP. The autonomic nervous system. Philadelphia：JB Lippincott Company；1970．
23) 間田直幹，栗山熙．末梢自律神経系．In：間田直幹，他編．新生理学．第4版．医学書院；1975．p.15-72
24) 間田直幹，内薗耕二，他編．生理学体系 全10巻．医学書院；1969．

1)〜11)：引用文献，12)〜24)：参考文献

2. 自律神経系の基本的構成
1) Rhoades R, Pflanzer R. Human physiology. Philadelphia：Saunders；1989.
2) 佐藤昭夫, 他．神経精神薬理．1990；12：273-302.
  1)〜2)：参考文献

3. 自律神経節と自律神経遠心路の詳細
1) McLachlan E. Autonomic ganglia. In：Binder MD, et al, ed. Encyclopedia of Neuroscience. Berlin：Springer-Verlag；2009. p.261-6.
2) Dail WG, Barton S. Structure and organization of mammalian sympathetic ganglia. In：Elfvin L-G, ed. Autonomic ganglia. Chichester：John Wiley & Sons Ltd；1983. p.3-25.
3) Otsuka M, Konishi S. TINS. 1983；6：317-20.
4) DeGroat WC. Brain Res. 1975；87：201-11.
5) 登坂恒夫, 橋口利雄．神経節における統合．In：入来正躬, 編．シェーマで見る自律神経．第2版．藤田企画出版；1989. p.88-105.
6) 畝山寿之, 他．GI Research. 2013；21：99-106.
7) Horn JP, Swanson LW. Chapter 47 Autonomic motor system and the hypothalamus. In：Kandel ER, et al, ed. Principles of neural science. 5th ed. New York：McGraw-Hill；2013.
8) 舘 鄰, 舘 澄江, 訳．からだの知恵―この不思議なはたらき．講談社；1981.（Cannon WB. The wisdom of the body. 1932.）
  1)〜5)：引用文献, 6)〜8)：参考文献

4. 自律神経遠心路による効果器伝達──運動神経との比較
1) Bennett MR. Autonomic neuromuscular transmission. London：Cambridge Univ Press；1972.
2) Kahle W, et al, 著．越智淳三, 訳．解剖学アトラス．文光堂；1981.
3) Alberts B, et al. 中村桂子, 他監修．大隅良典, 他監訳．細胞の分子生物学．第2版．教育社；1990.
4) Burnstock G, Costa M. Adrenergic neurons. London：Chapman and Hall；1975.
5) Fatt P, Katz B. J Physiol. 1952；117：109-28.
6) Fatt P, Katz B. J Physiol. 1951；115：320-70.
  1)〜6)：引用文献

5. 自律神経遠心路のトーヌス
1) Ninomiya I, et al. Am J Physiol. 1971；221：1346-51.
2) Iriuchijima J, Kumada M. Jpn J Physiol. 1964；14：479-87.
3) 間野忠明．マイクロニューログラフィー．In：日本自律神経学会, 編．自律神経機能検査法．文光堂；1992.
4) Shepherd JT, Vanhoutte PM, 著．今井昭一, 他訳．人間の心臓血管系―病態生理とその理論的考察．西村書店；1983.
  1)〜3)：引用文献, 4)：参考文献

6. 自律神経遠心路による拮抗支配
1) Hutter OP, Trautwein W. J Gen Physiol. 1956；39：715-33.
2) Bülbring E, Kuriyama H. J Physiol. 1963；166：59-74.
3) Levy MN, Blattberg B. Circ Res. 1976；38：81-5.
4) Shepherd JT, Vanhoutte PM, 著．今井昭一, 他訳．人間の心臓血管系―病態生理とその理論的考察．西村書店；1983.
  1)〜3)：引用文献, 4)：参考文献

7. 神経伝達物質の生合成と不活性化
1) Sato A, Sato Y. Neurosci Res. 1992；14：242-74.
2) 織茂智之．MIBG心筋シンチグラフィ．In：日本自律神経学会, 編．自律神経機能検査法．第4版．文光堂；2007. p.400-5.
3) 辻本豪三, 小池勝夫, 編．標準医療薬学 薬学．医学書院；2009.
4) 鹿取 信, 海老原昭夫, 編．標準薬理学．第4版．医学書院；1992.
5) 西彰五郎, 竹内 昭, 編．新生理科学体系 第2巻, シナプスの生理学．医学書院；1986.
6) Vanhoutte PM, Shepherd JT, 著．今井昭一, 他訳．人間の心臓血管系―病態生理とその理論的考察．西村書店；1983.
  1)〜2)：引用文献, 3)〜6)：参考文献

8. ノルアドレナリンとアセチルコリンの受容体
1) Comroe JH, 著．諏訪邦夫, 訳．心臓をめぐる発見の物語．中外医学社；1987.
2) Snyder SH, 著．佐久間昭, 訳．脳と薬物．東京化学同人；1990.
3) 船山信次．毒の科学．ナツメ社；2013.
4) Gilman AG, et al, ed. Goodman and Gilman's the pharmacological basis of therapeutics. 8th ed. New York：Pergamon Press；1990.
5) 鹿取 信, 海老原昭夫, 編．標準薬理学．第4版．医学書院；1992.
  1)〜3)：引用文献, 4)〜5)：参考文献

9. 受容体と細胞内情報伝達系
1) Kandel ER, et al. Principles of neural science. 3rd ed. New York：Elsevier；1991.
2) Nicholls JG, et al. From neuron to brain. 3rd ed. Sunderland：Sinauer Associates Inc；1992.
3) 鹿取 信, 海老原昭夫, 編．標準薬理学．第4版．医学書院；1992.
  1)〜3)：参考文献

10. 新しいタイプの神経伝達物質
1) Loewi O. Pflugers Archiv. 1921；189：239-42.
2) von Euler US. Acta Physiol Scand. 1946；12：73-97.
3) Eccles JC, et al. J Physiol. 1954；126：524-62.
4) Edwards C, Kuffler SW. J Neurochem. 1959；4：19-30.
5) Eccles JC. The physiology of synapses. Berlin：Springer-Verlag；1964.
6) Otsuka M, et al. Proc Natl Acad Sci. 1966；56：1110-5.
7) Chang MM, et al. Nature New Biol. 1971；232：86-7.
8) Konishi S, Otsuka M. Proc Jpn Acad. 1971；21：685-7.

9) von Euler US, Gaddum JH. J Physiol Lond. 1931；72：74-86.
10) Lembeck F. Arch Exp Pathol Pharmakol. 1953；219：197-213.
11) Otsuka M, et al. Proc Jpn Acad. 1972；48：747-52.
12) Otsuka M, et al. Proc Jpn Acad. 1972；48：342-6.
13) Sakurai T, et al. Cell. 1998；92：573-85.
14) Otsuka M. Proc Jpn Acad. 2007；83：47-64.
15) Snyder SH(1986), 著. 佐久間昭, 訳. 脳と薬物. 東京化学同人；1990.
16) 鈴木秀典. 6. 神経伝達物質. In：鹿取信, 監修. 標準薬理学. 第6版. 医学書院；2001.
17) 大塚正徳. 神経精神薬理. 1994；16：5-10.
18) 大塚正徳. 神経精神薬理. 1997；19：7-12.
19) 大塚正徳. Clin Neurosci. 2005；23：949-51.
20) 和田真, 北澤茂. Clin Neurosci. 2012；30：126-7.
21) 渡辺正仁, 他. 大阪医科大学雑誌. 2001；60：1-16.
22) 赤須崇. 久留米医学会雑誌. 2010；73：68-80.
1)～16)：引用文献, 17)～22)：参考文献

11. プリン作動性神経伝達

1) Burnstock G. Brain Res Bull. 1999；50：355-7.
2) Burnstock G. Br J Pharmacol. 1972；44：451-61.
3) Burnstock G. Chap 3. Cotransmission in the autonomic nervous system. In：Buijs RM, Swaab DF, ed. Handbook of clinical neurology 117.(3rd series)Autonomic nervous system. Amsterdam：Elsevier；2013. p.23-35.
4) Gourine AV. Trends Neurosci. 2009；32：241-8.
5) 加藤総夫. Clin Neurosci. 2003；12：1419-21.
6) Burnstock G. Med Hypotheses. 2009；72：470-2.
7) 村松郁延. 最新医学. 1992；47：10-6.
8) 富田忠雄. 自律神経—効果器伝達の特徴. In：広重力, 佐藤昭夫, 編. 新生理学体系 第20巻. 医学書院；1990. p.249-62.
1)～6)：引用文献, 7)～8)：参考文献

12. ペプチド作動性神経伝達

1) Costa M, et al. In：Hökfelt T, et al, ed. Progress in brain research 68. Amsterdam：Elsevier；1986. p.217-39.
2) Morris JL, Gibbins IL. Co-transmission and neuromodulation. In：Burnstock G, Hoyle CHV, ed. Autonomic neuroeffector mechanisms. Chur：Harwood Academic Publishers；1992. p.33-119.
3) Gibbins IL. Chemical neuroanatomy of sympathetic ganglia. In：McLachlan EM, ed. The autonomic nervous system, vol 6, Autonomic Ganglia. Luxembourg：Harwood Academic；1995. p.73-122.
4) Appenzeller O. The autonomic nervous system. 4th ed. Amsterdam：Elsevier；1990.
5) Lundberg JM, Hökfelt T. TINS. 1983；6：325-33.
1)～5)：引用文献

13. NO作動性神経伝達

1) Furchgott RF, Bhadrakom S. J Pharmacol Exp Therp. 1953；108：129-43.

2) Furchgott RF. JAMA. 1996；276：1186-8.
3) Furchgott RF, Zawadzki JV. Nature. 1980；288：373-6.
4) Palmer RMJ, et al. Nature. 1987；327：524-6.
5) 和田真, 北澤茂. Clin Neurosci. 2012；30：126-7.
6) Garthwaite J. TINS. 1991；14：60-7.
7) 戸田昇. 日薬理誌. 2013；141：150-4.
8) Toda N, Okamura T. Jpn J Pharmacol. 1990；52：170-3.
9) Holmquist F, et al. Acta Physiol Scand. 1991；143：299-304.
10) Boeckxstaens GE, et al. European J Pharmacol. 1990；190：239-46.
11) Toda N, Okamura T. NIPS. 1992；7：148-52.
12) ノーベル財団ホームページ. http://www.nobelprize.org/nobel_prizes/medicine/laureates/1998/
13) Snyder SH, Bredt DS(岡田大助, 訳). Sci Am. 1992；266：68-71.
14) 杉山徹, 平田結喜緒. 炎症と免疫. 2011；19：176-9.
1)～11)：引用文献, 12)～14)：参考文献

14. 内臓求心性線維

1) Adrian ED. J Physiol. 1933；79：332-58.
2) Ozaki N, et al, J Neurophysiol. 1999；82：2210-20.
3) 尾崎紀之. 医学のあゆみ. 2011；238：891-6.
4) Mei N. Sensory structures in the viscera. In：Ottoson D, et al, ed. Progress in sensory physiology, vol 4. Berlin：Springer-Verlag；1983. p.1-42.
5) 高木宏. ブレインサイエンス. 1991；2：567-75.
6) Reis DJ, et al. J Auton Nerv Syst. 1981；3：321-34.
7) Gillis RA, et al. Brain Res. 1980；181：476-81.
8) DeGroat WC. Experientia. 1987；43：801-13.
9) Kawatani M, et al. J Comp Neurol. 1985；241：327-47.
10) 畝山寿之, 他. GI Research. 2013；21：99-106.
11) 仙波恵美子. ブレインサイエンス. 1991；2：409-30.
12) 佐藤昭夫, 島村佳一. 7章 内臓感覚, II 中枢機構. In：田崎京二, 小川哲朗, 編. 新生理科学体系 第9巻, 感覚の生理学. 医学書院；1989. p.565-79.
13) 新島旭. 第7章 内臓感覚, I. 末梢気候. In：田崎京二, 小川哲朗, 編. 新生理科学体系 第9巻, 感覚の生理学. 医学書院；1989. p.546-65.
14) Cervero F, Morrrison JFB. Prog Brain Res. 1986；67：1-324.
1)～10)：引用文献, 11)～14)：参考文献

15. 自律神経機能の中枢

1) Deuschl G, Illert M. J Auton Nerv Syst. 1981；3：193-213.
2) Petras JM, Faden AI. Brain Res. 1978；144：353-7.
3) DeGroat WC, et al. J Auton Nerv Syst. 1981；3：135-60.
4) Loewy AD, Neil JJ. Fed Proc. 1981；40：2778-85.
5) Brodal A. Neurological anatomy in relation to clinical medicine. 3rd ed. New York：Oxford Univ Press；1981.
6) Krieger DT, Hughes JC, ed. Neuroendocrinology. Sunderland：Sinauer Associates Inc；1980.
7) Swanson LW. Handbook of chemical neuroanatomy. Amsterdam：Elsevier；1987. p.1-124.
8) 有田秀穂, 他. Clin Neurosci. 2001；19：1097-18.

文献

9) Brodal P. The central nervous system. New York: Oxford Univ Press; 1992.
10) Broca P. Revue d'anthropoligie. 1878; 1: 385-498.
11) Papez JWA. Arch Neurol Phychiat. 1937; 38: 725-44.
12) MacLean PD. Psychosom Med. 1949; 11: 338-53.
13) Verberne AJM. Modulation of autonomic function by the cerebral cortex. In: Llewellyn-Smith IJ, Verberne AJM, ed. Central regulation of autonomic functions. 2nd ed. New York: Oxford Univ Press; 2011.
14) Westerhaus MJ, Loewy AD. Brain Res. 2001; 903: 117-27.
15) Reil JC. Arch Physiol（Halle）. 1809; 9: 195-208.
16) 西丸直子．Brain Medical. 2007; 19: 53-62.
17) 有田秀穂, 他．島皮質は何をしているか．Clin Neurosci. 2010; 28: 372-453.
18) Benarroch EE. Central autonomic network: functional organization and clinical correlations. New York: Futura Publishing Company; 1997.
　　1)〜15)：引用文献，16)〜18)：参考文献

2章 各種機能の自律神経による調節

1. 眼の機能の調節
1) 本田孔士, 編．眼科診療プラクティス17, 眼科診療に必要な生理学．文光堂; 1995.
2) Neuhuber W, Schrödl F. Auton Neurosci. 2011; 165: 67-79.
3) 板東武彦．第1章視覚, II-2 神経機構．In: 田崎京二, 小川哲朗, 編．新生理学体系 9, 感覚の生理学．医学書院; 1989．p.35-45.
4) Schmidt RF, ed. 岩村吉晃, 他訳．感覚生理学．第2版．金芳堂; 1989.
5) 渡邊郁緒, 新美勝彦．イラスト眼科．第3版．文光堂; 1991.
6) 板東武彦．III. 自律神経による身体機能調節とその異常 1. 瞳孔．In: 後藤由夫, 本郷道夫, 編．自律神経の基礎と臨床．改訂3版．医薬ジャーナル社; 2006. p.122-7.
7) Levin LA, et al, ed. Adler's physiology of the eye. 11th ed. Amsterdam: Elsevier; 2011.
8) Gilzenrat MS, et al. Cogn Affect Behav Neurosci. 2010; 10: 252-69.
9) 堀 悦郎, 他．瞳孔科学の新しい展開－瞳孔反応と情動．In: 鈴木則宏, 他編．Annual Review 神経 2013. 中外医学社; 2013. p.253-61.
10) 板東武彦．Clin Neurosci. 1995; 13: 1139-40.
11) 大野新治．眼科紀要．1982; 33: 2234-41.
12) Hart WM, ed. Adler's physiology of the eye. 9th ed. St Louis: Mosby-Year Book; 1992.
　　1)〜9)：引用文献，10)〜12)：参考文献

2. 涙腺の機能の調節
1) Dartt DA. Prog Retin Eye Res. 2009; 28: 155-77.
2) 小幡博人．眼科プラクティス．2005; 6: 58-62.
3) Levin LA, et al, ed. Adler's physiology of the eye. 11th ed. Amsterdam: Elsevier; 2011.
4) 神谷 清, 他．自律神経．2007; 44: 3314-20.

5) Gross JJ, et al. Psychophysiology. 1994; 31: 460-8.
6) Kraemer DL, Hastrup JL. J Soc Clin Psychology. 1988; 6: 53-68.
7) Hendriks MC, et al. Emotion. 2007; 7: 458-63.
8) 鈴木郁子, 有田秀穂．眼薬理．2014; 28: 5-10.
9) 土至田宏．あたらしい眼科．2008; 25: 1633-8.
10) 北川和子．臨床眼科．2013; 67: 127-31.
11) 小室青．臨床眼科．2012; 66: 111-4.
　　1)〜8)：引用文献，9)〜11)：参考文献

3. 気道の調節
1) Van der Verden V, Hulsmann AR. Neuroimmunomodulation. 1999; 6: 145-59.
2) Kahle W, et al, 著．越智淳三, 訳．解剖学アトラス．第3版．文光堂; 1990.
　　1)〜2)：引用文献

4. 呼吸調節
1) Astrup P, Severinghaus JW, 著．吉矢生人, 森隆比古, 訳．生理学の夜明け．真興交易医書出版部; 1989.
2) Kahle W, et al, 著．越智淳三, 訳．解剖学アトラス．第3版．文光堂; 1990.
3) Lahiri S, et al. J Appl Physiol. 1981; 51: 55-61.
4) Shirahata M. J Anesth. 2002; 16: 298-309.
5) 有田秀穂, 原田玲子．コア・スタディ 人体の構造と機能．朝倉書店; 2005.
6) 有田秀穂．呼吸．In: 堀 清記, 編．TEXT 生理学．南山堂; 1999.
7) 越久仁敬．嚥下医学．2013; 2: 47-52.
8) Homma I, et al. Breathing mind in Noh. In: Homma I, Shioda S, ed. Feeding and neuroprotection. Tokyo: Springer-Verlag; 2006. p.125-34.
9) 江連和久．呼吸のリズム生成機構．In: 有田秀穂, 編．呼吸の事典．朝倉書店; 2006. p.108-18.
10) 本間生夫．心身健康科学．2009; 5: 1-7.
　　1)〜9)：引用文献，10)：参考文献

5. 循環機能の調節：心臓
1) Patton HD, et al, ed. Textbook of physiology. 21st ed. Philadelphia: WB Saunders; 1989.
2) Winter J, et al. Auton Neurosci. 2012; 166: 4-14.
3) Shepherd JT, Vanhoutte PM, 著．今井昭一, 他訳．人間の心臓血管系－病態生理とその理論的考察．西村書店; 1983.
4) Hainsworth R, et al, ed. Cardiac receptors. Cambridge: Cambridge Univ Press; 1979.
5) Foreman RD. Organization of the spinothalamic tract as a relay for cardiopulmonary sympathetic afferent fiber activity. In: Ottoson D, ed. Progress in sensory physiology, vol 9. Berlin: Springer-Verlag; 1989. p.1-51.
6) Procacci P, Zoppi M. Heart pain. In: Wall PD, Melzack R, Textbook of pain. 2nd ed. Edinburgh: Churchill Livingstone; 1989. p.410-9.
7) Hoffman BF, Cranefield P. Electrophysiology of the heart. New York: McGraw-Hill; 1960.

8) 大地陸男. 心筋細胞のイオンチャネル. In：今井昭一, 他編. 臨床生理学シリーズ1 心臓. 南江堂；1988. p.2-16.
1)〜7)：引用文献, 8)：参考文献

6. 循環機能の調節：血管
1) Burton AC. Physiol Rev. 1954；34：619-42.
2) Shepherd JT, Vanhoutte PM, 著. 今井昭一, 他訳. 人間の心臓血管系―病態生理とその理論的考察. 西村書店；1983.
3) Morgan KG. J Physiol. 1983；345：135-47.
4) Burnstock G, Griffith SG. Noradrenergic innervation of blood vessels. Boca Raton：CRC Press；1988.
5) 鈴木 光, 栗山 熙. 血管平滑筋. In：入沢 宏, 熊田 衛, 編. 新生理学体系16巻, 循環の生理学. 医学書院；1991. p.230-51.
1)〜3)：引用文献, 4, 5)：参考文献

7. 循環機能の調節：中枢と反射性調節
1) Alexander RS. J Neurophysiol. 1946；9：205-17.
2) Guertzenstein PG, Silver A. J Physiol. 1974；242：489-503.
3) Benarroch EE, et al. Am J Physiol. 1986；250：R932-45.
4) Ross CA, et al. J Comp Neurol. 1984；223：168-85.
5) Sun M-K, Spyer KM. J Physiol. 1991；436：669-84.
6) Levick JR. An introduction to cardiovascular physiology. London：Butterwoths；1991.
7) Mary DASG. Electrophysiology of atrial receptors. In：Hainsworth R, et al, ed. Cardiogenic reflexes. Oxford：Oxford Univ Press；1987. p.3-17.
8) Danpney RAL. Physiol Rev. 1994；74：323-64.
9) 池田正明. Clin Neurosci. 2009；27：1372-4.
10) 小金澤禎史, 照井直人. Clin Neurosci. 2007；25：405-7.
11) Loewy AD, Spyer KM. Central regulation of autonomic functions. New York：Oxford Univ；1990.
12) 熊田 衛, 照井直人. 循環系の神経性調節. In：入沢 宏, 熊田 衛, 編. 新生理学体系16巻, 循環の生理学. 医学書院；1991. p.346-61.
1)〜7)：引用文献, 8)〜12)：参考文献

8. 循環機能の調節：高齢者の循環調節
1) 小澤利男, 岩本昌昭. 日老医誌. 1977；14：14-20.
2) 島津邦男. In：折茂 肇, 編. 老化に伴う機能と検査・検査値の特徴. メジカルビュー社；1986. p.228.
3) Iwase S, et al. J Gerontol. 1991；46：M1-6.
4) 島津邦男. 自律神経. 1994；31：365-72.
5) Sato I, et al. Mech Ageing Dev. 1993；71：73-84.
6) Sato I, et al. Biochemical and Biophy Res Commun. 1993；195：1070-6.
7) 間野忠明. 自律神経. 2014；51：72-5.
8) 佐藤昭夫, 嵩山陽二郎. 現代科学増刊. 1994；24：115-20.
1)〜6)：引用文献, 7)〜8)：参考文献

9. 局所循環の調節：脳循環
1) Busija DW, et al. Circ Res. 1980；46：696-702.
2) Ingvar DH. Brain Res. 1976；107：181-97.
3) Edvinsson L, et al. Cerebral blood flow and metabolism. New York：Raven Press；1993.
4) Suzuki N, et al. J Cereb Blood Flow Metab. 1990；10：383-91.
5) Morita-Tsuzuki Y, et al. J Cereb Blood Flow Metab. 1993；13：993-7.
6) 佐藤昭夫, 他. 前脳基底部のコリン作動性神経による脳循環の調節. In：伊藤正男, 楢林博太郎, 編. 神経科学レビュー vol 6. 医学書院；1992. p.205-306.
7) Biesold D, et al. Neurosci Lett. 1989；98：39-44.
8) Adachi T, et al. Neurosci Lett. 1992；139：201-4.
9) Sato A, Sato Y. Neurosci Res. 1992；14：242-7.
10) Adachi T, et al. Neuroreport. 1990；1：41-4.
11) Kurosawa M, et al. Neurochem Int. 1992；21：423-7.
12) Akaishi T, et al. Neuroreport. 1990；1：37-9.
13) Sato A, et al. 山口眞二郎, 監訳. 体性-自律神経反射. シュプリンガー・ジャパン；2007.
1)〜13)：引用文献

10. 局所循環の調節：鼻粘膜
1) Eccles R, Wilson H. J Physiol. 1974；238：549-60.
2) 小川富美雄, 清水猛史. 頭頸部自律神経. 2010；24：44-7.
3) Lacroix JS, et al. Acta Physiol Scand. 1988；133：183-97.
4) Lundblad L, et al. Acta Physiol Scand. 1983；119：7-13.
5) Lacroix JS. Acta Physiol Scand Suppl. 1989；581：1-63.
6) Lundblad L：Acta Physiol Scand Suppl. 1984；529：1-42.
1)〜4)：引用文献, 5, 6)：参考文献

11. 局所循環の調節：冠循環
1) Levick JR. An introduction to cardiovascular physiology. London：Butterworths；1991.
2) Berne RM, Levy MN. Principles of Physiology. St Louis：Mosby；1990.
3) 梶谷文彦. 冠状循環. In：入沢 宏, 熊田 衛, 編. 新生理学体系16巻, 循環の生理学. 医学書院；1991. p.252-74.
4) Berne RM, Rubio R. Coronary circulation. In：Berne RM, et al, ed. Handbook of physiology. section 2, vol 1. Bethesda：Amer Physiol Soc；1979. p.873-952.
5) Feigl EO. J Vasc Res. 1998；35：85-92.
6) Burnstock G, Griffith SG. Noradrenergic innervation of blood vessels. Boca Raton：CRC Press；1989.
1)〜6)：引用文献

12. 局所循環の調節：皮膚循環
1) Charkoudian N. Mayo Clin Proc. 2003；78：603-12.
2) Hodges GJ, et al. Am J Physiol Regul Intergr Comp Physiol. 2009；297：R546-55.
3) Celander O, Folkow B. Acta Physiol Scand. 1953；29：241-50.
4) Bini G, et al. J Physiol. 1980；306：537-52.
5) Charkoudian N. J Appl Physiol. 2010；109：1221-8.
6) Shepherd JT, Vanhoutte PM, 著. 今井昭一, 他訳. 人間の心臓血管系―病態生理とその理論的考察. 西村書店；

1983.
　　1)～5)：引用文献，6)：参考文献

13. 局所循環の調節：骨格筋循環
1) 間野忠明．自律神経機能検査．文光堂；1992．p.195．
2) Mellander S. Acta Physiol Scand Suppl. 1960；50：1-86.
3) Folkow B. Acta Physiol Scand. 1952；27：99-117.
4) Rusch NJ, et al. Circ Res. 1981；48：118-30.
5) Matsukawa K, et al. Front Physiol. 2013；4：23.
6) Ishii K, et al. Physiol Reports. 2013；1：e00092.
7) Joyner MJ, Dietz NM. Acta Physiol Scand. 2003；177：329-36.
8) Sato A, et al. Pflügers Arch. 1982；393：31-6.
9) Sato A, et al. Neurosci Lett. 1984；52：55-60.
10) Sato A, et al. J Physiol. 1986；375：611-24.
11) Barron W, Coote JH. J Physiol. 1973；235：423-36.
12) Folkow B, Neil E, 著, 入内島十郎, 訳. 循環. 真興交易医書出版部；1973.
13) Joyner MJ, Casey DP. Circ J. 2009；73：1783-92.
14) Shepherd JT. Circulation to skeletal muscle. In：Shepherd JT, et al, ed. Handbook of physiology. section 2, vol Ⅲ. Bethesda：Amer Physiol Soc；1983. p.319-70.
15) Shepherd JT, Vanhoutte PM, 著, 今井昭一, 他訳. 人間の心臓血管系―病態生理とその理論的考察. 西村書店；1983.
　　1)～11)：引用文献，12)～15)：参考文献

14. 局所循環の調節：末梢神経循環
1) Dhital KK, Appenzeller O. Innervation of vasa nervorum. In：Burnstock G, Griffith SG, ed. Nonadrenergic innervation of blood vessels. vol Ⅱ. Boca Ranton：CRC Press；1988. p.191-211.
2) Amenta F, et al. J Neural Transmission. 1983；58：291-7.
3) Sato A, et al. Neurosci Res. 1994；21：125-33.
4) Hotta H, et al. Neurosci Lett. 1991；133：249-52.
5) 木原幹洋, 高橋光雄. Diabetes Frontier. 1998；9：27-31.
6) Zochodne DW. Internat Rev Neurobiology. 2002；50：161-202.
7) 安田 斎. 自律神経. 2003；40：285-9.
　　1)～7)：引用文献

15. 局所循環の調節：生殖器
1) Giuliano F, Rampin O. Physiol Behav. 2004；83：189-201.
2) Andersson K-E. Pharmacol Rev. 2011；63：811-59.
3) Andersson P-O, et al. J Physiol. 1984；350：209-24.
4) Marson L, McKenna KE. Exp Brain Res. 1992；88：313-20.
5) Lee R. The anatomy of the nerves of the uterus. 1841. Introduced by Longo LD. Am J Obstet Gynecol. 1996；174：1075-6.
6) Sato Y, et al. J Auton Nerv Syst. 1996；59：151-8.
7) Robbins A, et al. Brain Res. 1992；596：353-6.
8) Berkley K, et al. Uterine afferent fibers in the rat. In：Schmidt RF, et al. Fine Afferent Nerve Fibers and Pain. Weinheim：VCH Verlagsgesellschaft mbH；1987. p.127-36.
9) Klukovits A, et al. Biol Reprod. 2002；67：1013-7.
10) Morizaki N, et al. Am J Obstet Gynecol. 1989；160：218-28.
11) Latini C, et al. Cell Tissue Res. 2008；334：1-6.
12) Brauer MM. Autonomic Neurosci. 2008；140：1-16.
13) Kagitani F, et al. J Physiol Sci. 2008；58：133-8.
14) 金井千恵子, 他. 自律神経. 2006；43：410-5.
15) Uchida S, et al. J Physiol Sci. 2007；57：227-33.
16) Lansdown A, Rees DA. Clin Endocrinol. 2012；77：791-801.
17) Kagitani F, et al. J Physiol Sci. 2011；61：247-51.
18) Uchida S, et al. Auton Neurosci. 2012；171：14-20.
19) De Groat WC. Neural control of the urinary bladder and sexual organs. In：Bannister R, Mathias CJ, ed. Autonomic failure. 3rd ed. Oxford：Oxford Univ Press；1992. p.129-59.
20) Fahrenkrug J. Peptidergic innervation of blood vessels in the urogenital system. In：Burnstock G, Griffith SG, ed. Non-adrenergic innervation of blood vessels, vol Ⅱ. Boca Raton：CRC Press；1988. p.133-41.
21) Stewart JD. Autonomic regulation of sexual function. In：Low PA, ed. Clinical Autonomic Disorders. Boston：Little, Brown and Company；1993. p.117-23.
22) Berkley K, et al. J Neurophysiol. 1993；69：533-44.
23) Burden HW. Am J Anat. 1972；133：455-61.
24) 丸山哲夫, 吉村泰典. 日産婦会誌. 2008；60：N477-84.
25) Robbins A, Sato Y. J Auton Nerv Syst. 1991；33：55-63.
26) Uchida S. Auton Neurosci. 2015；187：27-35.
27) Uchida S, Kagitani F. J Physiol Sci. 2015；65：67-75.
　　1)～18)：引用文献，19)～27)：参考文献

16. 消化機能の調節：消化管
1) Wood JD. Physiology of the enteric nervous system. In：Johnson LR, et al, ed. Physiology of the gastrointestinal tract, vol 1. New York：Raven Press；1981. p.1-37.
2) Roman C, Gonella J. Extrinsic control of digestive tract. In：Johnson LR, et al, ed. Physiology of the gastrointestinal tract, vol 1. New York：Raven Press；1981. p.289-333.
3) Bülbring E, Kuriyama H. J Physiol. 1963；166：59-74.
4) Paintal AS. Ergeb. Physiol. 1963；52：24-156.
5) 佐藤昭夫, 佐藤優子. 第1章 胃の解剖生理, 第4節 自律神経支配. In：松尾 裕, 監修. 最新消化性潰瘍要覧. R＆D プランニング；1987. p.44-60.
6) Brierley SM. Auton Neurosci. 2010；153：58-68.
7) 尾崎紀之. 医学のあゆみ. 2011；238：891-6.
8) Bayliss WM, Starling EH. J Physiol. 1902；28：325-53.
9) 岩崎有作, 矢田俊彦. G I Research. 2013；21：18-24.
10) 伊達 紫. Adiposcience. 2010；6：254-9.
11) Oh-I S, et al. Nature. 2006；443：709-12.
12) Murphy KG, Bloom SR. Nature. 2006；444：854-9.
13) 土持若葉, 上野浩晶, 中里雅光. 血管医学. 2013；14：17-21.
14) 藤田恒夫. 腸は考える. 岩波書店；1991.
15) Johnson LR. Essential medical physiology. New York：Raven

16) Mussa BM, Verberne AJM. Exp Physiol. 2013; 98: 25-37.
17) Nilsson S. Autonomic nerve function in the vertebrates. Berlin: Springer-Verlag; 1983.
18) 大野哲郎, 桑野博行. 医学のあゆみ. 2011; 238: 930-34.
19) 佐藤優子. 消化機能の自律神経性調節. In: 広重力, 佐藤昭夫, 編. 新生理科学体系 20, 内分泌・自律機能調節の生理学. 医学書院; 1990. p.345-63.
20) 鈴木秀和, 岩崎栄典. 医学のあゆみ. 2011; 238: 993-6.
21) 矢内原昇. 内分泌生理学. 南江堂; 1994.
  1)～12): 引用文献, 13)～21): 参考文献

17. 消化機能の調節: 唾液腺

1) Aps JKM, Martens LC. Forensic Sci Int. 2005; 150: 119-31.
2) Delporte C. Aquaporins in secretory glands and their role in Sjögren's syndrome. In: Beitz E, ed. Handbook of experimental pharmacology 190. Berlin: Springer-Verlag; 2009. p.185-201.
3) Proctor GB, Carpenter GH. Auton Neurosci. 2007; 133: 3-18.
4) Li X, et al. Am J Physiol Gastrointest Liver Physiol. 2008; 295: G112-23.
5) Pan Y, et al. Biochem Biophys Acta. 2009; 1790: 46-56.
6) Tobin G. Salivary Secretion Control. In: Binder MD, et al, ed. Encyclopedia of neuroscience. Berlin: Springer-Verlag; 2009. p.3565-71.
7) 柴 芳樹, 他. GI Research. 2007; 15: 90-7.
8) 松尾龍二. 日薬理誌. 2006; 127: 261-6.
9) Bosch JA, et al. Psychoneuroendocrinology. 2011; 36: 449-53.
10) Kawamura Y, Yamamoto T. Salivary secretion to noxious stimulation of the trigeminal area. In: Anderson DJ, Matthews B, ed. Pain in the trigeminal region. Amsterdam: Elsevier; 1977. p.395-404.
11) Sato A, et al, 著. 山口眞二郎, 監訳. 休性・自律神経反射. シュプリンガー・ジャパン; 2007.
12) 細井和雄. 日唾液腺会誌. 2012; 53: 53-66.
13) 石川康子. 日薬理誌. 2013; 141: 302-5.
14) Johnson LR. Essential medical physiology. New York: Raven Press; 1992.
15) Pavlov IP. The work of the digestive glands. London: Charles Griffin and Company; 1902.
  1)～11): 引用文献, 12)～15): 参考文献

18. 消化機能の調節: 胃

1) Kojima M, et al. Nature. 1999; 402: 656-60.
2) Avau B, et al. Neurogastroenterol Motil. 2013; 25: 720-32.
3) 鈴木秀和, 岩崎栄典. 医学のあゆみ. 2011; 238: 993-6.
4) 松尾 裕. Gastrin と Cholecystokinin. In: 山田隆司, 伊藤漸, 編. 消化管ホルモン. 医歯薬出版; 1976.
5) Debas HT, Carvajal SH. Yale J Biol Med. 1994; 67: 145-51.
6) 中田裕久, 千葉勉. 1. 成因と機序. A. 胃酸分泌のメカニズム. In: 寺野彰, 編著. 消化性潰瘍—最新の治療. 中外医学社; 2002. p.2-13.
7) Waldum HL, et al. Acta Physiol. 2014; 210: 239-56.
8) Blair EL, et al. J Physiol. 1975; 253: 493-504.
9) Christensen KC, Stadil F. Scand J Gastroenterol Suppl. 1976; 37: 87-92.
10) Uvnäs-Moberg K, et al. Scand J Gastroenterol Suppl. 1984; 89: 131-6.
11) Johnson LR. Essential medical physiology. New York: Raven Press; 1992.
12) Kametani, et al. J Physiol. 1979; 294: 407-18.
13) 中田裕久, 千葉勉. 綜合臨床. 2004; 53: 2995-9.
  1)～10): 引用文献, 11)～13): 参考文献

19. 消化機能の調節: 小腸

1) 大野哲郎, 桑野博行. 医学のあゆみ. 2011; 238: 930-34.
2) Smith TK, Robertson WJ. J Physiol. 1998; 506: 563-77.
3) Wood JD. Physiology of the entric nervous system. In: Johanson LR, et al, ed. Physiology of the gastrointestinal tract, vol. 1. New York: Raven Press; 1981. p.1-37.
  1)～3): 引用文献

20. 消化機能の調節: 膵臓

1) Johnson LR. Essential medical physiology. New York: Raven Press; 1992.
2) Holst JJ. Neural regulation of pancreatic exocrine function. In: Go VLW, et al, ed. The exocrine pancreas: biology, pathobiology, and diseases. New York: Raven Press; 1986. p.287-300.
3) Mussa BM, Verberne AJM. Exp Physiol. 2013; 98: 25-37.
  1): 引用文献, 2)～3): 参考文献

21. 消化機能の調節: 肝・胆道系

1) Hartmann H, Beckh K. Nerve supply and nervous control of liver function. In: McIntyre N, et al, ed. Oxford textbook of clinical hepatology. Oxford: Oxford Univ Press; 1991. p.95-6.
2) Niijima A. Control of liver function and neuroendocrine regulation of blood glucose levels. In: Brooks CMc, et al, ed. Integrative functions of the autonomic nervous system. Univ Tokyo Press; 1979. p.68-83.
3) 下重里江, 黒澤美枝子. Diabetes Frontier. 2006; 17: 171-81.
4) 新島 旭. 8. 代謝調節. In: 入来正躬, 編. シェーマでみる自律神経. 改訂第2版. 藤田企画出版; 1989.
5) Bosch A, Peña LR. Dig Dis Sci. 2007; 52: 1211-8.
6) 田妻 進, 小道大輔. 肝胆膵. 2006; 53: 1043-5.
7) Ryan JP. Motility of the gallbladder and biliary tree. In: Johnson LR, et al, ed. Physiology of the gastrointestinal tract, vol 1. New York: Raven Press; 1981. p.473-94.
8) Yi C-X. Biochim Biophy Acta. 2010; 1802: 416-31.
9) 中山 沃. 消化管運動の神経性・ホルモン性調節. In: 星猛, 藤田道也, 編. 新生理科学体系18, 消化と吸収の生理学. 医学書院; 1988. p.294-314.
  1)～6): 引用文献, 7)～9): 参考文献

22. 消化機能の調節：大腸
1) 髙木 都. 臨床肛門病学. 2012；4：13-16.
　1)：引用文献

23. 排尿調節
1) Fry CH, et al. Auton Neurosci. 2010；154：3-13.
2) 吉村直樹. 日薬理誌. 2003；121：290-8.
3) Caine M. The pharmacology of the urinary tract. Berlin：Springer-Verlag；1984.
4) 吉村直樹. 脳. 2010；21：239-46.
5) Beckel JM, Holstege G. Handb Exp Pharmacol. 2011；202：149-69.
6) DeGroat WC, Steers WD. Autonomic regulation of the urinary bladder and sexual organs. In：Loewy AD, Spyer KM, ed. Central regulation of autonomic functions. New York：Oxford Univ Press；1990. p.310-33.
7) Nathan PW. In：Williams DI, et al, ed. Scientific foundations of urology. London：Hinemann；1976. p.51-8.
8) Torrens M, Morrison JFB. The physiology of the lower urinary tract. Berlin：Springer-Verlag；1987.
　1)～5)：引用文献，6)～8)：参考文献

24. 汗腺の調節
1) 岩瀬 敏. 発汗学. 2013；20：25-8.
2) Lundberg JM, et al. Neuroscience. 1979；4：1539-55.
3) 間野忠明. マイクロニューログラフィー. In：日本自律神経学会，編. 自律神経機能検査. 第2版. 文光堂；1995.
4) 坂口正雄，他. 医用電子と生体工学. 1988；26：213-7.
5) 小川徳雄. 蒸発性熱放散. In：中山昭雄，他編. 新生理科学体系 22 エネルギー代謝・体温調節の生理学. 医学書院；1987. p.154-75.
6) 芝崎 学. 発汗学. 2012；19：52-5.
7) 岩瀬 敏，菅屋潤壹. 発汗学. 2009；16：63-6.
8) 田村直俊. 神経治療学. 2011；28：385-9.
9) Sato K, et al. Normal and abnormal eccrine sweat gland function. In：Low PA, ed. Clinical autonomic disorders. Boston：Little, Brown and Company；1993. p.93-104.
10) 髙木健太郎. 生体の調節機能. 中央公論社；1972.
　1)～7)：引用文献，8)～10)：参考文献

25. 内分泌腺の調節：血糖調節
1) Bloom SR, Edwards AV. J Physiol. 1981；315：31-41.
2) Kurosawa M, et al. Jpn J Physiol. 1994；44：221-30.
3) 山根俊介，稲垣暢也. Diabetes Update. 2012；1：32-7.
4) Begg DP, Woods SC. Adv Physiol Educ. 2013；37：53-60.
5) Baggio LL, Drucker DJ. Gastroenterology. 2007；132：2131-57.
6) 新島 旭. 代謝調節. In：入來正躬，編. シェーマで見る自律神経. 第2版. 藤田企画出版；1989. p.306-23.
7) 嶋津 孝. 代謝機能の自律性調節. In：広重 力，佐藤昭夫，編. 新生理科学体系 20 内分泌・自律神経系の生理学. 医学書院；1990. p.414-30.
　1)～4)：引用文献，5)～7)：参考文献

26. 免疫機能の調節
1) Pavlov VA, Tracey KJ. Nature Rev. 2012；8：743-54.
2) Katafuchi T, et al. Neuroimmunomodulation. 2009；1153：76-81.
3) Nance DM, Sanders VM. Brain Behav Immun. 2007；21：736-45.
4) Bellinger DL, Lorton D. Auton Neurosci. 2014；182：15-41.
5) 堀 哲郎，他. 神経精神薬理. 1990；12：5-19.
6) 井村裕夫，他編. 神経内分泌免疫学. 朝倉書店；1993.
7) 中村重信，編. 神経伝達物質 update. 中外医学社；1991.
8) Kimura A, et al. Jpn J Physiol. 1994；44：651-64.
9) Katafuchi T, et al. J Physiol. 1993；471：209-21.
10) Take S, et al. Am J Physiol. 1993；265：R453-9.
11) Martelli D, et al. Autonomic Neurosci. 2014；182：65-9.
12) Martelli D, et al. J Physiol. 2014；592：1677-86.
13) Friedman H, et al. Psychoneuroimmunology, stress, and infection. Boca Raton：CRC Press；1995.
　1)～12)：引用文献，13)：参考文献

27. 体性感覚刺激による自律神経機能の調節
1) Kimura A, et al. Neurosci Res. 1995；22：297-305.
2) Kametani H, et al. J Physiol. 1979；294：407-18.
3) Sato A, et al. Brain Res. 1975；94：465-74.
4) Sato A, et al. Neurosci. 1977；2：103-9.
5) Sato A, et al，著. 山口眞二郎，監訳. 体性-自律神経反射. シュプリンガー・ジャパン；2007.
　1)～4)：引用文献，5)：参考文献

28. 体性感覚刺激による内分泌機能の調節
1) Poulain DA, Wakerley JB. Neuroscience. 1982；7：773-808.
2) Weitzman RE, et al. J Clin Endocrinol Metab. 1980；51：836-9.
3) 佐藤優子，編. 人間科学論. 第2版. 人間総合科学大学；2004.
4) Araki T, et al. Neurosci Lett. 1980；17：131-5.
5) Kurosawa M, et al. Neurosci Lett. 1982；34：295-300.
6) Araki T, et al. Neurosci. 1984；12：289-99.
7) Sato A, et al，著. 山口眞二郎，監訳. 体性-自律神経反射. シュプリンガー・ジャパン；2007.
　1)～6)：引用文献，7)：参考文献

29. 神経除去性過敏
1) Hampel CW. Am J Physiol. 1935；111：611-21.
2) Fleming WW, et al. Federation Proc. 1975；34：1981-4.
3) Patton HD, et al. Textbook of phyisiology. 21st ed. Philadelphia：WB Saunders；1989.
　1)～2)：引用文献，3)：参考文献

30. 軸索反射
1) Barnes PJ. Experientia. 1987；43：832-9.
2) Delbro D, et al. Acta Physiol Scand. 1986；127：111-7.
3) 仙波恵美子. ブレインサイエンス. 1991；2：409-30.
　1, 2)：引用文献，3)：参考文献

31. 自律神経と痛み

1) House EL, Pansky B, 著. 川北幸男, 山上 栄, 訳. 機能的神経解剖学. 医歯薬出版; 1975.
2) 細井昌子. 消心身医. 2009; 16: 32-8.
3) 船越聖子, 細井昌子. Clin Neurosci. 2010; 28: 394-8.
4) Ammons WS, et al. J Neurophysiol. 1984; 51: 592-603.
5) 熊澤孝朗. Clin Neurosci. 2003; 21: 1439-41.
6) 植松弘進, 柴田政彦. 臨床と研究. 2012; 89: 189-94.
7) Downmann CBB. J Neurophysiol. 1955; 18: 217-35.
8) Forman RD. Organization of the spinothalamic tract as a relay for cardiopulmonary sympathetic afferent fiber activity. In: Ottoson D, ed. Progress in sensory physiology, vol 9. Berlin: Springer-Verlag; 1989. p.1-51.
9) Jänig W, Baron R. Lancet Neurology. 2003; 2: 687-97.
10) 新島 旭. 内臓痛. In: 高倉公朋, 森健次郎, 佐藤昭夫, 編. Pain—痛みの基礎と臨床. 朝倉書店; 1988. p.109-21.
11) Wall PD, Melzack R, ed. Textbook of pain. 2nd ed. Edinburgh: Churchill Livingstone; 1989.
12) 横田敏勝. 臨床医のための痛みのメカニズム. 南江堂; 1990.

1)～7): 引用文献, 8)～12): 参考文献

3章 生きることと自律神経系

1. サーカディアンリズム

1) Aschoff J, Wever R. Naturwissenschaften. 1962; 49: 337-42.
2) Aschoff J. Science. 1965; 148: 1427-32.
3) Gwinner E. IBIS. 2000; 142: 181.
4) Dean G, Gwinner E. Nature. 1998; 396: 418.
5) Stephan FK, Zucker I. Proc Natl Acad Sci U S A. 1972; 69: 1583-6.
6) Moore RY, Eichler VB. Brain Res. 1972; 42: 201-6.
7) Ibuka N, Kawamura H. Brain Res. 1975; 96: 76-81.
8) 瀬川昌也. 生物時計に睡眠が組み込まれるとき: 生物時計と睡眠の発達とその異常. In: 井上昌次郎, 監修. 眠りのバイオロジー—われわれはなぜ眠るか. メディカル・サイエンス・インターナショナル; 1998. p.72-4.
9) 本間研一, 本間さと. 生物時計とは何か? In: 井上昌次郎, 監修. 眠りのバイオロジー—われわれはなぜ眠るか. メディカル・サイエンス・インターナショナル; 1998. p.24-31.
10) Bujis RM. Circadian rhythm of autonomic functions. In: Binder MD, et al, ed. Encyclopedia of neuroscience. Berlin: Springer-Verlag; 2009. p.731-6.
11) 厚生労働省科学研究費研究班(平成17～19年度). アトピー性皮膚炎の症状の制御および治療法の普及に関する研究. http://www.kyudai-derm.org/kayumi/index.html
12) 柴田重信. Clin Neurosci. 2007; 25: 1161-3.
13) Welsch DK, et al. Neuron. 1995; 14: 697.
14) Buijs RM, et al. Autonomic nervous system. Handb Clin Neurol. 2013; 117: 1-11.
15) 三島和夫. 日本臨牀. 2012; 70: 1139-44.
16) Arendt J. Melatonin. In: Binder MD, et al, ed. Encyclopedia of neuroscience. Berlin: Springer-Verlag; 2009. p.2297-302.
17) Arendt J, Skene DJ. Sleep Med Rev. 2005; 9: 25-39.
18) 笠原和起. 分子精神医学. 2013; 13: 46-51.
19) 佐藤昭夫, 他. 老化と疾患. 1994; 7: 1317-24.
20) Winfree AT, 著. 鈴木善次, 鈴木良次, 訳. 生物時計. 東京化学同人; 1992.
21) 服部淳彦. 脳内物質メラトニン. 朝日出版社; 1996.

1)～16): 引用文献, 17)～21): 参考文献

2. 睡眠と覚醒

1) 時実利彦. 目で見る脳—その構造と機能. 東京大学出版会; 1969.
2) 石森国臣. 東京医学会雑誌. 1909; 23: 429-57.
3) Pieron H. Le probleme physiologique du Sommeil. Paris: Masson; 1913.
4) Berger H. Archiv für Psychiatrie und Nervenkrankheiten. 1929; 87: 527-70.
5) Millett D. Perspect Biol Med. 2001; 44: 522-42.
6) Brown C. Smithsonian Magazine. October 2003.
7) Ralls FM. J Clin Sleep Med. 2013; 9: 635.
8) Aserinsky E. J History Neurosci. 1996; 5: 213-27.
9) Aserinsky E, Kleitman N. Science. 1953; 118: 273-4.
10) Hobbson JA, 著. 井上昌次郎, 河野栄子, 訳. 眠りと夢. 東京化学同人; 1991.
11) Dement WC, Kleitman N. Electroencephalography Clin Neurophysiol. 1957; 8: 673-90.
12) Jouvet M, et al. C R Biol. 1959; 153: 1024-8.
13) Ueno R, et al. Proc Natl Acad Sci U S A. 1983; 80: 1735-7.
14) 早石 修. 睡眠医療. 2008; 1: 7-14.
15) Porkka-Heiskanen T, et al. Science. 1997; 276: 1265-8.
16) Sherin JE, et al. Science. 1996; 271: 216-9.
17) Saper CB, et al. Trends Neurosci. 2001; 24: 726-31.
18) 桜井 武. 第124回日本医学会シンポ記録集. 2003; 53-61.
19) Sakurai T, et al. Cell. 1998; 92: 573-85.
20) DeLacea L, et al. Proc Natl Acad Sci U S A. 1998; 95: 322-7.
21) Yamanaka A, et al. Neuron. 2003; 38: 701-13.
22) Sakurai T. Nat Rev Neurosci. 2007; 8: 171-81.
23) Lin L, et al. Cell. 1999; 98: 365-76.
24) Chemelli RM, et al. Cell. 1999; 98: 437-51.
25) Nishino S, et al. Lancet. 2000; 355: 39-40.
26) Thannickal TC, et al. Neuron. 2000; 27: 469-74.
27) Peyron C, et al. Nat Med. 2000; 6: 991-7.
28) 本間研一, 橋本聡子. 臨床精神医学. 2010; 39: 493-7.
29) Leclair-Visonneau L, et al. Brain. 2010; 133: 1737-46.
30) 早石 修. 環境と健康. 2008; 21: 437-49.
31) 桜井 武. 蛋白質・核酸・酵素. 2007; 52: 1840-8.
32) 裏出良博. Clin Neurosci. 2001; 19: 1111-4.
33) 山中章弘. アンチエイジング医学—日本抗加齢医学雑誌. 2013; 9: 205-10.
34) Jouvet M, 著. 北浜邦夫, 訳. 睡眠と夢. 紀伊國屋書店; 1997.

1)～29): 引用文献, 30)～34): 参考文献

3. 摂食と摂食の抑制

1) Hetherington AW, Ranson SW. Am J Physiol. 1942；136：609-17.
2) Anand BK, et al. Biol Med. 1951；24：123-40.
3) Mallick HN. Indian J Physiol Pharmacol. 2001；45：269-95.
4) Yoshimitsu H, et al. Brain Res. 1984；303：147-52.
5) Nijima A. Ann NY Acad Sci. 1969；157：690-700.
6) Mayer J. Physiol Rev. 1953；33：472-508.
7) Anand BK, et al. Science. 1962；138：597-8.
8) Oomura Y, et al. Nature. 1969；222：282-4.
9) Oomura Y, et al. Science. 1964；143：484-5.
10) Morley JE, et al. Am J Physiol. 1987；253：R516-22.
11) Clark JT, et al. Endocrinology. 1984；115：427-9.
12) Qu D, et al. Nature. 1996；380：243-7.
13) Sakurai T, et al. Cell. 1998；92：573-85.
14) 大村 裕, 坂田利家. 脳と食欲. 共立出版；1996.
15) 粟生修司. 医学のあゆみ. 2012；241：633-9.
16) Netter FH. The Ciba collection of medical illustrations, vol 1. Ciba；1962. p.161.
17) 大村 裕. Adiposcience. 2004；1：104-8.
18) 新島 旭. 8. 代謝調節. In：入来正躬, 編. シェーマでみる自律神経. 改訂第2版. 藤田企画出版；1989.
19) 佐藤優子, 他. 代謝. 1988；25：23-35.
1)〜14)：引用文献, 15)〜19)：参考文献

4. 渇きと体液の調節

1) Forsling M, et al. Exp Physiol. 1998；83：409-18.
2) Andersson B. Acta Physiol Scand. 1953；28：188-201.
3) Andersson B. Acta Physiol Scand. 1960；50：140-52.
4) Koizumi K, Yamashita H. J Physiol. 1972；221：683-705.
5) Yamashita H, et al. Brain Res. 1984；323：176-80.
6) Egan G, et al. Proc Natl Acad Sci. 2003；100：15241-6.
7) McKinley MJ, Johnson AK. News Physiol Sci. 2004；19：1-6.
8) Geerling JC, Loewy AD. Exp Physiol. 2008；93：177-209.
9) Stellar E. Acta Neurobiol Exp. 1993；53：475-84.
10) Gecrling JC, Loewy AD. Am J Physiol Renal Physiol. 2009；297：F559-76.
1)〜9)：引用文献, 10)：参考文献

5. 体温調節

1) Caterina M, et al. Nature. 1997；389：816-24.
2) 富永真琴. 医学のあゆみ. 2011；239：915-6.
3) 中村和弘. 生体の科学. 2010；61：276-85.
4) 中村和弘. 自律神経. 2014；51：91-8.
5) Aschoff J, et al. Naturwissenschaften. 1958；25：477-485.
6) Hardy JD, et al. J Nutr. 1938；15：477-92.
7) Kenshalo DR. Correlations of temperature sensitivity in man and monkey, a first approximation. In：Zotterman Y, ed. Sensory functions of the skin in primates. London：Pergamon Press；1976. p.305-29.
8) Nakayama T, et al. Science. 1961；134：560-1.
1)〜8)：引用文献

6. ストレス

1) 佐藤優子. 人間総合科学大学紀要. 2011；11：15-21.
2) Vale W, et al. Science. 1981；213：1394-7.
3) Swanson LW, et al. Neuroendocrinology. 1983；36：165-86.
4) Brandenberger G, et al. Biol Psychol. 1980；10：239-52.
5) Feldman S. Fed Proc. 1985；44：169-75.
6) Guillmin R. Beta-lipotropin and endorphins：implication of current knowledge. In：Krieger DT, Hughes JC, ed. Neuroendocrinology. Sunderland, Mass：Sinauer Associats Inc；1980. p.67-74.
7) Lowry CA. J Neuroendocrinol. 2002；14：911-23.
8) Dimsdale JE, Moss J. JAMA. 1980；243：340-2.
9) Kopin IJ. Catecholoamines, adrenal hormones, and stress. In：Krieger DT, Hughes JC, ed. Neuroendocrinology. Sunderland, Mass：Sinauer Associats Inc；1980. p.159-66.
10) Edward AV, Jones CT. J Anat. 1993；183：291-307.
11) Fisher LA, et al. Regul Pept. 1983；5：153-61.
12) Brown MR, et al. Endocrinology. 1982；111：928-31.
13) Kurosawa M, et al. Brain Res. 1986；367：250-7.
14) Okinaka S, et al. Tohoku J Exp Med. 1952；56：153-9.
15) Engeland WC, Arnhold MM. Endocrine. 2005；28：325-31.
16) Liu D, et al. Science. 1997；277：1659-62.
17) Brunson KL, et al. J Neurosci. 2005；25：9328-38.
18) 堀 哲郎. Clin Neurosci. 2001；19：114-6.
19) 佐藤昭夫, 朝長正徳. ストレスの仕組みと積極的対応. 藤田企画出版；1991.
20) Ivy AS, et al. Neurosci. 2008；154：1132-42.
1)〜17)：引用文献, 18)〜20)：参考文献

7. 情動―喜怒哀楽と行動

1) Darwin C. The expression of the emotions in man and animals. London：John Murray；1872.
2) 時実利彦. 脳の話. 岩波書店；1962.
3) Cannon WB. Am J Psychol. 1927；39：106-24.
4) Bard P. Am J Physiol. 1928；84：490-515.
5) 桑木共之. Clin Neurosci. 2006；24：1178.
6) Cannon WB. The wisdom of the body. New York：Norton；1932.
7) Witherspoon JD. Human physiology. New York：Harper & Row；1984.
8) 佐藤昭夫. 老年精医誌. 2002；13：1237-42.
9) Petrovic P, et al. J Neurosci. 2008；28：6607-15.
10) Hess WR. Hypothalamus and thalamus. Georg Thieme Verlag；1969.
11) Gloor P. The role of the human limbic system in perception, memory and affect：lessons from temporal lobe epilepsy. In：Doane BK, et al, ed. The limbic system：Functional organization and clinical disorders. New York：Ranven Press；1986. p.159-69.
12) Andari E, et al. Proc Natl Acad Sci U S A. 2010；107：4389-94.
13) Klüver H, Bucy PL. Arch Neurol Psychiat. 1939；42：979-1000.

14) Olds J, Milner P. J Comp Physiol Psychol. 1954； 47： 419-27.
15) James W. Mind. 1884； 9： 188-205.
16) Lange C. The emotions. In： Dunlap K, ed. The emotions. Baltimore： Williams & Wilkins； 1885. p.33-90.
17) Sherington CS. Proc Roy Soc Med（London）. 1900； 66： 397-403.
18) Damasio AR, 著. 田中三彦, 訳. 生存する脳―心と脳と身体の神秘. 講談社； 2000.
19) Ekman P, et al. Science. 1983； 221： 1208-10.
20) 木村敦子, 他. Clin Neurosci. 1995； 13： 1040-3.
21) 小野武年. 情動と記憶 しくみとはたらき. 中山書店； 2014.
22) 佐藤優子, 他. 代謝. 1988； 25： 23-35.
1)～20)： 引用文献, 21)～22)： 参考文献

8. 性差と性行動

1) Raisman G, Field PM. Science. 1971； 173： 731-3.
2) Swaab DF. Science. 1985； 228： 1112-5.
3) Zhou JN, et al. Nature. 1995； 378： 68-70.
4) Orikasa C, et al. Proc Natl Acad Sci U S A. 2002； 99： 3306-11.
5) Dorner G. Arch Sex Behav. 1988； 17： 57-75.
6) Kimura D. Sci Am. 1992； 267： 118-25.
7) Alexander GM. Archives of Sexual Behavior. 2003； 32： 7-14.
8) Alexander GM, Hines M. Evol Human Behav. 2002； 23： 467-79.
9) Connellan J, et al. Infant Behav Devel. 2000； 23： 111-8.
10) Fisher AE. Science. 1956； 124： 228-9.
11) Vaughan E, Fisher AE. Science. 1962； 137： 758-60.
12) Marson L. Autonomic regulation of sexual function. In： Llewellyn-Smith IJ, Verberne AJM, ed. Central Regulation of Autonomic Functions. 2nd ed. New York： Oxford Univ Press； 2011.
13) Argiolas A, et al. Brain Res. 1987； 421： 349-52.
14) Goodson JL, et al. Brain Res Rev. 2001； 35： 246-65.
15) Bueno J, Pfaff DW. Brain Res. 1976； 101： 67-78.
16) Pfaff DW, Sakuma Y. J Physiol. 1979； 288： 189-202.
17) 佐久間康夫. Horm front gynecol. 2006； 13： 2-5.
18) 新井康允. 脳の性差. 共立出版； 1999.
1)～16)： 引用文献, 17)～18)： 参考文献

9. 母性行動

1) Numan M. Behavioral Cog Neurosci Rev. 2006； 5： 163-90.
2) Kinsley CH, Lambert KG. Sci Am. 2006； 294： 58-65.
3) Rosenblatt JS. Science. 1967； 156： 1512-4.
4) Numan M. J Comp Physiol Psychol. 1974； 87： 746-59.
5) Bridges RS, et al. Endocrinology. 1997； 138： 756-63.
6) Numan M, Woodside B. Behav Neurosci. 2010； 124： 715-41.
7) 尾仲達史, 高柳友紀. 精神科治療. 2013； 28： 777-84.
8) Kuroda KO, Numan M. Neurosci Bull. 2014； 30： 863-5.
9) 黒田公美. 分子精神医学. 2009； 9： 54-9.
10) Numan M. Ann NY Acad Sci. 1986； 474： 226-33.
11) Rilling JK, Young LJ. Science. 2014； 345： 771-6.
12) Mascaro JS, et al. Proc Natl Acad Sci U S A. 2013； 110： 15746-751.
13) Takayanagi Y, et al. Proc Natl Acad Sci U S A. 2005； 102： 16096-101.
14) Nishimori K, et al. Proc Natl Acad Sci U S A. 1996； 93： 11699-704.
15) 平井宏和. 最近の知見からみるオキシトシンと母性の新しい概念. In： 金澤康徳, 他編. Annual Review 糖尿病・代謝・内分泌 2009. 中外医学社； 2009. p.196-201.
16) Feldman R. Horm Behav. 2012； 61： 380-91.
17) Feldman R, et al. Psychoneuroendocrinology. 2010； 35： 1133-41.
18) Pauk J, et al. Life Sci. 1986； 39： 2081-7.
19) Field T. Touch Therapy. Edinburgh： Churchill Livingstone； 2000.
20) Harlow HF. American Psychologist. 1958； 13： 673-85.
21) Montagu A. Touching： The human significance of the skin. Harper Paperbacks； 1971.
22) Tinbergen N. 動物の行動. タイムライフブックス； 1978.
23) 佐藤優子, 編. 人間科学論. 第2版. 人間総合科学大学； 2004.
24) 時実利彦. 脳と保育. 雷鳥社； 1974.
25) ベッテルハイム・B. 野生児と自閉症児. 福原出版； 1978.
26) Romero T. Proc Natl Acad Sci USA. 2014； 111： 9085-90.
1)～25)： 引用文献, 26)： 参考文献

索　引

あ

アクアポリン	136
アセチルコリン	7, 26
アセチルコリンエステラーゼ	28
アセチルコリン受容体	29
圧受容器	62
圧受容器反射	62, 92
アデニル酸シクラーゼ	35
アデノシン	38, 202
アドレナリン	8
アドレナリン作動性神経	26
アドレナリン受容体	29
アトロピン	32, 66
アミラーゼ	136
アルドステロン	95, 210
αアドレナリン受容体	29, 35
アレルギー	107
アンギオテンシン	110
アンドロゲン	225

い

胃	142
胃-胃反射	142
胃-大腸促進反射	157
イオンチャネル内蔵型	33
胃相	147
痛み	189
一酸化窒素	44
イノシトール3リン酸	33
胃抑制ペプチド	144
インクレチン	170
インスリン	168
インターフェロンα	171
陰部神経	124, 158

う

受け入れ弛緩	143

え

エストラジオール	125
遠近調節	68
嚥下中枢	55
エンケファリン（類）	37, 43, 52
延髄	54
延髄腹外側野	77, 78, 91
エンドセリン	99, 121
エンドルフィン	37

お

横隔神経	77
横隔膜	75
嘔吐	143
嘔吐中枢	55
オキシトシン	180, 221, 229
オレキシン	37, 203, 220
温受容器	211
温度感受性受容体	133
温熱性発汗	165

か

外尿道括約筋	62
カウザルギー	189
化学受容器	62, 76
化学受容器引金帯	143
覚醒	201
覚醒中枢	202
下垂体アデニル酸シクラーゼ活性化ペプチド	43
ガストリン	144
ガストリン放出ペプチド	145
下唾液核	55
カテコール-O-メチル基転移酵素	26
カテコールアミン	168, 181, 217
下腹神経	124
カルシウム拮抗剤	110
カルシトニン遺伝子関連ペプチド	42
渇き	208, 209
冠循環	108
感情	219
汗腺	164
肝臓	154
γ-アミノ酪酸	36
顔面神経	16
寒冷昇圧試験	178
関連痛	188

き

疑核	55, 78, 82
拮抗支配	12, 23
気道	72
気道閉塞	78
逆蠕動	157
橋	54
狭心症	110
狭心痛	84
胸腺	171
共存	41
局所ホルモン	44
虚血性心疾患	110
起立性低血圧	98
緊急反応	13
近見反応	68
筋性防御	191
緊張性活動	20

く

グアニル酸シクラーゼ	45
空腹時収縮	143
くしゃみ反射	74
クラーレ	31
グリア細胞	101
グリシン	37
グルカゴン	168
グルタミン酸	37
グレリン	143, 207
クロモグラニン	139

け

頸動脈小体	77
血液脳関門	101
血管	87
血管運動神経	87
血管拡張神経	88, 112, 113, 115
血管作動性腸ペプチド	37
血管収縮神経	88, 111, 114
血糖調節	167, 206
血糖調節中枢	169, 205

こ

交感神経-副腎髄質系	217

索引

交感神経幹	15
交感神経系	10
交感神経性血管収縮神経	20
交感神経節	14, 15
交感神経節前ニューロン	15, 53
高血圧	29, 45
興奮性接合部電位	89, 131
興奮性電位	17
肛門括約筋	13, 158
抗利尿ホルモン	208
コカイン・アンフェタミン調節転写産物	133
呼吸性ニューロン	78
呼吸性変動	78
呼吸中枢	55, 78
呼吸調節	75
孤束核	50, 77
骨格筋循環	114
骨髄	171
骨盤神経	17, 122
コリンアセチル基転移酵素	27
コリン作動性神経	26, 103
コレシストキニン	52, 133

さ

サーカディアンリズム	196
最後野	143
サイトカイン	171
作動薬	29
サブスタンスP	36
酸感受性イオンチャネル	133

し

ジアシルグリセロール	33
子宮	124
死腔	72
軸索反射	185
刺激伝導系	81
視交叉上核	196, 198
自己刺激	222
自己受容体	30
視索上核	96, 208
視索前野	202, 209, 213, 225, 226, 228
視床下部	55
視床下部-下垂体-副腎皮質系	215
視床下部外側野	205
室傍核	96, 208

自動調節	100
シナプス前受容体	43
シナプス電位	17
シナプス抑制	42
射精	122
遮断薬	29
射乳反射	180
収束	14
終板脈管器官	209
循環中枢	55, 91
消化管	127
消化管内分泌細胞	133
消化管ホルモン	133
条件反射	140
上唾液核	55, 69, 105
小腸	149
小腸-胃抑制反射	144
情動	71, 79, 219
静脈還流	95, 116
静脈叢	111
食後性低血圧	98
触刺激	230
自律神経系	2, 10
自律神経節	11
心筋梗塞	110
神経修飾物質	44
神経除去性過敏	182
神経ペプチド	37, 41
心臓	23, 80
心臓血管中枢	91
腎臓の圧受容体	209
心肺部圧受容器	94, 209
心肺部圧受容器反射	94

す

随意神経	10
水晶体	64, 66, 68
膵臓	151
膵ポリペプチド	135
睡眠	201
睡眠時無呼吸症候群	79
睡眠中枢	202
睡眠物質	202
ストレス	126, 180, 215
ストレスマーカー	139

せ

性行動	225
性差	225

生殖器	122
精神性発汗	165
性的二型核	225
青斑核	66
セカンドメッセンジャー	33
脊髄	50, 53
咳反射	74
セクレチン	148
舌咽神経	17
節後線維	11
節後ニューロン	11
摂食	205
摂食中枢	205
節前線維	11
節前ニューロン	11
セロトニン	37
前視床下部	213
全身性反射	176
喘息	30, 72, 74, 186
蠕動運動	149
前頭前野	58, 71
前脳基底部	202

そ

臓器感覚	49
ソマトスタチン	52, 146

た

体温調節	211
体温調節中枢	213
対光反射	66
体性-自律神経反射	60, 175
体性-体性反射	62
体性-内臓反射	60
体性-内分泌反射	180, 230
体性感覚刺激	104, 175
体性神経系	10
大蠕動	157
大腸	157
大動脈小体	77
体内時計	196
大脳皮質	57, 79
大脳辺縁系	57
ダイノルフィン	52
唾液腺	136
唾液分泌中枢	55, 137
胆汁	155

245

索引

ち

蓄尿	159
中間質外側核	54
中枢神経系	10
中枢性化学感受領野	77
中脳	54
中脳中心灰白質	66
腸クロム親和性細胞	145
腸神経系	128
腸相	147

て

低圧受容器	94
低酸素	84, 109

と

動眼神経	16
瞳孔	65
瞳孔括約筋	64
瞳孔散大筋	64
瞳孔対光反射中枢	55
動静脈吻合	111
糖尿病	45, 121
島皮質	58
洞房結節	81
動脈硬化	45
トーヌス	20
時計遺伝子	196
ドパミン	15, 17, 37, 77, 112, 222

な

内臓-体性反射	62
内臓-内臓反射	60
内臓感覚	49
内臓求心性線維	12, 49
内臓求心路	49
内臓痛覚	49
内皮細胞由来弛緩因子	44
内部環境	2
内分泌腺	167
ナルコレプシー	203

に

ニコチン受容体	31, 33
二重支配	12
ニトログリセリン	45, 122
乳酸	117
ニューロテンシン	110
ニューロペプチドY	37
尿道括約筋	13, 159

ね

ネスファチン	135
ネフェジピン	110

の

脳幹	50, 54
脳弓下器官	209
脳血管	45
脳血流	100
脳相	146
脳腸ホルモン	133
ノルアドレナリン	8, 26

は

肺伸展受容器	62, 78
排尿	13
排尿筋	159
排尿中枢	55, 161
排尿反射	62
排便	13
排便中枢	158
排便反射	158
バソプレシン	84, 95, 208
発汗	186
発散	14
反回神経	78
反射性交感神経性ジストロフィー	189
半側発汗	166

ひ

非アドレナリン・非コリン作動性神経	38
糜汁	142
ヒスタミン	37, 112, 146, 203
脾臓	171, 173
鼻粘膜	105
皮膚循環	111
皮膚の三重反応	185
頻脈	84

ふ

フェニレフリン	107
フェノキシベンザミン	107
副交感神経系	10
副交感神経節	14, 16
副交感神経節前ニューロン	16, 54
複合性局所疼痛症候群	189
副腎髄質	168, 181, 217
副腎皮質	210, 215
副腎皮質刺激ホルモン	215
副腎皮質刺激ホルモン放出ホルモン	215
輻輳運動	68
腹内側核	205, 227
不随意神経（系）	6, 10
不整脈	83
ブラジキニン	112
プリン作動性神経	38
プリン受容体	38
プロスタグランジン	109, 112, 146
プロテインキナーゼ	35
プロラクチン	180
分節性反射	176

へ

ペースメーカー細胞	23, 81
βアドレナリン受容体	29, 35
ヘキサメソニウム	31, 107
壁内神経叢	38, 127
ペプチド作動性神経	41
ペプチドヒスチジンイソロイシン	110
ベラパミール	110
扁桃体	79, 220

ほ

防衛反応	220
膀胱	62
報酬系	222
縫線核	102
ホスホリパーゼC	35
母性	231
母性行動	228
勃起	122
ホメオスタシス	3

ま

末梢神経系	10
末梢神経循環	119
満腹中枢	205

246

み

味覚性発汗	166

む

ムスカリン受容体	31, 35
ムチン	136

め

迷走神経	17
迷走神経性求心性線維	49
迷走神経背側核	55, 82
メラトニン	200
免疫	171

も

網膜視床下部路	196
毛様体筋	64, 66
モチリン	143
モノアミン酸化酵素	26

よ

抑制性接合部電位	90, 131
抑制性電位	17

ら

卵巣	124

り

リンパ球	171
リンパ節	171

る

涙腺	69

れ

冷受容器	211
レニン-アンギオテンシン（系）	95, 210
レプチン	135, 207

欧文

ACh	202
ACh エステラーゼ	119
ACTH	216
Alzheimer 病	45, 104
Aschner の眼球圧迫試験	178
ASICs	133
ATP	38
Auerbach 神経叢	128
Bainbridge 反射	84, 95
Ca^{2+}/カルモジュリンキナーゼ	35
Cajal の間質細胞	161
cAMP	33
cGMP	45, 70, 122
CGRP	42, 52
Cheyne-Stokes 呼吸	79
CRH	215
Edinger-Westphal 核	55, 64
G 蛋白共役型	33
GABA	36, 37
Hering-Breuer 反射	78
Horner 症候群	182
HPA 軸	216
Langerhans 島	168
LHA	205
loving touch	230
Meissner 神経叢	128
Meynert 核	103
NA	203
NANC 神経	38
NO	44, 99, 121
NO 合成酵素	45, 70
NO 作動性神経	44
NPY	37
Oddi 括約筋	154
Onuf 核	160
PACAP	43
Papez の回路	57
Raynaud 徴候	111
REM 睡眠	201, 204
Selye の三大徴候	215
Sjögren 症候群	70
SP	36, 37, 52
tight junction	101
TRPV1	133
VIP	37, 52, 122
VMH	205

■執筆者略歴

鈴木郁子（歯科医師，歯学博士，医学博士）
- 1962 年　北海道生まれ
- 1984 年　お茶の水女子大学理学部卒業
- 1995 年　東京医科歯科大学大学院歯学研究科修了
- 1997 年　東邦大学医学部生理学講座助手
- 2002 年　東邦大学医学部生理学講座講師
- 2015 年　昭和大学医学部生理学講座客員教授

内田さえ（理学博士，薬学博士）
- 1970 年　東京都生まれ
- 1993 年　共立薬科大学薬学部卒業
- 2000 年　お茶の水女子大学大学院修了
- 2000 年　東京都老人総合研究所主任研究員
- 2009 年　組織改正により
　　　　　東京都健康長寿医療センター研究所研究員
- 2015 年　昭和大学医学部生理学講座客員教授兼務

鍵谷方子（理学博士）
- 1970 年　東京都生まれ
- 1994 年　東京工業大学生命理工学部卒業
- 2001 年　お茶の水女子大学大学院修了
- 2001 年　お茶の水女子大学大学院助手
- 2004 年　新宿鍼灸柔整専門学校教員
- 2007 年　人間総合科学大学講師
- 2012 年　人間総合科学大学准教授

原田玲子（医師，医学博士）
- 1963 年　北海道生まれ
- 1988 年　東京大学医学部卒業
- 1990 年　東京大学医学部解剖学講座助手
- 1995 年　東京大学医学部解剖学講座講師
- 2002 年　群馬大学医学部非常勤講師
- 2010 年　大阪大学大学院特任講師
- 2011 年　宝塚医療大学教授

やさしい自律神経生理学　ⓒ
命を支える仕組み

発　行	2015 年　8 月　1 日　　1 版 1 刷
	2015 年 11 月 10 日　　1 版 2 刷
	2018 年　5 月 20 日　　1 版 3 刷
	2021 年 10 月 20 日　　1 版 4 刷

編著者　　鈴木郁子

発行者　　株式会社　中外医学社
　　　　　代表取締役　青木　滋
　　　　　〒162-0805　東京都新宿区矢来町62
　　　　　電　話　　（03）3268―2701（代）
　　　　　振替口座　　00190-1-98814 番

印刷・製本／三報社印刷（株）　　＜MS・KN＞
ISBN 978-4-498-22844-3　　Printed in Japan

JCOPY　＜(社)出版者著作権管理機構 委託出版物＞

本書の無断複製は著作権法上での例外を除き禁じられています．
複製される場合は，そのつど事前に，(社)出版者著作権管理機構
（電話 03-5244-5088, FAX 03-5244-5089, e-mail: info@jcopy.or.jp）の許諾を得てください．